全国中医药行业高等教育"十四五"规划教材
全国高等中医药院校规划教材（第十一版）

药剂学

（新世纪第三版）

（供药学类等专业用）

主　编　李范珠　冯年平

U0194206

中国中医药出版社
·北京·

图书在版编目（CIP）数据

药剂学 / 李范珠，冯年平主编 . —3 版 . —北京：
中国中医药出版社，2023.8（2024.5重印）
全国中医药行业高等教育"十四五"规划教材
ISBN 978-7-5132-8231-4

Ⅰ . ①药… Ⅱ . ①李… ②冯… Ⅲ . ①药剂学—中医
学院—教材 Ⅳ . ① R94
中国国家版本馆 CIP 数据核字（2023）第 108227 号

融合出版数字化资源服务说明

全国中医药行业高等教育"十四五"规划教材为融合教材，各教材相关数字化资源（电子教材、PPT 课件、
视频、复习思考题等）在全国中医药行业教育云平台"医开讲"发布。

资源访问说明

扫描右方二维码下载"医开讲 APP"或到"医开讲网站"（网址：www.e-lesson.cn）注
册登录，输入封底"序列号"进行账号绑定后即可访问相关数字化资源（注意：序列号
只可绑定一个账号，为避免不必要的损失，请您刮开序列号立即进行账号绑定激活）。

资源下载说明

本书有配套 PPT 课件，供教师下载使用，请到"医开讲网站"（网址：www.e-lesson.cn）认证教师身份后，
搜索书名进入具体图书页面实现下载。

中国中医药出版社出版

北京经济技术开发区科创十三街 31 号院二区 8 号楼
邮政编码　100176
传真　010-64405721
山东华立印务有限公司印刷
各地新华书店经销

开本 889×1194　1/16　印张 28.75　字数 761 千字
2023 年 8 月第 3 版　2024 年 5 月第 2 次印刷
书号　ISBN 978-7-5132-8231-4

定价　99.00 元
网址　www.cptcm.com

服 务 热 线　010-64405510　微信服务号　zgzyycbs
购书热线　010-89535836　微商城网址　https：//kdt.im/LIdUGr
维 权 打 假　010-64405753　天猫旗舰店网址　https：//zgzyycbs.tmall.com

如有印装质量问题请与本社出版部联系（010-64405510）

《药剂学》
融合出版数字化资源编创委员会

全国中医药行业高等教育"十四五"规划教材
全国高等中医药院校规划教材（第十一版）

主　编

李范珠（浙江中医药大学）　　　　冯年平（上海中医药大学）

副主编

贾永艳（河南中医药大学）　　　　朱　铉（厦门大学药学院）

贺福元（湖南中医药大学）　　　　陆　洋（北京中医药大学）

刘中秋（广州中医药大学）

编　委（以姓氏笔画为序）

王　梅（新疆医科大学）　　　　　王　琛（厦门医学院）

王　锐（黑龙江中医药大学）　　　王朝辉（中国医学科学院药物研究所）

卢　山（湖北中医药大学）　　　　冯　果（贵州中医药大学）

乔宏志（南京中医药大学）　　　　刘　颖（上海中医药大学）

刘兴超（河北中医药大学）　　　　李　文（成都中医药大学）

李秀英（山西中医药大学）　　　　杨　畅（贵州医科大学）

何　宁（安徽中医药大学）　　　　张　欣（沈阳药科大学）

张小飞（陕西中医药大学）　　　　张纯刚（辽宁中医药大学）

陈卫卫（广西中医药大学）　　　　陈宇洲（天津中医药大学）

陈新梅（山东中医药大学）　　　　金　叶（长春中医药大学）

金文彬（云南中医药大学）　　　　郑　琴（江西中医药大学）

姜虎林（中国药科大学）　　　　　秦凌浩（广东药科大学）

戚建平（复旦大学药学院）　　　　游　剑（浙江大学药学院）

魏颖慧（浙江中医药大学）

学术秘书（兼）

魏颖慧（浙江中医药大学）　　　　刘　颖（上海中医药大学）

匡海学（黑龙江中医药大学教授、教育部高等学校中药学类专业教学指导委员会主任委员）

吕志平（南方医科大学教授、全国名中医）

吕晓东（辽宁中医药大学党委书记）

朱卫丰（江西中医药大学校长）

朱兆云（云南中医药大学教授、中国工程院院士）

刘　良（广州中医药大学教授、中国工程院院士）

刘松林（湖北中医药大学校长）

刘叔文（南方医科大学副校长）

刘清泉（首都医科大学附属北京中医医院院长）

李可建（山东中医药大学校长）

李灿东（福建中医药大学校长）

杨　柱（贵州中医药大学党委书记）

杨晓航（陕西中医药大学校长）

肖　伟（南京中医药大学教授、中国工程院院士）

吴以岭（河北中医药大学名誉校长、中国工程院院士）

余曙光（成都中医药大学校长）

谷晓红（北京中医药大学教授、教育部高等学校中医学类专业教学指导委员会主任委员）

冷向阳（长春中医药大学校长）

张忠德（广东省中医院院长）

陆付耳（华中科技大学同济医学院教授）

阿吉艾克拜尔·艾萨（新疆医科大学校长）

陈　忠（浙江中医药大学校长）

陈凯先（中国科学院上海药物研究所研究员、中国科学院院士）

陈香美（解放军总医院教授、中国工程院院士）

易刚强（湖南中医药大学校长）

季　光（上海中医药大学校长）

周建军（重庆中医药学院院长）

赵继荣（甘肃中医药大学校长）

郝慧琴（山西中医药大学党委书记）

胡　刚（江苏省政协副主席、南京中医药大学教授）

侯卫伟（中国中医药出版社有限公司董事长）

姚　春（广西中医药大学校长）

徐安龙（北京中医药大学校长、教育部高等学校中西医结合类专业教学指导委员会主任委员）

高秀梅（天津中医药大学校长）

高维娟（河北中医药大学校长）

郭宏伟（黑龙江中医药大学校长）

唐志书（中国中医科学院副院长、研究生院院长）

彭代银（安徽中医药大学校长）

董竞成（复旦大学中西医结合研究院院长）

韩晶岩（北京大学医学部基础医学院中西医结合教研室主任）

程海波（南京中医药大学校长）

鲁海文（内蒙古医科大学副校长）

翟理祥（广东药科大学校长）

秘书长（兼）

陆建伟（国家中医药管理局人事教育司司长）

侯卫伟（中国中医药出版社有限公司董事长）

办公室主任

周景玉（国家中医药管理局人事教育司副司长）

李秀明（中国中医药出版社有限公司总编辑）

办公室成员

陈令轩（国家中医药管理局人事教育司综合协调处处长）

李占永（中国中医药出版社有限公司副总编辑）

张峘宇（中国中医药出版社有限公司副总经理）

芮立新（中国中医药出版社有限公司副总编辑）

沈承玲（中国中医药出版社有限公司教材中心主任）

编审专家组

全国中医药行业高等教育"十四五"规划教材
全国高等中医药院校规划教材（第十一版）

前　言

　　为全面贯彻《中共中央 国务院关于促进中医药传承创新发展的意见》和全国中医药大会精神，落实《国务院办公厅关于加快医学教育创新发展的指导意见》《教育部 国家卫生健康委 国家中医药管理局关于深化医教协同进一步推动中医药教育改革与高质量发展的实施意见》，紧密对接新医科建设对中医药教育改革的新要求和中医药传承创新发展对人才培养的新需求，国家中医药管理局教材办公室（以下简称"教材办"）、中国中医药出版社在国家中医药管理局领导下，在教育部高等学校中医学类、中药学类、中西医结合类专业教学指导委员会及全国中医药行业高等教育规划教材专家指导委员会指导下，对全国中医药行业高等教育"十三五"规划教材进行综合评价，研究制定《全国中医药行业高等教育"十四五"规划教材建设方案》，并全面组织实施。鉴于全国中医药行业主管部门主持编写的全国高等中医药院校规划教材目前已出版十版，为体现其系统性和传承性，本套教材称为第十一版。

　　本套教材建设，坚持问题导向、目标导向、需求导向，结合"十三五"规划教材综合评价中发现的问题和收集的意见建议，对教材建设知识体系、结构安排等进行系统整体优化，进一步加强顶层设计和组织管理，坚持立德树人根本任务，力求构建适应中医药教育教学改革需求的教材体系，更好地服务院校人才培养和学科专业建设，促进中医药教育创新发展。

　　本套教材建设过程中，教材办聘请中医学、中药学、针灸推拿学三个专业的权威专家组成编审专家组，参与主编确定，提出指导意见，审查编写质量。特别是对核心示范教材建设加强了组织管理，成立了专门评价专家组，全程指导教材建设，确保教材质量。

　　本套教材具有以下特点：

　　1.坚持立德树人，融入课程思政内容

　　将党的二十大精神进教材，把立德树人贯穿教材建设全过程、各方面，体现课程思政建设新要求，发挥中医药文化育人优势，促进中医药人文教育与专业教育有机融合，指导学生树立正确世界观、人生观、价值观，帮助学生立大志、明大德、成大才、担大任，坚定信念信心，努力成为堪当民族复兴重任的时代新人。

　　2.优化知识结构，强化中医思维培养

　　在"十三五"规划教材知识架构基础上，进一步整合优化学科知识结构体系，减少不同学科教材间相同知识内容交叉重复，增强教材知识结构的系统性、完整性。强化中医思维培养，突出中医思维在教材编写中的主导作用，注重中医经典内容编写，在《内经》《伤寒论》等经典课程中更加突出重点，同时更加强化经典与临床的融合，增强中医经典的临床运用，帮助学生筑牢中医经典基础，逐步形成中医思维。

3.突出"三基五性",注重内容严谨准确

坚持"以本为本",更加突出教材的"三基五性",即基本知识、基本理论、基本技能,思想性、科学性、先进性、启发性、适用性。注重名词术语统一,概念准确,表述科学严谨,知识点结合完备,内容精炼完整。教材编写综合考虑学科的分化、交叉,既充分体现不同学科自身特点,又注意各学科之间的有机衔接;注重理论与临床实践结合,与医师规范化培训、医师资格考试接轨。

4.强化精品意识,建设行业示范教材

遴选行业权威专家,吸纳一线优秀教师,组建经验丰富、专业精湛、治学严谨、作风扎实的高水平编写团队,将精品意识和质量意识贯穿教材建设始终,严格编审把关,确保教材编写质量。特别是对32门核心示范教材建设,更加强调知识体系架构建设,紧密结合国家精品课程、一流学科、一流专业建设,提高编写标准和要求,着力推出一批高质量的核心示范教材。

5.加强数字化建设,丰富拓展教材内容

为适应新型出版业态,充分借助现代信息技术,在纸质教材基础上,强化数字化教材开发建设,对全国中医药行业教育云平台"医开讲"进行了升级改造,融入了更多更实用的数字化教学素材,如精品视频、复习思考题、AR/VR 等,对纸质教材内容进行拓展和延伸,更好地服务教师线上教学和学生线下自主学习,满足中医药教育教学需要。

本套教材的建设,凝聚了全国中医药行业高等教育工作者的集体智慧,体现了中医药行业齐心协力、求真务实、精益求精的工作作风,谨此向有关单位和个人致以衷心的感谢!

尽管所有组织者与编写者竭尽心智,精益求精,本套教材仍有进一步提升空间,敬请广大师生提出宝贵意见和建议,以便不断修订完善。

国家中医药管理局教材办公室

中国中医药出版社有限公司

2023 年 6 月

编写说明

《药剂学》（第三版）以贯彻落实党的二十大对教材建设与管理作出的新部署新要求为根本遵循，以打造"培根铸魂、启智增慧"的精品教材为核心目标，延续前两版"以剂型为主线，剂型、制剂贯穿全文"的编写思路，本着适应新时代教学改革、体现科技成就、反映学科发展的理念对上版教材进行了调整、更新、充实与完善，并融入课程思政。修订工作主要体现在以下三个方面：

1. 编排与调整

进一步优化了内容编排，如遵循"以剂型为主线"的原则，将"眼膏剂"内容从"眼用制剂"（第三章灭菌制剂与无菌制剂）中分离出来，扩充为"眼用半固体制剂"，并调整至"软膏剂、乳膏剂与凝胶剂（第十章）"中单列一节进行介绍；鉴于药物制剂与包装联系紧密，新增了"药品包装"一章（第二十一章）。同时，在本版教材配套的融合出版数字化资源中以精品视频、复习思考题等形式对纸质教材内容进行适当拓展和延伸，进一步提升了教材的丰富性和先进性。

2. 补充与更新

根据药剂学学科和制剂行业的发展，同时兼顾内容的先进性和实用性，对部分内容进行了更新与完善，如在"绪论（第一章）"中补充了"药物递送系统、制剂的前期研究和IND申请"等相关内容；在"靶向制剂（第十五章）"中适当补充了"蛋白冠对靶向性的影响"等相关内容；在"浸出技术与中药制剂（第十六章）"中补充了现代中药制剂相关内容，并更新了"中药制剂的质量控制与评价"内容，突出中药制剂特征的全过程溯源性质量控制；在"生物技术药物制剂（第十七章）"中补充了"寡核苷酸及基因类药物制剂""疫苗制剂""细胞治疗制剂"等内容。此外，在各剂型制备工艺流程图中增加了生产环境区域划分，使课堂教学紧密联系生产实际。

3. 替换与纠错

本着与时俱进的原则，根据2020年版《中国药典》及上市制剂产品的更新换代，对上版教材中各剂型概念、质量检查、各剂型举例、制剂结构及设备示意图等进行了替换更新。同时，根据调研使用者的反馈意见，对上一版教材的不妥之处进行了修正，进一步提升了表述的科学性和准确性。

本书的编者均为国内多年从事药剂学教学与科研工作的一线教师，他们丰富的教学经验、严谨认真的工作态度及饱满的工作热情使本教材及时完稿，在此深表谢意。其中绪论由李范珠和冯年平共同编写；液体制剂由冯年平和金叶共同编写；灭菌制剂与无菌制剂由王锐、刘颖和何宁共同编写；散剂由陈卫卫和张小飞共同编写；颗粒剂由朱铉和陈宇洲共同编写；片剂由魏颖慧和李文共同编写；丸剂由刘兴超和张纯刚共同编写；胶囊剂由郑琴编写；栓剂由王琛和金文彬共同编写；软膏剂、乳膏剂与凝胶剂由贾永艳和卢山共同编写；贴膏剂与贴剂由王梅编写；膜剂、涂膜剂与糊剂由陆洋编写；气雾剂、粉雾剂与喷雾剂由张欣编写；缓释、控释和迟释制剂由冯果和杨畅共同编写；靶向制剂由游剑和戚建平共同编写；浸出技术与中药制剂由贺福元编写；生物技术药物制剂由姜虎林和王朝辉共同编写；药物制剂新技术由李秀英和乔宏志共同编写；药物制剂的稳定性由陈新梅编写；药物制剂的配伍变化由陆洋编写；药品包装由乔宏志编写；药物制剂设计由秦凌浩和刘中秋共同编写。

　　本教材主要供医药类院校药学类及相关专业使用，也可作为执业药师资格考试及医药生产和科研单位技术人员的参考用书。

　　限于编者学术水平及编写能力，书中难免存在不足之处，敬请广大读者提出宝贵意见和建议。

《药剂学》编委会

2023 年 5 月

目　录

扫一扫，查阅
本书数字资源

第一章　绪论 …………………………… 1

第一节　药剂学的概念和任务 1
一、药剂学的概念 1
二、药剂学的任务 2
三、药剂学的分支学科 3

第二节　药物剂型 5
一、药物剂型的重要性 5
二、药物剂型的选择原则 5
三、药物剂型的分类 6

第三节　制剂用辅料 7
一、辅料在药物制剂中的作用 7
二、制剂用辅料的选择 8

第四节　药物递送系统 8
一、药物递送系统概述 8
二、药物递送系统分类 9
三、药物递送系统展望 10

第五节　药品标准与相关法规 11
一、药品标准 11
二、药品管理规范 14

第六节　制剂的前期研究和 IND 申请 15
一、制剂的前期研究 15
二、新药的临床试验申请 16

第七节　药剂学的发展 17
一、国外药剂学的发展 17
二、国内药剂学的发展 18

第二章　液体制剂 ……………………… 20

第一节　概述 20
一、液体制剂的特点和质量要求 20
二、液体制剂的分类 21

第二节　表面活性剂 22
一、概述 22
二、表面活性剂的分类 23
三、表面活性剂的基本性质 26
四、表面活性剂的生物学性质 30
五、表面活性剂在药剂中的应用 31

第三节　药物溶解度及增加药物溶解度的方法 33
一、溶解度及其影响因素 33
二、增加药物溶解度的方法 35

第四节　液体制剂的溶剂和附加剂 36
一、常用溶剂 36
二、常用附加剂 38

第五节　低分子溶液剂 40
一、溶液剂 40
二、芳香水剂 41
三、酊剂 42
四、甘油剂及醑剂 43
五、糖浆剂 43

第六节　高分子溶液剂 44
一、高分子溶液剂的性质 44
二、高分子溶液剂的制备 45

第七节　溶胶剂 46
一、溶胶剂的结构和性质 46
二、溶胶剂的制备 47

第八节　乳剂 48
一、概述 48

二、乳剂形成理论　　49
三、乳化剂　　50
四、乳剂的稳定性　　52
五、乳剂的制备　　54
六、乳剂的质量评价　　55
第九节　混悬剂　　56
一、概述　　56
二、混悬剂的稳定性　　57
三、混悬剂的稳定剂　　59
四、混悬剂的制备　　60
五、混悬剂的质量评价　　61
第十节　不同给药途径用液体制剂　　63
一、洗剂　　63
二、搽剂　　63
三、耳用制剂　　63
四、鼻用制剂　　64
五、灌肠剂　　65
六、涂剂　　65
七、含漱剂　　65
八、滴牙剂　　66
九、灌洗剂　　66
第十一节　液体制剂的包装与贮存　　66
一、液体制剂的包装材料　　66
二、液体制剂的贮存　　67

第三章　灭菌制剂与无菌制剂 …………　68
第一节　概述　　68
一、灭菌概述　　68
二、灭菌与无菌技术　　69
三、灭菌参数与灭菌验证　　72
四、空气净化技术　　74
第二节　注射剂　　77
一、概述　　77
二、热原　　79
三、注射剂的溶剂　　80
四、注射剂的附加剂　　84
五、注射剂的等渗与等张调节　　85
第三节　小容量注射液的制备　　87

一、容器的处理　　88
二、原辅料的准备　　89
三、配制与过滤　　90
四、灌封　　92
五、灭菌与检漏　　92
六、质量检查　　93
七、印字及包装　　93
八、小容量注射液举例　　93
第四节　输液　　94
一、概述　　94
二、输液的分类与质量要求　　94
三、输液的制备　　95
四、输液的质量检查与包装　　97
五、输液主要存在的问题及解决方法　　97
六、输液举例　　98
第五节　注射用无菌粉末与其他注射剂　　99
一、注射用无菌粉末　　99
二、混悬型注射液　　103
三、乳状液型注射液　　104
第六节　眼用制剂　　105
一、概述　　105
二、眼用药物的吸收途径及影响吸收的
　　因素　　105
三、眼用制剂的质量要求　　107
四、滴眼剂的处方与工艺　　107
五、眼用制剂的质量检查　　109

第四章　散剂 ………………………　111
第一节　概述　　111
一、散剂的含义与特点　　111
二、散剂的分类　　111
第二节　粉体学　　112
一、概述　　112
二、粉体的性质　　112
第三节　散剂的制备　　117
一、粉碎　　117
二、筛分　　120
三、混合　　122

四、分剂量 124
五、举例 124
第四节 散剂的质量检查、包装与贮存 125
一、散剂的质量检查 125
二、散剂的包装与贮藏 126

第五章 颗粒剂 127
第一节 概述 127
一、颗粒剂的含义与特点 127
二、颗粒剂的分类 127
第二节 颗粒剂的制备 128
一、制粒 128
二、颗粒干燥 134
三、整粒与混合 135
四、颗粒成形机制 136
五、举例 136
第三节 颗粒剂的质量检查、包装与贮存 137
一、颗粒剂的质量检查 137
二、颗粒剂的包装与贮存 138

第六章 片剂 139
第一节 概述 139
一、片剂的含义与特点 139
二、片剂的分类 139
三、片剂的质量要求 141
第二节 片剂的常用辅料 141
一、填充剂与吸收剂 141
二、润湿剂与黏合剂 142
三、崩解剂 143
四、润滑剂 145
五、其他辅料 145
第三节 片剂的制备 146
一、片剂的制备工艺 146
二、压片 148
三、压片过程与片剂成型机理 150
四、片剂制备中可能发生的问题及解决方法 151
第四节 片剂的包衣 152
一、概述 152
二、包衣工艺与材料 153

三、包衣的方法与设备 155
四、包衣常见的问题及解决办法 157
第五节 片剂的质量检查、包装与贮存 157
一、片剂的质量检查 157
二、片剂的包装与贮存 160
第六节 举例 160

第七章 丸剂 162
第一节 概述 162
第二节 滴丸剂 162
一、滴丸剂的含义 162
二、滴丸剂的特点 162
三、滴丸的基质与冷凝介质 163
四、滴丸剂的制备 163
五、影响滴丸剂成型的因素 164
六、举例 165
第三节 小丸剂 165
一、小丸的含义与特点 165
二、小丸常用辅料 165
三、小丸的制备 166
四、影响小丸成型的因素 168
五、举例 170
第四节 丸剂的质量检查、包装与贮存 170
一、质量检查 170
二、包装与贮存 171

第八章 胶囊剂 172
第一节 概述 172
一、胶囊剂的含义与特点 172
二、胶囊剂的分类 173
第二节 胶囊剂的制备 173
一、硬胶囊剂的制备 173
二、软胶囊剂的制备 178
三、举例 181
第三节 胶囊剂的质量检查、包装与贮存 182
一、胶囊剂的质量检查 182
二、胶囊剂的包装与贮存 183

第九章 栓剂 184
第一节 概述 184

一、栓剂的含义与特点　184
二、栓剂的分类　185
三、栓剂的作用　186
四、影响药物直肠吸收的因素　186
五、栓剂的质量要求　188
第二节　栓剂的基质与附加剂　188
一、栓剂的基质　188
二、栓剂的附加剂　190
第三节　栓剂的制备　190
一、普通栓剂的制备　190
二、特殊栓剂的制备　192
第四节　栓剂的质量检查、包装和贮存　193
一、栓剂的质量检查　193
二、栓剂的包装和贮存　194
第五节　举例　194

第十章　软膏剂、乳膏剂与凝胶剂⋯⋯195
第一节　软膏剂与乳膏剂　195
一、概述　195
二、软膏剂与乳膏剂的基质　195
三、软膏剂与乳膏剂的附加剂　200
四、软膏剂的制备　201
五、乳膏剂的制备　203
六、软膏剂与乳膏剂的质量检查、包装与
　　贮存　204
第二节　凝胶剂　205
一、概述　205
二、水性凝胶剂基质　206
三、水性凝胶剂的制备　207
四、凝胶剂的质量检查、包装与贮存　207
第三节　眼用半固体制剂　207
一、概述　207
二、制备　208
三、举例　208
四、眼用半固体制剂的质量要求与检查　208

第十一章　贴膏剂与贴剂⋯⋯⋯⋯210
第一节　概述　210
第二节　药物经皮吸收机理和影响因素　211

一、皮肤的结构　211
二、经皮吸收机理　212
三、影响经皮吸收的因素　212
四、促进药物经皮吸收的方法　214
第三节　橡胶贴膏　215
一、概述　215
二、橡胶贴膏的常用材料　215
三、橡胶贴膏的制备　216
四、橡胶贴膏的质量检查　217
五、举例　217
第四节　凝胶贴膏　218
一、概述　218
二、凝胶贴膏的常用材料　218
三、凝胶贴膏的制备　219
四、凝胶贴膏的质量检查　219
五、举例　220
第五节　贴剂　220
一、概述　220
二、透皮贴剂的常用材料　220
三、透皮贴剂的类型与制备　222
四、透皮贴剂的制备　224
五、透皮贴剂的质量检查　225
六、举例　225
第六节　经皮吸收制剂的研究方法　226
一、体外经皮渗透研究　226
二、体内经皮吸收研究　227

第十二章　膜剂、涂膜剂与糊剂⋯⋯228
第一节　膜剂　228
一、概述　228
二、膜剂的成膜材料　229
三、膜剂的制备　231
四、膜剂的质量检查、包装与贮存　231
五、举例　232
第二节　涂膜剂　233
一、概述　233
二、涂膜剂的制备　233
三、涂膜剂的质量检查　233

四、举例 233
第三节 糊剂 234
　一、概述 234
　二、糊剂的制备 234
　三、糊剂的质量检查 235
　四、举例 235

第十三章 气雾剂、粉雾剂与喷雾剂 236

第一节 概述 236
第二节 气雾剂 238
　一、气雾剂的含义与特点 238
　二、气雾剂的分类 238
　三、气雾剂的组成 239
　四、气雾剂的制备 242
　五、气雾剂的质量检查 243
　六、举例 244
第三节 粉雾剂 245
　一、粉雾剂的含义与特点 245
　二、粉雾剂质量要求 246
　三、吸入粉雾剂的给药装置 246
　四、粉雾剂的制备 247
　五、粉雾剂的质量检查 247
　六、举例 247
第四节 喷雾剂 247
　一、喷雾剂的含义与特点 247
　二、喷雾剂质量要求 248
　三、喷雾剂的装置 248
　四、喷雾剂的制备 249
　五、喷雾剂的质量检查 249
　六、举例 250

第十四章 缓释、控释和迟释制剂 251

第一节 概述 251
　一、缓释、控释和迟释制剂的概念 251
　二、缓释、控释和迟释制剂的分类 252
　三、缓释、控释和迟释制剂的临床意义和特点 252
第二节 缓释、控释和迟释制剂的制备 253

一、缓释、控释制剂释药原理和方法 253
　二、缓释、控释制剂的设计 258
　三、缓释、控释制剂的制备 260
　四、迟释制剂的制备 267
第三节 缓释、控释和迟释制剂的评价 270
　一、体外释放度试验 270
　二、体内生物利用度与生物等效性试验 271
　三、体内 – 体外相关性 272

第十五章 靶向制剂 274

第一节 概述 274
　一、靶向制剂的含义及特点 274
　二、靶向制剂的分类 275
　三、靶向性评价 275
第二节 被动靶向制剂 276
　一、被动靶向制剂体内分布的影响因素 277
　二、被动靶向制剂的类型及靶向性 277
第三节 主动靶向制剂 280
　一、修饰的微粒与纳米粒载体 280
　二、前体药物 281
　三、药物大分子复合物 282
第四节 物理化学靶向制剂 283
　一、磁性靶向制剂 283
　二、栓塞靶向制剂 284
　三、pH 敏感靶向制剂 284
　四、热敏靶向制剂 285
　五、光敏靶向制剂 286
　六、超声靶向制剂 286
　七、氧化还原靶向制剂 287
　八、靶向制剂的现状与发展趋势 287

第十六章 浸出技术与中药制剂 288

第一节 概述 288
　一、浸出技术及浸出制剂 288
　二、中药制剂 289
第二节 浸出技术 289
　一、浸出过程 289
　二、中药成分提取动力学数学模型 291
　三、影响浸出的因素 292

四、常用浸出方法 293
五、中药浸出液的分离与纯化 298
六、中药浸出液的浓缩与干燥 300
第三节 中药制剂 301
一、汤剂、合剂 301
二、酒剂 303
三、煎膏剂（膏滋） 304
四、流浸膏剂与浸膏剂 305
五、中药丸剂 306
六、膏药 312
七、茶剂 314
八、中药片剂 315
九、中药胶囊剂 316
十、中药注射剂 317
第四节 中药制剂的质量控制与评价 319
一、中药制剂质量特征 319
二、中药制剂质量控制的原理及存在的
缺陷 319
三、中药制剂质量控制环节、质量属性与
控制方法 320
四、中药制剂指纹图谱的分析方法与
传递性分析 321

第十七章 生物技术药物制剂 323
第一节 概述 323
一、基本概念 323
二、生物技术药物的研究概况 323
第二节 蛋白质、多肽药物的结构与稳定性 325
一、蛋白质、多肽类药物的组成与结构 325
二、蛋白质、多肽类药物的不稳定性 326
第三节 蛋白质、多肽类药物注射给药剂型 328
一、溶液型注射剂 328
二、注射用冻干粉针剂 330
三、新型注射给药系统 331
第四节 蛋白质、多肽类药物的非注射
给药剂型 333
一、口服给药 333
二、肺部给药 334

三、经皮给药 334
四、鼻腔给药 335
五、口腔黏膜给药 335
第五节 寡核苷酸及基因类药物制剂 336
一、寡核苷酸及基因类药物的结构和性质 336
二、寡核苷酸及基因类药物的递送
载体设计 336
第六节 疫苗制剂 338
一、疫苗的分类 338
二、疫苗的递送 339
第七节 细胞治疗制剂 340
第八节 生物技术药物制剂的质量评价 341

第十八章 药物制剂新技术 344
第一节 固体分散体制备技术 344
一、概述 344
二、载体材料 345
三、固体分散体的制备方法 346
四、固体分散体的质量评价 348
五、举例 350
第二节 包合物制备技术 350
一、概述 350
二、包合材料 350
三、包合物的制备方法 352
四、包合物的质量评价 352
五、举例 354
第三节 脂质体制备技术 354
一、概述 354
二、载体材料 356
三、脂质体的制备方法 356
四、脂质体的质量评价 357
五、举例 358
第四节 聚合物胶束、纳米乳与亚微乳、
树枝状大分子制备技术 359
一、聚合物胶束 359
二、纳米乳与亚微乳 361
三、树枝状大分子 363
第五节 微囊、微球制备技术 363

一、概述 363
二、载体材料 363
三、微囊与微球的制备方法 365
四、影响微囊和微球粒径的因素 370
五、微囊和微球的质量评价 370
六、举例 371
第六节　纳米粒制备技术 371
一、概述 371
二、药物纳米晶的制备方法 372
三、载药纳米粒的制备方法 372
四、纳米粒的质量评价 376
五、举例 376
第七节　聚合物偶联药物、抗体偶联药物
　　　　制备技术 377
一、聚合物偶联药物 377
二、抗体偶联物 378

第十九章　药物制剂的稳定性 379
第一节　概述 379
一、药物制剂稳定性研究的意义 379
二、药物制剂稳定性研究的范畴 380
三、药物制剂稳定性的化学动力学基础 380
第二节　制剂中药物的化学降解途径 382
一、水解 382
二、氧化 383
三、异构化 383
四、聚合与脱羧 384
第三节　影响药物制剂稳定性的因素及
　　　　稳定化方法 384
一、处方因素对药物制剂稳定性的影响及
　　解决方法 384
二、外界因素对药物制剂稳定性的影响及
　　解决方法 387
三、药物制剂稳定化的其他方法 390
第四节　原料药及药物制剂稳定性试验方法 390
一、药物制剂稳定性重点考察项目 391
二、药物制剂稳定性试验方法 392
三、有效期的统计分析 393

第五节　固体制剂的稳定性 394
一、概述 394
二、固体制剂稳定性试验的影响因素 394
三、固体制剂稳定性试验的特殊要求和
　　特殊方法 395

第二十章　药物制剂的配伍变化 ……… 397
第一节　概述 397
第二节　药物制剂体外配伍变化 397
一、物理配伍变化 397
二、化学配伍变化 399
第三节　药物制剂体内配伍变化 400
一、吸收过程中的药物相互作用 400
二、分布过程中的药物相互作用 401
三、代谢过程中的药物相互作用 401
四、排泄过程中的药物相互作用 401
第四节　药物制剂配伍变化的研究与
　　　　处理方法 402
一、配伍变化的试验方法 402
二、配伍变化的处理原则和方法 403

第二十一章　药品包装 ……………… 405
第一节　概述 405
一、药品包装的定义 405
二、药品包装的分类 405
三、药品包装的作用 406
四、药品包装材料的生产和应用要求 406
第二节　药品包装材料 407
一、药品包装材料的定义和种类 407
二、玻璃药包材 407
三、塑料药包材 409
四、橡胶药包材 411
五、金属药包材 411
六、复合包装材料药包材 412
第三节　药包材的质量要求 414
一、药包材的质量要求 414
二、药包材的选择 414
第四节　包装设计与药品说明书、标签
　　　　管理规定 415

一、包装设计　415

二、说明书的制订　415

三、标签的管理规定　416

第二十二章　药物制剂设计 …………… 418

第一节　概述　418

第二节　给药途径与剂型的要求　420

一、口服给药剂型及要求　420

二、注射给药剂型及要求　420

三、皮肤给药剂型及要求　421

四、黏膜及腔道给药剂型及要求　421

第三节　药物制剂处方前研究工作　422

一、文献检索　422

二、药物的理化性质　422

三、药物的生物学性质　425

四、药物与辅料的相容性研究　426

第四节　药物制剂处方与工艺的优化设计　426

一、优化指标的确定　427

二、常用优化法　427

主要参考书目 ……………………………… 429

扫一扫，查阅本章数字资源，含PPT、视频等

学习要求

1. 掌握　药剂学的概念和任务；药物剂型的重要性、药物剂型的选择原则。

2. 熟悉　药剂学的分支学科；辅料在药物制剂中的重要作用；我国现行的药品标准；GCP 与 GLP等在药物制剂生产和研究中的意义。

3. 了解　药剂学的发展简史及研究进展。

第一节　药剂学的概念和任务

一、药剂学的概念

药剂学（pharmaceutics）是研究药物制剂基本理论、处方设计、制备工艺、质量控制和合理应用等内容的综合性应用学科。

药剂学研究的核心内容是将原料药（化学原料药、中药和生物技术药物等）制备成适用于疾病预防、诊断、治疗的医药品的过程。药品（drugs）是指用于预防、治疗、诊断人的疾病，有目的地调节人的生理机能并规定有适应证或者功能主治、用法和用量的物质。

药物剂型简称剂型（dosage forms），是指将药物制成与一定给药途径相适应的给药形式，是所有基本制剂形式的集合名词，如溶液剂、注射剂、散剂、颗粒剂、胶囊剂、片剂、丸剂、栓剂、软膏剂、贴剂、气雾剂等。剂型产生的初期只是为了适应给药途径而设计的制剂形态，随着制剂新技术、制剂新设备和新辅料的发展，剂型具有了功能含义，出现了很多在人体内具有特殊功能的新制剂，如缓释制剂、控释制剂和靶向制剂等，并在此基础上发展出药物递送系统（drug delivery system，DDS）。

药物制剂简称制剂（pharmaceutical preparations），是按一定质量标准将药物制成适合临床用药需求的，并规定有适应证、用法、用量的具体药品，如复方碘溶液、硫酸阿托品注射液、硫酸阿托品散剂、小儿感冒颗粒、复方乙酰水杨酸片、氯霉素耳滴丸、克霉唑栓、水杨酸乳膏、东莨菪碱贴剂、沙丁胺醇气雾剂等。辅料（excipients）是指生产药品和调配处方时所用的赋形剂和附加剂，制剂中除活性成分（主药）外的其他成分统称为辅料。如溶液剂中使用的增溶剂、助溶剂等；片剂中使用的填充剂、润湿剂、黏合剂、崩解剂、润滑剂；栓剂和软膏剂中使用的基质；气雾剂中使用的抛射剂等。辅料是制剂中必不可少的重要组成部分。

二、药剂学的任务

药剂学的宗旨是制备安全、有效、稳定、质量可控、临床使用方便的药物制剂。在制剂的研究和开发过程中，首先应根据药物本身的理化性质、生物学特性及临床用药需求等确定合适的给药途径和药物剂型。然后，选择合适的辅料、制剂技术，应用相应的制剂设备，筛选制剂的最佳处方和工艺条件，确定包装，将药物制成符合药品标准，适合于产业化生产和临床应用并发挥预防、治疗、诊断疾病作用的制剂。因此，药剂学的主要任务如下。

1. 研究药剂学的基本理论 药剂学的基本理论是指药物制剂的配制理论，包括处方设计、制备工艺、质量控制、临床应用等方面的基本理论。如药物的稳定性理论研究；提高难溶性药物的溶解度，以提高药物生物利用度的理论研究；改变给药途径或剂型的体内药物动力学行为研究；表面活性剂的性质及其在制剂中的应用；微粒分散理论在非均相液体制剂中的应用；粉体性质对固体制剂的制备与质量的影响；流变学性质对混悬剂、乳剂、软膏剂质量的影响等。这些理论对于提高制剂的生产技术水平，应用新技术开发新型给药系统、开发智能化制药设备，以及提高产品质量和临床疗效等方面具有重要的指导作用。

2. 研究和开发制剂新技术 剂型因素与疗效间关系研究表明，除了药物本身的理化性质和药理作用外，在制备剂型过程中所应用的技术、药物在制剂中的存在状态等均直接影响着制剂的稳定性及临床疗效。固体分散体制备技术、包合物制备技术、脂质体制备技术、聚合物胶束制备技术、纳米乳与亚微乳制备技术、微囊和微球制备技术、纳米粒制备技术等，均为剂型的改进、新剂型的开发及制剂质量的提高奠定了基础。制剂技术的不断发展，推动着全自动智能化制剂设备、节能降耗制药设备的进一步改进、完善和创新。

3. 研究和开发新型药用辅料 辅料是剂型的基础，新型辅料的研究与开发对药物剂型研究、发展及产品质量的提高、制剂新技术的应用等起着至关重要的作用，从某种意义上讲，制剂的发展和创新取决于辅料、剂型及制剂设备的创新。如聚乳酸（polylactic acid，PLA）、乳酸－羟基乙酸共聚物 ［poly（lactide-co-glycolide acid），PLGA］等体内可降解辅料促进了缓释微球注射剂的发展；微晶纤维素（microcrystalline cellulose，MCC）、低取代羟丙基纤维素（low-substituted hydroxypropyl cellulose，L-HPC）等辅料的开发，特别是近期开发的共处理辅料（一般至少包括一种塑性辅料和一种脆性辅料）使粉末直接压片技术实现了工业化。目前尽管药用辅料的种类很多，但仍然难以满足制剂工业发展对辅料的需求。如现有辅料对一些生物活性大分子（如多肽蛋白质类）药物稳定性的保护作用有待提高；缓控释制剂、靶向制剂等新剂型需要新型辅料；有些特殊患者，如糖尿病、乳糖代谢酶缺失者对辅料有特殊要求等。因此，需进一步研究和开发安全性、功能性、适应性、高效性的新型药用辅料，以适应现代药物制剂的发展需要。

4. 研究和开发新剂型 随着药剂学基本理论研究的深入、制剂新技术的广泛应用及药用辅料的发展，新剂型的研究也越来越深入。普通剂型，如溶液剂、注射剂和片剂等，已很难满足高效、低毒、定时、定量、定位等要求。新剂型，如缓释制剂、控释制剂、靶向制剂，可以提高药物的有效性，克服血药浓度的峰谷现象，延长药物在体内的作用时间，增加药物对靶组织的选择性等。因此，大力开发新剂型在药剂学研究中占有非常重要的地位。

5. 研究和开发制剂新设备 制剂设备是制剂生产的重要手段和工具。为保证药品质量和用药安全，制剂设备正向着密闭、高效、多功能、连续化和自动化检测、计算机程序化控制、智能化的方向发展。如全自动注射剂灌装生产线、高效喷淋式加热灭菌器、粉针灌封机与无菌室组合的整体净化层流装置等有效保障了注射剂的质量；搅拌流化制粒机、挤出滚圆制粒机、离心制粒机和热熔挤出制粒机等使药物颗粒更加致密、球形化，在制剂生产中得到了广泛应用；流化床制粒机，在一台机器内可以完成混合、制粒、干燥甚至包衣，与传统的摇摆式制粒机相比大幅缩短了工艺过程，减少了与人接触的机会；高效全自动压片机的问世，使片剂的质量和产量进一步提高。因此，进一步研究和开发制剂新设备，对提高制剂生产效率，保证制剂质量具有重要意义。

6. 研究和开发现代中药制剂 中医药是中华民族的宝贵遗产，在继承和发扬中医药理论和中药传统制剂的同时，运用现代科学技术和方法进一步丰富和发展中药新剂型和新品种，实现中药制剂现代化，是中医药走向世界最紧迫的任务。中药制剂由传统剂型衍生出各种现代剂型，显著提高了安全、高效、可控及便携性。已上市的中药剂型，如注射剂、颗粒剂、片剂、胶囊剂、滴丸剂、微丸剂、软膏剂、气雾剂等，也出现了中药缓释制剂、靶向制剂等新剂型。中药新剂型、新品种的研发及一些关键技术的突破是中药制剂发展的重要方向。

7. 研究和开发生物技术药物制剂 21世纪生物技术的发展为疾病的治疗开创了一条崭新的道路，也给药物制剂的设计带来了新的挑战。生物技术药物包括运用DNA重组技术和单克隆抗体技术生产的蛋白质、多肽、酶、激素、疫苗、单克隆抗体和细胞生长因子等。生物技术药物普遍具有活性强、剂量小的优点，但同时具有分子量大、稳定性差、吸收差、生物半衰期短等问题，因此，目前临床上给药途径多采用注射方式。随着脂质体、微囊、微球、纳米粒、乳剂（微乳、亚微乳、复乳）、聚合物修饰的结合物等制剂新技术迅速发展并逐渐完善，国内外学者将其广泛应用于生物技术药物制剂以实现给药途径多样化（如口服、吸入、皮肤、黏膜给药等），提高药物稳定性，增加药物吸收，提高患者顺应性，使药物具有缓释和靶向等特点，为生物技术药物的临床应用奠定了基础。药剂学工作者的任务就是运用制剂学技术和方法，研究开发生物技术药物的新制剂和新型给药系统。

三、药剂学的分支学科

药剂学是一门综合性应用学科，以数学、物理学、化学、生物化学、材料化学、微生物学、药理学、药物分析、药物信息学等学科的理论为基础，结合药物的性质和医疗需求，运用药剂学的方法和手段，将药物设计并制备成符合临床医疗需要的药物剂型，并实现工业化生产，最终将生产出的各种制剂用于疾病预防和治疗的学科。在这一过程中，各学科相互影响，相互渗透，促进了药剂学分支学科的形成和发展。

（一）物理药剂学

物理药剂学（physical pharmaceutics）是应用物理化学的基本原理和手段研究药物的理化性质和剂型性质的一门学科。20世纪50年代，该学科已基本形成相对独立的学科体系，主要通过对药物的化学、物理性质与变化规律的认识，指导药物制剂的处方前工作、处方设计及制备工艺和质量控制等。如应用表面化学和络合原理阐述药物的增溶、助溶机理；应用胶体化学及流变学原理，指导混悬剂、乳剂、软膏剂等药物制剂的处方、工艺设计和优化；应用粉体学原理指导固体药物制剂的处方、工艺设计和优化；应用化学动力学原理研究及评价药物制剂的稳定性等。物理药剂学在药剂学中的应用使制剂的剂型设计、制备、质量控制等迈向了理论化和科学化的进程。

（二）工业药剂学

工业药剂学（industrial pharmaceutics）是研究药物制剂工业化生产的基本理论、技术工艺、生产设备和质量管理的一门学科。它除了继承药剂学的基本内容外，还加强了制剂加工技术，如粉碎、分级、混合、制粒、压片、过滤、灭菌、空气净化等制剂单元操作及设备。工业药剂学吸收融合了材料科学、机械科学、粉体工程学、化学工程学的理论与实践，在新剂型的研究及开发、处方设计、生产工艺技术的研究与改进及提高生产质量等方面发挥了关键作用。

（三）药用高分子材料学

药用高分子材料学（polymer science in pharmaceutics）是研究药用高分子材料的结构、物理化学性质、工艺性能及其用途的理论和应用的专业基础学科。它是为适应现代药学的发展，于20世纪90年代在我国建立起来的一门学科。药用高分子材料学吸收高分子物理、高分子化学和聚合物合成工艺学的理论和实践，为制剂处方和剂型设计提供新型高分子材料和应用方法，在提高制剂质量和开发新剂型等方面起着重要的支持和推动作用。

（四）生物药剂学与药物动力学

生物药剂学（biopharmaceutics）是研究药物及其制剂在体内吸收、分布、代谢、排泄过程，阐明药物的剂型因素、机体的生物因素与药物效应三者之间相互关系的学科。生物药剂学是20世纪60年代发展起来的一门学科，主要研究目的是正确评价制剂质量，设计合理的剂型、处方及合理的制备工艺，为临床合理用药提供科学依据，确保用药的安全性与有效性，是药剂学的重要基础学科。新药的开发与药物质量研究，离不开生物药剂学的研究内容；新型给药系统与新的给药途径需要对药物体内过程有系统、详细的研究。生物药剂学在合理用药、正确评价药品质量与研究新剂型、新的给药方法等方面发挥越来越重要的作用。

药物动力学（pharmacokinetics）是应用动力学原理与数学处理方法，定量描述药物在体内动态变化规律，及药物在体内吸收、分布、代谢、排泄的经时过程与药效关系的一门学科。自20世纪70年代初被确认为一门独立学科以来，药物动力学发展十分迅速，时辰药物动力学、手性药物动力学、群体药物动力学、药物动力学与药效学结合模型等新的研究方向，为指导新药设计、优选给药方案、改进药物剂型、指导安全合理用药等提供了量化控制指标。药物动力学研究对评价药物疗效与毒性而言，不仅在临床前药物研究阶段，而且在新药研究的所有阶段都非常重要。

（五）分子药剂学

分子药剂学（molecular pharmaceutics）主要是综合应用化学和生物科学促进新药研究和药物递送系统开发的一门学科。从分子水平和细胞水平重新认识药剂学，发现并了解剂型的性质和制剂工艺的分子原因。分子药剂学从分子机理及细胞转运层面研究药物制剂技术、物理药剂学、生物药剂学和药物递送系统中的体内及体外现象、过程、规律或相互作用。分子药剂学将更多和更广泛地应用多学科取得的科学技术成就研究药物剂型和制剂、处方和工艺，构建新型给药系统，寻找将药物导入机体最安全、有效的方式，是药剂学的一门重要分支。

（六）临床药剂学

临床药剂学（clinical pharmaceutics）是以患者为对象，研究合理、有效、安全用药等，与临床治疗学紧密联系的新学科，亦称（广义的）调剂学或临床药学。其主要内容包括提供特定患者所需药品的情报（药效、毒性等）、临床用制剂和处方研究、药物制剂的临床研究和评价、药物制剂生物利用度研究、药物剂量的临床监控、药物配伍变化及相互作用研究等。临床药剂学的出现使药剂工作者可直接参与对患者的药物治疗过程中，有利于提高药物的临床治疗水平。

第二节　药物剂型

一、药物剂型的重要性

一般同一药物可以制备成多种剂型，但不同剂型可能产生不同的治疗效果。因此，应根据药物的性质，不同的治疗目的选择合理的剂型与给药方式。剂型的重要性如下。

1. 剂型改变药物的作用性质　多数药物改变剂型后作用性质不变，但有些药物改变剂型后作用性质会发生变化。如硫酸镁口服剂用作泻下药，但 5% 硫酸镁注射剂静脉滴注，能抑制大脑中枢神经，有镇静、解痉作用；又如 1% 依沙吖啶（ethacridine，即利凡诺）注射液用于中期引产，但 0.1%～0.2% 溶液剂局部涂抹有杀菌作用。

2. 剂型影响药物的作用速度　同一药物制备的剂型不同，作用速度往往产生很大差别。如地塞米松注射剂和地塞米松片、泼尼松龙注射剂和泼尼松龙片，尽管注射剂和片剂药物主成分相同，但注射剂的起效速度明显快于片剂。氨茶碱为支气管扩张药，它可以制成多种剂型，如注射剂、片剂、栓剂等，它们的药理作用是相同的，但注射剂起效迅速，适宜于哮喘发作时使用；栓剂经直肠给药，可避免氨茶碱对胃肠道的刺激，减少副作用，且吸收较快，维持药效时间较长；长效片剂可维持药效达 8～12 小时，减少了服药次数，使哮喘病人免于夜间服药。

3. 剂型改变药物的毒副作用　剂型不同，药物的毒副作用可能不同。如氨茶碱治疗哮喘效果很好，但有引起心跳加快的副作用，若制成栓剂则可消除此副作用；缓、控释制剂能保持血药浓度平稳，避免血药浓度的峰谷现象，从而在一定程度上可降低药物的毒副作用。

4. 剂型改变药物的体内分布　药物在体内的分布除与自身理化性质有关之外，与剂型也有很大的关系。如以微球、微囊、脂质体等载体递送药物进入血液循环后，被巨噬细胞所吞噬，从而使药物浓集于肝、脾等器官，发挥肝、脾的被动靶向作用；制成乳剂、微乳、亚微乳的药物在体内可向淋巴系统转运，从而作用于淋巴系统。

5. 剂型影响药物疗效　同一药物，制成同一剂型，由于处方组成及制备工艺不同，会对药效产生显著影响。固体剂型的药物粒子大小、药物晶型、赋形剂和辅料的种类和用量、包衣材料及工艺条件不同，都会导致生物利用度明显差异，从而影响药物的疗效。

二、药物剂型的选择原则

药物剂型的选择和设计着重考虑以下三个方面。

1. 药物的理化性质和生物学特性　药物的理化性质和生物学特性是剂型选择的重要依据。除需考虑药物的一般理化性质，如药物的密度、硬度、结块性、流动性、可压性和吸湿性外，对于药物的其他性质，如多晶型现象、溶解度与溶出速度、粒子大小、油水分配系数与解离度、药物的稳定性、药物的生物学特征、药物的药效、毒理等特征在剂型设计时也要进行相应的研究。一般在剂型设计时对在胃液中不稳定、对胃刺激性大的药物，不宜制成胃溶制剂，宜制成肠溶制剂，如肠溶片、肠溶胶囊等；易氧化、吸湿的药物，宜选择具有遮蔽作用的包衣片剂、胶囊剂等剂型；存在明显肝脏首过效应的药物，可考虑制成非胃肠道给药途径的制剂；在溶液状态下稳定性差、易降解的药物（如某些头孢类抗生素）则不宜制成注射液、输液等溶液剂型，宜制成固体粉末型注射剂。

2. 临床治疗的需要 剂型的选择要考虑临床治疗的需要。临床疾病种类繁多，需针对疾病的种类和特点，确定适宜的给药途径和相应的剂型。例如用于出血、休克、中毒等急救药物，通常选择注射剂型；心律失常抢救用药宜选择静脉推注的注射剂型；控制哮喘急性发作的药物宜选择吸入剂型；用于治疗恶性肿瘤且无选择性的药物宜选择微球、脂质体等具有靶向性的新剂型。

3. 临床用药的依从性 临床用药的依从性也是剂型选择的重要因素。对于老年、儿童及吞咽困难的患者，宜选择口服溶液、泡腾片、分散片等剂型；开发缓释、控释制剂可以减少给药频次，减小血药浓度波动，降低毒副作用，提高患者的依从性。

另外，剂型选择还应考虑制剂工业化生产的可行性及生产成本。一些抗菌药物在剂型选择时应考虑到尽量减少耐药菌的产生，延长药物临床应用的有效期。

三、药物剂型的分类

药物的剂型种类繁多，为了便于学习、研究和应用，需要对其进行分类。其分类方法有多种，常用的分类方法有如下几种。

（一）按形态分类

1. 液体剂型 溶液剂、糖浆剂、芳香水剂、醑剂、注射剂等。
2. 固体剂型 散剂、颗粒剂、胶囊剂、片剂、丸剂、栓剂等。
3. 半固体剂型 软膏剂、乳膏剂、凝胶剂等。
4. 气体剂型 气雾剂、喷雾剂等。
按形态进行分类的方法比较简单，对制剂制备、贮藏、运输等有一定的指导作用。

（二）按分散系统分类

为了便于应用物理化学原理阐明各类制剂的内在分散特征，按分散系统将剂型分为以下6类。

1. 溶液型 药物以分子或离子状态（通常分子直径小于1nm）分散于液体分散介质中所形成的均相分散体系，也称为低分子溶液，如溶液剂、芳香水剂、甘油剂、醑剂等。

2. 胶体溶液型 分散质点直径在1～100nm的分散体系，包括亲水胶体溶液和疏水胶体溶液。前者指高分子药物分散在分散介质中所形成的均相分散体系，也称为高分子溶液，如胶浆剂；后者指固体药物的微细粒子分散在水中形成的非均相分散体系，又称溶胶剂，如火棉胶剂。

3. 乳剂型 指油类药物或药物的油溶液（直径0.1～50μm）以液滴状态分散在分散介质中所形成的非均相分散体系，如口服乳剂、静脉乳剂、部分搽剂等。

4. 混悬液型 指固体药物（直径0.1～50μm）以微粒状态分散在液体分散介质中形成的非均相分散体系，如合剂、洗剂、混悬剂等。

5. 气体分散型 指液体、固体药物分散在气体分散介质中形成的分散体系，如气雾剂。
6. 固体分散型 固体混合物的分散体系，如散剂、颗粒剂、胶囊剂、片剂等。
按分散系统分类的方法可以反映制剂的内在分散特征，但不能反映给药途径对制剂的要求。

（三）按给药途径分类

1. 经胃肠道给药剂型 系指药物制剂经口服给药后进入胃肠道，起局部或经吸收而发挥全身作用的剂型，如糖浆剂、散剂、颗粒剂、胶囊剂、片剂等。

2. 非经胃肠道给药剂型　是指除口服给药途径以外的所有其他剂型，可在给药部位发挥局部作用或被吸收后发挥全身作用。

（1）注射给药剂型　包括静脉注射、肌内注射、皮内注射、皮下注射、其他部位（如动脉内、腹腔、鞘内）注射等多种注射途径。

（2）呼吸道给药剂型　气雾剂、粉雾剂等。

（3）皮肤给药剂型　外用溶液剂、洗剂、搽剂、软膏剂、凝胶剂、贴剂等。

（4）黏膜和腔道给药剂型　滴鼻剂、含漱剂、滴眼剂、舌下片剂等；用于直肠、阴道、尿道等腔道的栓剂等。

按给药途径进行分类的优势是与临床用药密切相关，可反映给药途径对剂型制备的特殊要求；不足是一种制剂由于给药途径的不同，使剂型分类复杂化，如氯化钠溶液，可以是注射给药剂型，也可以是黏膜给药剂型，同时这种分类方法不能反映剂型的内在分散特征。

剂型分类方法各有其优缺点。本书根据教学、生产实践、临床应用等方面的长期沿用习惯，并结合药剂学的最新发展，采用综合分类的方法。

第三节　制剂用辅料

辅料是药物制剂中除主药以外其他物料的总称，是药物制剂必不可少的重要组成部分，在制剂中发挥着重要作用。可根据剂型的特点及给药途径进行选择。

一、辅料在药物制剂中的作用

1. 有利于制剂形态的形成　通常药物在制剂中的量较小，甚至小于 1mg，不用辅料无法成型。如溶液剂中加入溶剂；片剂中加入稀释剂、黏合剂；软膏剂、栓剂中加入基质等均是使制剂具有形态特征。

2. 有利于制备过程顺利进行　如溶液剂中加入助溶剂、增溶剂等；片剂中加入助流剂、润滑剂等可改善物料的粉体性质，使制备过程顺利进行。

3. 有利于药物稳定性　在液体制剂中加入抗氧剂、络合剂、pH 值调节剂、金属离子络合剂等辅料，可延缓药物水解及氧化作用从而使药物制剂稳定。在固体制剂中选用特定辅料，通过前体药物、包合物、微囊等技术也可增加药物稳定性。如将维生素 A、D、E、C、茴香油等，制成 β–环糊精包合物制剂，可显著提高上述药物的稳定性。

4. 调节药物体内过程　辅料具有控制和调节药物制剂中药物体内释放速度的性能，加入辅料可使制剂具有速释性、缓释性、肠溶性、靶向性、热敏性、生物黏附性、体内可降解性等性质。如羟丙甲基纤维素（hydroxypropyl methyl cellulose，HPMC）、乙基纤维素（ethyecellulose，EC）和羧甲基纤维素钠（sodium carboxymethyl cellulose，CMC–Na）等纤维素的衍生物和卡波姆（carbomer）、壳聚糖（chitosan）及聚丙烯酸树脂（polyacrylic resin）、聚乙烯醇（polyvinyl alcohol，PVA）、聚乙烯吡咯烷酮（polyvinyl pyrrolidone，PVP）等高分子聚合物的出现和应用，促进了口服缓释、控释制剂的发展；聚乳酸、乳酸–羟基乙酸共聚物等体内可降解辅料促成了新型缓释注射剂的出现；乙烯–醋酸乙烯共聚物（ethylene–vinyl acetate copolymer，EVA）、聚丙烯（polypropylene，PP）、聚乙烯（poly ethylene，PE）、聚对苯二甲酸乙二酯（polyethylene terephthalate，PET）等辅料促进了透皮贴剂的发展；聚乳酸（PLA）、聚乙二醇（polyethylene glycol，PEG）、N-（2-羟丙基）甲基丙烯酰胺［N-（2-hydroxypropyl）methacrylamide，HPMA］、低分子量蛋白（low molecular weight protein，LMWP）等辅料使靶向制剂得到了深入的研究和广泛的应用。

5. 满足人体生理需求，提高患者服药的依从性 如加入适应生理需求的缓冲剂、等渗剂等以满足人体生理需求；加入矫味剂、止痛剂、色素等提高患者服药的依从性。

总之，辅料的应用不仅仅是制剂成型及制备工艺过程顺利进行的需要，更是多功能化发展的需要。新型药用辅料对于制剂性能的改良、生物利用度的提高、药物的缓释、控释、靶向及毒副作用的降低等都有非常显著的作用。

二、制剂用辅料的选择

辅料可根据剂型特点、给药途径、质量要求及临床应用进行选择，所用辅料不应与主药发生不良相互作用，不影响制剂的含量测定及有关物质检查。

液体制剂中辅料的选择应考虑药物的溶解度、稳定性等。如溶液型液体制剂，为了增加溶解度可加入增溶剂、助溶剂、pH 值调节剂等辅料；为了改善口感可加入甜味剂、芳香剂等矫味剂。在乳剂中，为了乳剂成型及稳定需要选择乳化剂；混悬剂中，为了易于润湿及稳定需要选择润湿剂、助悬剂、絮凝与反絮凝剂等辅料。

在固体制剂中，如口服片剂，需要加入成型所需的填充剂、吸收剂、黏合剂等；为使压片顺利进行需要加入助流剂、润滑剂等；为使片剂顺利崩解需要加入崩解剂等。不同类型的片剂还要考虑特殊辅料，如含片、舌下片、咀嚼片均需加入口感好具有矫味作用的辅料，如山梨醇、甘露醇等。

注射剂、眼用制剂由于给药途径的特殊性，需要加入特殊辅料，如等渗调节剂。

第四节 药物递送系统

一、药物递送系统概述

药物到达治疗部位并维持一定的浓度才能发挥有效生物学效应，达到治疗疾病的目的。这不仅与药物分子的化学结构及性质相关，而且与药物的给药方式及剂型密切相关。药物在体内的分布和代谢受多种因素的影响，例如非病灶部位的降解及天然屏障等，导致药物生物利用度降低，限制很多有前景的药物的开发和利用。目前，原有的传统剂型，如注射剂、口服制剂及局部外用制剂等，难以满足临床对高效、长效、低毒、缓/控释、靶向释放等特性的需要。考虑到疾病的复杂性及药物性质的多样性，需要针对特定疾病设计适宜的剂型和给药方式，才能在最佳时机和位置发挥最大药效。

药物递送系统的目标是有针对性和目标性地输送药物到病灶部位，即期望尽可能将适量的药物定时定点递送到正确的位置，从而提高药物的利用效率，提高治疗效果，降低治疗成本，减少毒副作用。药物递送系统融合了医学、工学（材料、机械、电子）、药学等多门学科，其研究对象既包括药物本身，又包括搭载药物的载体材料或相关生产装置，还包括对药物或载体等进行物理化学改性、修饰的相关技术。

自上 20 世纪 50 年代起，可持续释药的新型口服制剂开始取代传统剂型；20 世纪 60 年代，聚合物材料开始应用于递送系统；20 世纪 70 年代，纳米粒的概念被引入药物递送系统；20 世纪

70 年代末开始出现经皮给药产品。1952 年，SmithKline Beecham 公司开发的 Spansule® 胶囊，实现了口服速释并伴随 12 小时的缓释；1965 年，Stoughton 首次提出"经皮吸收"这一概念，1979 年主要用于预防旅途中恶心和呕吐的第一个经皮给药系统 Transderm Scop® 获批，提供长达 24 小时的治疗持续时间，之后多种透皮制剂相继被批准。1974 年，治疗缺铁性贫血的 INFeD®（iron-dextran complex injection）促进了聚合物 – 药物的发展。1989 年，Lurpo Depot® 的推出将药物递送的时间从几天延长到几个月。1995 年出现了载阿霉素的 PEG 化脂质体（Doxil®），2005 年紫杉醇白蛋白复合物（Abraxane®）问世，纳米载体实现药物的有效递送，极大提升了乳腺癌的缓解率。

脂质体、微乳、纳米乳、纳米凝胶、聚合物胶束、聚合物纳米粒子等多种纳米药物载体已广泛用于生物药物活性分子的高效递送。该领域积累了大量的临床前研究经验，许多相关产品也已经成功上市，运用于临床治疗疾病，如盐酸阿霉素脂质体注射液、白蛋白结合型紫杉醇等。随着材料学和纳米医学的深入研究，新型纳米材料的开发将不断推动药物递送载体的进步。尤其是新一代药物分子如核酸药物、多肽药物及抗体药物的快速发展，也将对药物递送系统的革新提出新的要求，制备稳定、有效的制剂，是当前研究的热点，这也预示着药物递送系统即将迈入新时代。

2008 年，聚乙二醇修饰的治疗性抗体即 Cimzia 获得临床批件。2003 年，我国批准了世界第一款基因治疗药物（Gendicine®），其被用于头颈癌治疗，使用的是重组的腺病毒（AV）载体。2012 年，欧洲药品管理局（EMA）也批准了其首个基因治疗药物（Glybera®）用于脂蛋白脂肪酶缺乏症的治疗，该药使用了腺相关病毒（AAV）载体。美国 FDA 于 2017 年才批准其第一款基因治疗药物（Kymriah®），该产品以慢病毒（LV）为载体用于 CAR-T 疗法。2018 年基于脂质的纳米颗粒 patisiran（Onpattro®）递送 siRNA 用于治疗遗传性甲状腺素转运蛋白介导的淀粉样变性患者的多发性神经病。2019 年，RNAi 新药 Givlarri® 采用 GalNAc 偶联 siRNA 技术（N- 乙酰半乳糖胺偶联 siRNA），皮下给药，减缓了全身吸收，用于治疗成人急性肝卟啉病。2020 年以来，基于 mRNA 的 COVID-19 疫苗使用 PEG 稳定脂质纳米颗粒实现核酸的有效递送，凸显了脂质纳米颗粒的优势及核酸递送的快速发展。

随着科学技术的进步及多学科的快速发展，新型纳米药物递送系统采用多学科手段，避免药物的非特异性分布和提前代谢及排泄，提高药物的稳定性，维持稳定有效的血药浓度；将药物有效地输送到靶部位，降低药物的毒副作用，提高药物的生物利用度。新型药物递送系统可以尽量减少药物在非作用部位的提前降解，降低药物对正常细胞、组织、器官的损害，同时提高药物在病灶部位的聚集，提高药物的生物利用度。药物递送系统作为一种具有广泛应用前景的技术，不仅可以改善现有的药物治疗效果，还为新药物的研发提供新的思路和方法。

药物递送系统的发展与创新，可实现多种药物的靶向递送，减少非病灶部位的聚集，尽可能降低毒副作用，提升药物的治疗效果并提升患者的依从性，促进了多种药物制剂的研发，推动更多化学技术药物和生物技术药物的产业化，广泛应用于心血管疾病、免疫系统疾病、肿瘤治疗等方面，为疑难病及罕见病的治疗带来希望。

二、药物递送系统分类

药物递送系统是多学科交叉融合发展的结晶，在药物研发中得到广泛研究，特别是在肿瘤、心血管疾病和神经系统疾病治疗等方面，并在临床治疗中逐渐发挥重要作用。

1. 被动递送系统 被动递送系统指不需要外部刺激或控制就能够实现药物释放的递送系统，

它们利用药物本身的性质或递送载体本身的特性来实现药物的递送和释放。常见的被动递送系统包括聚合物微球、脂质体、固体脂质纳米颗粒等。这类递送系统可以通过调整材料特性来实现对药物释放的控制，如聚合物微球的粒径和材料结构、脂质体的组成和结构等，从而实现更加精确的递送。为了达到更多药物递送到治疗部位的目的，需要载药系统在体内滞留足够长时间。利用哺乳动物细胞（红细胞、巨噬细胞、白细胞等）、内源性蛋白（白蛋白、脂蛋白等）及病原体（病毒和细菌）等实现载药系统在体内较长时间的循环，因此被动递送系统所装载药物的释放速率通常较慢。

2. 主动递送系统　主动递送系统是指通过特定的机制主动将药物或载药系统递送到目标区域的一类药物递送系统。主动递送系统一般由两部分组成，即递送载体和释放模块。递送载体模块具有载药和输送药物的作用，释放模块可以通过外源性响应（如光、热、声、磁场等）或内源性响应（如 pH、温度、氧化还原因子、酶等）等来控制药物的释放及释放部位。与被动递送系统相比，主动递送系统不但具有更精准的药物递送、更高的递送效率，而且能降低药物对其他组织的毒副作用。

3. 生物大分子药物的递送系统　纳米载药系统不仅可以稳定地包合基因，避免刺激受体产生的细胞内吞作用，还可以提高基因药物靶向性和细胞穿透性。目前，纳米载体在基因靶向制剂、siRNA、mRNA 等新型基因药物的递送过程中逐渐显示出高效的递送潜力，可以提高基因治疗的有效性和安全性。

纳米载药系统常用的载体有病毒载体和非病毒载体。病毒载体（腺病毒、腺相关病毒、慢病毒等）具有高转染效率的优势，但由于其装载量有限、存在免疫原性及诱发突变风险等，病毒载体的应用受到较大限制。此外，病毒携带的基因会在细胞中长期表达，可能会产生较严重的毒副作用。非病毒载体因其较低的免疫原性、高安全性、高稳定性及易于化学修饰等优点受到较多关注和重视。非病毒载体也易于大规模制备，同时不受递送的基因序列大小的限制。因此，大量的非病毒基因递送载体（聚合物材料、无机纳米材料、阳离子脂质、N- 乙酰半乳糖胺等）得到了广泛的研究和应用。但相比于病毒载体，非病毒载体也存在转染效率低、基因转染机制不清等缺点。

三、药物递送系统展望

随着药物种类的多样化发展——从小分子到多肽和蛋白，到核酸，再到最新的细胞药物，递送药系统也随之进步。药物递送系统不仅可以满足保持药物稳定性、提高药物生物相容性、优化给药途径等需要，缓控释技术、定位释药等技术的应用还开拓了治疗方式。得益于学科交叉发展，药物递送载体和方式发生巨大变化，除了我国最常用的口服和注射给药系统，吸入、经皮、黏膜递送系统等也飞速发展，脂质体技术、纳米技术等更是在业内备受关注。3D 打印药物递送技术发展较快，并为制药行业带来了新变革。该技术可以定制递药系统的尺寸、形状和释放行为，还具有高性价比和简便的生产方式，满足了患者个性化用药、频繁改变剂量药物的小规模生产需求。

药物递送系统对药物活性的充分发挥有着重要影响。新型递送系统促进了药品的差异化，延长了药品本身的生命周期，因此得到了业内的重视。新型递送系统的发展得益于药剂学和现代科学技术的发展，不仅推动全球医药产业发展，也有望成为治疗疾病的利器。

第五节 药品标准与相关法规

一、药品标准

药品标准（drug standard）是国家对药品质量、规格及检验方法所作的技术规定，是保证药品质量，供药品生产、经营、使用、检验和管理部门共同遵循的法定依据。我国现行的药品标准是国家药品标准。国家药品标准包含《中华人民共和国药典》、药品注册标准和其他药品标准。

（一）药典

药典（pharmacopoeia）是一个国家记载药品标准、规格的法典，一般由国家药典委员会组织编纂、出版，并由政府颁布执行，具有法律约束力。药典收载的品种是疗效确切、副作用小、质量稳定的常用药品及其制剂，并明确规定了这些品种的质量标准，例如含量、熔点、鉴别、杂质的含量限度，以及试验方法和所用试剂等；在制剂通则中还规定各种剂型的有关标准、检查方法等，是药品生产、检验、供应与使用的重要依据。

不同时代的药典代表着一个国家的药品生产、医疗和科学技术的水平。公元 659 年，我国唐代政府组织编纂的《新修本草》是我国第一部具有药典性质的国家药品标准，全书 54 卷，收载药物 844 种，堪称世界上最早的一部法定药典。15 世纪印刷术的进步促进了欧洲近代药典的发展。1498 年由佛罗伦萨学院出版的《佛罗伦萨处方集》（Florence Formulaiton），一般公认为欧洲第一部法定药典。20 世纪，我国于 1930 年颁布了《中华药典》；世界卫生组织（WHO）于 1951年颁布了《国际药典》；瑞典、丹麦、挪威于 1964 年颁布了《北欧药典》；欧共体于 1969 年颁布了《欧洲药典》。据不完全统计，至 21 世纪初，世界上已有近 40 个国家编制了国家药典。这些药典对世界医药科技交流和国际医药贸易具有极大的促进作用。

由于医药科技水平的不断提高，新的药物和新的制剂不断被开发出来，对药物及制剂的质量要求也更加严格，所以药品的检验方法也在不断更新和提高，因此，各国的药典需要经常修订。例如，美国自从 2005 年出版 USP（28）/NF（23）后每年出一次修订版；中国和日本的药典每 5年出一次修订版。在新版药典中，不仅增加新的品种，而且增设了新的检验项目或方法。同时，对有问题的药品进行删除。在新版药典出版前，往往由国家药典委员会编辑出版增补本，以利于新药和新制剂在临床的应用，增补本与药典具有相同的法律效力。可见，药典在保证人民用药安全有效、促进药品研究和生产方面起着重要指导作用。

1.《中华人民共和国药典》《中华人民共和国药典》简称《中国药典》（Chinese pharmacopoeia，ChP），由国家药典委员会编纂。新中国成立以来，先后共编纂颁布《中国药典》十一版，即 1953年版、1963 年版、1977 年版、1985 年版、1990 年版、1995 年版、2000 年版、2005 年版、2010 年版、2015 年版、2020 年版。从 1985 年起，每 5 年修订颁布新版药典。除 1953 年版为一部，2005 年版、2010 年版为三部，2015 年版、2020 年版为四部外，其他版次均为两部。各新版药典均在前一版药典的基础上得到改进和提高。

现行版药典为《中国药典》2020 年版，由一部、二部、三部和四部构成。一部收载药材和饮片、植物油脂和提取物、成方制剂和单味制剂等，品种共计 2711 种；二部收载化学药品、抗生素、生化药品及放射性药品等，品种共计 2712 种；三部收载生物制品 153 种；四部收载通用技术要求总计 361 个；药用辅料 335 种。国家药品标准由凡例、正文及其引用的通则共同构成。

凡例是正确使用《中国药典》进行药品质量检定的基本原则，是对《中国药典》正文、通则及与质量检定有关的共性问题的统一规定。正文中引用的药品系指本版药典收载的药品，其质量应符合相应的规定。通则主要收载制剂通则、通用检测方法和指导原则。制剂通则系按照药物制剂分类，针对剂型特点所规定的基本技术要求；通用检测方法系各正文品种进行相同检查项目的检测时所应采用的统一的设备、程序、方法及限度等；指导原则系为执行药典、考察药品质量、起草与复核药品标准等所制定的指导性规定。

2. 国外药典　据不完全统计，世界上已有近 40 个国家编制了国家药典，另外还有 3 种区域性药典和世界卫生组织（WHO）编制的《国际药典》等，均对世界医药科技交流和国际医药贸易具有极大的促进作用。其中最具代表性的有《美国药典》《英国药典》《日本药局方》《欧洲药典》和《国际药典》。

《美国药典》的英文全称是 *United States Pharmacopoeia*（缩写为 USP），由美国政府所属的美国药典委员会编辑出版。于 1820 年开始出版发行。自 1950 年以后 USP 每 5 年出版一次修订版，从 2002 年（25 版）开始每年出版一次修订版。

此外，由药剂师们自发编辑的国家处方集（*National Formulary*，NF）于 1883 年首次出版。《国家处方集》自 1896 年起对未编入 USP 的药品提供标准规范，并成为药品最终收入 USP 的评审序列。为减少重复，方便使用，NF 于 1980 年 15 版起与 USP 合并为单行本出版，前面部分为 USP，后面部分为 NF。因此，这本出版物的完整名称应该叫做《美国药典 / 国家处方集》（*U.S. Pharmacopoeia/National Formulation*，用 USP/NF 表示）。目前 USP（45）/NF（40）版已于 2021 年 12 月出版，2022 年 5 月 1 日正式生效，包含 5 卷及 2 个增补版。

《美国药典》正文药品名录分别按法定药名字母顺序排列，各药品条目大都列有药名、结构式、分子式、CAS 登记号、成分和含量说明、包装和贮藏规格、鉴定方法、干燥失重、炽灼残渣、检测方法等常规项目，正文之后还有对各种药物进行测试的方法和要求的通用章节及对各种药物的一般要求的通则。目前，USP/NF 有英文版和西班牙文版两个版本。

《英国药典》的英文全称是 *British Pharmacopoeia*（缩写为 BP），是由英国药品委员会（British Pharmacopoeia Commission）编纂、英国卫生和社会安全部颁布实施的英国国家药品标准，是英国制药标准的重要来源。《英国药典》有悠久的历史，最早的药典是 1618 年编写的《伦敦药典》，后又有《爱丁堡药典》和《爱尔兰药典》，1864 年合为《英国药典》。1948 年以前根据当时情况不定期改版，1948 年以后为每 5 年改版一次。1980 年版是全面修订、改变较大的版本，收入了英国药学会编纂的《英国副药典》中的许多药品制剂，分为卷一和卷二，卷一收载绪论、通则和原料药品及红外对照图谱等；卷二收载各类制剂、手术材料、放射性药品、血液制品、免疫制品，以及附录、索引等。《英国药典》在世界各国药典中享有一定信誉。在国际贸易中，一些贸易机构和贸易商签订合同时常以《英国药典》作为药品质量检验的依据。1864 年以后，《英国药典》出版周期不定，2000—2009 年，每年出版一部。目前最新的版本是 BP 2022 版，2021 年 8 月出版，2022 年 1 月 1 日起开始正式生效。该版药典共分 6 卷。

《日本药典》即《日本药局方》的英文全称是 *The Japanese Pharmacopoeia*（缩写为 JP），是由日本药局方编委会编纂，由日本厚生省颁布执行。1886 年出版了《日本药局方》第一版。《日本药局方》分为两部，一部收载凡例、生药总则、制剂总则（即制剂通则）、一般试验方法；二部主要收载医药品各论（主要为原料药及其制剂、生药、生物制品、调剂用附加剂等）、药品红外光谱集、一般信息、附表、索引等。《日本药局方》现行版本是第 18 版，以 JP18 表示，有日文版和英文版两种。

《欧洲药典》的英文全称是 *European Pharmacopoeia*（缩写为 Ph. Eur.），由欧盟各国共同商定编纂，欧洲药品质量管理局负责出版和发行，有英文和法文两种法定文本，对其成员国皆有法律约束力。欧洲药典委员会于 1964 年成立，1969 年出版第一版《欧洲药典》。1980—1996 年，每年将增修订的项目与新增品种出一本活页本，汇集为第二版《欧洲药典》各分册，未经修订的仍按照第一版执行。1997 年出版第三版《欧洲药典》合订本，并在随后的每一年出版一部增补本。由于欧洲一体化及国际药品标准协调工作不断发展，增修订的内容显著增多。2001 年 7 月，第四版《欧洲药典》出版，并于 2002 年 1 月生效。第四版《欧洲药典》除了主册之外，还出版了 8 个增补版。2004 年 7 月，第五版《欧洲药典》出版，即 Ph. Eur. 5.0，于 2005 年 1 月生效；2007 年 6 月，第六版《欧洲药典》出版，即 Ph. Eur. 6.0，于 2008 年 1 月生效。2010 年 6 月，第七版《欧洲药典》出版，即 Ph. Eur. 7.0，于 2011 年 1 月生效；2013 年 6 月，第八版《欧洲药典》出版，即 Ph. Eur. 8.0，于 2014 年 1 月生效。最新版本为第十一版，即 Ph. Eur. 11.0，于 2023 年 1 月生效。《欧洲药典》第十一版包括两个基本卷，第一卷收载凡例、附录、方法、制剂通则、指导原则等，第二卷收载药品标准，于 2022 年 6 月出版发行，以后在每次欧洲药典委员会全会做出决定后，通过非累积增补本更新，每年出 3 个增补本。第十一版欧洲药典累计共有 8 个非累积增补本（11.1 ~ 11.8）。

近几年来，《欧洲药典》的权威性和影响力正在不断扩大，参与制定和执行《欧洲药典》的国家不断增加。欧洲药典委员会在人用药品注册技术规定国际协调会议（International Conference on Harmonization of Requirements for Registration Pharmaceuticals for Human Use，缩写为 ICH）上，与美国、日本等国药典委员会协调统一药典标准进程中也起着积极主导作用。中国药典委员会于 1994 年成为欧洲药典委员会的观察员之一。

《国际药典》的英文全称是 *International Pharmacopoeia*（缩写为 Ph. Int.），由联合国世界卫生组织（WHO）编纂出版，供 WHO 成员国免费使用。《国际药典》第 1 版于 1951 年和 1955 年分两卷分别用英、法、西班牙文出版；第 2 版于 1967 年分别用英、法、俄、西班牙文出版；第 3 版于 1979 年出版；第 4 版于 2006 年出版；现行版为 2020 年出版的第 10 版。

（二）药典外药品标准

国家药典是药品法典，它不可能包含所有已生产、使用的药品品种，因此，除药典外，还有其他标准，作为国家药典的补充。我国的国家药品标准除药典外还包括药品注册标准和其他药品标准。

药品注册标准是原国家药品监督管理局批准给申请人的特定药品标准，生产该药品的药品生产企业必须执行该注册标准。药品注册标准的规定不得低于《中国药典》的规定。药品注册标准是由国家药品监督管理局组织药品审评中心和技术专家对申请人申报的药物研究资料进行安全性、有效性和质量可控性审查后批准产品上市执行的药品质量控制标准。

《部 / 局颁标准》是原卫生部或国家药品监督管理局组织国家药典委员会对不同企业的药品注册标准进行统一规范后的药品标准。一般来说，《中国药典》和《部 / 局颁标准》是对药品的最基本质量要求。对于生产企业来说，其出厂内控标准或注册标准必须高于或严于国家制定的统一标准。

英国除国家药典外，尚有国家处方集（*National Formulation*）和《英国准药典》（*British Pharmaceutical Codex*，简称 BPC）。《日本药典》外标准有《日本抗生物质医药品基准》《放射性医药品基准》《生物学制剂基准》和《诊断用医药品基准》等。

二、药品管理规范

（一）药品生产质量管理规范

《药品生产质量管理规范》（good manufacturing practice，简称 GMP）是指药品生产过程中，用科学、合理、规范化的条件和方法来保证生产优良药品的一整套系统的、科学的管理规范，是药品生产管理和质量控制的基本要求。适用于药物制剂生产的全过程和原料药生产中影响成品质量的关键工序。药品 GMP 的实施，旨在最大限度地避免药品生产过程中污染、交叉污染，以及混淆、差错等风险，确保持续稳定地生产出符合预定用途和注册要求的药品。

GMP 的检查对象是人、生产环境、制剂生产的全过程。"人"是实行 GMP 管理的软件，也是关键管理对象，而"物"是 GMP 管理的硬件，是必要条件，缺一不可。

GMP 的三大目标要素包括：①使人为产生的错误减小到最低；②防止对医药品的污染和低质量医药品的产生；③保证产品高质量的系统设计。1963 年美国率先实行 GMP，此后各国积极响应，陆续制定并实施了符合各国国情的 GMP 条例。我国于 1982 年由中国医药工业公司颁发了《药品生产管理规范（试行本）》，这是我国医药工业第一次试行的 GMP。试行后于 1986 年、1988 年、1992 年、1999 年和 2010 年进行了修订和完善。2010 年，国家药品监督管理局（NMPA）最终修订并颁布了《药品生产质量管理规范（2010 年修订）》，共 14 章 313 条，于 2011 年 3 月 1 日起全面施行。GMP 对药品生产的人员、厂房、设备、卫生条件、原料、辅料、包装材料、生产管理、包装、贴签、管理文件、质量管理部门、自检、销售记录、用户意见、不良反应报告等都有非常具体的标准和要求；同时印发药品 GMP 的附录，对无菌药品、生物制品、血液制品等药品或生产质量管理活动的特殊要求予以补充规定。

自 2019 年 12 月 1 日起，实施的《中华人民共和国药品管理法》取消药品 GMP 认证，不再发放药品 GMP 证书。2021 年施行 GMP 符合性检查是药品监管部门依据药品监管法律法规及有关规定，对药品上市许可持有人、药品生产企业（车间、生产线）和药品品种实施药品 GMP 情况开展的监督检查活动，是国际药品贸易和药品监督管理的重要内容，也是确保药品安全性、有效性和质量可控性的一种科学的管理手段。

（二）药物非临床研究质量管理规范

我国《药品非临床研究质量管理规范》（good laboratory practice，简称 GLP）是指对从事药物实验研究的规划设计、执行措施、管理监督、记录报告、实验室的组织管理、工作方法和有关条件提出的法规性文件。其实质是一套保证药品非临床试验质量的体系。

GLP 实施的主要目的包括：①严格控制各种可能影响试验结果的主客观因素，尽可能减少试验误差，确保新药安全性评价的科学性和可靠性。②使我国新药研究的安全性试验符合国际公认标准。

GLP 主要应用于药品的安全性试验，主要包括急性毒性、亚急性毒性、慢性毒性、生殖毒性、致突变性、致癌性、刺激性、药物依赖性、抗原性等方面。

GLP 的组织系统主要包括有关毒理学研究的各种功能性实验室（病理、生理、生化、药理及特殊毒理研究室），实验动物中心，资料和档案的管理，质量保证部门等。

GLP 是 1965 年由日本制药团体联合会发表。1975 年日本规定，研究开发新药必须进行动物试验，并规定了试验的基本技术和方法。1976 年美国 FDA 提出 GLP 草案，1978 年正式实施，1979 年列入美国联邦法律。我国的 GLP 于 1999 年发布并于 1999 年 11 月 1 日起试行，并于 2003 年 6 月 4 日经国家药品监督管理局审议通过，自 2003 年 9 月 1 日起施行。

（三）药物临床试验质量管理规范

药品临床试验是指任何在人体（病人或健康志愿者）进行的药品系统性研究，以证实或揭示试验用药品的作用及不良反应等。《药物临床试验质量管理规范》（good clinical practice，GCP）是临床试验全过程的标准规定，包括方案设计、组织、监查、稽查、记录、分析总结和报告。制定 GCP 的目的在于保证临床试验过程的规范，结果科学可靠，保证受试者的权益并保障其安全。

第六节　制剂的前期研究和 IND 申请

一、制剂的前期研究

新药（new drugs）是指未在中国境内上市销售的药品，根据我国 2020 年发布的《化学药品注册分类及申报资料要求》，化学药品新注册分类分为 5 个类别，1 类为境内外均未上市的创新药；2 类为境内外均未上市的改良型新药；3 类为境内申请人仿制境外上市但境内未上市原研药品的药品；4 类为境内申请人仿制已在境内上市原研药品的药品；5 类为境外上市的药品申请在境内上市。

新药的研发过程中，在明确了先导化合物生物活性的前提下，也需要其相关的理化参数，因为理化性质对制剂设计的安全性和稳定性影响较大，最终才能开发出适合临床应用的各种剂型。剂型选择不当，处方、工艺设计不合理，都会对产品质量产生一定影响，甚至影响到产品的药效及安全性。因此，制剂研究在药物研发中占有十分重要的地位。

药物剂型种类很多，制剂工艺也各有特点，在制剂研究中会面临许多具体情况和特殊问题。制剂研究的最终目标是通过一系列研究工作，保证剂型选择的依据充分、处方合理、工艺稳定、生产过程能得到有效控制及适合工业化生产。制剂研究的基本内容一般包括以下 7 个方面。

1. 处方前研究（preformulation studies）　在确定剂型、处方等制剂学工作以前对药物性质进行一系列研究工作称为处方前研究，以药物活性成分（active pharmaceutical ingredient，API）为研究对象，研究其理化性质，包括熔点、溶解度、溶出速度、分配系数、解离常数、晶型、稳定性、pKa 等内容。处方前研究为剂型选择、处方工艺和质量控制等提供重要依据，是开发安全、有效、稳定的药物制剂的基础。

2. 剂型的选择　药品申请人通过对原料药理化性质及生物学性质的考察，根据临床治疗和应用的需要，选择适宜的剂型。在临床试验过程中，根据患者的顺应性、治疗效果及市场需求等修改临床试验用剂型，尤其是给药途径的选择，在小儿用药的研究中十分重要。

3. 处方研究　根据药物理化性质、稳定性试验结果和药物吸收等情况，结合所选剂型的特点，确定适当的指标，选择适宜的辅料，进行处方筛选和优化，初步确定处方。

4. 制剂工艺研究　根据剂型的特点，结合药物理化性质和稳定性等情况，考虑生产条件和设备，进行工艺研究，初步确定实验室样品的制备工艺，并建立相应的过程控制指标。为保证制剂工业化生产，必须进行工艺的放大研究，必要时对处方、工艺、设备等进行适当的调整。

5. 药品包装材料（容器）的选择　主要侧重于药品内包装材料（容器）的考察。可通过文献调研，或制剂与包装材料相容性研究等试验，初步选择内包装材料（容器），并通过加速试验和长期留样试验继续进行考察。

6. 质量研究　确定质量研究的内容，应根据所研制产品的特性（原料药或制剂），采用的制备工艺，并结合稳定性研究结果，以使质量研究的内容能充分地反映产品的特性及质量变化的情况。

7. 稳定性研究　药品的稳定性是指原料药及制剂保持其物理、化学、生物学和微生物学性质的能力。稳定性研究目的是考察原料药或制剂的性质在温度、湿度、光线等条件的影响下随时间变化的规律，为药品的生产、包装、贮存、运输条件和有效期的确定提供科学依据，以保障临床用药安全有效。稳定性研究是药品质量控制研究的主要内容之一，与药品质量研究和质量标准的建立紧密相关。稳定性研究具有阶段性特点，贯穿药品研究与开发的全过程，一般始于药品的临床前研究，在药品临床研究期间和上市后还应继续进行稳定性研究。

在临床试验阶段的剂型研究中，Ⅰ期临床试验阶段，不需添加辅料，可以直接应用胶囊剂填充原料药后进行试验，但在Ⅱ期临床试验过程中，需要添加各种辅料以确定处方及使用剂型。临床试验过程中，考察药物的吸收、分布、代谢和排泄（ADME）取得制剂的药物动力学参数及生物利用度。通过Ⅱ期临床试验结果，确定Ⅲ期临床试验的合适剂型。

制剂研究的各项工作既有其侧重点和需要解决的关键问题，彼此之间又有着密切联系。剂型选择是以对药物的理化性质、生物学特性及临床应用需求等综合分析为基础的，这些方面也是处方及工艺研究中的重要问题。质量研究和稳定性考察是处方筛选和工艺优化的重要科学基础，同时，处方及工艺研究中获取的信息为药品质量控制（中控指标和质量标准）中项目的设定和建立提供了参考依据。因此，研究中需要注意加强各项工作间的沟通和协调，对研究结果需注意进行全面、综合分析。

综上所述，制剂研究是一个循序渐进、不断完善的过程，制剂研发中需注意制剂研究与相关研究工作的紧密结合。在研发初期，根据药物理化性质、稳定性试验结果和体内药物吸收情况等数据，初步确定制剂处方及制备工艺。随着研究的进展，在完成有关临床研究（如药物代谢代动力学试验、生物利用度比较研究等）及后期工艺放大研究后，处方、工艺可能需要进行必要的调整。如这些调整可能影响药品的体内外行为，除了重新进行有关体外研究工作（如溶出度检查）外，必要时还需要进行有关临床研究，具体要求可参考相关技术指导原则。

二、新药的临床试验申请

新药上市之前，需要向国家药品监督管理局（National Medical Products Administration，NMPA）递交新药临床试验（investigational new drug，IND）申请，这是为了维护受试者的权力、安全及检验研究方案是否可行。IND 的开发者主管并主持临床研究，开发者可以亲自对所有项目进行研发，也可以雇佣或以委托方式给合适的研究者，或者通过协议方式进行研究。近年来，可将一部分或者全部临床试验通过协议委托给合作研究组织（Contract Research Organization，CRO）的情况较为普遍。

IND 申请的准备工作一定要足够充分，最好在确定候选药物之后，便准备 IND 申请文件；开发公司需要对药物进行一系列的临床前研究，为临床研究奠定强有力的安全性和有效性的数据基础；开发公司向 NMPA 递交 IND，NMPA 审核体外安全数据与动物实验数据，以决定此药是否足够安全进入人体试验阶段。

第七节　药剂学的发展

一、国外药剂学的发展

国外药剂学发展最早的是埃及与巴比伦王国（今伊拉克地区）。《伊伯氏纸草本》是约公元前1552年的著作，记载有散剂、硬膏剂、丸剂、软膏剂等剂型，并有药物的处方和制备方法等。西方药剂学鼻祖格林（Galen，公元131—201年）是罗马籍希腊人（与我国汉代张仲景同一时期），在其著作中记载了溶液剂、酒剂、散剂、丸剂、浸膏剂、酊剂等剂型，人们称之为"格林制剂"。

从公元7世纪起，阿拉伯继承了古希腊和罗马的医药学遗产，又吸收我国和印度的经验并加以发扬，到13世纪已成为世界医药文化中心之一。在这期间阿拉伯人广泛使用了糖浆剂、醑剂、甘香水剂，并发明创造了蒸馏法制水技术和丸剂包衣技术等。

19世纪是西方科学和工业技术蓬勃发展的时期，制药机械的发明使药剂生产的机械化、自动化得到了迅猛发展。1843年Brockedon首次发明压片机，开始了机械压片的历史；1847年Murdock发明了硬胶囊剂；1862年出现加压包装的概念；1886年Limousin发明了安瓿，使注射剂得到了迅速发展。与此同时，随着科学技术与基础学科的发展，学科分工越来越细。1847年德国药师莫尔的第一本药剂学教科书《药剂工艺学》问世，宣告了药剂学成为一门独立的学科。

经历了18世纪和19世纪的初级发展阶段，在发展迅速的基础学科的渗入和推动下，药剂学20世纪加快了发展步伐，根据此期间发展的几个比较明显的特征，可以将药剂学的近代发展归纳成以下几个历史时期。

20世纪50年代后期，由于合成化学、微生物学、药理学、生物化学、物理化学和化学动力学的发展，促使药剂学进入了以化学和物理化学理论为基础来设计、生产和评价药物制剂的物理药剂学时代。从化学和物理性状方面提高药品的内在和外在质量是该时期药剂学的主要特点，在这一时期药剂学初步建立了药物剂型和制剂处方设计及工艺设计的基础理论。

20世纪60至70年代，药物品种有较快的增长，制剂水平有较大提高。但仅从体外的化学标准和一般性状来评价药物制剂质量逐渐暴露出局限性。后来临床药理学、生物药剂学、药物动力学、药效学、临床化学、生物统计学的发展，促使药剂学从药物在体内的吸收（absorption）、分布（distribution）、代谢（metabolism）和排泄（excretion）过程及其与机体、疾病的关系来设计剂型和制剂、评价药品质量，把药剂学推进到生物药剂学时代。

20世纪80年代，在合理评价药物体内外质量的基础上，随着伦理学、药物经济学、毒理学、药物相互作用及高分子科学、计算机技术等的发展，社会对生命和生存质量的关注提升到一个新的高度，促使药剂学家在设计剂型和制剂时更加周密地考虑到药物在体内的ADME的量变过程与生理状态、病理变化及与疾病过程的关系，使制剂符合患者用量最小、疗效最高、毒副作用最小、使用方便舒适的要求，药剂学进入了临床药剂学时代。

20世纪90年代以来，药物剂型和制剂研究已进入药物递送系统时代。由于分子药理学、体内药物分析、细胞药物化学、药物分子设计学及系统工程学等学科的发展及新技术的不断涌现，人们不仅用客观数据科学地阐述药物制剂的体外溶出与体内过程的相关性，还结合器官、组织和细胞的生理特点与药物分子的关系来探索剂型的结构与其功能的关系，有目的地解决制剂对病灶、细胞的有效递送和主动递送问题。因此，从发展的趋势来看，21世纪的药剂学是药物制剂向细胞水平和分子水平发展的 DDS 时代。

二、国内药剂学的发展

国内药剂的起源可追溯至夏禹时代（公元前 2070 年前后），当时已形成酿酒工艺，并已将多种药物浸制成药酒。酿酒同时又发现了曲（酵母），是一种早期应用的复合制剂。商汤时期（公元前 1600 年前后），伊氏首创汤剂，并总结了《汤液经》，是我国最早的方剂和制药技术专著。战国时期（公元前 221 年以前），我国第一部医药经典著作《黄帝内经》中提出了"君、臣、佐、使"的组方原则，同时还在《素问·汤液醪醴论》中论述了汤液醪醴的制法和作用，并记载了汤、丸、散、膏、药酒等多种剂型及其制法。秦、汉时期，是我国制药理论和技术蓬勃发展的时期。马王堆汉墓出土的《五十二病方》中，用药方式除外敷和内服外，尚有药浴法、烟熏或蒸汽熏法、药物熨法等的记载。东汉时期成书的《神农本草经》是现存最早的本草专著。该书论及了制药理论和制备法则，《序例》指出："药性有宜丸者，宜散者，宜水煎者，宜酒渍者，宜煎膏者，亦有一物兼宜者，亦有不可入汤酒者，并随药性，不得违越。"强调应根据药物性质选择剂型。在东汉张仲景（公元 142—219 年）的《伤寒杂病论》和《金匮要略》中记载有糖浆剂、汤剂、散剂、丸剂、酒剂、浴剂、洗剂、熏剂、灌鼻剂、滴耳剂、软膏剂、栓剂等十余种剂型，并记载了可以用动物胶、炼蜜枣肉和淀粉糊为黏合剂制备丸剂。晋代葛洪（公元 283—363 年）所著的《肘后备急方》中记载了干浸膏、铅硬膏、蜡丸、浓缩丸、锭剂、条剂、灸剂、饼剂等剂型，并将成药、防疫药剂及兽用药剂列为专章论述，可见当时的药物剂型已经很丰富，对预防人、兽疾病药剂的制备和应用已很重视。梁代陶弘景（公元 456—563 年）编著的《本草经集注》中提出以治病的需要来确定剂型，指出"疾有宜服丸者，宜服散者，宜服汤者，宜服酒者，宜服膏煎者"，并规定了汤、丸、散、膏、药酒的制作规范，实为近代制药工艺规程的雏形。唐代显庆四年（659 年）由政府组织编纂并颁布了《新修本草》（世称《唐本草》），是我国第一部也是世界上最早的国家药典。唐代孙思邈（公元 581—682 年）编著的《备急千金要方》和《千金翼方》分别收载成方 5300 首和 2000 首，有汤剂、丸剂、散剂、膏剂、丹剂、灸剂等剂型。宋代编制的《太平惠民和剂局方》是我国最早的一部国家制剂规范，比英国最早的药局方早 500 多年。明代李时珍（公元 1518—1593 年）编著了《本草纲目》，其中收载药物 1892 种，剂型近 40 种，附方 11096 则。《本草纲目》现已被译成多个国家的文字，不仅为现代药剂学提供了研究资料，对世界药学的发展也有重大贡献。

19 世纪初至 20 世纪初的近百年间，西洋医药的传入对我国近代药剂学的发展也产生了一定的影响，如引进一些技术并建立药厂，将进口的原料药加工生产成注射剂、片剂等制剂，但这些药厂规模较小、水平较低、产品质量较差。新中国建立后，确定"优先发展原料药，在解决'无米之炊'的基础上发展制剂工业"的方针，促进了我国医药工业的迅速发展。

改革开放以来，药剂学在药用辅料、生产技术和设备、剂型和制剂质量、新剂型、新技术等方面取得了长足进步。

在药用辅料方面，先后开发了粉末直接压片用辅料，如微晶纤维素（microcrystalline cellulose, MCC）、可压性淀粉（compressible starch）；黏合剂，如聚乙烯吡咯烷酮（polyvinyl pyrrolidone, PVP）；崩解剂，如羧甲基淀粉钠（carboxymethyl starch sodium, CMS-Na）、低取代羟丙基纤维素（L-HPC）；薄膜包衣材料，如聚丙烯酸树脂（polyacrylic resin）系列产品；优良的表面活性剂，如泊洛沙姆（poloxamer）、蔗糖脂肪酸酯（sucrose fatty acid esters, SE）；栓剂基质，如半合成脂肪酸酯等。在生产技术和设备方面也取得了很大进步。在口服固体制剂的生产中，采用微粉化技术及其他提高药物溶出度的新技术，提高了产品质量；在片剂等生产中采用了流化喷雾制粒和高速搅拌制粒技术，使产品的产量和质量得以提高；采用薄膜包衣技术，既节约工时、材料，又提高产品质量。层流空气洁净技术的应用和灭菌参数的控制，以及新的生产机械，如全自动洗瓶灭菌机、自动光电安瓿检查机和微粒分析仪等大幅提高了注射剂的质量和安全性；微孔滤膜及与之配套的聚碳酸酯过滤器用于控制注射剂中的微粒性异物，显著提高了注射液的质量；设计制造了多效蒸馏水生产设备，节约能源并提高了注射用水的质量；生产并应用了更先进的灭菌设备和技术，使灭菌效果更为可靠。

在剂型和制剂质量方面，各种剂型在外观、品种及制剂内在质量等方面均得到了发展和提高。如片剂在片形、色泽、大小等外观指标上更趋于完备；品种的多样化，如薄膜衣片、多层片、肠溶片、分散片、咀嚼片、速溶片、泡腾片及异形片等大大提高了患者的依从性；对片剂的内在质量，如溶出度、含量均匀度和生物利用度也有了明确的要求。胶囊剂的发展也十分迅速，胶囊壳的质量有了很大提高，植物胶囊，如淀粉胶囊获得药用市场准入，对胶囊剂内容物种类（小丸、小粒、小片及它们的包衣产品等）、内容物流动性和均匀性的设计趋于规范化；在品种方面，除了常见的软胶囊和硬胶囊外，还出现了肠溶胶囊、双层胶囊、阴道胶囊、缓释胶囊等。

在新剂型研究方面，正在逐渐缩小与国际先进水平的差距，缓释、控释制剂、透皮贴剂已有新产品上市；脂质体、微球与微囊、纳米粒与纳米囊等靶向制剂的研究也取得了很大进展；多肽类、蛋白质等生物技术制剂的不同给药剂型的研究正在深入发展。在新技术方面，固体分散体制备技术、包合物制备技术、脂质体制备技术、聚合物胶束、纳米乳与亚微乳制备技术、微囊、微球制备技术等都在提高制剂质量或制备新制剂方面取得了成功；核穿孔技术为控释制剂、透皮贴剂的研究提供了极好的方法；超声技术、激光技术、离子交换技术也被广泛应用于制剂制备。

今后药剂学的发展方向是开发具备多种功能的载体材料和能够在体内定时、定位、定量释放药物的递送系统，开发可实现各种脏器、细胞及分子水平探测的功能材料或装置；研究在体内具有诱导到达靶部位的靶向因子或配体；开发在体内外探测药物量和药理作用的传感器；设计根据传感器的信息能够控制药物释放速度的药物储库；开发能够精确控制药物释放的载体材料、靶向给药系统及配体（靶向基团）。

第二章

液体制剂

扫一扫，查阅本章数字资源，含PPT、视频等

学习要求

1. 掌握 液体制剂的含义、分类与特点；表面活性剂的基本性质、表面活性剂的生物学性质；增加药物溶解度的方法；溶液剂、芳香水剂、酊剂的概念、特点及制备方法；乳剂的含义、处方组成、稳定性及制备方法；混悬剂的含义、特点、制备方法、稳定性及其影响因素。

2. 熟悉 表面活性剂在药剂学中的主要应用；液体制剂的各种溶剂和附加剂；高分子溶液剂、溶胶剂的性质和制备；乳化剂的种类及选用；液体制剂的质量评价。

3. 了解 表面活性剂胶束形成机理；溶胶剂的含义及制备方法；乳剂形成理论；洗剂、搽剂、滴鼻剂等不同给药途径用液体制剂的概念和应用；液体制剂的包装与贮存。

第一节 概 述

液体制剂（liquid preparations）系指药物分散在适宜的分散介质中制成的可供内服或外用的液体形态的制剂。液体制剂中的药物可以是固体、液体或气体，在一定条件下药物分别以颗粒、液滴、胶粒、分子、离子或其混合形式存在于分散介质中。液体制剂的理化性质、稳定性、药效以及毒性等均与药物粒子分散度的大小有密切关系。液体制剂的品种繁多，临床应用广泛，它们的性质、理论和制备工艺在药剂学中占有重要地位。本章所介绍的液体制剂是除由灭菌法或浸出法制备的液体制剂（将分别在第三章和第十六章或其他章节中论述）之外的液体制剂。

一、液体制剂的特点和质量要求

（一）液体制剂的特点

1. 液体制剂的优点

（1）药物以分子或微粒状态分散在介质中，分散度大，与相应固体剂型相比能迅速发挥药效。

（2）能减少某些药物的刺激性。如易溶性固体药物溴化物、碘化物、水合氯醛等口服后，因局部浓度过高，对胃肠道有刺激性，制成液体制剂则易控制浓度而减少刺激性。

（3）某些固体药物制成液体制剂后，有利于提高生物利用度。

（4）给药途径广泛，既可内服，也可外用。如用于皮肤、黏膜和腔道给药等。

（5）易于分剂量，服用方便，特别适用于儿童和老年患者。

2. 液体制剂的不足

（1）分散度大，且受分散介质的影响易引起药物的化学降解，而致药效降低甚至失效。

（2）液体制剂体积较大，携带、运输及贮存均不方便。

（3）水性液体制剂易发生霉变，需加入防腐剂；非水溶剂往往具有一定的药理作用且成本较高。

（4）对包装材料的要求较高。

（二）液体制剂的质量要求

1. 溶液型液体制剂应是澄明溶液；乳浊液型或混悬液型制剂应保证其分散相粒子小而均匀，振摇时可均匀分散，浓度准确、稳定、久贮不变。

2. 口服液体制剂应外观良好，口感适宜；外用液体制剂对皮肤、黏膜应无刺激性。

3. 液体制剂应具有一定的防腐能力，保存和使用过程不应发生霉变。

4. 包装容器适宜，便于携带和使用。

二、液体制剂的分类

液体制剂分类常用的方法有两种，即按分散系统分类和按给药途径及应用方法分类。

（一）按分散系统分类

在分散介质中药物微粒的大小决定了分散体系的特征，见表2-1。

表2-1 液体制剂的分类

类型	微粒大小	均相	热力学稳定	动力学稳定
低分子溶液剂	< 1nm	+	+	+
高分子溶液剂	1 ~ 100nm	+	+	+
溶胶剂	1 ~ 100nm	–	–	+
乳剂	> 100nm	–	–	–
混悬剂	> 500nm	–	–	–

1. 均相液体制剂 药物以分子、离子状态分散在液体分散介质中形成的澄明溶液，无相界面的存在，为热力学稳定体系。

2. 非均相液体制剂 药物以微粒、多分子聚集体或液滴的状态分散在分散介质中，有相界面的存在，为热力学不稳定的多相分散体系。根据药物微粒分散状态又可将其分为溶胶剂、乳剂和混悬剂。

（1）溶胶剂 固体药物微细粒子分散在介质中形成的多相体系。

（2）乳剂 药物以液滴状态分散在另一种与之不相溶的液体分散介质中形成的非均相液体制剂。

（3）混悬剂　难溶性固体药物以微粒状态分散在介质中形成的非均相液体制剂。

（二）按给药途径及应用方法分类

液体制剂适用于多种给药途径，按照给药途径可分为：

1.内服液体制剂　如合剂、芳香水剂、糖浆剂等。

2.外用液体制剂

（1）皮肤用液体制剂　如洗剂、搽剂、涂剂等。

（2）五官科用液体制剂　如滴耳剂、滴鼻剂、含漱剂等。

（3）直肠、阴道、尿道用液体制剂　如灌肠剂、灌洗剂等。

第二节　表面活性剂

一、概述

一定温度下的任何纯液体都具有一定的表面张力。如20℃时，水的表面张力为$7.28 \times 10^{-2} N \cdot m^{-1}$；乙醇的表面张力为$2.23 \times 10^{-2} N \cdot m^{-1}$。当纯水溶解溶质后，水溶液的表面张力就会因溶质的加入而发生变化。如一些无机盐或糖类物质可以使水的表面张力略有增加，一些低级醇则使水的表面张力略有降低，而肥皂和洗衣粉等可使水的表面张力显著降低。使液体表面张力降低的性质称为表面活性；使液体表面张力降低的物质称为表面活性物质；具有很强表面活性、少量应用就能使液体的表面张力显著降低的物质称为表面活性剂（surfactant）。此外，表面活性剂还具有增溶、乳化、润湿、去污、杀菌、消泡和起泡等应用性质，这是与一般表面活性物质的主要区别。

表面活性剂之所以能显著降低液体的表面张力是由其结构特征所决定的。表面活性剂分子由极性的亲水基和非极性的亲油基组成，且分处两端，为不对称结构，见图2-1硬脂酸钠结构示意图。因此，表面活性剂具有既亲水又亲油的两亲性质。

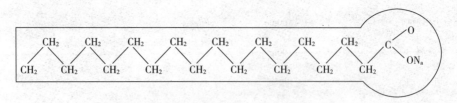

图2-1　表面活性剂硬脂酸钠分子的基本结构

表面活性剂分子中非极性基团最常见的是8~18碳的直链烷烃或环烃等，如$C_{17}H_{35}-$，$R-\bigcirc-$等；极性基团可以是解离的离子基团，也可以是非解离的亲水基团。极性基团可以是羧基、磺基、氨基或胺基及其盐，也可以是羟基、酰胺基、羧酸酯基等。如肥皂是脂肪酸类（$R-COO^-$）表面活性剂，其结构中的脂肪酸碳链（R—）为亲油基团，解离的脂肪酸根（COO^-）为亲水基团。

表面活性剂溶于水中，低浓度时，其在水–空气表面定向排列，亲水基团插入水相而亲油基团朝向空气，以减小排斥，在液面形成单分子膜。疏水基与水分子间的斥力相当于使表面的水分子受到一个向外的推力，抵消表面水分子原来受到的向内的拉力，亦即使水的表面张力降低。

这就是表面活性剂的发泡、乳化和湿润作用的基本原理。如果增大表面活性剂的浓度至溶液表面达到饱和时，表面活性剂就会转入溶液内部（详见表面活性剂的基本性质）。

二、表面活性剂的分类

表面活性剂的分类方法很多，根据来源可分为天然表面活性剂与合成表面活性剂；根据溶解性质可分为水溶性表面活性剂与油溶性表面活性剂。通常根据极性基团的解离性质将表面活性剂分为离子型表面活性剂与非离子型表面活性剂两大类，其中离子型表面活性剂根据所带电荷不同又可分为阴离子型表面活性剂、阳离子型表面活性剂和两性离子型表面活性剂。

（一）离子型表面活性剂

1. 阴离子型表面活性剂　阴离子型表面活性剂起表面活性作用的部分是阴离子，带有负电荷。如肥皂、长链烃基的硫酸盐。因有溶血现象，主要用于外用制剂；不可与阳离子型表面活性剂一同使用，否则在水溶液中会生成沉淀而失去活性。

（1）肥皂类　系指高级脂肪酸的盐，通式为 $(RCOO^-)_n\ M_n^+$。其中脂肪酸烃链 R 一般为 11~17 个碳的长链（低于 10 个碳原子的脂肪酸盐亲水性过强，表面活性较低，不适于应用；18 个碳原子以上的则溶解度太小，也不利于应用），以硬脂酸（stearic acid）、油酸（oleic acid）、月桂酸（lauric acid）等较为常用。根据 M 代表的物质不同，又可分为碱金属皂（一价皂，其降低水相的表面张力强于降低油相的表面张力，常用作 O/W 型乳化剂），如硬脂酸钠（sodium stearate）、硬脂酸钾（potassium stearate）等；碱土金属皂（多价皂，其降低油相的表面张力强于降低水相的表面张力，常用作 W/O 型乳化剂），如单硬脂酸铝（aluminum monostearate）、硬脂酸钙（calcium stearate）等；有机胺皂，如硬脂酸三乙醇胺皂等。肥皂类表面活性剂均有良好的乳化性能和分散油的能力。但易被酸破坏，其中碱金属皂还可以被钙、镁盐等破坏，电解质亦可使之盐析。

（2）硫酸化物　系指硫酸化油和高级脂肪醇硫酸酯类，通式为 $R \cdot O \cdot SO_3^-\ M^+$，其中脂肪烃链 R 一般为 12~18 个碳的长链。硫酸化油的代表是硫酸化蓖麻油（sulfonatedcasteroil），俗称土耳其红油，为黄色或橘黄色黏稠液，有微臭，可与水混合，常用作去污剂和润湿剂，无刺激性。高级脂肪醇硫酸酯类中常用的有十二烷基硫酸钠（sodium dodecyl sulfate，SDS，又称月桂醇硫酸钠，SLS）、十六烷基硫酸钠（sodium hexadecylsulphate，鲸蜡醇硫酸钠）、十八烷基硫酸钠（sodium noctadecylsulfate，硬脂醇硫酸钠）等。硫酸化物类表面活性剂的乳化性很强，且较肥皂类稳定，受酸及钙、镁盐的影响较小，但可与一些阳离子型药物发生作用而产生沉淀，且对黏膜有一定刺激性，主要用作外用乳膏剂的乳化剂。

（3）磺酸化物　系指脂肪族磺酸化物、烷基芳基磺酸化物和烷基萘磺酸化物等，通式为 $R \cdot SO_3^-\ M^+$。脂肪族磺酸化物，如二辛基琥珀酸磺酸钠（阿洛索 -OT）、二乙基琥珀酸磺酸钠烷基芳基磺酸化物，如十二烷基苯磺酸钠（sodium dodecyl benzene sulfonate，SDBS），均为目前广泛应用的洗涤剂。另外，甘胆酸钠（sodium glycocholate）、牛磺胆酸钠（sodium taurocholatehydrate）等胆酸盐也属此类，常用作胃肠道脂肪乳的乳化剂和单硬脂酸甘油酯（glycerylmonostearate）的增溶剂。

2. 阳离子型表面活性剂　阳离子型表面活性剂起表面活性作用的部分是阳离子，亦称为阳性皂。其分子结构主要部分是一个五价氮原子，所以也称为季铵化合物。其特点是水溶性大，在酸性与碱性溶液中较稳定；易吸附于一般固体表面，具杀菌作用（因细菌细胞一般带负电荷，易吸引带正电的阳离子型表面活性剂于细胞膜上相互作用，在两相界面产生物理化学变化，降低界面张力而使细胞膜破裂，原生质被溶解，细菌不复存在），因此主要用作杀菌剂和防腐剂；乳化能力强，但毒性大、刺激性也大。常用的有十二烷基二甲基苄基氯化铵（苯扎氯铵、洁尔灭）、十二烷基二甲基苄基溴化铵（苯扎溴铵、新洁尔灭）、十六烷基三甲基氯化铵（1631）和十八烷基三甲基氯化铵（1831）等。

3. 两性离子型表面活性剂　两性离子型表面活性剂分子结构中同时具有正、负电荷基团，在不同 pH 值介质中可表现出阳离子或阴离子型表面活性剂的性质。

（1）卵磷脂（lecithin）　天然的两性离子表面活性剂，主要来源于大豆和蛋黄，根据来源不同，又可称豆磷脂和蛋磷脂。阴离子部分是磷酸酯盐，阳离子部分是季铵盐，基本结构见图 2-2。卵磷脂的组成十分复杂，在不同来源和不同制备过程中的卵磷脂中各组分的比例可发生很大的变化。卵磷脂外观为透明或半透明黄色或黄褐色油脂状物质，对热十分敏感，在 60℃以上可变为褐色，在酸和碱及酯酶作用下易水解，不溶于水，溶于氯仿、乙醚、石油醚等有机溶剂。

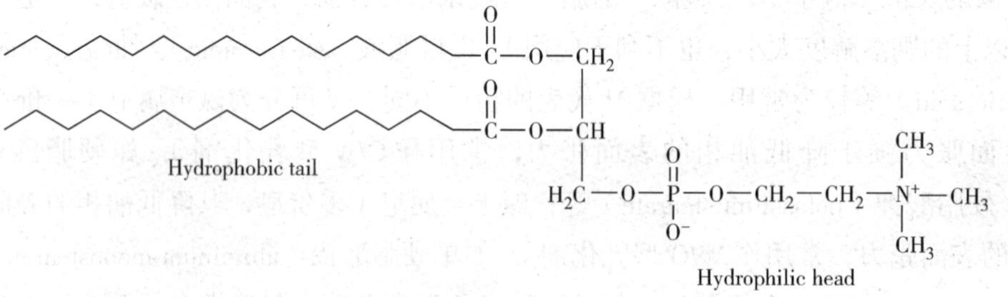

图 2-2　卵磷脂的基本结构

（2）氨基酸型和甜菜碱型　合成的两性离子型表面活性剂，阴离子部分是羧酸盐，阳离子部分为胺盐或季铵盐。由胺盐构成者称为氨基酸型 $R \cdot NH_2^+ \cdot CH_2CH_2 \cdot COO^-$；由季铵盐构成者称为甜菜碱型 $R \cdot N^+ (CH_3)_2 \cdot COO^-$。

两性离子型表面活性剂在碱性水溶液中呈阴离子型表面活性剂的性质，具有良好的起泡、去污作用；在酸性溶液中则呈阳离子型表面活性剂的性质，具有很强的杀菌能力。

（二）非离子型表面活性剂

系指在水溶液中不解离的一类表面活性剂，其亲水基团常为甘油（glycerinum）、聚乙二醇（polyethylene glycol，PEG）和山梨醇（sorbitol）等多元醇，亲油基团常为长链脂肪酸或长链脂肪醇以及烷基或芳基等，亲水基团与亲油基团以酯键或醚键相结合。由于其在溶液中不解离，不易受强电解质、无机盐的影响，也不易受酸、碱的影响，故稳定性高；且与其他类型表面活性剂相容性好，可以复配使用；在水及有机溶剂中皆有较好的溶解性能，所以目前应用较为广泛。同时由于其毒性低、溶血性小，不仅可以外用，也可以内服，某些品种还可用于静脉注射用注射剂。

1. 多元醇型　系指由含有多个羟基的多元醇与脂肪酸进行酯化而生成的酯，一般常见的有甘油酯（glyceride）、聚甘油酯（polyglycerylfatty ester）、糖酯及失水山梨醇酯类。多元醇型表面活性剂毒性低，故应用广泛。

（1）脂肪酸甘油酯　主要有脂肪酸单甘油酯和脂肪酸二甘油酯，外观为黄色或白色的油状或蜡状物质，熔点 30~60℃，不溶于水，在水、热、酸、碱及酶等作用下易水解成甘油和脂肪酸，表面活性较弱，HLB 值 3~4，主要用作 W/O 型乳剂的辅助乳化剂。

（2）蔗糖脂肪酸酯　简称蔗糖酯，系蔗糖与脂肪酸生成的多元醇型非离子型表面活性剂。蔗糖酯为白色至黄色粉末，在室温下稳定，在酸、碱和酶的作用下可水解；HLB 值为 5~13，主要用作 O/W 型乳化剂、分散剂。

（3）脂肪酸山梨坦　系山梨糖醇及其单酐和二酐与各种不同脂肪酸反应生成的酯类化合物，商品名为司盘（Span），其结构通式为：

根据反应的脂肪酸的不同，可分为脱水山梨醇单月桂酸酯（司盘 20）、脱水山梨醇单棕榈酸酯（司盘 40）、脱水山梨醇单硬脂酸酯（司盘 60）、脱水山梨醇三硬脂酸酯（司盘 65）、脱水山梨醇单油酸酯（司盘 80）、脱水山梨醇三油酸酯（司盘 85）等品种。

脂肪酸山梨坦是黏稠状、白色至黄色的油状液体或蜡状固体；不溶于水，易溶于乙醇，在酸、碱和酶的作用下易水解；HLB 值为 1.8~3.8，常用作 W/O 型乳剂的乳化剂，多用于乳膏剂，还可用作注射用乳剂的辅助乳化剂。

（4）聚山梨酯　系在司盘类表面活性剂的剩余羟基上，再结合聚氧乙烯基制得的醚类化合物，商品名为吐温（Tween），其结构通式为：

与脂肪酸山梨坦相似，聚山梨酯类因所结合的脂肪酸的不同可分为聚山梨酯 20（吐温 20）、聚山梨酯 40（吐温 40）、聚山梨酯 60（吐温 60）、聚山梨酯 65（吐温 65）、聚山梨酯 80（吐温 80）、聚山梨酯 85（吐温 85）等品种。

聚山梨酯是黏稠的液体；易溶于水、乙醇及多种有机溶剂，不溶于油；对热稳定，但在酸、碱和酶的作用下也会水解。由于其分子中增加了亲水性的聚氧乙烯基，因此亲水性大大增加，常用作 O/W 型乳剂的乳化剂、增溶剂、分散剂和润湿剂。

2. 聚氧乙烯型

（1）聚氧乙烯脂肪酸酯类　系由聚乙二醇与长链脂肪酸缩合而成的酯类化合物，商品名为卖泽（Myrij），其结构通式为 $R \cdot COO \cdot CH_2(CH_2OCH_2)_n CH_2OH$，其中 n 是聚合度。卖泽类表面活性剂有较强的水溶性，乳化能力强，常用作 O/W 型乳化剂，常用的有聚氧乙烯 40 硬脂酸酯（polyoxyl 40 stearate）。

（2）聚氧乙烯脂肪醇醚　系由聚乙二醇与脂肪醇缩合而成的醚类化合物，商品名为苄泽（Brij），其结构通式为 $RO(CH_2OCH_2)_n H$。因聚乙二醇的聚合度和脂肪醇不同而有不同的品种。如 Brij 30 与 Brij 35 是不同分子量的聚乙二醇与月桂醇的缩合产物，二者都可作为 O/W 型乳化剂；西土马哥（Cetomacrogol）为聚乙二醇与十六醇的缩合产物；平平加 O（Perogol O）则是 15

个单位的氧乙烯与油醇的缩合产物。埃莫尔弗（Emolphor）是一类聚氧乙烯蓖麻油缩合物，HLB值为 12～18，如 Cremophore EL 为聚氧乙烯蓖麻油甘油醚，HLB 为 12～14，亲水性强，常用作增溶剂及 O/W 型乳化剂。

3. 聚氧乙烯 - 聚氧丙烯共聚物　系由聚氧乙烯和聚氧丙烯聚合而成，又称泊洛沙姆（Poloxamer），国外商品名为普朗尼克（Pluronic），其结构通式为 HO–（C_2H_4O）$_a$–（C_3H_6O）$_b$–（C_2H_4O）$_c$–H，其中 b 为聚氧丙烯链段的链节数，至少为 15，（C_2H_4O）$_{a+c}$ 为聚氧乙烯链段。分子结构中聚氧乙烯是亲水基团，聚氧丙烯是亲油基团。泊洛沙姆具有乳化、润湿、分散、起泡和消泡等多种性能，但增溶能力较弱。其中泊洛沙姆 188 是一种 O/W 型乳化剂，是目前能应用于静脉注射乳剂的一种合成乳化剂，以泊洛沙姆 188 为乳化剂制备的乳剂能耐受热压灭菌。

三、表面活性剂的基本性质

（一）形成胶束

1. 临界胶束浓度　水中表面活性剂浓度低时，表面活性剂在表面富集形成单分子膜，见图 2-3a，当超过一定浓度后，表面层表面活性剂已达饱和，表面活性剂分子就不能在表面继续富集，而会转入溶液内部，见图 2-3b。由于亲油基的疏水作用仍竭力促使其分子逃离水环境，导致表面活性剂分子在溶液内部聚集，即亲油基向内聚集形成内核，亲水基向外，形成胶束（micelle），见图 2-3b、图 2-3c。表面活性剂分子在溶剂中缔合形成胶束的最低浓度即为临界胶束浓度（critical micelle concentration，CMC）。

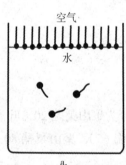 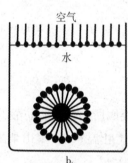 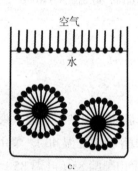

a.
C < CMC
分子在溶液表面定向
排列，表面张力迅速降低

b.
C = CMC
溶液表面定向排列已经饱和，
表面张力达到最小值；
开始形成小胶束

c.
C > CMC
溶液中的分子的亲油基
相互吸引，分子自发聚集，
形成球状、层状胶束，将亲
油基埋在胶束内部

图 2-3　胶束形成过程

形成胶束后，表面活性剂的分子排列情况以及总质点数目发生了显著变化，表面活性剂溶液的许多理化性质，如表面张力、溶解度、渗透压、电导率、去污力、增溶作用等都会发生急剧变化，见图 2-4。可利用表面活性剂溶液某些理化性质的变化来测定表面活性剂的临界胶束浓度。但采用不同测定方法得到的临界胶束浓度在数值上可能会有所差别，且其数值也受温度、浓度、电解质、pH 等因素的影响而发生变化。一些常用表面活性剂的临界胶束浓度见表 2-2。图 2-4 表明，欲使表面活性剂发挥较为理想的去污作用、增溶作用等，则必须使表面活性剂浓度高于 CMC 值。

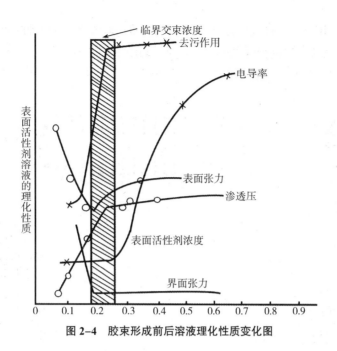

图 2-4 胶束形成前后溶液理化性质变化图

表 2-2 一些常用表面活性剂的临界胶束浓度（测定温度 25℃）

名称	CMC（mol/L）	名称	CMC（mol/L）
氯化十六烷基三甲基铵	1.60×10^{-2}	月桂醇聚氧乙烯（12）醚	1.40×10^{-4}
溴化十六烷基三甲基铵	9.12×10^{-5}	月桂醇聚氧乙烯（9）醚	1.00×10^{-4}
溴化十二烷基三甲基铵	1.60×10^{-2}	十四醇聚氧乙烯（6）醚	1.00×10^{-5}
溴化十二烷基代吡啶	1.23×10^{-2}	对十二烷基苯磺酸钠	1.40×10^{-2}
辛烷基磺酸钠	1.50×10^{-1}	月桂酸蔗糖酯	2.38×10^{-6}
辛烷基硫酸钠	1.36×10^{-1}	棕榈酸蔗糖酯	9.50×10^{-5}
十二烷基硫酸钠	8.60×10^{-3}	硬脂酸蔗糖酯	6.60×10^{-5}
十四烷基硫酸钠	2.40×10^{-3}	聚山梨酯 20	6×10^{-2}（以下单位 g/L）
十六烷基硫酸钠	5.80×10^{-4}	聚山梨酯 40	3.10×10^{-2}
十八烷基硫酸钠	1.70×10^{-4}	聚山梨酯 60	2.80×10^{-2}
油酸钾	1.20×10^{-3}	聚山梨酯 65	5.00×10^{-2}
月桂酸钾	1.25×10^{-2}	聚山梨酯 80	1.40×10^{-2}
十二烷基磺酸钠	9.0×10^{-3}	聚山梨酯 85	2.30×10^{-2}

2. 胶束的大小与结构 在临界胶束浓度时水分子的强大凝聚力把表面活性剂分子从其周围挤开，迫使表面活性剂分子的亲油基和亲水基各自互相接近，排列成亲油基在内、亲水基在外的球形缔合体，即胶束。通常几十到几百个（50～200个）表面活性剂分子形成一个胶束，胶束中表面活性剂分子的数目（n）称为聚集数。在胶束形成的过程中，表面活性剂分子的热运动和胶束外部的亲水基之间的静电排斥都不利于胶束的形成。因此，增加亲油基、降低温度以及加入无机盐都能使 n 增大，CMC 值减小。

表面活性剂的类型和浓度不同，形成的胶束的结构亦不同。如离子型表面活性剂，在一定浓度范围内（稍高于 CMC 值），胶束呈球状结构（图 2-5a）；随着表面活性剂浓度的增加（20% 以上），球状结构转变成具有更高分子缔合数的棒状胶束图（图 2-5b、图 2-5c）浓度进一步增大，则胶束合并为层状（图 2-5d）或板状胶束（图 2-5e）。

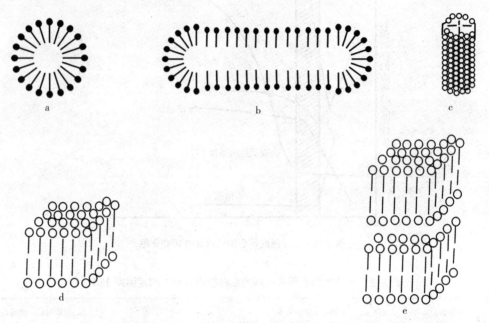

图 2-5　胶束的结构示意图（a. 球状胶束；b，c. 棒状胶束；d. 层状胶束；e. 板状胶束）

对于非离子型表面活性剂，一般认为分子聚集数不同，胶束的形状也不同。聚氧乙烯基的聚合度较大时，常温下的胶束呈网状结构；升温时，聚氧乙烯基与水分子之间的氢键被破坏，发生失水，胶束变为球状结构。聚集数（n）大于 150 时，表面活性剂分子纵向排列成圆棒状胶束。

若在表面活性剂浓溶液中加入适量的非极性有机溶剂，则可形成亲水基向内，亲油基向外与非极性有机溶剂接触的胶束，称为反胶束，见图 2-6。反胶束亲水基向内，形成一个极性核，此极性核具有溶解极性物质的能力。极性核溶解水后形成"水池"（Water pool），极性分子可溶于这个水池中。如蛋白质、核酸和氨基酸等生物活性物质可以溶解于"水池"。

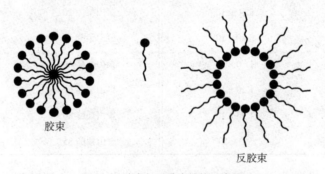

胶束　　　　　　　反胶束

图 2-6　胶束与反胶束结构示意图

（二）亲水亲油平衡值

表面活性剂分子是由亲水基团和亲油基团组成，其对油或水的综合亲和力称为亲水亲油平衡值（hydrophile-lipophile balance，HLB）。亲水亲油平衡值的概念是 Griffin 于 1949 年首次提出的。根据经验，一般将表面活性剂的 HLB 值范围限定在 0~40，其中非离子型表面活性剂的 HLB 值范围为 0~20，即完全由疏水碳氢基团组成的石蜡分子的 HLB 值为 0，完全由亲水性的氧乙烯基组成的聚氧乙烯的 HLB 值为 20，既有碳氢链又有氧乙烯链的表面活性剂的 HLB 值则介于 0 ~ 20 之间。离子型表面活性剂的亲水基的亲水性超过聚氧乙烯，因此其 HLB 值较高，如十二烷基硫酸钠的 HLB 值为 40。HLB 值愈高，亲水性愈强；反之，亲油性愈强。一般 HLB 值小于 10 的表面活性剂主要具有亲油性质，等于或大于 10 则主要具有亲水性质。

表面活性剂的 HLB 值与其应用性质有密切关系，Griffin 建立了不同 HLB 值表面活性剂的适用范围，见图 2-7。如 HLB 值在 3 ~ 6 的表面活性剂适合做 W/O 型乳化剂；HLB 值在 8 ~ 18 的表面活性剂适合做 O/W 型乳化剂；HLB 值在 7 ~ 9 的表面活性剂适合做润湿剂；HLB 值在 13 ~ 18 的表面活性剂适合做增溶剂等。

部分常用表面活性剂的 HLB 值见表 2-3。非离子型表面活性剂的 HLB 值具有加和性，例如简单的二组分非离子型表面活性剂体系的 HLB 值，可用式 2-1 计算：

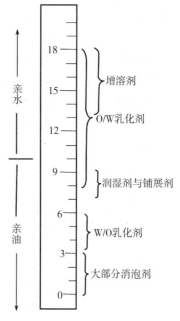

图 2-7 不同 HLB 值表面活性剂适用范围

$$HLB = \frac{HLB_a \times W_a + HLB_b \times W_b}{W_a + W_b}$$

（2-1）

例如用 45% 司盘 60（HLB=4.7）和 55% 吐温 60（HLB=14.9）组成的混合表面活性剂的 HLB 值为 10.31。但式 2-1 不能用于混合离子型表面活性剂 HLB 值的计算。

表 2-3 常用表面活性剂的 HLB 值

表面活性剂品名	HLB 值	表面活性剂品名	HLB 值
油酸	1.0	聚氧乙烯十二胺 -5	13.0
三油酸山梨坦（Span 85）	1.8	聚氧乙烯辛基苯酚醚 -10（TritonX-10，Tx-10）	13.5
三硬脂山梨坦（Span 65）	2.1	聚山梨酯 60（Tween 60）	14.9
油酸山梨坦（Span 80）	4.3	聚山梨酯 80（Tween 80）	15.0
硬脂山梨坦（Span 60）	4.7	聚山梨酯 40（Tween 40）	15.6
棕榈山梨坦（Span 40）	6.7	聚山梨酯 20（Tween 20）	16.7
月桂山梨坦（Span 20）	8.6	聚氧乙烯硬脂酸酯 -30（SE 30）	16.0
聚氧乙烯月桂酸酯 -2（LAE-2）	6.1	聚氧乙烯硬脂酸酯 -40（SE 40）	16.7
聚氧乙烯油酸酯 -4（OE-4）	7.7	聚氧乙烯辛基苯酚醚 -30（Tx-30）	17.0
聚氧乙烯十二醇醚 -4（MOA-4）	9.5	油酸钠（钠皂）	18.2
十四烷基苯磺酸钠（ABS）	11.7	油酸钾（钾皂）	20.0
油酸三乙醇胺（FM）	12.0	十六烷基乙基吗啉基乙基硫酸盐（阿特拉斯 G263）	25.0 ~ 30.0
聚氧乙烯壬基苯酚醚 -9（OP-9）	13.0	十二烷基硫酸钠（AS）	40.0

（三）Krafft 点与昙点

1. Krafft 点 当温度升高至某一温度时，离子型表面活性剂在水中的溶解度急剧升高（如十二烷基硫酸钠在水中的溶解度随温度变化曲线，见图 2-8），该温度称为 Krafft 点，相对应的溶解度即为该表面活性剂的临界胶束浓度。

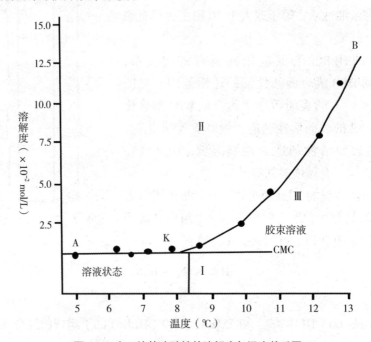

图 2-8 十二烷基硫酸钠的溶解度与温度关系图

Krafft 点是离子型表面活性剂的特征值，亦是离子型表面活性剂应用温度的下限，即只有高于 Krafft 点，表面活性剂才能发挥更大的作用。如十二烷基硫酸钠的 Krafft 点为 8℃，而十二烷基磺酸钠的 Krafft 点为 70℃，在室温条件下，前者可以作为增溶剂使用，后者因 Krafft 点高增溶效果不够理想。

2. 昙点 某些含有聚氧乙烯基的非离子型表面活性剂的溶解度，开始随温度的上升而增大，到某一温度后，溶解度急剧下降，溶液变浑浊，甚至分层。这种由澄明变浑浊的现象称为起昙，转变点的温度称为昙点（cloud point），亦称浊点。昙点是非离子型表面活性剂的特征值，其昙点在 70 ~ 100℃。例如聚山梨酯 20 的昙点为 90℃，聚山梨酯 60 的昙点为 76℃，聚山梨酯 80 的昙点为 93℃。聚山梨酯类产生昙点的原因主要是由于含聚氧乙烯基的表面活性剂其亲水基与水呈氢键结合，起初其溶解度随温度升高而增大，至温度达昙点后，聚氧乙烯链与水之间的氢键断裂，水合能力下降，使得溶解度急剧下降，溶液出现浑浊。在聚氧乙烯链相同时，碳氢链越长，则昙点越低；在碳氢链长相同时，聚氧乙烯链越长则昙点越高。但泊洛沙姆 108、泊洛沙姆 188 等聚氧乙烯类非离子型表面活性剂在常压下观察不到昙点。

四、表面活性剂的生物学性质

（一）表面活性剂对药物吸收的影响

表面活性剂的存在可能增进药物的吸收也可能降低药物的吸收。表面活性剂浓度在 CMC 以下时，由于能降低表面张力，从而使药物润湿性增加，进而可以加速药物溶解和吸收。表面活性剂的浓度增加到 CMC 以上，如果药物被增溶在胶束内，则药物从胶束中扩散的速度和程度及胶束与胃肠道生物膜融合的难易程度都会影响药物的吸收。如果药物可以顺利从胶束内扩散或胶束本身迅速与胃肠黏膜融合，则增加吸收，如用聚山梨酯 80 能明显促进螺内酯的口服吸收；浓度在 CMC 以上的去氧胆酸钠可使水杨酸的胃肠转运率增加 100% ~ 125%。反之，药物被包裹或镶嵌于胶束中而又不易从胶束内扩散时，药物的吸收就会大大减少，胶束太大时还难以透过生物膜。

此外，表面活性剂能溶解生物膜脂质，溶蚀胃肠道黏膜的类脂屏障而改变生物膜分子排列，因而增加上皮细胞的通透性，从而促进药物吸收。如十二烷基硫酸钠可促进头孢菌素钠、四环素、磺胺脒、氨基苯磺酸等药物的吸收。

聚山梨酯 80 和聚山梨酯 85 可以促进一些难溶性药物的吸收，其原因则是因其在胃肠中形成高黏度团块，降低了胃排空速率。但当聚氧乙烯类或纤维素类表面活性剂因增加胃液黏度而阻止药物向黏膜面的扩散时，则吸收速率随黏度上升而降低。

（二）表面活性剂与蛋白质的相互作用

当蛋白质溶液 pH 大于其等电点时带负电荷，当 pH 小于等电点时带正电荷。因此在两种不同带电情况下，可分别与阳离子型表面活性剂或阴离子型表面活性剂发生电性中合。此外，表面活性剂还可能破坏蛋白质二级结构中的次级键（盐键、氢键和疏水键），从而使蛋白质各残基之间的交联作用减弱，螺旋结构变得无序或受到破坏，最终使蛋白质发生变性。

（三）表面活性剂的毒性

一般阳离子型表面活性剂的毒性最大，其次是阴离子型表面活性剂，非离子型表面活性剂毒性最小。两性离子型表面活性剂的毒性小于阳离子型表面活性剂。表面活性剂用于静脉给药的毒性大于口服给药。

阴离子及阳离子型表面活性剂不仅毒性较大，还具有较强的溶血作用。如 0.001% 的十二烷基硫酸钠溶液就有强烈的溶血作用。非离子型表面活性剂的溶血作用较轻微，亲水基为聚氧乙烯的非离子型表面活性剂的溶血作用顺序为：聚乙烯烷基醚＞聚氧乙烯芳基醚＞聚氧乙烯脂肪酸酯＞聚山梨酯类，以聚山梨酯类的溶血作用为最小，且聚山梨酯 20＞聚山梨酯 60＞聚山梨酯 40＞聚山梨酯 80。

（四）表面活性剂的刺激性

表面活性剂长期应用或高浓度使用可能造成皮肤或黏膜损害。例如季铵盐类化合物高于 1% 即可对皮肤产生损害；阴离子型的十二烷基硫酸钠产生损害的浓度为 20% 以上；非离子型表面活性剂，如吐温类，对皮肤和黏膜的刺激性很低，但一些聚氧乙烯醚类表面活性剂在浓度 5% 以上即可产生损害作用。

五、表面活性剂在药剂中的应用

（一）增溶作用

在药物制剂的生产中，经常需要将药物制成溶液，但有些药物的溶解度低于治疗所需的浓度。如肌内注射或静脉注射用氯霉素需配制成 12.5% 的浓溶液，而氯霉素室温下溶解度仅为

0.25%。所以，欲将药物制成治疗所需的浓度，需要采用一些方法来增加药物的溶解度。增加药物溶解度的方法很多，其中应用表面活性剂的增溶作用是一种重要方法。

1. 增溶的概念和机理　表面活性剂在水中浓度达到 CMC 后即形成胶束，一些水不溶性或微溶性药物在胶束溶液中的溶解度可显著增加，形成透明胶体溶液，这种现象称增溶（solubilization）。被增溶的物质称为增溶质（solubilizaces）；具有增溶作用的表面活性剂称为增溶剂（solubilizer）。增溶质依据自身的化学结构，以不同方式与胶束结合：极性较强的物质，如对羟基苯甲酸，由于分子两端都有极性基团，可完全被胶束的亲水基团所增溶；既具有极性基团又具有非极性基团的物质，如水杨酸，则以其非极性基插入胶束内部，极性基则伸入胶束的栅状层和亲水基中；非极性物质，如苯和甲苯可完全进入胶束内核的非极性环境而被增溶。

增溶后形成的溶液是均匀透明的胶体溶液，胶束增溶体系是热力学稳定体系，也是热力学平衡体系。在 CMC 值以上，随着表面活性剂用量的增加，胶束数量增加，增溶量也相应增加。当表面活性剂用量固定时，增溶质达到饱和的浓度即为最大增溶浓度（maximum additive concentration，MAC）。如 1g 十二烷基硫酸钠可增溶 0.262g 黄体酮，1g 聚山梨酯 80 和聚山梨酯 20 可分别增溶 0.19g 和 0.25g 丁香油。

增溶体系指溶剂、增溶剂和增溶质组成的三元体系，三元体系的最佳配比常通过制作三元相图来确定。如图 2-9 是薄荷油 – 聚山梨酯 20- 水的三元相图，两曲线上的各点均出现混浊或由浊变清的比例点，以曲线为分界线，在Ⅱ、Ⅳ两相区内的任一比例均不能制得澄明溶液；在Ⅰ、Ⅲ两相区内任一比例均可制得澄明溶液，但只有在沿曲线的切线上方区域内的任意配比，如 A 点（7.5% 薄荷油，42.5% 聚山梨酯 20 和 50% 水），在加水稀释时才不会出现混浊。

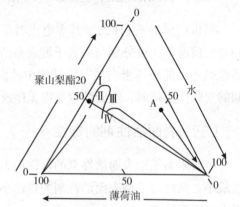

图 2-9　薄荷油 – 聚山梨酯 20- 水三元相图（20℃）

2. 应用

（1）增加药物的溶解度　增加药物的溶解度是表面活性剂最基本的应用。增溶作用在药物制剂中应用广泛，既可用于口服制剂、注射剂，也可用于外用制剂。口服制剂和注射剂大多采用非离子型表面活性剂作为增溶剂，如维生素 A 常用聚山梨酯 80 来增溶；外用制剂多用阴离子型表面活性剂作为增溶剂，如松节油和煤酚用肥皂增溶等。阳离子型表面活性剂因毒性较大，很少应用。

在药物制剂的增溶过程中，增溶剂的加入顺序不同，增溶效果也不同。一般先将药物与增溶剂混合均匀后再加水稀释，增溶量较大，增溶效果较好；如先将增溶剂溶于水，再加药物则增溶效果较差。另外，在增溶药物时，达到增溶平衡（即维持稳定的澄明或混浊状态）往往需要较长的时间。在实际应用中可用二元相图选择配比，直接在已知浓度的表面活性剂溶液中加入不同量增溶质至溶解平衡（产生混浊或沉淀）即可。

表面活性剂相互间或与其他化合物（如可溶性的中性无机盐、有机物以及水溶性高分子）的配合使用称为复配，在表面活性剂的增溶应用中，如果能够选择适宜的配伍，则可以大大增加表面活性剂的增溶能力，从而减少表面活性剂的用量。

值得注意的是抑菌剂或其他抗菌药物在表面活性剂溶液中会因被增溶而活性降低，其原因是抑菌剂溶解在胶团中心而使游离的抑菌剂减少。如聚山梨酯类非离子型表面活性剂会使酚类和尼泊金类的抑菌剂杀菌力降低。在这种情况下必须增加抑菌剂用量才能达到良好的抑菌效果。

（2）增加药物的稳定性 胶束增溶体系可防止或减少药物氧化和水解。如维生素 A 和维生素 D 都极易氧化而失效，用非离子型表面活性剂增溶，则能防止其氧化，在室温下氧化破坏速度很慢，其水溶液比维生素 A 的油溶液还稳定得多。这是因为药物被增溶在胶团之内，与氧隔绝，从而有效地防止了药物被氧化。胶束增溶体系还可防止药物的水解，这是因为胶束的电荷排斥或胶束阻碍了促进水解的 H^+ 或 OH^- 接近。

（二）乳化作用

两种或多种不相混溶或部分混溶液体组成的体系，由于第三种成分的存在，使其中一种液体以细小液滴分散在另一液体中，这一过程称乳化（emulsification），具有乳化作用的物质称为乳化剂（emulsifier）。乳化剂降低油水界面张力的同时可吸附于乳滴的表面，并有规律地定向排列形成膜，可阻止乳滴的合并。在乳滴周围形成的乳化剂膜称为乳化膜。乳化剂在乳滴表面上排列越整齐，乳化膜就越牢固，乳剂也就越稳定。大多数表面活性剂具有乳化能力，是优良的乳化剂。一般来说，HLB 值在 8～18 的表面活性剂可用作 O/W 型乳化剂；HLB 值在 3～6 的表面活性剂适用于 W/O 型乳化剂。

（三）润湿作用

在固/液界面体系中加入表面活性剂后可以降低固液界面张力，从而降低固体与液体的接触角，对固体表面起润湿作用。因此，作为润湿剂的表面活性剂，要求分子中的亲水基和亲油基应该具有适宜平衡，其 HLB 值一般在 7～9，并应有适宜的溶解度。

（四）其他

表面活性剂除用于增溶、乳化、润湿外，还可用作助悬剂、起泡剂、消泡剂、去污剂、消毒剂和杀菌剂等。

第三节 药物溶解度及增加药物溶解度的方法

药物的溶解度是液体制剂需要关注的重要问题，药物在溶剂中应有足够的溶解度，以确保药物有效的治疗浓度，然而实际上很多药物溶解度低于其治疗浓度，因此必须设法增加药物的溶解度。欲找到增加溶解度的方法，必须先了解溶解度、溶解速度的相关概念及影响溶解度的因素。

一、溶解度及其影响因素

（一）溶解与溶解度

溶解（dissolution）系指当溶质（药物）和溶剂分子间的引力大于溶质本身分子间的引力时，溶质分子脱离固体表面扩散到溶剂中形成溶液的过程。药物的溶解度（solubility）系指在一定温度（气体在一定压力）下，一定量溶剂中溶解药物的最大量。

《中国药典》2020 年版四部凡例中关于溶解度有 7 种表示法：①极易溶解：系指溶质 1g（mL）能在溶剂不到 1mL 中溶解；②易溶：系指溶质 1g（mL）能在溶剂 1～不到 10mL 中溶解；③溶解：系指溶质 1g（mL）能在溶剂 10～不到 30mL 中溶解；④略溶：系指溶质 1g（mL）能在溶剂 30～不到 100mL 中溶解；⑤微溶：系指溶质 1g（mL）能在溶剂 100～不到 1000mL 中溶解；⑥极微溶解：系指溶质 1g（mL）能在溶剂 1000～不到 10000mL 中溶解；⑦几乎不溶或不溶：系

指溶质 1g（mL）在溶剂 10000mL 中不能完全溶解。这仅表示药物的大致溶解性能，至于准确的溶解度，一般以一份溶质（1g 或 1mL）溶于若干毫升溶剂中表示。

（二）溶解速度

溶解速度（dissolution rate）系指单位时间内溶解药物的量，一般用单位时间内溶液浓度增加量表示。有些药物虽然有较大的溶解度，但要达到溶解平衡却需要较长时间。所以研究溶解速度对加快制剂的调制，加快机体对药物的吸收和提高药效有密切关系。

固体药物的溶解是一个溶解扩散过程，符合 Noyes-Whitney 方程，见式 2-2：

$$\frac{dc}{dt} = \frac{SD}{Vh}(C_s - C)$$ （2-2）

式中，S 为固体药物表面积；D 为药物扩散系数；V 为溶出介质体积；h 为扩散层厚度；C_s 为药物饱和溶液浓度；C 为时间 t 时药物浓度。温度、搅拌和粉碎度等均会影响药物的溶解速度。温度升高不但可以增加溶解度，还可以加快药物分子的扩散，因而使溶解速度增加。但对热不稳定性药物，加热温度不宜过高。搅拌可使扩散层厚度变薄，增加药物向溶剂中扩散的量，从而增加溶解速度。将药物粉碎后能明显增加固体药物的总表面积，增加药物与溶剂的接触面积，从而增加溶解速度。

（三）影响溶解度的因素

1. 药物的化学结构　药物的结构决定药物的极性，药物的极性与溶剂的极性相似者相溶，这是溶解的一般规律。此外，许多结晶型药物因晶格排列不同，分子间引力亦不同，使溶解度不同。晶格排列紧密、分子间引力大，化学稳定性强，则溶解度小，反之，则溶解度大。

2. 溶剂的极性　溶剂能使药物分子或离子间的引力降低，能使药物分子或离子溶剂化而溶解。溶剂的极性对药物的溶解影响很大，一般极性物质溶解于极性溶剂中，而非极性物质溶解于非极性溶剂中。

极性溶剂溶解药物主要有三种情况：①离子晶格药物：药物的晶格能降低，溶剂与药物离子间产生离子 - 偶极分子结合（ion-dipole bonding）而溶剂化；②极性药物：可与极性溶剂间形成永久偶极 - 永久偶极结合（permanent dipole-permanent dipole bonding）而溶剂化；③极性较弱的药物：分子中的极性基团与水产生氢键结合，形成结合复合体而溶于水，如苯甲酸溶于水就是极性基团与水产生氢键的结合。

非极性溶剂可以克服溶质分子间的范德华力，与药物分子形成诱导偶极 - 诱导偶极结合（induced dipole-induced dipole bonding），也可与半极性药物分子形成永久偶极 - 诱导偶极结合（permanent dipole-induced dipole bonding）。

半极性溶剂能诱导非极性溶剂分子产生一定极性，使极性液体与非极性液体混合。如乙醇能增加水与蓖麻油的混溶程度，丙二醇能增加薄荷油在水中的溶解度。

3. 温度　温度与溶解度的关系，见式 2-3：

$$\ln X = \frac{\Delta H_f}{R}\left(\frac{1}{T_f} - \frac{1}{T}\right)$$ （2-3）

式中，X 为溶解度（摩尔分数）；ΔH_f 为摩尔溶解热；R 为理想气体常数；T_f 为药物熔点；T 为药物溶解时温度。式 2-3 表明：ΔH_f 为正时，溶解度随温度升高而增加；ΔH_f 为负时，溶解度随温度升高而降低；T_f 大于 T 时，ΔH_f 越小、T_f 越低，溶解度 X 越大。

4. 药物的晶型　同一化学结构的药物，由于结晶条件（如溶剂、温度、冷却速度）的不同，形成结晶时分子排列与晶格结构不同，会形成不同的晶型，产生多晶型（polymorphism）。晶型不同，导致晶格能不同，药物的熔点、溶解度、溶解速度亦不同。如维生素 B_2 有三种晶型，在水中的溶解度大小为 Ⅰ 型 < Ⅱ 型 < Ⅲ 型。无定型药物无结晶结构，无晶格束缚，自由能大，故溶解度和溶解速度比结晶型大。如新生霉素在酸性水溶液中形成无定型，溶解度比结晶型大 10 倍。

5. 药物的粒子大小　对于可溶性药物，溶解度与药物粒子大小无关；对于难溶性药物，当药物粒径很小（0.1μm 以下）时，药物溶解度随着粒径减小而增加。粒径与溶解度之间的定量关系，见式 2-4：

$$\lg \frac{S_2}{S_1} = \frac{2\sigma M}{\rho RT}\left(\frac{1}{r_2} - \frac{1}{r_1}\right) \tag{2-4}$$

式中，r_1、r_2 分别为两种粒子的半径；S_1、S_2 分别为两种粒子的溶解度；σ 为固液界面张力；M 为固体粒子摩尔质量；ρ 为固体粒子密度；R 为理想气体常数；T 为绝对温度。

6. 附加剂的影响　一般指除药物和溶剂外的第三种物质，如助溶剂和增溶剂，均可增加药物的溶解度。另外当溶液中有相同离子共存时，由于同离子效应，会使药物的溶解度降低。如在盐酸黄连素溶液中加入氯化钠，因同离子（氯离子）效应而降低溶解度，析出结晶。

二、增加药物溶解度的方法

（一）制成可溶性盐类

难溶性弱酸和弱碱性药物，可通过制成盐类而增加其溶解度。难溶性弱碱药物如生物碱、奎宁、可卡因等可加酸（常用盐酸、硫酸、磷酸等无机酸和枸橼酸、酒石酸、醋酸等有机酸）制成盐类，以增加其溶解度；难溶性弱酸药物如苯甲酸、水杨酸、对氨基水杨酸等可加碱（常用氢氧化钠、碳酸钠、碳酸氢钠等）制成盐类，以增加其溶解度。但同时应注意成盐后其稳定性、刺激性、毒性及疗效等方面的改变。

（二）加入增溶剂

许多药物如挥发油、脂溶性维生素、甾体类、生物碱、磺胺类等均可通过加入增溶剂来增加药物的溶解度。增溶剂的种类、用量、加入顺序及药物的性质等均会影响增溶效果。

1. 增溶剂的种类　不同种类的增溶剂或不同分子量的同系物增溶剂均会影响增溶效果。同系物的碳链越长，其增溶量越大。对于强极性或非极性药物，非离子型增溶剂的 HLB 值越大，其增溶效果也越好；对于弱极性药物，结果恰好相反。

2. 增溶剂的用量　温度一定时加入足量增溶剂，可得到澄清溶液，稀释后仍可保持澄清，若配比不当则无法得到澄清溶液，或在稀释时发生混浊，具体用量可通过试验确定。

3. 加入顺序　用聚山梨酯 80 或聚氧乙烯脂肪酸酯等增溶维生素 A 棕榈酸酯时，若将增溶剂先溶于水再加入药物，则药物几乎不溶；如先将药物与增溶剂混合，再用水稀释则药物能得到很好的溶解。

4. 药物的性质　增溶剂的种类和浓度一定时，同系物药物的分子量越大，增容量越小。这是由于分子量越大，药物分子体积也越大，胶束所能容纳的药物量亦越小。

（三）加入助溶剂

助溶剂（hydrotropy agents）可与难溶性药物形成络合物或复合物而增加药物在溶剂中的溶解度。如碘与碘化钾可形成络合物 KI$_3$，从而增加碘在水中的溶解度。咖啡因可与苯甲酸钠形成复合物苯甲酸钠咖啡因，使溶解度增大约 50 倍。部分难溶性药物溶解度的增加与助溶剂的用量呈直线关系，但有些药物这种规律不明显，故使用助溶剂的用量应通过试验来确定。当助溶剂用量较大时，应选择无生理活性的助溶剂。

（四）使用混合溶剂

为了提高难溶性药物的溶解度，常使用混合溶剂，在混合溶剂中各溶剂达到一定比例时，药物的溶解度出现最大值，这种溶剂称为潜溶剂（cosolvent）。药物在混合溶剂中的溶解度与混合溶剂的种类、混合溶剂中各溶剂的比例有关。通常药物在其中的溶解度是各单一溶剂溶解度的相加平均值，但也有高于相加平均值的。常用作混合溶剂的有水、乙醇、甘油、丙二醇、聚乙二醇、二甲亚砜等。如氯霉素在水中的溶解度仅为 0.25%，若用水中含有 25% 乙醇、55% 甘油的混合溶剂，则可制成 12.5% 氯霉素溶液。

第四节 液体制剂的溶剂和附加剂

液体制剂的溶剂（一般均相液体制剂称为溶剂，非均相液体制剂称为分散介质），对药物的溶解和分散起重要作用，对液体制剂的性质和质量影响很大。如 2006 年 5 月，我国黑龙江省齐齐哈尔第二制药有限公司以廉价的二甘醇代替丙二醇作为亮菌甲素注射液的溶剂，导致至少 11 人因注射该注射液而死亡（"齐二药事件"）。此外，为了保证药物制剂的有效和稳定，提高或改善病人用药的顺应性，可根据需要加入多种附加剂。如为了增加药物溶解度可添加增溶剂、助溶剂和潜溶剂等；为了提高制剂的稳定性可添加防腐剂、抗氧剂等；为使制剂味道可口，外观良好，可添加矫味剂、着色剂等。

一、常用溶剂

液体制剂的制备方法、理化性质、稳定性及所产生的药效等均与溶剂密切相关，故制备液体制剂时应合理选择溶剂。液体制剂的溶剂应对药物具有较好的溶解性和分散性；化学性质稳定，不与药物或附加剂发生反应；不影响药效的发挥和含量测定；毒性小、无刺激性、无不适的臭味。

药物的溶解或分散状态与溶剂的种类和极性有密切关系。溶剂分子的偶极矩决定溶剂极性，用介电常数（ε）衡量偶极矩大小。溶剂按介电常数（ε）大小分为极性溶剂、半极性溶剂和非极性溶剂。常用溶剂的介电常数见表 2-4。

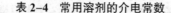

表 2-4 常用溶剂的介电常数

极性溶剂	介电常数	半极性溶剂	介电常数	非极性溶剂	介电常数
水	80.0	1,2-丙二醇	32.0	乙酸乙酯	6.1
甘油	56.0	乙醇	26.0	植物油	3.5
二甲亚砜	48.9	聚乙二醇	—	液状石蜡	2.1

（一）极性溶剂

1. 水（water） 水是最常用的极性溶剂，本身无任何药理作用，且价廉易得。能与乙醇、甘油、丙二醇等极性溶剂按任意比混合，能溶解大多数无机盐类和极性大的有机药物，能溶解药材中的生物碱盐类、苷类、糖类、树胶、黏液质、鞣质、蛋白质、酸类及色素等。但水性液体制剂不稳定，易长霉，不宜长久贮存。配制水性液体制剂宜用纯化水。

2. 甘油（glycerin） 甘油为无色黏稠性澄明液体，味甜（蔗糖甜度的60%）、毒性小，能与水、乙醇、丙二醇等以任意比混合，能溶解硼酸、鞣质、苯酚等药物，可供内服或外用。甘油多作为黏膜用药的溶剂，如酚甘油、硼酸甘油、碘甘油等。在外用制剂中，甘油还有防止干燥、滋润皮肤、延长药物局部疗效等作用。此外，含甘油30%以上有防腐作用。

3. 二甲亚砜（dimethyl sulfoxide，DMSO） 二甲亚砜为无色、黏性液体或无色晶体，有轻微苦味，后变甜，无臭或微有二甲亚砜特臭，有较强的吸湿性，吸水量可达自身重量的70%。能与水、乙醇、甘油、丙二醇等以任意比混合。二甲基亚砜溶解范围很广，有"万能溶剂"之称。二甲亚砜可取代角质层中水分，同时伴有脂质的提取和改变蛋白质构型作用，故可提高药物的局部通透性。但二甲亚砜对皮肤有较严重的刺激性，会引起皮肤红斑和水肿，高浓度大面积使用还会产生全身毒性反应。

（二）半极性溶剂

1. 乙醇（ethanol） 乙醇是除水以外最常用的溶剂，为澄清、无色、挥发性液体，微有特臭和烧灼味。能与水、甘油、丙二醇等任意混合。乙醇的溶解范围也很广，能溶解大部分有机药物和药材中的有效成分，如生物碱及其盐类、苷类、挥发油、树脂、鞣质及某些有机酸和色素等，其毒性比其他有机溶剂小，10%以上的乙醇即具有防腐作用。但与水相比成本较高，本身有一定的药理活性，有易挥发及易燃烧等缺点。

2. 聚乙二醇（polyethylene glycol，PEG） 分子量在1000以下的聚乙二醇为透明、无色或淡黄色黏性液体，分子量在1000以上为半固体或固体，呈糊状至蜡样片状。聚乙二醇是稳定的亲水性物质，液体制剂中常用低聚合度聚乙二醇，如PEG300~PEG600，为透明液体，理化性质稳定，能与水任意混合，并能溶解多种水溶性无机盐和水不溶性有机药物。另外，聚乙二醇对一些易水解药物有一定的稳定作用。

3. 丙二醇（propylene glycol，PG） 丙二醇是无色、无臭、澄清的黏性液体，类似于甘油的甜味，略带辛辣味。可作为注射用和非注射用药物制剂的溶剂，可与水、乙醇、甘油等溶剂以任意比混合，能溶解多种药物，如皮质类固醇、苯酚、磺胺类药物、巴比妥酸盐、维生素A和D、大部分生物碱和多种局麻药等。一定比例的丙二醇和水的混合溶剂能延缓许多药物的水解，增加其稳定性，并可作为抑菌剂，抑制霉菌的效果略弱于乙醇。另外，丙二醇水溶液对药物在皮肤和黏膜上的吸收有一定促渗透作用。

（三）非极性溶剂

1. 脂肪油（fatty oils） 脂肪油作为常用的一类非极性溶剂，能溶解油溶性药物如激素、挥发油、游离生物碱及许多芳香族化合物等，不能与水、乙醇、甘油等极性溶剂混合。常用的脂肪油有麻油、豆油和花生油等，多用于外用制剂，如洗剂、搽剂、滴鼻剂等。但脂肪油易酸败，也易与碱性药物发生皂化反应而变质，影响制剂的质量。脂肪油的合成代用品已被广泛使用，如油酸乙酯（ethyl oleate）、肉豆蔻酸异丙酯（isopropyl myristate）等，能与烃、蜡类相混合，且不易酸败。

2. 液体石蜡（liquid paraffin）　液体石蜡为无色透明、黏性油状液体，冷却时无色无味，加热后有石油臭，是从石油产品中分离所得的液状烃混合物。液体石蜡分为轻质和重质两种，前者比重 0.818～0.880，黏度为 37mPa·s，多用于外用液体制剂，如滴鼻剂、喷雾剂；后者比重 0.860～0.900，黏度在 38.1mPa·s 以上，多用于软膏、糊剂。液体石蜡能与非极性溶剂混合，可溶解生物碱、挥发油及一些非极性药物等，化学性质稳定，在肠道中不分解也不吸收，且能使粪便变软，有润肠通便作用。

3. 乙酸乙酯（ethyl acetate）　乙酸乙酯为澄明、无色、带有宜人水果香气并略带酸臭的挥发性液体，具可燃性，在空气中易氧化、变色，需加入抗氧剂。乙酸乙酯可溶解挥发油、甾体药物及其他油溶性药物，常用作外用溶液剂和凝胶剂的溶剂。

二、常用附加剂

（一）增溶剂

增溶系指某些难溶性药物在表面活性剂的作用下，在溶剂中的溶解度增大，并形成澄清溶液的过程。具有增溶能力的表面活性剂称为增溶剂，被增溶的物质称为增溶质。每 1g 增溶剂能增溶药物的克数称为增溶量。增溶剂的种类、用量、加入顺序及药物的性质等均会影响增溶量，详见本章第二节。

对于以水为溶剂的药物，增溶剂的最适 HLB 值为 15～18。常用的增溶剂多为非离子型表面活性剂，如聚山梨酯类和聚氧乙烯脂肪酸酯类等。

（二）助溶剂

助溶（hydrotropy）系指难溶性药物与加入的第三种物质在溶剂中形成可溶性分子络合物、复盐或分子缔合物等，以增加药物在溶剂中溶解度的过程。当加入的第三种物质为低分子化合物，而不是胶体物质或非离子型表面活性剂时，称为助溶剂。

常用助溶剂可分为两大类：一类是一些有机酸及其钠盐，如对氨基苯甲酸、苯甲酸钠、水杨酸钠等；另一类是酰胺类化合物，如乌拉坦、尿素、烟酰胺、乙酰胺等。

（三）潜溶剂

潜溶（cosolvency）系指药物在某一比例的混合溶剂中的溶解度比在各单纯溶剂中的溶解度大得多的现象，这种混合溶剂称为潜溶剂。潜溶可认为是由于两种溶剂对药物分子不同部位作用的结果。如甲硝唑在水中溶解度为 10%（W/V），若采用水－乙醇混合溶剂，则溶解度可提高 5 倍。

混合溶剂系指能与水任意比例混合，与水分子形成氢键结合并改变它们的介电常数，能增加难溶性药物溶解度的溶剂。如乙醇、甘油、丙二醇、聚乙二醇等与水组成的混合溶剂。

（四）防腐剂

防腐剂（preservatives）系指具有抑菌作用、能抑制微生物生长发育的物质。

液体制剂特别是以水为溶剂的液体制剂，易被微生物污染而发霉变质，尤其是含有糖类、蛋白质等营养物质的液体制剂，更易引起微生物的滋生和繁殖，即使是抗菌药的液体制剂，如磺胺类药物的液体制剂，也会生长微生物，因为抗菌药都有一定的抗菌谱。

防腐剂的抑菌作用有多种不同机理。一些防腐剂能使病原微生物蛋白质变性，如醇类等；能与病原微生物酶系统结合，竞争其辅酶，如苯甲酸、尼泊金类等；能降低菌体细胞膜的表面张力，增加通透性，使细胞膜破裂、溶解，如阳离子型表面活性剂等。

优良防腐剂在抑菌浓度范围内对人体无害、无刺激性、用于内服者应无特殊臭味；在水中有较大的溶解度，能达到防腐需要的浓度；不影响制剂的理化性质、药理作用；防腐剂本身的理化性质和抗微生物性质稳定，不易受热、pH 和制剂中药物的影响；长期贮存时不分解失效、不挥发、不沉淀，不与包装材料起作用。

防腐剂种类繁多，一般分为 5 类：①酚、醛、醇、酯类，如苯酚、甲酚、氯甲酚、麝香草酚、甲醛、戊二醛、苯甲醇、乙醇、羟苯烷基酯（尼泊金类）等；②酸碱及其盐类，如苯甲酸及其盐类、山梨酸及其盐类、硼酸及其盐类、丙酸等；③汞化合物类，如硫柳汞、醋酸苯汞、硝酸苯汞等；④季铵化合物类，如氯化苯甲羟胺、氯化十六烷基吡啶、氯己定等；⑤其他，如氯仿、碘、聚维酮、挥发油等。

各种防腐剂有不同的性质和应用范围，在使用前应了解防腐剂的抗菌谱、最低抑菌浓度以及防腐对象。常用的防腐剂包括：①羟苯烷基酯类（parabens）：亦称尼泊金类，化学性质稳定，在酸性、中性溶液中均有效，其抑菌作用随烷基碳数增加而增强，但溶解度降低。这类防腐剂混合使用有协同作用，通常是乙酯和丁酯（1∶1）或乙酯和丁酯（4∶1）合用，用量均为 0.01%～0.25%。②苯甲酸（benzoic acid）：在酸性溶液中抑菌效果较好，其防霉作用较尼泊金类弱，而防发酵能力则较尼泊金类强。苯甲酸 0.25% 和尼泊金 0.05%～0.10% 联用对防止发霉发酵较为理想。③山梨酸（sorbic acid）：是对人体毒性最小的防腐剂，加热至 80℃以上升华，对细菌最低抑菌浓度为 0.02%～0.04%（pH 值小于 6.0），对酵母、真菌最低抑菌浓度为 0.80%～1.20%，需在酸性溶液中使用，在 pH 值为 4 时效果最好。④苯扎溴铵（benzalkonium bromide）：亦称新洁尔灭，为阳离子型表面活性剂，溶于水和乙醇，微溶于丙酮和乙醚，水溶液呈碱性，对金属、橡胶、塑料无腐蚀作用，在酸性和碱性溶液中稳定，耐热压，作防腐剂使用浓度为 0.02%～0.20%。

（五）矫味剂

矫味剂（flavoring agent）系指能够掩蔽药物的不良臭味或改善药物臭味的一类添加剂。矫味剂有甜味剂、芳香剂、胶浆剂、泡腾剂等类型，可根据不同制剂的臭味及矫味要求选择应用或合并使用。

1. 甜味剂（sweeting agent）　包括天然和合成两大类。天然的甜味剂如蔗糖和单糖浆应用最为广泛，具有芳香味的果汁糖浆如橙皮糖浆、桂皮糖浆、甘草糖浆等不但能矫味也能矫臭；甘油、山梨醇、甘露醇等也可作为甜味剂，且具有一定的防腐作用。合成的甜味剂阿斯帕坦（aspartame）为天门冬酰苯丙胺羧甲酯，亦称蛋白糖，甜度比蔗糖高 150～200 倍，能有效降低热量，适用于糖尿病、肥胖症患者。

2. 芳香剂（aromatic agent）　系指为了改善制剂的气味和香味而添加的少量香料或香精。香料分天然香料和人造香精两大类。从植物中提取的芳香性挥发油及它们的制剂均为天然香料，如薄荷油、橙皮油、丁香油等，这些挥发油既可矫味也有一定的防腐作用。人造香精也称调和香料，是由包括苯甲醛、桂皮醛、丙二酸酯、乙酰乙酸乙酯、香茅醛等合成香料添加一定量的溶剂调和而成的混合香料，如苹果香精、香蕉香精、樱桃香精等。

3. 胶浆剂（mucilage） 胶浆剂具有黏稠缓和的性质，可以干扰味蕾的味觉从而起到矫味的作用，如阿拉伯胶、羟甲基纤维素钠、琼脂、明胶等。在胶浆剂中加入适量甜味剂可增加其矫味作用。

4. 泡腾剂（effervescent agent） 系指将柠檬酸或酒石酸等有机酸和碳酸氢钠混合，再加入适量香精、甜味剂所制成的添加剂。泡腾剂遇水后产生大量二氧化碳，二氧化碳溶于水呈酸性，能麻痹味蕾而起到矫味作用，能改善盐类的苦味、涩味、咸味，与甜味剂和芳香剂混合使用可得清凉饮料类的佳味。

（六）着色剂

着色剂（colorant）系指改变制剂外观色泽的一类添加剂。可用来识别制剂品种、区分应用方法或减少病人对服药的厌恶感。着色剂可分为天然色素、合成色素两类，只有食用色素才可作为内服制剂的着色剂，一般色素在制剂中的用量为 0.0005% ~ 0.001%。在选用食用色素时，其色与味应力求与天然物或习惯相协调，如薄荷味、留兰香味应用绿色；橙皮味应用橙黄色；柠檬味、香蕉味应用黄色等。

1. 天然色素 主要来自植物、矿物和微生物。常用的有甜菜红、胭脂虫红、胡萝卜素、焦糖、氧化铁（棕红色）等。

2. 合成色素 色泽鲜艳，价格低廉。我国批准的内服合成色素有苋菜红（amaranth）、柠檬黄（tartrazine）、胭脂红（cochnealred A）、胭脂蓝（indigo carmine）和日落黄（sunset yellow），通常配成 1% 贮备液使用，用量不得超过万分之一。外用色素有伊红（eosin）、品红（fuchsine）、美蓝（methylene blue）、苏丹黄 G（sudan G）等。

为了增加液体制剂的稳定性，有时尚需加入 pH 调节剂、抗氧化剂、金属离子络合剂等，详见第三章第二节。

第五节 低分子溶液剂

低分子溶液剂系指小分子药物以分子或离子状态分散在溶剂中所制成的供内服或外用的液体制剂。分散相微粒一般小于 1nm，常用溶剂为水、乙醇、脂肪油或水与乙醇等的混合溶剂。低分子溶液剂包括溶液剂、芳香水剂、酊剂、甘油剂、醑剂、糖浆剂等。

一、溶液剂

（一）溶液剂的特点及质量要求

溶液剂（solutions）系指药物呈分子或离子状态分散溶解于一定量的溶剂所形成的均匀分散的澄清溶液。溶液剂的溶质一般为不挥发的化学物质，溶剂多为水，也可用不同浓度乙醇或油。根据需要可加入助溶剂、抗氧剂、矫味剂、着色剂等附加剂。药物制成溶液剂后量取方便，剂量调整容易且准确，服用方便，特别对小剂量或毒性大的药物尤为重要。

溶液剂的质量要求：溶液剂应保持澄清、不得有沉淀、浑浊、异物等。溶液剂可供内服或外用，内服者应注意剂量准确，并适当改善其色、香、味；外用者应注意其浓度和使用部位的特点。

（二）溶液剂的制备

溶液剂一般有三种制法，即溶解法、稀释法和化学反应法，以前两种方法较为常用。

1. 溶解法 制备工艺流程：

药物、添加剂的称量→溶解→过滤→质检→包装

取处方总量 1/2～3/4 量的溶剂，加入称量好的药物，搅拌使其溶解，过滤，并通过滤器加溶剂至全量，过滤后的药液应进行质量检查，制得药液应及时分装、密封、贴标签及进行外包装。

处方中如有附加剂或溶解度较小的药物，应先将其溶解于溶剂中，再加入其他药物。根据药物性质必要时可将固体药物先行粉碎或加热助溶。难溶性药物可加入适当的助溶剂助其溶解。如处方中含有糖浆、甘油等液体时，应用少量水稀释后加入溶液剂中，如使用的是非水溶剂，容器应干燥。

2. 稀释法 制备工艺流程与溶解法相同。

先将药物制成高浓度溶液或易溶性药物作为贮备液，使用时再用溶剂稀释至所需浓度。用此法制备溶液剂时应注意浓度换算。

例：复方碘溶液

【处方】碘 50g，碘化钾 100g，蒸馏水加至 1000mL。

【制备】取碘化钾，用 100mL 蒸馏水溶解后，加入碘搅拌使溶解，再加水至 1000mL 即得。

【注解】碘化钾为助溶剂，溶解碘化钾时应尽量少加水，以增大其浓度，加快助溶速度。

（三）溶液剂制备注意事项

有些药物虽易溶但溶解缓慢，在溶解过程中应采用粉碎、搅拌、加热等措施；易氧化药物溶解时，宜将溶剂加热放冷后再溶解药物，同时加入适量抗氧剂，以减少药物氧化损失；易挥发性组分应在最后加入，以免在制备过程中损失；难溶性药物可加入适宜的助溶剂或增溶剂使其溶解；溶解度较小的药物应先将其溶解后再加入其他药物。

二、芳香水剂

（一）芳香水剂的特点和质量要求

芳香水剂（aromatic waters）系指芳香挥发性药物的饱和或近饱和的水溶液。芳香挥发性药物多数为挥发油。芳香水剂浓度一般都很低，可作矫味、矫臭和分散剂用，有的也有祛痰止咳、平喘和解热镇痛等治疗作用。

芳香水剂应澄明，必须具有与原有药物相同的气味，不得有异臭、沉淀和杂质。

（二）芳香水剂的制备

芳香水剂的制备方法因原料而异，有溶解法、稀释法、蒸馏法。

1. 溶解法 制备工艺流程：

挥发油或药物细粉→加水溶解→振摇→过滤→质检→包装

取挥发油或挥发性药物细粉，加微温蒸馏水适量，用力振摇，冷至室温后过滤，自过滤器上添加适量水至全量，摇匀即得。制备时可加滑石粉适量与挥发油研匀以利于分散，也可用适量非离子型表面活性剂或水溶性有机溶剂与挥发油混溶后制备。

2. 稀释法 制备工艺流程：

挥发油或药物细粉→加水溶解→振摇→过滤→稀释→质检→包装

由浓芳香水剂加蒸馏水稀释制得。

3. 蒸馏法 制备工艺流程：

生药→蒸馏→分离→质检→包装

称取一定量药材饮片，装入蒸馏器中，加适量蒸馏水，加热蒸馏，待馏液达一定量后，停止蒸馏，经油水分离器除去馏液中过多的油分，得澄明溶液。

例 薄荷水

【处方】薄荷油 0.5mL，聚山梨酯 80 2mL，蒸馏水加至 1000mL。

【制备】取薄荷油与聚山梨酯 80 混匀后，加蒸馏水至 1000mL 即得。

【注解】薄荷油极微溶于水，聚山梨酯 80 可增加薄荷油在水中的溶解度。

（三）芳香水剂制备注意事项

以挥发油和化学药物作原料时多用溶解法和稀释法，从药材中直接提取挥发油制备芳香水剂多用水蒸气蒸馏法。芳香水剂多数易分解、变质甚至霉变，所以不宜大量配制和久贮。

三、酊剂

（一）酊剂的特点和质量要求

酊剂（tinctures）系指原料药物用规定浓度的乙醇提取或溶解而制成的澄清液体制剂，也可用流浸膏稀释制成。酊剂多供口服，亦可外用。

一般酊剂的浓度随药物的性质或用途而不同。一般酊剂浓度为 20%（W/V），即每 100mL 相当于原药物 20g；含有毒剧药品的酊剂浓度为 10%（W/V），即每 100mL 相当于原药物 10g。

（二）酊剂的制备

酊剂可用溶解法、稀释法、浸渍法及渗漉法制备。本章介绍溶解法和稀释法，浸渍法及渗漉法详见第十六章第二节。

1. 溶解法 制备工艺流程：

药粉→加乙醇→溶解→静置→过滤→质量检查→包装

取药粉加入规定浓度的乙醇溶解至规定量，即得。溶解法适用于化学药品及中药有效成分或有效部位制备酊剂。

2. 稀释法 制备工艺流程：

流浸膏或浸膏→加乙醇→混合→静置→过滤→质检→包装

流浸膏（或浸膏）加规定浓度的乙醇稀释至规定量，混合后，静置至澄明，过滤，即得。

例 樟脑水合氯醛酊

【处方】樟脑 150g，水合氯醛 100g，丁香油 7mL，乙醇加至 1000mL。

【制备】取樟脑、水合氯醛和丁香油溶于少量乙醇中，再加适量乙醇至 1000mL，混匀即得。

（三）酊剂制备注意事项

酊剂久贮产生沉淀时，可在乙醇和有效成分含量符合规定的情况下，过滤除去沉淀；酊剂应制定乙醇含量的项目检查。置于遮光容器内密封，在阴凉处贮藏。

四、甘油剂及醑剂

（一）甘油剂、醑剂的特点

甘油剂、醑剂均为非水溶剂的溶液剂。甘油剂（glycerins）系指药物溶于甘油中制成的专供外用的溶液剂。甘油具有黏稠性、吸湿性，对皮肤、黏膜有滋润作用，能使药物滞留于患处而延长药物局部疗效，缓和药物的刺激性。甘油剂适用于口腔、耳鼻喉科疾病。醑剂（spirits）系指挥发性药物的浓乙醇溶液剂，可供内服或外用。凡用于制备芳香水剂的药物一般均可制成醑剂。醑剂中药物的浓度一般为 5%～10%，乙醇浓度一般为 60%～90%。醑剂可用于治疗，如亚硝酸乙酯醑、樟脑醑、芳香氨醑等，也可作为芳香剂，如复方橙皮醑、薄荷醑等。醑剂中的挥发油易氧化、酯化、聚合或挥发，长期储存会变色，甚至出现树脂状沉淀物，故醑剂不宜长期储存，应贮存于密闭容器中。

（二）甘油剂、醑剂的制备

甘油剂可用溶解法、化学反应法制备。醑剂可用溶解法和蒸馏法制备。

例　碘甘油

【处方】碘 10g，碘化钾 10g，蒸馏水 10mL，甘油加至 1000mL。

【制备】取碘化钾加蒸馏水溶解后，加碘，搅拌使溶，再加甘油至 1000mL，摇匀即得。

【注解】甘油作为碘的溶剂可缓和碘对黏膜的刺激性，甘油易附于皮肤或黏膜上，使药物滞留患处，而起延效作用。

五、糖浆剂

（一）糖浆剂的特点和质量要求

糖浆剂（syrups）系指含药物的浓蔗糖水溶液。蔗糖的近饱和水溶液称为单糖浆或糖浆，浓度为 85%（g/mL）或 64.7%（g/g）。糖浆剂中的糖和芳香剂能掩盖药物的苦、咸及其他不适气味，便于服用，深受儿童欢迎。糖浆剂易被微生物污染，导致出现混浊或变质。糖浆剂中含蔗糖浓度高时，渗透压大，可抑制微生物的生长繁殖。低浓度的糖浆剂应添加防腐剂。

糖浆剂的含糖量应不低于 45%（g/mL）；糖浆剂应澄清，在贮存期间不得有酸败、易臭、产生气体或其他变质现象。含药材提取物的糖浆剂，允许有少量摇之易散的沉淀。

（二）糖浆剂的制备

糖浆剂的制备方法有溶解法、混合法，可根据药物性质选择。

1. 溶解法

（1）热溶法　制备工艺流程：

$$蔗糖 \rightarrow 加沸水 \rightarrow 溶解 \rightarrow 加药物 \rightarrow 溶解 \rightarrow 过滤 \rightarrow 质检 \rightarrow 包装$$

将蔗糖加入沸纯化水中，加热溶解后，再加可溶性药物，混合，溶解，滤过，从滤器上加适量纯化水至规定容量，即得。

热溶法的优点是蔗糖容易溶解，趁热容易滤过，所含高分子杂质如蛋白质加热凝固被滤除，制得的糖浆剂易于滤清，同时在加热过程中杀灭微生物，使糖浆易于保存。

（2）冷溶法　制备工艺流程：

蔗糖→加冷水或含药溶液→溶解→过滤→质检→包装

将蔗糖溶于冷蒸馏水中或含药的溶液中制成糖浆剂。可用密闭容器或渗漉器来完成。

2. 混合法　制备工艺流程：

药物溶液→加单糖浆→混合→过滤→质检→包装

混合法系将含药溶液与单糖浆均匀混合制备糖浆剂的方法。本法的优点是简便、灵活，可大量配制亦可小量配制，但所制备的含药糖浆含糖量较低，要特别注意防腐。

例　枸橼酸哌嗪糖浆

【处方】枸橼酸哌嗪 160g，蔗糖 650g，尼泊金乙酯 0.5g，矫味剂适量，蒸馏水加至 1000mL。

【制备】取蒸馏水 500mL，煮沸，加入蔗糖与尼泊金乙酯，搅拌溶解后，滤过，滤液中加入枸橼酸哌嗪，搅拌溶解，放冷，加矫味剂与适量蒸馏水，使总量为 1000mL，搅匀，即得。

（三）糖浆剂制备注意事项

热熔法适用于制备热稳定药物的糖浆剂。对热不稳定的药物，则在加热后，适当降温后方可加入药物。但加热过久或超过 100℃，转化糖含量会增加，糖浆剂颜色容易变深。冷溶法适用于制备热不稳定或挥发性药物糖浆剂，制备的糖浆剂颜色较浅。但冷溶法生产周期长，制备过程中容易受微生物污染。

第六节　高分子溶液剂

高分子溶液剂系指高分子化合物溶解于溶剂中制成的均相液体制剂。其中高分子化合物的相对分子质量一般很大，通常为 $10^4 \sim 10^6$，是热力学稳定体系。一些高分子化合物如蛋白质类、多糖类、纤维素衍生物等，分子中含有亲水基团，能与水发生水合作用，质点水化后以分子状态分散在水中形成高分子溶液，亦称亲水胶体溶液。如阿胶、明胶、右旋醣酐、聚乙酸吡咯烷酮等。

一、高分子溶液剂的性质

（一）荷电性

许多高分子化合物在溶液中由于某些基团的解离而带电，其所带电荷受溶液的 pH 影响。如蛋白质分子中含有羟基和氨基，当溶液 pH 值大于等电点时，蛋白质带负电荷；当 pH 值小于等电点时，蛋白质带正电荷；当 pH 值与等电点一致时，蛋白质不带电。

（二）渗透压

亲水性高分子溶液具有较高的渗透压，其大小与高分子溶液的浓度有关。溶液的渗透压见式 2-5：

$$\frac{\pi}{C} = RT\left(\frac{1}{M} + BC\right) \tag{2-5}$$

式中，π 为渗透压；C 为高分子溶液的浓度；R 为气体常数；T 为绝对温度；M 为分子量；B

为特定常数，由溶质和溶剂相互作用的大小决定。

（三）黏度和分子量

高分子溶液为黏稠性液体，其黏度和分子量之间的关系见式2-6：

$$[\eta] = KM^a \tag{2-6}$$

式中，K、a分别为高分子化合物与溶剂间的特有常数。可根据高分子溶液的黏度来测定高分子化合物的分子量。

（四）稳定性

高分子化合物含有大量亲水基，能与水形成牢固的水化膜，可阻止高分子化合物之间的相互凝聚，使其处于稳定状态。但高分子的水化膜及荷电发生变化时，易出现聚结沉淀。如：①向溶液中加入大量的电解质，由于电解质的强烈水化作用破坏高分子的水化膜，使高分子凝结沉淀，这一过程称为盐析；②向溶液中加入脱水剂，如乙醇、丙酮等，能破坏水化膜而使高分子溶液发生聚结；③向溶液中加入絮凝剂或改变溶液pH等均会使高分子化合物凝结沉淀；④将带有相反电荷的两种高分子溶液混合，由于相反电荷被中和而产生凝结沉淀。

（五）胶凝性

一些亲水性高分子溶液，如明胶水溶液、琼脂水溶液等，在温热条件下为黏稠性流动液体，温度降低后，黏度会逐渐增大，最后失去流动性，形成具有网状结构的半固态凝胶。如软胶囊的囊壳就是这种凝胶。形成凝胶的过程叫胶凝。凝胶失去网状结构中的水分时，体积缩小，形成干燥固体，称为干胶。

二、高分子溶液剂的制备

高分子溶液剂一般通过溶解法制备。制备工艺流程：

称量→溶胀→溶解→质检→包装

制备高分子溶液时首先要经过溶胀过程。溶胀系指水分子渗入高分子化合物分子间的空隙中，与高分子中的亲水基团发生水化作用而使体积膨胀，结果使高分子空隙间充满了水分子，这一过程称有限溶胀。由于高分子空隙间存在水分子降低了高分子分子间的作用力（范德华力），溶胀过程继续进行，最后高分子化合物完全分散在水中形成高分子溶液，这一过程称为无限溶胀。无限溶胀常需搅拌或加热等过程才能完成。形成高分子溶液的过程称为胶溶。胶溶过程的快慢取决于高分子的性质以及工艺条件。

例如制备明胶溶液时，先将明胶碎成小块，放于水中泡浸3～4小时，使其吸水膨胀，这是有限溶胀过程，然后加热并搅拌使其形成明胶溶液，这是无限溶胀过程；胃蛋白酶等高分子药物，其有限溶胀和无限溶胀过程都很快，需将其撒于水面，待其自然溶胀后再搅拌可形成溶液，如果将它们撒于水面后立即搅拌则形成团块，给制备过程带来困难；甲基纤维素则可在冷水中完成这一制备过程；淀粉遇水立即膨胀，但无限溶胀过程必须加热至60～70℃才能完成，即形成淀粉浆。

例　羟甲基纤维素钠胶浆剂

【处方】羟甲基纤维素钠0.5g，琼脂0.5g，糖精钠0.05g，蒸馏水加至100mL。

【制备】取羟甲基纤维素钠分次加入热蒸馏水（约40mL）中，轻轻搅拌使溶解，另取剪碎的琼脂加蒸馏水（约40mL）浸泡使其溶胀，加热煮沸数分钟，使琼脂溶解后，将两液合并，趁热过滤，再加入糖精钠、热蒸馏水至100mL，摇匀即得。

【注解】本品 pH 值 3～11 时稳定，氯化钠等盐类可降低其黏度。

第七节 溶胶剂

溶胶剂（sols）系指难溶性固体药物以 1～100nm 大小的多分子聚集体分散于水中形成的非均相液体制剂，亦称疏水胶体溶液。这种多分子聚集体称为"胶粒"或"微细粒子"。其质点大小范围与高分子溶液剂相同，均在 1～100nm 之间，但高分子溶液剂为分子分散体系，表现出均相体系的各种特征，属于热力学稳定体系；溶胶剂中质点和溶剂之间存在相界面，是非均相体系，属于热力学不稳定体系。

溶胶剂外观与溶液一样，为透明液体。将药物制成溶胶剂，由于其质点小，分散度大，应用时会出现药效增大或异常现象。如：硫的粉末不被肠道吸收，但胶体硫在肠道中极易吸收，以至产生极大毒性甚至死亡；氯化银、碘化银具有刺激性，制成胶体蛋白银则刺激性显著降低。溶胶剂目前直接应用品种较少，但其性质在药剂学上具有重要意义。

一、溶胶剂的结构和性质

（一）溶胶剂的结构

溶胶剂中固体微粒由于本身的解离或吸附溶液中某些离子而带有电荷，带电的微粒表面必然吸引带相反电荷的离子，称为反离子。吸附的带电胶粒和反离子构成了吸附层。少部分反离子扩散到溶液中，形成扩散层。吸附层和扩散层分别是带有相反电荷的带电层，称为双电层，也称扩散双电层。现以 $Fe(OH)_3$ 溶胶为例来说明其扩散双电层结构，见图 2-10。

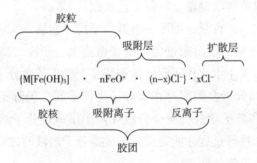

图 2-10 氢氧化铁溶胶扩散双电层结构

图 2-10 表示氢氧化铁溶胶是由许多 $Fe(OH)_3$ 分子构成的，其中心部分叫胶核。胶核外是由 FeO^+ 和一部分 Cl^- 所形成的吸附层，胶核和吸附层统称为胶粒。另一部分 Cl^- 借扩散作用而分布于离胶核较远处，称为扩散层。吸附层与和扩散层电荷符号相反，电量相等，所以胶团是电中性的。

双电层之间的电位差称为 ζ 电位（zeta-potential）。吸附层中反离子愈多则溶液中反离子愈少，ζ 电位就越低，相反 ζ 电位就越高。所以电位的高低与溶液中电解质的浓度有密切关系。由于双电层中的离子有水化作用，所以胶粒周围会形成弱的水化膜。胶粒电荷愈多，扩散层就愈厚，水化膜也愈厚。水化膜的存在使胶粒不易合并，增加了溶胶的稳定性。同时由于胶粒电荷之间的排斥作用，可防止胶粒碰撞时发生聚结。故ζ电位愈高斥力愈大，溶胶也愈稳定。

（二）溶胶剂的性质

1. 光学性质 当强光通过溶胶剂时，从侧面可见到圆锥形光束，称为丁达尔现象（tyndall effect）。这是由于胶粒粒度小于自然光波长引起光散射所产生的。丁达尔现象是溶胶剂区别于低分子溶液剂的一个基本特征。溶胶剂的混浊程度用浊度表示，浊度愈大表明散射光愈强。溶胶剂的颜色与光线的吸收和散射有密切关系。不同溶胶剂对不同的特定波长有吸收，如氯化金溶胶呈深红色，碘化银溶胶呈黄色；且胶粒愈小，所吸收的光线愈偏于短波（蓝、紫色），故胶粒大小亦能影响制品的色泽，如胶态金离子由小而大时，溶液的颜色由红转紫而蓝。

2. 电学性质 由于溶胶的双电层结构，在电场作用下，胶粒或分散介质会发生移动，在移动过程中产生电位差，这种现象称为界面动电现象。溶胶的电泳现象（electrophoresis）就是界面动电现象所引起的。

3. 动力学性质 溶胶剂中的胶粒在分散介质中有不规则运动，这种运动称为布朗运动（brown movement）。这是由于胶粒受溶剂分子不规则撞击产生的。胶粒愈小，运动速度愈大。由于布朗运动的存在，使胶粒能克服重力作用而不沉降，故溶胶剂具有动力学稳定性。溶胶粒子的扩散速度、沉降速度及分散介质的黏度等都与溶胶的动力学性质有关。

4. 稳定性 溶胶剂属于热力学不稳定体系。主要表现为聚结不稳定性和动力学不稳定性。一方面，溶胶剂中的胶粒为多分子聚集体，胶粒之间存在物理界面，具有较大的比表面积和表面自由能，胶粒有聚结长大而沉降的趋势，此为溶胶剂的聚结不稳定性。但胶粒表面电荷产生的静电斥力及胶粒荷电所形成的水化膜可防止胶粒发生聚结而沉降，又增加了溶胶剂的聚结稳定性；另一方面，胶粒由于重力的作用而产生沉降，此为溶胶剂的动力学不稳定性，但胶粒的布朗运动能克服重力作用使其沉降缓慢从而阻止了胶粒的聚结和下沉，又增加了溶胶剂的动力学稳定性。

在溶胶中加入带有相反电荷的溶胶或电解质，由于溶胶粒子所带电荷被中和，使ζ电位降低，同时减小了水化膜的厚度，可使溶胶产生凝聚进而产生沉降；向溶胶剂中加入亲水性高分子溶液，使胶粒表面吸附一层亲水胶体，阻碍胶粒间的相互接触，可增加溶胶稳定性，这种作用称为胶体的保护作用。

二、溶胶剂的制备

溶胶剂的制备方法有分散法和凝聚法两种。

1. 分散法 系将药物的粗大粒子分散成溶胶粒子的方法。分为机械分散法、胶溶法和超声分散法三种。制备工艺流程：

药物、分散介质、稳定剂混合→分散→质量检查→包装

（1）机械分散法 常用胶体磨进行制备，胶体磨转速达10000r/min，可制备较高质量的溶胶剂。

（2）胶溶法 系指使新生的粗分散离子重新分散的方法。

（3）超声分散法 系用超声波（20kHz以上）所产生的能量使粗分散离子分散成溶胶剂的方法。

2. 凝聚法 系指利用物理条件的改变或化学反应使溶质形成胶体粒子的方法。具体可分为物理凝聚法和化学凝聚法。

（1）物理凝聚法　通过改变分散介质的性质使溶解的药物凝聚成为溶胶的方法。

（2）化学凝聚法　借助氧化、还原、水解、复分解等化学反应制备溶胶的方法。

例　甲酚皂溶液（来苏尔、煤酚皂溶液）

【处方】甲酚 520g（500mL），植物油 173g，氢氧化钠适量（约 27g），纯化水适量，制成 1000mL。

【制法】取氢氧化钠，加水 100mL 溶解后，放冷，不断搅拌下加入植物油中，使均匀乳化，放置 30 分钟，慢慢加热（间接蒸汽或水浴），当皂体颜色加深，呈透明状时再进行搅拌，并可按比例配成小样，检查未皂化物，如合格，则认为皂化完成；趁热加甲酚搅拌至皂块全溶，放冷，再添加水适量，使总量成 1000mL，即得。

【注解】①处方中植物油与氢氧化钠起皂化反应生成钠肥皂，作为增溶剂，增加甲酚的溶解度而形成溶胶剂。处方中的植物油可用低、中碳脂肪酸代替；②未皂化物检查方法：取反应液 1 滴，滴入适量纯化水中，应无油滴析出，即为合格；③本品为消毒防腐药，黄棕色至红棕色的黏稠液体，带甲酚的臭气。

第八节　乳　剂

一、概述

乳剂（emulsions）系指两种互不相溶的液体混合，其中一种液体以微小液滴形式分散在另一种液体中形成的非均相液体制剂。形成液滴的液体称为分散相（dispersed phase）、内相（internal phase）或非连续相（discontinuous phase）；另一液体称为分散介质（disperse medium）、外相（external phase）或连续相（continuous phase）。乳剂由水相（W）、油相（O）和乳化剂组成，三者缺一不可。根据乳化剂的种类、性质及各相体积比，乳剂可分为水包油型（O/W）和油包水型（W/O）两种基本类型。此外还可形成复乳（如 W/O/W 或 O/W/O）。O/W 型乳剂与 W/O 型乳剂的区别见表 2-5。

表 2-5　O/W 型与 W/O 型乳剂的区别

性质	O/W 型乳剂	W/O 型乳剂
外观	通常为乳白色	接近油的颜色
稀释	可用水稀释	可用油稀释
导电性	导电	不导电或几乎不导电
水溶性染料	外相染色	内相染色
油溶性染料	内相染色	外相染色

根据乳剂中分散相液滴大小的不同，可分为普通乳剂、亚微乳、微乳。乳剂可以是不透明乳白色液体，也可以是透明的或半透明液体。

1. 普通乳剂　液滴大小在 1~100μm，外观为不透明乳白色液体。

2. 亚微乳　液滴大小在 0.1~0.5μm，常作为胃肠外给药的载体。静脉注射乳剂应为亚微乳，粒径一般控制在 0.25~0.4μm。

3. 微乳 液滴小于 0.1μm 时，乳剂处于胶体分散范围，即粒子小于可见光波长的 1/4（相当于 120nm），这时光线通过乳剂时不产生折射而是透过乳剂，肉眼可见乳剂为透明液体，这种乳剂称为微乳（microemulsion）、纳米乳（nanoemulsion）或胶团乳（micellar emulsion）。

乳剂的特点：①乳剂中的液滴具有很大的分散度，药物的吸收和药效的发挥很快，生物利用度高；②油性药物制成乳剂能保证剂量准确，且使用方便；③ O/W 型乳剂可掩盖药物的不良嗅味，并可加入矫味剂；④外用乳剂能改善对皮肤、黏膜的渗透性，减少刺激；⑤静脉注射乳剂注射后分布较快，药效高、具靶向性。但乳剂液滴表面自由能很高，属热力学不稳定体系。

二、乳剂形成理论

乳剂由油相、水相和乳化剂组成，要制成稳定的乳剂，首先必须提供足够的能量使分散相能够分散成微小的乳滴，其次是必须具备使乳剂保持稳定的必要条件。乳剂形成理论主要有界面张力学说和界面吸附膜学说。

（一）界面张力学说

当互不相溶的水相与油相混合时，用力搅拌即可形成液滴大小不同的乳剂，但很快会合并分层。这是因为液滴有自发缩小表面积的倾向，形成乳剂的两种液体之间存在界面张力，两相间的界面张力愈大，表面自由能也愈大，形成乳剂的能力就愈小。当加入具有界面活性的乳化剂时，能显著降低油 - 水界面张力，使乳剂易于形成，此即"界面张力学说"。

"界面张力学说"仅说明了乳化剂的加入能降低两相间的界面张力，不能解释乳滴进一步保持稳定的原因，亦不能解释某些对降低界面张力作用不大甚至不能降低界面张力的各种树胶或固体粉末等也能形成乳剂的原因。

（二）界面吸附膜学说

界面吸附膜学说是在界面张力学说的基础上提出来的，当液滴的分散度很大时，具有较大的吸附能力，乳化剂能被吸附在液滴的周围，有规律地排列在液滴的界面上形成界面吸附膜，亦称乳化膜。膜的两边分别吸附水和油，故乳化膜两侧存在着两个界面张力。由于乳化膜会向着界面张力较大的一侧弯曲，故内相是具有较高界面张力的一面，见图 2-11。O/W 型乳剂中，水、膜间的界面张力小于油、膜间的界面张力，而 W/O 型乳剂则相反。界面吸附膜学说解释了使乳滴稳定且形成不同类型乳剂的原因。

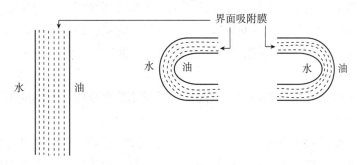

图 2-11 乳化膜形成示意图

乳化膜不仅能降低油、水间的界面张力和表面自由能，而且可阻止乳滴的合并。乳化剂在乳滴表面排列越整齐，膜就越牢固，膜的强度决定了乳剂的稳定程度。乳化膜又可分为单分子乳化膜、多分子乳化膜、固体微粒乳化膜以及复合凝聚膜，一般多分子膜和复合凝聚膜的作用强于单分子膜。

1. 单分子乳化膜　表面活性剂类乳化剂被吸附于乳滴表面，有规律地定向排列成单分子乳化剂层，称为单分子乳化膜，增加了乳剂的稳定性。若乳化剂是离子型表面活性剂，形成的单分子乳化膜是离子化的，乳化膜本身带有电荷，由于电荷互相排斥，阻止乳滴的合并，使乳剂更加稳定。

2. 多分子乳化膜　亲水性高分子化合物类乳化剂，如明胶、阿拉伯胶、蛋白质等，在乳剂形成时被吸附于乳滴的表面，形成多分子乳化剂层，称为多分子乳化膜。强亲水性多分子乳化膜不仅阻止乳滴的合并，而且增加分散介质的黏度，使乳剂更稳定。

3. 固体微粒乳化膜　作为乳化剂使用的固体微粒对水相和油相有不同的亲和力，因而对油、水两相表面张力有不同程度的降低，在乳化过程中固体微粒被吸附于乳滴的表面，在乳滴的表面排列成固体微粒膜，起阻止乳滴合并的作用，增加了乳剂的稳定性。该固体微粒层称为固体微粒乳化膜。如硅皂土和氢氧化镁等都可作为固体微粒乳化剂使用。

4. 复合凝聚膜　有些物质能穿入单分子膜并与乳化剂形成复合物，从而形成复合凝聚膜，在机械强度和致密度方面均比单一组成的膜好。例如：胆固醇（油溶液）在水中可形成胆固醇的不溶性单分子膜，将十六烷基硫酸钠水溶液注入单分子膜内，可使膜与注入物质结合，从而形成坚固的复合凝聚膜。二者之间的结合有两种形式：①形成膜的物质和注入物质的极性基团结合，即注入物质被吸附在膜下；②形成膜的物质和注入物质的极性基团结合，同时两种物质的非极性基团也能结合，因此水溶性物质可以渗透入表面膜中，两种物质能紧密排列。

常用的能形成不溶性单分子膜的物质有胆固醇、鲸蜡醇等，常用的水溶性物质有十六烷基硫酸钠、硬脂酸钠、十六烷基三甲基溴化铵、油酸等。

三、乳化剂

乳化系指分散相分散于介质中，形成乳剂的过程。制备乳剂时，除油、水两相，还需加入能够阻止分散相聚集而使乳剂稳定的第三种物质，即乳化剂（emulsifying agents）。乳化剂是乳剂的重要组成部分，其作用是降低界面张力，增加乳剂的黏度，并在分散相液滴周围形成坚固的界面膜或双电层。

（一）乳化剂的种类

根据乳化剂的来源和性质，可将乳化剂分成以下4类。

1. 表面活性剂类乳化剂　多为合成表面活性剂，少数为半合成高分子化合物。这类乳化剂乳化能力强，性质比较稳定，容易在乳滴周围形成单分子乳化膜，详见本章第二节。

（1）*阴离子型表面活性剂*　硬脂酸钠、硬脂酸钾、油酸钠、硬脂酸钙、十二烷基硫酸钠、十六烷基硫酸钠等。

（2）*非离子型表面活性剂*　脂肪酸甘油酯类、蔗糖脂肪酸酯类、脂肪酸山梨坦类、聚山梨酯类、卖泽、泊洛沙姆等。

2. 天然乳化剂　多为高分子化合物，亲水性强，常用做 O/W 型乳化剂，黏度较大，能增加乳剂的稳定性。天然乳化剂大多无毒，但易被微生物污染，故使用这类乳化剂应加入防腐剂。常用的天然乳化剂有：

（1）*卵磷脂和羟基卵磷脂*　卵磷脂主要来源于大豆和蛋黄，其组成十分复杂，包括各种甘油磷脂，如脑磷脂、磷脂酰胆碱、磷脂酰乙醇胺等，乳化能力较强。卵磷脂外观为透明或半透明黄色或黄褐色油脂状物质，对热敏感，在酸性和碱性条件以及酯酶作用下容易水解，在水中能形成脂质双分子层，溶于氯仿、乙醚、石油醚等有机溶剂中。卵磷脂结构中脂肪酸和甘油磷酸及氨基醇部分分别构成亲油基和亲水基，HLB 值为 3，适合制备 W/O 型乳剂。羟基卵磷脂是卵磷脂的脂肪酸基被羟基化后得到的，它在水中的分散性比卵磷脂更好，是 O/W 型乳剂的乳化剂。

（2）阿拉伯胶　阿拉伯胶的钠、钙、镁盐的混合物可形成 O/W 型乳剂。适用于制备挥发油、植物油的乳剂，可供内服。其使用浓度一般为 10% ~ 15%，在 pH 值 4 ~ 10 范围内乳剂稳定，使用前应在 80℃加热以破坏其内含的氧化酶。阿拉伯胶乳化能力较弱，常与西黄蓍胶、琼脂等混合使用。

（3）西黄蓍胶　可形成 O/W 型乳剂，但乳化能力较差，一般不单独使用，常与阿拉伯胶合用。水溶液黏度较高，pH 值为 5 时黏度最大，

（4）琼脂　本品乳化能力不大，常与阿拉伯胶合用，可增加乳剂的黏度。琼脂胶粒带负电荷，故与带正电荷的明胶合用时有配伍禁忌。琼脂常用量为 2%。

（5）明胶　可作为 O/W 型乳剂的乳化剂和稳定剂，用量一般为 1% ~ 2%。明胶易受 pH 及电解质的影响，使用时需加防腐剂，常与阿拉伯胶合用。

其他天然乳化剂还有白及胶、果胶、桃胶、海藻酸钠、酪蛋白、胆酸钠等。

3. 固体粉末乳化剂　系指可被吸附于油水界面，形成固体粒子乳化膜的固体粉末。固体粉末在两相中的接触角决定了固体粉末乳化剂形成乳剂的类型。见图 2-12，一般 $\theta < 90°$ 时，固体粉末易被水润湿，形成 O/W 型乳剂；$\theta < 90°$ 时易被油润湿，形成 W/O 乳剂。

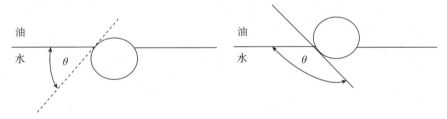

图 2-12　油水界面间粉末的润湿

O/W 固体粉末乳化剂有氢氧化镁、氢氧化铝、二氧化硅、皂土等；W/O 型固体粉末乳化剂有氢氧化钙、氢氧化锌、硬脂酸镁等。

4. 辅助乳化剂（auxiliary emulsifying agents）　系指乳化能力很弱或无乳化能力，但与乳化剂合用能增强乳剂黏度，提高乳化膜强度，防止乳滴合并的乳化剂。增加水相黏度的辅助乳化剂有甲基纤维素、羟甲基纤维素钠、羟丙基纤维素、海藻酸钠、琼脂、西黄蓍胶、阿拉伯胶、黄原胶、瓜耳胶、骨胶原等；增加油相黏度的辅助乳化剂有鲸蜡醇、蜂蜡、单硬脂酸甘油酯、硬脂酸等。

（二）乳化剂的基本要求与选用

1. 乳化剂的基本要求　优良的乳化剂：①应有较强的乳化能力，即能将表面张力降低至 10N/m 以下；②有一定的生理适应能力，不对机体产生近期或远期的毒副作用，也不具有局部刺激性；③能被分散液滴快速吸附，形成稠密、牢固的乳化膜，防止聚结；④稳定性好，不与处方中的药物及其他成分发生作用，不影响药物吸收；⑤用量尽可能少。

2. 乳化剂的选用　适宜的乳化剂是制备稳定乳剂的关键，其选用应根据给药途径、乳剂类型、乳化剂性能等综合考虑。

（1）根据给药途径选择　口服乳剂应选用无毒的天然乳化剂或某些亲水性高分子乳化剂；外用乳剂应选用无刺激性、长期使用无毒性的乳化剂；注射用乳剂应选用磷脂、泊洛沙姆等生物相容性好的乳化剂。

（2）根据乳剂类型选择　在处方设计时应先确定乳剂类型，根据乳剂的类型选择合适的乳化剂。乳化剂的 HLB 值与乳剂类型有直接的关系。一般 O/W 型乳剂应选择 HLB 值 8～18 的乳化剂；W/O 型乳剂应选择 HLB 值 3～6 的乳化剂。

（3）根据乳化剂性能选择　各种类型的乳化剂性能各不相同，应选择乳化能力强，性质稳定，受 pH、酸、碱、盐影响小，无毒无刺激性的乳化剂。

（4）混合乳化剂的选择　乳化剂混合使用可改变乳化剂的 HLB 值，使其有更广泛的适应性。如磷脂与胆固醇混合比例为 10：1 时，可形成 O/W 型乳化剂；比例为 6：1 时则形成 W/O 型乳化剂。混合乳化剂还可增强单一乳化剂的乳化能力，增加乳剂的稳定性。如油酸钠为 O/W 型乳化剂，与鲸蜡醇、胆固醇等亲油性乳化剂混合使用，可形成络合物，增强乳化膜的牢固性，提高乳剂的稳定性。非离子型乳化剂可与离子型乳化剂混合使用，非离子型乳化剂间亦可混合使用，但阴离子型乳化剂和阳离子型乳化剂不能混合使用。此外，乳化剂混合使用，必须符合乳剂中油相对 HLB 值的要求。各种可作为油相使用的油类物质所需 HLB 值见表 2-6。

表 2-6 乳化各油相所需 HLB 值

名称	所需 HLB 值		名称	所需 HLB 值	
	W/O 型	O/W 型		W/O 型	O/W 型
硬脂酸	—	15.0～18.0	芳香挥发油	—	9.0～16.0
鲸蜡醇	—	13.0～16.0	凡士林	4.0	12.0
液体石蜡（重质）	4.0	10.0～12.0	蜂蜡	5.0	10.0～16.0
液体石蜡（轻质）	4.0	10.5	蓖麻油	—	14.0
棉籽油	5.0	10.0	亚油酸	—	16.0
植物油	—	7.0～12.0	油酸	—	17.0

四、乳剂的稳定性

乳剂属热力学不稳定的非均相分散系统，其稳定性包括物理稳定性和化学稳定性。物理稳定性包括乳剂的分层、絮凝、转相、合并、破裂，并引起色泽等外观及其他物理性质的变化；化学稳定性主要指药物的氧化、水解等。

（一）分层

分层（delamination）系指乳剂长时间静置后出现乳滴上浮或下沉的现象。分层主要原因是由于分散相和分散介质之间的密度差造成的。O/W 型乳剂中水相含电解质较多而密度很大时，一般出现油滴上浮而分层的现象。

乳剂的沉降速度符合 Stoke's 公式，见式 2-7：

$$V = \frac{2r^2(\rho_1 - \rho_2)g}{9\eta}$$

（2-7）

式中，V 为沉降速度；r 为液滴半径；ρ_1、ρ_2 分别为液体微粒和介质的密度；g 为重力加速度；η 为分散介质的黏度。式 2-7 表明，沉降速度与乳滴半径平方、乳滴与分散介质的密度差成正比，与分散介质的黏度成反比。故可通过减小乳滴的粒径、降低分散相和分散介质间的密度差、增加分散介质的黏度来减慢分层速度。乳剂分层也与分散相的相体积比有关。相体积比系指油、水两相的容积比，简称相比（phase volume ratio）。一般相体积在 25%～50% 较稳定，相体积比低于 25% 的乳剂易分层，达 50% 时就能明显减小分层速度。分层的乳剂乳滴仍保持完整，经振摇后仍能恢复均匀的乳剂，乳滴大小基本不变，故分层是个可逆过程。

（二）絮凝

絮凝（flocculation）系指乳剂中的乳滴发生聚集，形成疏松团块的现象。由于乳滴荷电以及乳化膜的存在，阻止了絮凝时乳滴的合并。因此絮凝是可逆的，经充分振摇，乳剂仍能复原，但大的乳滴可能增多。发生絮凝的原因是：乳滴的电荷减少时，使 ξ 电位降低，乳滴产生聚集而絮凝。乳剂中的电解质和离子型乳化剂的存在是产生絮凝的主要原因；同时絮凝与乳剂的黏度、相体积比以及流变性有密切关系。絮凝状态进一步变化就会引起乳滴的合并。

（三）转相

转相（phase inversion）系指乳剂由 O/W 型转变为 W/O 型或相反的变化。转相主要是由于乳化剂的性质改变而引起的。如油酸钠是 O/W 型乳化剂，加入氯化钙后生成油酸钙，变为 W/O 型乳化剂，乳剂则由 O/W 型转变为 W/O 型。向乳剂中加入相反类型的乳化剂或两种乳化剂的用量接近相等时，容易转相。转相时两种乳化剂用量的比值称为转相临界点（phase inversion critical point）。在转相临界点上乳剂不属于任何类型，处于不稳定状态，可随时向某种类型乳剂转变。此外，转相还受到相体积比的影响。通常 W/O 型乳剂相体积比达到 50%～60% 时，容易发生转相；而 O/W 型乳剂则需要达到 90% 才容易发生转相。

（四）合并与破裂

合并（coalescence）系指乳剂中乳滴的乳化膜被破坏导致乳滴增大的过程。合并进一步发展使乳剂分为油、水两相称为乳剂的破裂（demulsification）。乳剂破裂后液滴界面消失，虽经振摇也不能恢复，故破裂属于不可逆变化。乳剂的稳定性与乳滴的大小有密切关系，乳滴愈小乳剂就愈稳定，但如果乳滴大小不均一，小乳滴通常填充于大乳滴之间，使乳滴的聚集性增加，容易引起乳滴的合并。因此为了使乳剂稳定，应尽可能地保持乳滴大小的均匀性。此外，外相的黏度增加，亦可降低乳滴合并的速度。当然，乳化剂的理化性质是影响乳剂稳定性的主要因素，单一或混合使用的乳化剂形成的乳化膜愈牢固，就愈能防止乳滴的合并和破裂。

（五）酸败

酸败（rancidify）系指乳剂受外界因素（光、热、空气）及微生物等的影响，使乳剂中各相发生变质的现象。如水相发霉、油相酸败、乳化剂或某些药物的水解、氧化等，均可引起乳剂的酸败，可通过在乳剂中加入抗氧化剂、防腐剂及采用适宜的包装盒贮存等方法来防止乳剂的酸败。

五、乳剂的制备

（一）乳剂的制备方法

乳剂制备过程中，根据油相、水相和乳化剂的混合顺序及所使用的机械不同，可以选择以下制备方法。

1. 手工法

（1）干胶法 亦称油中乳化剂法（emulsifying agents in oil method）。制备工艺流程：

油、乳化剂→研匀→加水→成初乳→加水至全量→混匀→质量检查→包装

一般先将乳化剂（胶）和油置于干燥的乳钵中，研匀后加入一定量水，迅速向同一方向用力研磨，直到出现"噼啪"声，即成稠厚的初乳，然后边研磨边加水至全量，混匀即得。

干胶法的特点是先制备初乳，初乳中油、水、胶一般有固定比例，如用植物油，其比例一般为 4 : 2 : 1；若用挥发油，其比例为 2 : 2 : 1；若用液体石蜡，其比例为 3 : 2 : 1。干胶法适用于乳化剂为阿拉伯胶或阿拉伯胶与西黄蓍胶的混合胶。注意干胶法制备时所用容器必须干燥。

例 鱼肝油乳剂

【处方】鱼肝油 500mL，阿拉伯胶 125g，西黄蓍胶 7g，杏仁油 1mL，糖精钠 0.1g，氯仿 2mL，纯化水加至 1000mL。

【制备】将阿拉伯胶与鱼肝油混合研匀，一次加入纯化水 250mL，用力沿同一方向研磨成初乳，加入糖精钠水溶液、杏仁油、氯仿，缓缓加入西黄芪胶浆，最后加纯化水至 1000mL，搅匀即得。

【注解】制备初乳时，按油：水：胶 =4 : 2 : 1 的比例加入纯化水。阿拉伯胶乳化能力较弱，常与西黄蓍胶合用；西黄蓍胶可形成 O/W 型乳剂，一般与阿拉伯胶合用以增加乳剂的黏滞度从而避免分层。

（2）湿胶法 亦称水中乳化剂法（emulsifying agentsin water method）。制备工艺流程：

水、乳化剂→研匀→加油→成初乳→加水至全量→混匀→质量检查→包装

湿胶法一般先将乳化剂分散于水中，再将油加入，用力搅拌使成初乳，然后加水将初乳稀释至全量，混匀即得。初乳中油、水、胶的比例与干胶法相同。

例 去粉刺乳

【处方】硫黄 60g，樟脑 5g，阿拉伯胶 30g，氢氧化钙 1g，香料适量，纯化水加至 1000mL。

【制备】取阿拉伯胶加纯化水 300mL，使溶解成黏稠液体；硫黄与樟脑共置乳钵中研匀；将阿拉伯胶溶液逐渐加入硫黄与樟脑的混合物中，边加边研磨成初乳；然后加入氢氧化钙饱和溶液（1g 氢氧化钙加水 50mL 溶解，取上清液）混合均匀；加入香料，再加纯化水至 1000mL，搅匀即得。

（3）两相交替加入法（alternate addition method） 系指向乳化剂中每次少量交替地加入水或油，边加边搅拌，即可形成乳剂的方法。天然高分子类乳化剂、固体粉末乳化剂等可用本法制备乳剂。当乳化剂用量较多时，可采用两相交替加入法，需注意每次应少量加入油相和水相。

例 松节油搽剂

【处方】松节油 650mL，樟脑 50g，软肥皂 75g，纯化水加至 1000mL。

【制备】取软肥皂溶于适量水中；取樟脑溶于松节油中后，缓缓加入肥皂液中，边加边搅拌，再加纯化水至 1000mL，闭塞，强力振荡或加速搅拌成乳即得。

【注解】软肥皂为乳化剂，使松节油乳化为 O/W 型乳剂。

（4）新生皂法（nascent soap method）　系指将植物油与含碱的水相混合时，两相界面发生皂化反应生成新生态的皂类作乳化剂，使油水两相的界面张力降低而制得稳定乳剂的方法。一般植物油中含有硬脂酸、油酸等游离脂肪酸，加入氢氧化钠、氢氧化钙、三乙醇胺等，在 70℃ 以上或振摇即可发生皂化反应。如果水相中含有氢氧化钠或三乙醇胺，则生成的肥皂是 O/W 型乳化剂，如果水相中含有氢氧化钙，则生成的肥皂是 W/O 型乳化剂。

例　石灰搽剂

【处方】氢氧化钙溶液 50mL，花生油 50mL。

【制备】取氢氧化钙溶液与花生油混合，用力振摇，使成乳剂即得。

【注解】本品为 W/O 型乳剂，乳化剂是氢氧化钙与油中的游离脂肪酸反应生成的钙皂，油相为花生油，水相为氢氧化钙溶液中的水。也可用其他植物油。

2. 机械法　系指将油相、水相、乳化剂混合后用乳化机械制成乳剂的方法。机械法制备乳剂可不考虑混合顺序，借助机械提供的强大能量，很易制成乳剂。不同的设备可得到粒径不同的乳剂。

（二）常用乳化设备

1. 乳钵和杵棒　用于手工制备少量乳剂的工具，乳滴较大且不均匀。

2. 高压乳匀机　借强大推动力将两相液体通过乳匀机的细孔制成乳剂。制备时先用其他方法初步乳化，再用乳匀机乳化，效果较好。

3. 胶体磨　利用高速旋转的转子和定子之间的缝隙产生强大剪切力使液体乳化。制备的乳剂质量不如高压乳匀机或超声波乳化机好，但适于制备比较黏的乳剂。

4. 超声波乳化装置　利用大于 16kHz 高频振动制备乳剂。乳化时间短，液滴细而匀，但不适于制备黏度大的乳剂，且超声波乳化装置因能量大可引起某些药物分解。

六、乳剂的质量评价

（一）外观

《中国药典》2020 年版规定：口服乳剂的外观应呈均匀的乳白色。制剂应稳定、无刺激性，不得有发霉、酸败、变色、异物、产生气体或其他变质现象。

（二）分层现象测定

乳剂长时间放置后，粒径会变大，进而产生分层现象。产生分层速度的快慢是衡量乳剂稳定性的重要指标。《中国药典》2020 年版规定：以半径为 10cm 的离心机每分钟 4000 转离心 15 分钟，不应有分层现象。

（三）相分离现象观察

乳剂可能会出现相分离的现象，但经振摇应易再分散。

（四）粒径大小

乳剂粒径大小是衡量乳剂质量的重要指标。不同用途的乳剂对粒径大小要求不同，乳滴大小测定可采用显微镜法、库尔特计数法、激光散射光谱法及透射电镜法等。

用光学显微镜测定不少于 600 个乳滴的直径后再用式 2-8 计算平均粒径：

$$D_m = \sqrt[3]{\sum n_i d_i^3 / n}$$ （2-8）

式中，D_m 为平均粒径；d_i 为乳滴的粒径；n_i 为粒径 d_i 的乳滴个数；n 为总粒子数。若乳滴的平均粒径随着时间延长而增大或粒径分布发生改变，说明乳剂不稳定。

（五）乳滴合并速度

对于一定大小的乳滴，其合并速率符合一级动力学规律，见式 2-9：

$$\lg N = \lg N_0 - \frac{Kt}{2.303}$$ （2-9）

式中，N、N_0 分别为 t 和 t_0 时的乳滴数；K 为合并速率常数，t 为时间。

式 2-9 表明：如果乳滴合并成大滴所需的平均时间短，即 K 值大，说明乳剂不稳定。故测定随时间 t 变化的乳滴数 N，然后求出合并速率常数 K，估计乳滴合并速率，结果可用以评价乳剂稳定性大小。

（六）稳定常数的测定

稳定常数系指乳剂离心前后光密度变化百分率，用 K_e 表示，见式 2-10：

$$K_e = \frac{A_0 - A}{A} \times 100\%$$ （2-10）

式中，K_e 为稳定常数；A_0 为未离心乳剂稀释液的吸光度；A 为离心后乳剂稀释液的吸光度。具体测定方法：取适量乳剂于离心管中，以一定速度离心一定时间，从离心管底部取出少量的乳剂，稀释一定倍数，以纯化水为对照，用比色法在某可见光波长下测定吸光度 A，同法测定原乳剂稀释液吸光度 A_0，代入式 2-10 计算 K_e。离心速度和波长的选择可通过试验加以确定。K_e 值愈小乳剂愈稳定。本法是研究乳剂稳定性的定量方法。

（七）微生物限度检查

口服和外用乳剂应按照《中国药典》2020 年版四部非无菌产品微生物限度检查中微生物计数法（通则 1105）和控制菌检查法（通则 1106）及非无菌药品微生物限度标准（通则 1107）检查，应符合规定。

第九节 混悬剂

一、概述

混悬剂（suspensions）系指难溶性固体药物以微粒状态分散于分散介质中形成的非均相液体制剂，也包括干混悬剂或浓混悬剂。混悬剂中药物微粒大小一般为 0.5 ~ 10μm，小者可为 0.1μm，大者可达 50μm 以上。混悬剂属于热力学不稳定的粗分散体系，所用分散介质大多数为水，也可用植物油。

　　当难溶性药物需制成液体制剂供临床应用时；药物的剂量超过了溶解度而不能以溶液剂形式应用时；两种溶液混合时药物的溶解度降低而析出固体药物时；或欲使药物产生长效作用时，可将药物制成混悬剂。

　　在混悬剂中，药物以微粒状态分散，分散度较大，胃肠道吸收迅速，有利于提高生物利用度。但为了安全起见，毒剧药或剂量小的药物不应制成混悬剂使用。

　　大多数混悬剂为液体制剂，但为了解决混悬剂在贮存中的稳定性问题，可将某些药物制成干混悬剂。干混悬剂是按混悬剂的要求将药物用适宜方法制成粉末状或颗粒状制剂，使用时加水即迅速分散成混悬剂。

二、混悬剂的稳定性

　　混悬剂中药物微粒分散度大，微粒的布朗运动不显著，易受重力作用而沉降，是动力学不稳定体系；同时微粒具有较高的表面自由能，易聚集沉降，属于热力学不稳定体系。疏水性药物的混悬剂比亲水性药物稳定性更差。

（一）混悬微粒的沉降

　　混悬剂中药物微粒与液体介质之间存在密度差，若药物微粒密度较大，则易受重力作用产生沉降。在一定条件下，其沉降速度服从 Stoke's 定律（式 2-7）。该公式表明，微粒沉降速度与微粒半径平方、微粒与分散介质的密度差成正比，与分散介质的黏度成反比。故可通过减小微粒半径、减小固体微粒与分散介质间的密度差、增加分散介质的黏度来减小沉降速度，提高混悬剂的动力稳定性。

（二）混悬微粒的荷电与水化

　　混悬剂中微粒可因本身电离或吸附分散介质中的离子而带电荷。微粒因带电产生排斥力，阻止了微粒间的聚结。此外，微粒表面电荷与介质中相反离子可构成双电层，产生 ζ 电位，并且由于微粒表面电荷，水分子可在微粒周围定向排列形成水化膜，这种水化作用的强弱随双电层厚度而改变，水化膜的存在，也阻止了微粒间的相互聚结，使混悬剂稳定。

　　混悬剂中若加入少量的电解质，可使双电层的扩散层变薄，ζ 电位降低，混悬剂稳定性降低。当 ζ 电位降低至一定值时，混悬剂微粒出现聚结并产生絮凝，此时的 ζ 电位称为临界电位。疏水性药物混悬剂的微粒水化作用很弱，对电解质敏感；亲水性药物混悬剂微粒除带有荷电外，本身具有水化作用，受电解质的影响较小。故在制备混悬剂时，应考虑药物、表面活性剂、防腐剂、矫味剂等对混悬剂微粒荷电性的影响。

（三）絮凝与反絮凝

　　絮凝（flocculation）系指混悬剂因加入电解质，ζ 电位降至一定程度后，混悬微粒形成疏松的絮状聚集体而沉降的现象，加入的电解质称为絮凝剂。反絮凝（deflocculation）系指向发生絮凝的混悬剂中加入适宜的电解质，使絮凝状态变为非絮凝状态的过程，加入的电解质称为反絮凝剂。

　　混悬剂的微粒间有静电斥力，同时也存在着引力，即范德华力。当两个运动的微粒接近时电荷的斥力增大，引力也增大。斥力和引力以位能表示，见图 2-13。

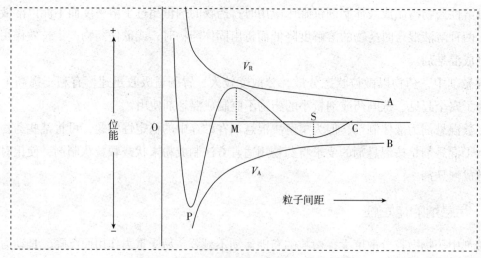

图 2-13 混悬剂中粒子间吸引与排斥位能曲线

斥力的相互作用能以正号表示，即 A 线；引力的相互作用能以负号表示，即 B 线；两种相互作用能之和为 C 线；V_R 为粒子间斥力位能；V_A 为粒子间引力位能。当混悬剂中两个微粒间的距离缩短至 S 点时，引力稍大于斥力，粒子处于絮凝状态；当粒子间的距离进一步缩短时，斥力明显增加，当曲线距离达到 M 点时斥力最大，微粒间无法达到聚集而处于非絮凝状态。受外界因素影响粒子间的距离很容易进一步缩短达到 P 点。在该点微粒之间产生强烈的相互吸引，以至在强引力的作用下挤出粒子间的分散介质而使粒子结饼（caking），这时就无法再恢复混悬状态。

混悬剂中的微粒由于分散度大而具有很大的总表面积，因而微粒具有很高的表面自由能，这种高能状态的微粒就有降低表面自由能的趋势，表面自由能的改变可用式 2-11 表示：

$$\Delta F = \delta_{s,L} \Delta A \tag{2-11}$$

式中，ΔF 为表面自由能的改变值；ΔA 为微粒总表面积的改变值；$\delta_{s,L}$ 为固液界面张力。对一定的混悬剂，$\delta_{s,L}$ 是一定的，因此只有降低 ΔA，才能降低微粒的表面自由能 ΔF，这就意味着微粒间要有一定的聚集。但由于微粒带电荷，电荷的排斥力阻碍了微粒产生聚集。因此只有加入适当的电解质，使 ζ 电位降低，减小微粒间电荷的排斥力。为了得到稳定的混悬剂，一般通过加入电解质控制 ζ 电位在 20~25mV 范围内，使混悬剂中的微粒呈疏松的絮状聚集体，经振摇即可恢复均匀混悬状态。

（四）微粒的增长与晶型转化

1. 微粒的增长 混悬剂中药物微粒大小不可能完全一致，当大小微粒共存时，因小微粒的溶解度大，小微粒不断溶解而愈来愈小；大微粒由于过饱和而愈来愈大，沉降速度加快，大微粒沉降到底部后紧密排列，底层的微粒受上层微粒的压力而逐渐被压紧，使得沉降微粒结饼成块，这时必须加入抑晶剂，以阻止微粒的溶解和生长，保持混悬剂的稳定性。当药物的微粒小于 0.1μm 时，这一规律可以 Ostwald Freundlich 方程式表示：

$$\lg \frac{S_2}{S_1} = \frac{2\sigma M}{\rho RT} \left(\frac{1}{r_2} - \frac{1}{r_1} \right) \tag{2-12}$$

式中，S_1、S_2 分别是微粒半径为 r_1、r_2 的药物的溶解度；σ 为表面张力；ρ 为固体药物的密度；M 为分子量；R 为气体常数；T 为绝对温度。式 2-12 表明，当药物处于微粉状态时，若 $r_2 < r_1$，

则溶解度 S_2 大于 S_1。

2. 晶型转化　多晶型药物制备混悬剂时，受外界因素影响（光、热）而加速晶型间的转化。如由溶解度大的亚稳定型转为溶解度较小的稳定型，使混悬剂析出沉淀，影响混悬剂的疗效和稳定性。因此对于多晶型药物，应选用较稳定的晶型。

（五）分散相的浓度和温度

同一分散介质中分散相的浓度增加，混悬剂的稳定性降低。温度的影响更大，温度变化不仅改变药物的溶解度和溶解速度，还能改变微粒沉降速度、絮凝速度、沉降体积等，从而改变混悬剂的稳定性。

三、混悬剂的稳定剂

稳定剂系指为了提高混悬剂的稳定性而加入的一些附加剂。常用的稳定剂包括助悬剂、润湿剂、絮凝剂和反絮凝剂等。

（一）助悬剂

助悬剂（suspending agents）系指能增加分散介质的黏度，以降低微粒的沉降速度或增加微粒亲水性的附加剂。有的助悬剂还具有触变性，即混悬剂静置时能形成凝胶防止微粒沉降，振摇后仍可流动，方便混悬剂的取用。常用的助悬剂有低分子助悬剂、高分子助悬剂、硅酸盐类和触变胶等。

1. 低分子助悬剂　如甘油、单糖浆、山梨醇等。甘油除了具有助悬作用以外，还有润湿作用，在外用制剂中尤为常用。单糖浆和山梨醇多用于内服制剂，同时兼作矫味剂，不仅能增加混悬剂黏度而且能增加分散介质的密度，从而减小微粒与分散介质间的密度差。

2. 高分子助悬剂

（1）天然高分子助悬剂　树胶类，如阿拉伯胶，常用量为 5%～15%。西黄蓍胶，常用量为 0.5%～1%。植物多糖类，如海藻酸钠、琼脂、淀粉浆等亦可作助悬剂使用。

天然高分子助悬剂易被微生物污染，故使用时需添加防腐剂如苯甲酸钠、尼泊金类等。

（2）合成或半合成高分子助悬剂　纤维素类，常用量为 0.1%～1%，如甲基纤维素、羧甲基纤维素钠、羟丙基纤维素等。这类助悬剂大多数性质稳定，受 pH 影响较小，水溶液均透明，干燥后能形成薄膜，但应注意某些助悬剂与药物或其他附加剂有配伍变化。如甲基纤维素溶于冷水而不溶于热水，其溶液在 pH 值 2～12 稳定，但与鞣质、浓盐溶液有配伍变化；羧甲基纤维素钠溶液在 pH 值 3～11.5 间稳定，但与三氯化铁、硫酸铝等有配伍变化。其他如卡波姆、聚维酮、葡聚糖等也常用作助悬剂。

3. 硅酸盐类　如硅皂土、硅酸镁铝、硅酸铝等。这类助悬剂不溶于水或酸，但在水中可膨胀，吸水可达自身重量的 12 倍，形成高黏度的聚合物，阻止微粒的聚集。硅皂土为外用混悬剂的助悬剂，常用量为 2%～3%。

4. 触变胶类　利用触变胶的触变性，即凝胶与溶胶恒温转变的性质，静置时形成凝胶防止微粒沉降，振摇时变为溶胶有利于倾出。如 2% 单硬脂酸铝溶解于植物油中可形成典型的触变胶，含 5% 硅皂土的混悬剂亦具有触变性。

（二）润湿剂

润湿剂（wetting agents）系指能降低药物微粒与分散介质间的界面张力，增加疏水性药物亲水性，使其易被润湿与分散的一种附加剂。许多疏水性药物，如硫黄、甾醇类、阿司匹林等不易被水润湿，加之微粒表面吸附空气，给制备混悬剂带来困难。加入润湿剂后，润湿剂被吸附于微粒表面，增加了药物亲水性，使疏水性药物产生较好的分散效果。最常用的润湿剂是 HLB 值为 7～11 的表面活性剂。如聚山梨酯类、聚氧乙烯蓖麻油类及泊洛沙姆等。

（三）絮凝剂与反絮凝剂

絮凝剂（flocculating agents）系指使混悬剂产生絮凝作用的附加剂。反絮凝剂（deflocculating agents）系指防止混悬剂产生絮凝作用的附加剂。絮凝剂与反絮凝剂主要是调节混悬剂 ζ 电位的电解质。如前所述，混悬剂 ζ 电位一般应控制在 20～25mV 范围内。常用的电解质有枸橼酸盐、酒石酸盐、磷酸盐及氯化物等。

同一电解质可因用量不同，在混悬剂中起絮凝作用（降低 ζ 电位）或反絮凝作用（升高 ζ 电位）。不同电解质对 ζ 电位的调节程度也不同，其中阴离子的絮凝作用大于阳离子。此外电解质的离子价数越高，絮凝与反絮凝作用就越强，通常离子价数增加 1，絮凝效果增加 10 倍。影响絮凝剂和反絮凝剂使用的因素较多，应在试验的基础上加以选择。

四、混悬剂的制备

（一）混悬剂的制备方法

1. 分散法　系指将粗颗粒的药物粉碎成符合混悬剂微粒要求的分散程度，再分散于分散介质中制备混悬剂的方法。制备工艺流程：

固体药物→粉碎→润湿→分散→助悬、絮凝→质量检查→包装

采用分散法制备混悬剂时，若为亲水性药物，如氧化锌、炉甘石等，一般应先将药物粉碎到一定细度，再加处方中的液体适量，研磨到适宜的分散度，最后加入处方中的剩余液体至全量；若为疏水性药物，不易被水润湿，如薄荷脑、硫黄等，必须先加一定量的润湿剂与药物研匀后再加液体研磨混匀。

例　复方硫黄洗剂

【处方】沉降硫黄 30g，硫酸锌 30g，樟脑醑 250mL，羧甲基纤维素钠 5g，甘油 100mL，纯化水加至 1000mL。

【制备】取沉降硫黄置乳钵中，加甘油研磨成细糊状；硫酸锌溶于 200mL 水中；另将羧甲基纤维素钠用 200mL 水制成胶浆，在搅拌下缓缓加入乳钵研匀，移入量器中，搅拌下加入硫酸锌溶液，搅匀，在搅拌下以细流加入樟脑醑，加纯化水至全量，搅匀，即得。

【注解】硫黄为强疏水性药物，甘油为润湿剂，使硫黄能在水中均匀分散；羧甲基纤维素钠为助悬剂，可增加混悬液的动力学稳定性；樟脑醑为 10% 樟脑乙醇液，应在急剧搅拌下缓慢加入，以免樟脑因溶剂改变而析出大颗粒。

2. 凝聚法　系指通过化学或物理方法使分子或离子状药物凝聚成不溶性药物微粒。

（1）物理凝聚法　系指用物理方法降低药物的溶解度，使其析出结晶而制备混悬剂的方法。制备工艺流程：

药物饱和溶液→溶剂→析出结晶→分散→质量检查→包装

一般先将药物制成热饱和溶液，在搅拌下加至另一种溶剂中，使药物快速结晶，可制成

10μm 以下（占 80% ~ 90%）微粒，再将微粒分散于适宜介质中制成混悬剂。

例 醋酸可的松滴眼液

【处方】醋酸可的松 5g，硼酸 20g，聚山梨酯 80 1.5g，羟基纤维素钠 2g，注射用水加至 1000mL。

【制备】取硼酸、羟基纤维素钠溶于适量热注射用水中，滤过；另取醋酸可的松置乳钵中，加聚山梨酯 80 研匀，再加入少量上述溶液，研成糊状，镜检，微粒达 5 ~ 20μm 之间者在 80% 以上为宜，再逐渐加入上述溶液研匀，制成全量，通过 200 ~ 250 目筛，在搅拌下分装，经 100℃，30 分钟灭菌即得。

（2）化学凝聚法 系指用化学反应法使两种药物生成难溶性药物微粒，再混悬于分散介质中制备混悬剂的方法。

例 磺胺嘧啶混悬液

【处方】磺胺嘧啶 100g，枸橼酸钠 50g，氢氧化钠 16g，枸橼酸 29g，单糖浆 400mL，4% 尼泊金乙酯醇溶液 10mL，纯化水至 1000mL。

【制备】将磺胺嘧啶混悬于 200mL 纯化水中；将氢氧化钠加适量纯化水溶解，并缓缓加入磺胺嘧啶混悬液中，边加边搅拌使溶；另将枸橼酸钠与枸橼酸加适量纯化水溶解，过滤，滤液慢慢加入上述溶液中，不断搅拌，析出细微磺胺嘧啶，最后加入单糖浆和尼泊金乙酯醇液，并加纯化水至全量，摇匀即得。

（二）常用设备

制备混悬剂的常用设备与乳剂类似，详见本章第八节。

五、混悬剂的质量评价

（一）外观

混悬剂应分散均匀，放置后若有沉淀物，经振摇应易再分散。制剂应稳定、无刺激性，不得有发霉、酸败、变色、异物、产生气体或其他变质现象。口服混悬剂在标签上应注明"用前摇匀"。

（二）装量

单剂量包装的口服混悬液的装量，照下述方法检查，应符合规定。

检查法：取供试品 10 袋（支），将内容物分别倒入经标化的量入式量筒内，检视，每支装量与标示装量相比较，均不得少于其标示量。

凡规定检查含量均匀度者，一般不再进行装量检查。

多剂量包装的口服混悬剂和干混悬剂照《中国药典》2020 版四部最低装量检查法（通则 0942）检查，应符合规定。

（三）粒径大小

混悬剂中微粒的大小不仅关系到混悬剂的质量和稳定性，也会影响混悬剂的药效和生物利用度。可采用显微镜法测定混悬剂的粒径，一般可选择测定视野中 300 ~ 500 个微粒粒径，计算粒径平均值及其分布（详见本章第八节乳剂项下）。

（四）沉降体积比

沉降体积比（sedimentation ratio）系指混悬物的最终体积与混悬物的初始体积之比。可按《中国药典》2020 年版四部口服混悬剂项下方法检查，沉降体积比应不低于 0.90。

检查方法：用具塞量筒量取供试品 50mL，密塞，用力振摇 1 分钟，记下混悬物的开始高度 H_0，静置 3 小时，记下混悬物的最终高度 H，按式 2-13 计算沉降体积比：

$$F = H/H_0 \qquad\qquad （2-13）$$

式中，F 为混悬剂沉降体积比，在 0 ~ 1 之间；H 为混悬物最终高度；H_0 为混悬物初始高度。F 值越大，混悬剂越稳定。混悬剂微粒开始沉降时，H 随时间而减小，故沉降容积比是时间的函数，以 H/H_0 为纵坐标，沉降时间 t 为横坐标作图，绘制沉降曲线。曲线的起点最高点为 1，以后逐渐缓慢降低并与横坐标平行。根据沉降曲线的形状可以判断混悬剂处方设计的优劣。若沉降曲线平和缓慢降低，可认为处方设计优良，但较浓的混悬剂不适用于绘制沉降曲线。

干混悬剂按各品种项下规定的比例加水振摇，应均匀分散，并照上述方法检查沉降体积比，应符合规定。

（五）絮凝度的测定

絮凝度（flocculation value）系指由絮凝所引起的沉降物容积增加的倍数，是比较混悬剂絮凝程度的重要参数，用于评价絮凝剂的效果，预测混悬剂的稳定性。絮凝度用式 2-14 表示：

$$\beta = F/F_\infty \qquad\qquad （2-14）$$

式中，β 为絮凝度；F 为絮凝混悬剂的沉降容积比；F_∞ 为去絮凝混悬剂的沉降体积比。β 值越大，絮凝效果越好，混悬剂越稳定。

（六）重新分散试验

优良的混悬剂经过贮存后再振摇，沉降微粒应能很快重新分散，这样才能保证服用时的均匀性和分剂量的准确性。重新分散试验（redispersion test）测定方法：将混悬剂置于 100mL 具塞量筒内，放置沉降后以 20r/min 的速度转动一定时间，量筒底部的混悬物应重新均匀分散，说明混悬剂再分散性良好。

（七）微生物限度检查

口服和外用混悬剂均应按照《中国药典》2020 年版四部非无菌产品微生物限度检查中微生物计数法（通则 1105）和控制菌检查法（通则 1106）及非无菌药品微生物限度标准（通则 1107）检查，应符合规定。

（八）其他

如 ζ 电位等的测定、黏度与流变学参数的测定等。

第十节　不同给药途径用液体制剂

液体制剂在医疗上的作用和用途广泛，除口服外，尚外用于皮肤、黏膜及人体腔道部位等，常用的有洗剂、搽剂、耳用制剂、鼻用制剂、冲洗剂、灌肠剂、涂剂等。

一、洗剂

洗剂（lotions）系指含原料药物的溶液、乳状液或混悬液，用于清洗无破损皮肤或腔道用的液体制剂。多以水和乙醇为分散介质。洗剂有消毒、止痒、收敛、清洁、保护等作用。

洗剂中混悬剂为多。混悬型洗剂中的水分或乙醇在皮肤上蒸发，有冷却和收缩血管的作用，能减轻急性炎症。混悬型洗剂中常加入甘油和助悬剂，当分散剂蒸发后可形成保护膜，保护皮肤免受刺激。

《中国药典》2020年版规定，洗剂在生产与贮藏期间应符合下列有关规定：①洗剂应无毒、无局部刺激性。②洗剂在贮藏时，乳状液若出现油相与水相分离，经振摇后应易重新形成乳状液；混悬液若出现沉淀物，经振摇应易分散，并具足够稳定性，以确保给药剂量的准确。易变质的洗剂应于临用前配制。③以水或稀乙醇为溶剂的洗剂一般应检查pH值。含乙醇的洗剂应检查乙醇量（通则0711）。④洗剂应密闭贮存。⑤洗剂应进行装量、微生物限度等相应检查，并符合规定。

例　苯甲酸苄酯洗剂
【处方】苯甲酸苄酯250mL，三乙醇胺2～5g，硬脂酸20g，纯化水加至1000mL。

【制备】取硬脂酸加适量水加热溶解，趁热缓缓加入三乙醇胺搅匀，再缓慢加入苯甲酸苄酯，边加边搅拌，搅匀即得。

【注解】三乙醇胺与硬脂酸发生化学反应生成胺肥皂，将苯甲酸苄酯乳化为O/W型乳剂。

二、搽剂

搽剂（liniments）系指原料药物用乙醇、油或适宜的溶剂制成的液体制剂，供无破损皮肤揉擦用。搽剂也可分为溶液型、混悬型、乳剂型液体制剂，常用的溶剂有水、乙醇、液状石蜡、甘油或植物油等。

搽剂有镇痛、收敛、保护、消炎、杀菌等作用。起镇痛、抗刺激作用的搽剂，多用乙醇作分散介质，使用时用力揉擦，可增加药物的渗透性；起保护作用的搽剂多用油、液体石蜡作分散介质，使用时有润滑作用，无刺激性。搽剂用时可加在绒布或其他柔软物料上，轻轻涂裹患处，所用的绒布或其他柔软物料须洁净。

例　氧化锌搽剂
【处方】氧化锌200g，蓖麻油加至1000g。

【制备】取氧化锌细粉，加适量蓖麻油研匀，再加剩余油至1000g，混匀即得。

三、耳用制剂

耳用制剂系指原料药物与适宜辅料制成的直接用于耳部发挥局部治疗作用的制剂。耳用制剂可分为耳用液体制剂（滴耳剂、洗耳剂、耳用喷雾剂等）、耳用半固体制剂（耳用软膏剂、耳用乳膏剂、耳用凝胶剂、耳塞等）、耳用固体制剂（耳用散剂、耳用丸剂等）。耳用液体制剂也可以固态形式包装，另备溶剂，在临用前配成溶液或混悬液。本章主要介绍耳用液体制剂。耳用液体制剂包括滴耳剂、洗耳剂和耳用喷雾剂等。

1. 滴耳剂（ear drops）　系指由原料药物与适宜辅料制成的水溶液，或由甘油或其他适宜溶剂制成的澄明溶液、混悬液或乳状液，供滴入外耳道用的液体制剂。

滴耳剂有消毒、止痒、收敛、消炎、润滑作用，常以水、乙醇、甘油、丙二醇、聚乙二醇等作溶剂。以水为溶剂，作用缓和，但渗透性差；以乙醇为溶剂虽然有渗透性和杀菌作用，但有一定的刺激性；以甘油为溶剂作用缓和、药效持久，有吸湿性，但渗透性较差，故滴耳剂常用混合溶剂。慢性中耳炎患者，由于存在黏稠分泌物，使药物很难达到中耳部。故制剂中可加入溶菌酶、透明质酸酶等，能淡化分泌物，促进药物分散。外耳道有炎症时，pH 值一般为 7.1 ~ 7.8，所以外耳道用滴耳剂最好为弱酸性。

例　氯霉素滴耳剂

【处方】氯霉素 20g，乙醇 160mL，甘油加至 1000mL。

【制备】取氯霉素溶于乙醇，过滤，加甘油至 1000mL，混匀即得。

【注解】制备和贮存所用容器均应干燥，以免氯霉素遇水析出。

2. 洗耳剂（ear lotions）　洗耳剂系指由原料药物与适宜辅料制成的澄明水溶液，用于清洁外耳道的液体制剂。通常是符合生理 pH 范围的水溶液，用于伤口或手术前使用者应为无菌制剂。

3. 耳用喷雾剂（ear sprays）　耳用喷雾剂系指由原料药物与适宜辅料制成的澄明溶液、混悬液或乳状液，借喷雾器雾化的耳用液体制剂。

耳用制剂应符合以下质量要求：①耳用制剂所用的溶剂（如水、甘油、脂肪油等）不应对耳膜产生不利的压迫；②耳用溶液剂应澄清，不得有沉淀和异物；耳用混悬液若出现沉淀物，经振摇应易分散；耳用乳状液若出现油相与水相分离，振摇应易恢复成乳状液；③多剂量包装的水性耳用制剂，可含有适宜浓度的抑菌剂，或本身有足够抑菌性能；④多剂量包装的耳用制剂，其装量应不超过 10mL 或 5g，在开启用后使用期最多不超过 4 周；⑤混悬型滴耳剂沉降体积比应不低于 0.90；⑥其他如装量、无菌、微生物限度等均应符合规定。

四、鼻用制剂

鼻用制剂系指直接用于鼻腔，发挥局部或全身治疗作用的制剂。鼻用制剂可分为鼻用液体制剂（滴鼻剂、洗鼻剂、喷雾剂等）、鼻用半固体制剂（鼻用软膏剂、鼻用乳膏剂、鼻用凝胶剂等）、鼻用固体制剂（鼻用散剂、鼻用粉雾剂和鼻用棒剂等）。鼻用液体制剂也可以固态形式包装，配套专用溶剂，在临用前配成溶液或混悬液。本章主要介绍鼻用液体制剂。

1. 滴鼻剂（nasal drops）　系指由原料药物与适宜辅料制成的澄明溶液、混悬液或乳状液，供滴入鼻腔用的鼻用液体制剂。常以水、丙二醇、甘油、液体石蜡、植物油等为溶剂，一般以溶液剂为宜，必要时可加入增溶剂、助悬剂、乳化剂和防腐剂等。

水溶液型滴鼻剂容易与鼻腔内分泌液混合，分布于鼻腔黏膜表面，但维持时间较短。为促进吸收、防止黏膜水肿，应适当调节渗透压、pH 和黏度。油溶液型滴鼻剂刺激性小，作用持久，但不与鼻腔液混合。

正常人鼻黏液 pH 值一般为 5.5 ~ 6.5，炎症病变时，则呈碱性，有时 pH 值高达 9，易使细菌繁殖，影响鼻腔内分泌物的溶菌作用以及纤毛的正常运动，所以滴鼻剂的 pH 值应控制在 5.5 ~ 7.5，应与鼻黏液等渗，不改变鼻黏液的正常黏度，不影响纤毛运动和分泌液离子组成，如盐酸麻黄碱滴鼻剂、复方强的松龙滴鼻剂等。

例 盐酸麻黄碱滴鼻剂

【处方】盐酸麻黄碱 10g，氯化钠 6g，纯化水加至 1000mL。

【制备】取盐酸麻黄碱与氯化钠，溶于 900mL 纯化水中，过滤，自滤器上添加纯化水至 1000mL，混匀即得。

2. 洗鼻剂（collunarium） 系指由原料药物制成符合生理 pH 范围的等渗水溶液，用于清洗鼻腔的鼻用液体制剂，用于伤口或手术前使用者应无菌。

3. 鼻用喷雾剂（nasal sprays） 系指由原料药物与适宜辅料制成的澄明溶液、混悬液或乳状液，供喷雾器雾化的鼻用液体制剂。

鼻用制剂应无刺激性，对鼻黏膜及其纤毛不应产生副作用。如为水性介质的鼻用制剂应调节 pH 与渗透压。

鼻用制剂应密闭贮存，多剂量包装的鼻用制剂在启用后一般不超过 4 周。

五、灌肠剂

灌肠剂（enemas）系指以治疗、诊断或提供营养为目的供直肠灌注用液体制剂，包括水性或油性溶液、乳剂和混悬液。按用药目的可分为三类：

1. 泻下灌肠剂 系指以清除粪便、清洁肠道、降低肠压、使肠道恢复正常功能为目的灌肠剂。如生理盐水、5% 软肥皂溶液、1% 碳酸氢钠溶液和 50% 甘油溶液等。

2. 含药灌肠剂 系指在直肠起局部作用或经直肠吸收而发挥全身作用的灌肠剂。在胃肠道易破坏或对胃有刺激性的药物；因恶心呕吐不能口服给药的患者，均可灌肠给药。灌肠剂可加入增稠剂以延长在直肠的保留时间。如 0.1% 醋酸、10% 水合氯醛和 0.1%～0.5% 鞣酸等。

3. 营养灌肠剂 系指患者不能经胃肠道摄取营养而应用的含有营养成分的灌肠剂，可制成溶液型或乳剂型。这类制剂必须在直肠保留较长时间以利于药物吸收，如 5% 葡萄糖溶液。

六、涂剂

涂剂（paints）系指含原料药物的水性或油性溶液、乳状液、混悬液，供临用前用消毒纱布或棉球等柔软物料蘸取涂于皮肤或口腔与喉部黏膜的液体制剂。也可为临用前用无菌溶剂制成溶液的无菌冻干制剂，供创伤面涂抹治疗用。

涂剂大多数为消毒、消炎药物的甘油溶液，也可用乙醇、植物油作溶剂。甘油能使药物滞留于口腔、喉部的黏膜，有滋润作用，对喉头炎、扁桃体炎等均起辅助治疗作用。如复方碘甘油等。以油为溶剂的应无酸败等变质现象。

涂剂应避光、密闭贮存。对热敏感的品种，应在 2～8℃保存和运输，涂剂在启用后最多可使用 4 周，用于治疗烧伤或严重创伤的涂剂应为无菌制剂。

七、含漱剂

含漱剂（gargles）系指用于咽喉、口腔清洗的液体制剂。用于口腔清洗、去臭、防腐、消炎、杀菌和收敛的作用。一般为水溶液型制剂，也可含有少量甘油和乙醇。溶液中常加适量着色剂，以示外用。有时用药量较大，可制成浓溶液，临用时稀释，也可制成固体粉末，临用时溶解。含漱剂的 pH 要求微碱性，有利于除去口腔的微酸性分泌物和溶解黏液蛋白。

八、滴牙剂

滴牙剂（drop dentifrices）系指用于局部牙孔的液体制剂。其特点是药物浓度大，往往不用溶剂或仅用少量溶剂稀释。因其刺激性、毒性较大，应用时不能直接接触黏膜。一般由医护人员直接用于患者的牙病治疗。

九、灌洗剂

灌洗剂（irrigating solutions）系指用于清洗阴道、尿道的液体制剂。主要用于黏膜部位的清洗或洗除某些病理异物等。灌洗剂具有防腐、收敛、清洁等作用。一般用药物的低浓度水溶液，多在临用前新配制，使用时应加热至体温。如 2% 硼酸溶液、0.02%～0.1% 高锰酸钾溶液、生理盐水等。

第十一节　液体制剂的包装与贮存

液体制剂的包装关系到产品的质量、运输和贮存。液体制剂体积大，稳定性较固体制剂差，若包装不当，在运输和贮存过程中会发生变质。因此包装材料的选择、容器的种类、形状以及密闭性等都极为重要。

一、液体制剂的包装材料

（一）包装材料的一般要求

由于液体制剂具有稳定性差，易长霉变质，储存运输不方便等缺点，因此，液体制剂的包装材料必须符合以下要求：①符合国家有关药品包装材料的相关要求：直接接触药品的包装材料和容器应符合国务院药品监督管理部门的有关规定，均应无毒、洁净，与内容药品不发生化学反应，并不得影响内容药品的质量；②保护性强，能保护制剂免受外界因素的不利影响；③适应一般高速包装机械的要求，利于批量生产；④坚固耐用、体轻，外形适宜、美观，便于运输、贮存、携带和使用。

（二）常用液体制剂的包装材料

液体制剂常用的包装材料主要有玻璃、塑料、橡胶、金属及纸包装材料等。

1. 玻璃　具有很好的化学稳定性、耐热、易灭菌、防湿、阻隔空气性能。分为普通玻璃、中性玻璃、棕色玻璃以及特殊性质的玻璃等，可根据制剂要求选用。普通玻璃在长期与水溶液接触过程中会释放出碱性物质和不溶性玻璃碎片，特别是在包装酸、碱性较强的溶液时，而中性玻璃具有较好的抗酸、抗碱、抗水性能及热稳定性。在玻璃中添加氧化锆或氧化钡，能进一步提高玻璃的性能。但玻璃材料易碎、质重、贮运不便、不易加工成特殊要求的容器、成本较高。

2. 塑料　常用的药用复合材料有聚乙烯、聚丙烯、聚偏二氯乙烯、聚碳酸酯、聚酰胺、聚苯乙烯等。塑料包装材料价格低廉、加工方便、品种类型多、可根据制剂性质和要求选择合适的材料。但塑料材料具有一定的透气性，密闭性比玻璃材料差；对溶液中药物有吸附性，还有塑料中的添加剂溶出对药物的影响等问题。

3. 橡胶　用于药品包装主要是以容器的塞、垫圈等形式出现，主要有天然橡胶、硅橡胶、丁基橡胶三类。天然橡胶存在易老化、密闭性差的问题，基本已被其他种类橡胶取代。硅橡胶是一种兼具无机和有机性质的高分子弹性材料，具有良好的高温高热稳定性，但密封性较差。丁基橡胶具有良好的化学稳定性、耐热性、抗氧化性、密闭性及低透气性，是优良的密封材料。

4. 金属　在液体制剂的包装中主要用于制备制剂包装的铝盖。药用金属材料相对价格较高，但具有较好的耐压力及密闭性。

5. 纸　纸包装材料来源广泛，便于工业化生产，并且可回收利用，是很好的绿色包装材料。主要用于药物制剂的外包装，如纸盒、纸箱、标签等。

二、液体制剂的贮存

液体制剂特别是以水为溶剂的液体制剂在贮存期间容易发生水解、氧化和微生物污染，出现沉淀、变色，霉败变质等。因此，液体制剂应严格按照规定的贮存条件保存和运输。医院液体制剂应尽量减少生产批量，缩短存放时间，保证液体制剂的质量。

第三章

灭菌制剂与无菌制剂

学习要求

1. 掌握　注射剂的含义、特点、分类和质量要求；热原的性质、污染途径、除去方法；小容量注射液的制备工艺及质量检查；常用的物理灭菌法；F_0的定义及其在灭菌中的意义；输液的含义、特点、分类和质量要求；输液的制备工艺过程。

2. 熟悉　注射剂的给药途径；注射剂常用溶剂的种类；注射用水的质量要求及制备方法；注射剂常用附加剂的种类；热原及内毒素的检查方法；输液主要存在的问题；注射用无菌粉末的概念、特点和生产工艺；滴眼剂的处方和工艺。

3. 了解　输液主要存在问题的解决办法；混悬型注射液和乳状液型注射液的概念和质量要求。

第一节　概　述

一、灭菌概述

《中国药典》2020年版将不同给药途径的药物制剂分为非规定无菌制剂（限菌制剂）和规定无菌制剂。非规定无菌制剂（限菌制剂）系指允许一定限量的微生物存在，但不得有规定控制菌（如大肠杆菌、金黄色葡萄球菌等有害菌）存在的药物制剂。规定无菌制剂又分为灭菌制剂与无菌制剂。

（一）灭菌制剂

灭菌制剂系指采用某种物理、化学方法杀灭或除去所有活的微生物繁殖体和芽孢的一类药物制剂。

（二）无菌制剂

无菌制剂系指采用无菌操作方法或技术制备的不含任何活的微生物繁殖体和芽孢的一类药物制剂。

药物制剂中灭菌及无菌制剂包括：①注射用制剂，如注射剂、输液、注射粉针剂等；②黏膜用制剂，如滴眼剂、眼用膜剂、软膏剂和凝胶剂等；③植入型制剂，如植入片等；④创面用制剂，如溃疡、烧伤及外伤用溶液、软膏剂和气雾剂等；⑤手术用制剂，如止血海绵剂和骨蜡等。

近年来，利用压力装置设计的无针注射剂（needle-free injection，NFI）已成为开发热点，无针注射剂系将注射液以高压方式打入皮下（肌肉），较传统注射的主要优势在于制剂还可以是粉状（粉末喷射给药系统），并避免了针头感染。如美国 FDA 已批准生物喷射（Bioject）公司生产的无针给药器用于释放塞罗诺（Serono）公司的小儿人生长激素；医药家庭公司（The Medical House PLC）的 Mhi-500 胰岛素（insulin）无针注射释药系统。

（三）灭菌、灭菌法及除菌

1. 灭菌（sterilization） 系指用物理或化学手段将物品中活的微生物杀灭或除去的过程。

2. 灭菌法（technique of sterilization） 系指杀灭所有致病和非致病微生物繁殖体和芽孢的方法或技术。

3. 除菌（degermation） 系指利用物理截留原理除去物体或介质中的微生物的操作。

二、灭菌与无菌技术

采用灭菌与无菌技术的主要目的是杀灭或除去所有微生物繁殖体和芽孢，同时保证药物制剂的安全、有效和稳定。

药剂学常用灭菌方法可分为物理灭菌法、化学灭菌法、无菌操作法三大类。

（一）物理灭菌法

物理灭菌法（physical sterilization）系采用加热、射线和过滤等方法，杀灭或除去微生物的技术。主要包括热灭菌法、过滤除菌法和射线灭菌法。

1. 热灭菌法（heat sterilization） 系利用热能使蛋白质变性或凝固，核酸被破坏而导致微生物死亡。热菌灭法包括干热灭菌法和湿热灭菌法。

（1）干热灭菌法 系在干燥环境中进行灭菌的技术，包括火焰灭菌法和干热空气灭菌法。

1）火焰灭菌法：系指用火焰直接灼烧而达到灭菌目的的方法。本法灭菌迅速、可靠、简便，适用于耐火焰材质（如金属、玻璃及瓷器等）的物品与用具的灭菌。

2）干热空气灭菌法：系指用高温干热空气灭菌的方法。该法适用于耐高温的玻璃和金属制品以及不易被湿气穿透的油脂类（如油脂性软膏基质、注射用油等）和耐高温的粉末类化学药品的灭菌，不适于橡胶、塑料及大部分药品的灭菌。

由于在干燥状态下热穿透力较差，且微生物的耐热性较强，因此，干热空气灭菌法采用的温度一般比湿热灭菌法高。《中国药典》2020 年版一般干热灭菌条件为 160～190℃，当用于除热原时温度范围 170～400℃。

（2）湿热灭菌法 系指用饱和蒸汽、沸水或流通蒸汽进行灭菌的方法。由于蒸汽潜热大，穿透力强，容易使蛋白质变性或凝固，因此灭菌效率较干热灭菌法高，是药物制剂生产中应用最广泛的灭菌方法。湿热灭菌法可分类为热压灭菌法、流通蒸汽灭菌法、煮沸灭菌法和低温间歇灭菌法。

1）热压灭菌法：系在高压灭菌器内，利用高压水蒸气杀灭微生物的方法。该法灭菌效率高、灭菌可靠，能杀灭所有细菌繁殖体和芽孢，适用于耐高温和耐高压蒸汽的所有药物制剂。一般热压灭菌所需的温度（蒸汽压）与相对应的时间关系见表 3-1。

表 3-1　热压灭菌温度、压力、时间表

温度	压力	时间
116℃	67 kPa	30min
121℃	97 kPa	20min
126℃	139 kPa	15min

特殊情况下，可通过试验确定适宜的灭菌温度、压力和时间。

常用热压灭菌器有立式、卧式、手提式三种，工业生产常用卧式热压灭菌柜。卧式热压灭菌柜（见图 3-1）采用合金制成，具有耐高压性能，带有夹套的灭菌柜内备有带轨道的格车，分为若干格。压力表和温度表置于灭菌柜顶部。灭菌柜顶部装有排气阀门。

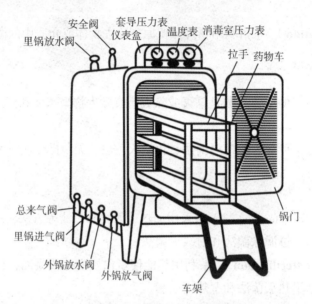

图 3-1　卧式热压灭菌柜示意图

热压灭菌器是一种高压设备，使用时必须严格按照操作规程操作，并应注意：①使用前检查灭菌器的主要部件是否正常完好；②灭菌前必须排尽灭菌器内空气；③灭菌时间应以全部待灭菌物品达到预定温度时算起；④灭菌完毕后停止加热，待压力表逐渐下降至零，灭菌器内压力与大气压相等才能慢慢打开灭菌器门。

2）流通蒸汽灭菌法：系指在常压下，采用 100℃流通蒸汽加热杀灭微生物的方法。本法不能有效杀灭所有的芽孢，一般作为不耐热无菌产品的辅助处理手段。

3）煮沸灭菌法：系指将待灭菌物置沸水中加热灭菌的方法。煮沸时间一般为 30～60 分钟。本法灭菌效果较差，适用于消毒及不耐高热制剂的灭菌。必要时可加入适量抑菌剂以提高灭菌效果。

4）低温间歇灭菌法：系指将待灭菌物置 60～80℃的水或流通蒸汽中加热 60 分钟，杀灭微生物繁殖体后，在室温条件下放置 24 小时，让待灭菌物中的芽孢发育成繁殖体，再次加热灭菌、放置，反复多次，直至杀灭所有芽孢。本法适用于必须用加热灭菌法灭菌但又不耐高温、热敏感物料和制剂的灭菌。缺点是费时、工效低、灭菌效果差，常需加入适量抑菌剂。

2. 过滤除菌法（filtration）　系指采用物理截留除去气体或液体中微生物的方法。该法属于机械除菌方法，适用于不能加热灭菌的药液。为了有效地除尽微生物，滤器孔径必须小于芽孢体积（芽孢大小约为 0.5μm），常用的 0.22μm 微孔滤膜。过滤除菌应在无菌条件下操作，并对过滤过程进行无菌检测。

3. 射线灭菌法（ray sterilization） 系指采用辐射、微波和紫外线杀灭微生物繁殖体和芽孢的方法。其中以紫外线灭菌较常用。

（1）紫外线灭菌法　系指用紫外线（能量）照射杀灭微生物繁殖体和芽孢的方法。用于紫外灭菌的波长一般为 200～300nm，灭菌力最强的波长为 254nm。紫外线不仅能使核酸蛋白变性，而且能使空气中氧气产生微量臭氧，而达到共同杀菌作用。紫外线灭菌仅限于被照射物的表面，不适合药液及固体物料深部的灭菌。紫外线对人体有害，照射过久易发生结膜炎、红斑及皮肤烧灼等伤害，故一般在操作前开启 1～2 小时，操作时关闭；必须在操作过程中照射时，对操作者的皮肤和眼睛应采用适当的防护措施。

（2）辐射灭菌法　系指采用放射性同位素（^{60}Co 和 ^{137}Cs）放射的 γ 射线杀灭微生物繁殖体和芽孢的方法。该法适用于不耐热的固体物料和制剂的灭菌，常用于维生素、抗生素、激素、生物制品、中药材和中药制剂、医疗器械、药用包装材料及药用高分子材料等的灭菌。特点是：不升高产品温度，穿透力强，灭菌效率高。但设备费用高，某些药物经辐射灭菌后疗效可能降低，对液体制剂的稳定性亦有影响。同时对操作人员存在潜在的危险性。

（3）微波灭菌法　系指采用微波（电磁波）照射产生的热能杀灭微生物和芽孢的方法。本法适用于液态和固体物料的灭菌。其特点是微波能穿透到物料的深部，从而使物料表里一致地受热，高效、快速、无污染、易操作。

（二）化学灭菌法

化学灭菌法（chemical sterilization）系指用化学药品直接作用于微生物而将其杀灭的方法。对微生物具有杀灭作用的化学药品称为杀菌剂，杀菌剂仅对微生物繁殖体有效，而不能杀灭芽孢。化学灭菌的目的在于减少微生物的数目，以控制一定的无菌状态。化学灭菌法分为气体灭菌法和药液灭菌法。

1. 气体灭菌法（gas sterilization） 系指采用化学灭菌剂产生的气体杀灭微生物的方法。常用的化学灭菌剂有环氧乙烷、甲醛、气态过氧化氢、臭氧等。适用于环境消毒、不耐热的医用器具、设备和设施等的消毒，亦用于粉末注射剂。采用该法灭菌时应注意杀菌气体对物品质量的损害以及灭菌后残留气体的处理。

环氧乙烷灭菌器是在一定的温度、压力和湿度条件下，用环氧乙烷灭菌气体对封闭在灭菌室内的物品进行蒸熏灭菌的专用设备。主要特点是穿透力强，杀菌广谱，灭菌彻底，对物品无腐蚀无损害等。

2. 药液灭菌法（solution sterilization） 系指采用杀菌剂溶液进行灭菌的方法。该法常用于作为其他灭菌法的辅助设施，适合于皮肤、无菌器具和设备的消毒。常用的杀菌剂有0.1%～0.2% 苯扎溴铵溶液（新洁尔灭）、2% 左右的酚或煤酚皂溶液、75% 乙醇等。该法适用于皮肤、无菌器具和设备的消毒。

（三）无菌操作法

无菌操作法系指整个过程控制在无菌条件下进行的一种操作方法。不能用加热灭菌或不宜采用其他方法灭菌的无菌制剂制备均需采用无菌操作法。无菌操作必须在无菌操作室或无菌操作柜内进行，所用的一切用具、材料以及环境应严格灭菌。目前多采用层流空气洁净技术。

1. 无菌操作室的灭菌 无菌操作室（aseptic processing room）应当按照操作规程对洁净区进行清洁和消毒。A/B级洁净区应当使用无菌的或无菌处理的消毒剂和清洁剂。灭菌多采用灭菌和除菌相结合的方式，对于流动空气采用过滤介质除菌法；对于静止环境的空气采用气体、液体灭菌法和紫外线空气灭菌法等。无菌操作室的空气应定期灭菌，常用甲醛、乳酸或丙二醇等蒸气熏蒸。室内的空间、用具、地面、墙壁等用消毒剂喷洒或擦拭。其他用具尽量用加热灭菌法灭菌。为保持操作环境的无菌状态，每次工作前开启紫外灯1小时。

2. 无菌操作 无菌操作室、层流洁净工作台和无菌操作柜是无菌操作的主要场所。无菌药品生产所需的洁净区可分4个级别：A级为高风险操作区，如灌装区、放置胶塞桶和无菌制剂直接接触的敞口包装容器的区域及无菌装配或连接操作区域，应当用单向流操作台（罩）维持该区的环境状态。单向流系统在其工作区域必须均匀送风，风速为0.36~0.54m/s（指导值）。B级指无菌配制和灌装等高风险操作及A级洁净区所处的背景区域。C级和D级指无菌药品生产过程中重要程度较低的操作步骤的洁净区。这4个级别的洁净区要求达到空气净化条件。无菌操作所用的一切物品、器具及环境，均需要清洁、消毒、灭菌处理，操作人员进入无菌操作室前要按规定洗澡和换上无菌工作衣、帽、口罩和鞋子，不得暴露内衣和头发，以免造成污染。小量无菌制剂的制备普遍采用层流洁净工作台进行无菌操作，具有良好的无菌环境，使用方便，效果可靠。大量无菌制剂的生产应在无菌洁净室内进行。操作过程中所用的容器、用具、器械都要经过灭菌。

三、灭菌参数与灭菌验证

长期以来，最终产品的无菌检查是检验灭菌有效性的手段，但进行无菌检查时抽样的局限性难以保证全部产品无菌；同时现行的无菌检查方法往往难以检出检品中极微量微生物。因此，为了保证临床用药安全，有必要对灭菌方法的可靠性进行验证。

1. 灭菌参数

（1）D 值 在一定温度下，杀灭90%微生物（或残存率为10%）所需的灭菌时间。微生物的死亡速度属于一级或近似一级动力学过程，可用式3-1或3-2描述：

$$\frac{\mathrm{d}N}{\mathrm{d}t} = -kt \tag{3-1}$$

或

$$\lg N_0 - \lg N_t = \frac{kt}{2.303} \tag{3-2}$$

式中，N_t 为灭菌时间为 t 时残存的微生物数；N_0 为原有微生物数；k 为灭菌常数。

根据 D 值的定义，则

$$D = t = \frac{2.303}{k} (\lg 100 - \lg 10) \tag{3-3}$$

因此，D 值即为降低被灭菌物品中微生物数至原来的1/10或降低一个对数单位（如lg100降低至lg10）所需的时间。

在一定灭菌条件下，不同微生物具有不同的 D 值；同一微生物在不同灭菌条件下，D 值亦不相同。D 值随微生物的种类、环境和灭菌温度变化而异。

（2）Z 值 灭菌条件不同，其灭菌速率也不同，D 值随温度的升高而减小。衡量温度对 D 值影响的参数称为 Z。Z 值的定义为：降低一个 $\lg D$ 值所需升高的温度，即灭菌时间减少至原来的1/10所需升高的温度或在相同灭菌时间内，杀灭99%的微生物所需提高的温度。

$$Z = \frac{T_1 - T_2}{\lg D_2 - \lg D_1} \tag{3-4}$$

即

$$\frac{D_2}{D_1} = 10^{\frac{T_1 - T_2}{Z}} \tag{3-5}$$

设 $Z=10℃$，$T_1=110℃$，$T_2=121℃$。按式 4-4 计算可得：$D_2=0.079D_1$

即 110℃灭菌 1 分钟与 121℃灭菌 0.079 分钟的灭菌效果相当。

（3）F 值　F 值是为了比较不同灭菌温度的灭菌效果而设计的一个参数。F 值的定义为，在一定灭菌温度（T）下给定的 Z 值所产生的灭菌效果与在参比温度（T_0）下给定的 Z 值所产生的灭菌效果相同时所相当的时间（equivalent time），单位为分钟，其数学表达式为：

$$F = \Delta t \sum 10^{\frac{T - T_0}{Z}} \tag{3-6}$$

（4）F_0 值　一定灭菌温度（T）、Z 值为 10℃所产生的灭菌效果与 121℃、Z 值为 10℃所产生的灭菌效果相同时所相当的时间（min）。F_0 值目前仅限于热压灭菌。F_0 值的数学表达式为：

$$F_0 = \Delta t \sum 10^{\frac{T - 121}{10}} \tag{3-7}$$

据式 3-7，在灭菌过程中，仅需记录被灭菌物品的温度与时间，即可计算 F_0 值。由于 F_0 值是将不同灭菌温度折算到相当于 121℃热压灭菌时的灭菌效力，故 F_0 值可作为灭菌效果验证的重要参数。F_0 值对灭菌过程的设计及验证灭菌效果具有重要意义，故又称为无菌保证值。

据式 3-7 定义，F_0 值也被称为物理 F_0 值。

F_0 值的数学表达式还可以表达为：

$$F_0 = D_{121℃} \times (\lg N_0 - \lg N_t) \tag{3-8}$$

即 F_0 值还可看作 $D_{121℃}$ 与微生物数目的对数降低值的乘积。式中 N_t 为灭菌后预计达到的微生物残存数，即染菌度概率（probability of nonsterility），当 N_t 达到 10^{-6} 时（原有菌数的百万分之一），可认为灭菌效果较可靠。因此，生物 F_0 值可认为是以相当于 121℃热压灭菌时，杀灭容器中全部微生物所需要的时间。

影响 F_0 值的因素主要有容器大小、形状及热穿透性、灭菌产品溶液性质、容器的充填量、容器在灭菌器内的数量及分布等。其中容器在灭菌器内的数量及分布对 F_0 值的影响最大，故必须注意灭菌器内各层、四角、中间位置热分布是否均匀，并根据实际测定数据，进行合理排布。

为了确保灭菌效果，应严格控制原辅料质量和环境条件，尽量减少微生物的污染，采取各种有效措施使每一容器的含菌数控制在一定水平以下（一般含菌数为 10 以下，即 $\lg N_t < 1$）。此外，计算及设置 F_0 值时，应适当考虑增加安全系数，一般增加理论值的 50%，即规定 F_0 值为 8 分钟，实际操作应控制在 12 分钟。

2. 灭菌验证　灭菌程序的验证是无菌保证的必要条件。灭菌程序验证的基本原则是：证明所用设备具有必要的工程能力，各种仪表达到要求，并经实物试运转后证明符合规定限值，最终微生物残存概率符合要求。灭菌程序验证具体内容包括：

（1）设计确认　撰写验证方案及制定评估标准。

（2）设备安装、运行确认　根据灭菌产品装量、产品性质等购置灭菌设备后，必须确认设备部件、控制器及仪表仪器的安装合理性和实用性，进行安装合格试验，确认安装的设备运作达到设计水平。设备维修后也应视为新设备进行安装合格确认。验证过程的所有指标均需作为文件保存，以备核对。

（3）性能确认　根据灭菌品种的种类、待灭菌品的性质（耐热性、热穿透性及黏度）、装载方式来设定灭菌程序，通过试运行对灭菌性能进行确认，并对所设灭菌程序进行重复性检验，确认灭菌效果符合规定。性能确认的验证点包括：①热分布试验：热分布是灭菌设备性能的重要指标，表示在灭菌过程中，灭菌器内不同位置的温度情况。用已校验的温度传感器置于灭菌器内各个部位进行热分布均匀性鉴定，在121℃要求各测温点温差为121℃±1℃，并应进行空载测定和装载测定。②装载灭菌产品的热穿透试验：热穿透试验是灭菌设备与灭菌程序对产品适应性的一项特殊试验。与热分布试验不同的是需将温度探头插入待灭菌产品中，再将其置于灭菌器内各个不同部位进行试验。该试验得到的运行参数（如灭菌温度、压力、升温时间及达到设定温度后维持时间等）及运行条件（装载量、产品装载方式等）用以确定该设备对某一产品的灭菌程序。该试验至少应重复三次。对于耐热产品，灭菌过程采用过度杀灭法，程序设置的 F_0 值较高，一般为 12 分钟；对耐热性较差的产品，程序设置的 F_0 值应根据产品的带菌量和耐热性决定，一般不得低于 8 分钟。③生物指示剂试验：生物指示剂法是将已知 D 值的微生物孢子（一般用嗜热脂肪芽孢杆菌孢子）定量加入产品中，然后按程序（热穿透试验的结果）灭菌，以此验证在该灭菌程序下，能否达到杀灭微生物的要求。

（4）汇总并完善各种文件和记录，撰写验证报告。

四、空气净化技术

空气净化技术系指以创造某种净化要求的洁净空气为目的空气调节措施。可分为工业净化和生物净化。工业净化主要是用于除去空气中悬浮的尘埃粒子。生物净化系指不仅除去空气中悬浮的尘埃粒子，而且要求除去微生物以创造洁净的空气环境。如制药工业、生物学实验室、医院手术室等均需要生物洁净。

空气净化技术是一项综合性技术，除了合理采用空气净化方法外，还应从建筑、设备、工艺等方面采取相应的措施和严格的维护管理。

（一）洁净室空气净化标准

药物制剂品种不同、生产工艺不同，对环境的洁净度有不同要求。GMP 将生产区域空气的洁净级别分为 A 级、B 级、C 级与 D 级。不同级别的洁净度要求见表 3-2 和表 3-3。

我国洁净室要求：室温为 18～26℃，相对湿度为 45%～65%。为了防止低级洁净室的空气逆流至高级洁净室中，洁净室必须保持正压，即生产车间按洁净度等级的高低依次相连，并有相应的压差。

表 3-2　《药品生产管理规范》中净化度标准

洁净度级别	悬浮粒子最大允许数 / 立方米			
	静态		动态	
	≥ 0.5μm	≥ 5.0μm	≥ 0.5μm	≥ 5.0μm
A	3520	20	3520	20
B	3520	29	3520 00	29 00
C	3520 00	29 00	3520 000	29 000
D	3520 000	29 000	无	无

表 3-3　《药品生产管理规范》洁净区微生物监控的动态标准[1]

洁净度级别	浮游菌（cfu/m³）	沉降菌（φ90mm）[cfu/4 小时[2]]	表面微生物	
			接触（φ50mm）（cfu/ 碟）	5 指手套（cfu/ 手套）
A 级	< 1	< 1	< 1	< 1
B 级	10	5	5	5
C 级	100	50	25	—
D 级	200	100	50	

注:（1）表中各数值均为平均值。

　　（2）单个沉降碟的暴露时间可以少于 4 小时，同一位置可使用多个沉降碟连续进行监测并累积计数。

（二）空气净化技术

空气净化技术系指能创造洁净空气环境的各种技术的总称。常用的空气净化技术一般可分为空气过滤技术和层流洁净技术。

1. 空气过滤法　当含尘空气通过多孔过滤介质时，粉尘被微孔截留或孔壁吸附，达到与空气分离的目的。本法是空气净化中经济有效的关键措施之一。空气过滤属于介质过滤，可分为表面过滤和深层过滤。

（1）表面过滤　系指大于过滤介质微孔的粒子截留在介质表面，使其与空气得到分离的方法。常用的过滤介质为醋酸纤维素、硝酸纤维素等微孔滤膜。主要用于无尘、无菌洁净室等高标准空气的末端过滤。

（2）深层过滤　系指小于过滤介质微孔的粒子吸附在介质内部，使其与空气得到分离的方法。常用的介质材料为玻璃纤维、天然纤维、合成纤维、粒状活性炭和发泡性滤材等。

2. 层流洁净技术　层流是一种粒子流体连续稳定的运动形式，粒子在层流中运用，一方面粒子不易聚结，同时空气流速相对提高，使粒子在空气中浮动，不会聚结和沉降。即使是新产生的微粒也能很快被经过的气流带走，故层流有自行除尘能力。因输入洁净室的空气经过净化处理，无尘粒带入室内，故可达到无菌要求，能保持洁净室 A 级、B 级洁净状态。

层流分为水平层流和垂直层流。水平层流以高效过滤器为送风口布满顶棚，对应壁面为回风墙，气流以水平方向流动。为克服尘粒沉降，端面风速不小于 0.35m/s，见图 3-2。垂直层流洁净室内高效过滤器设置在顶棚，为送风口，地板呈栅格状，为回风口，洁净空气从顶棚沿垂直方向均匀地流向地面回风口，见图 3-3。

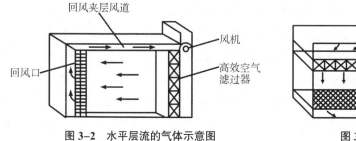

图 3-2　水平层流的气体示意图　　　　图 3-3　垂直层流的气体示意图

3. 乱流（turbulent flow）　乱流的气流具有不规则的运动轨迹，习惯上称紊流。这种流动，送风口只占洁净室断面很小一部分，送入的洁净空气很快扩散到全室，含尘空气被洁净空气稀释后降低了粉尘的浓度，以达到空气净化目的。

（三）浮尘浓度测定方法和无菌检查法

1. 浮尘浓度测定方法　测定空气中浮尘浓度和粒子大小的常用方法有光散射式粒子计数法、滤膜显微镜计数法和光电比色计数法。

（1）光散射式粒子计数法　当含尘气流以细流束通过强光照射的测量区时，空气中的每个尘粒会发生光散射，形成光脉冲信号，并转化为相应的电脉冲信号。根据散射光的强度与尘粒表面积成正比，脉冲信号次数与尘粒个数相对应，最后由数码管显示粒径和粒子数目。光散射法具有快速、简便、可连续测定等特点。

（2）滤膜显微镜计数法　采用微孔滤膜真空过滤含尘空气，捕集尘粒于微孔滤膜表面，用丙酮蒸气熏蒸至滤膜呈透明状，置显微镜下计数。根据空气采样量和粒子数计算含尘量。该法可直接观察尘埃的形状、大小、色泽等物理性质，对分析尘埃来源及污染途径具有较高的价值，但取样、计数较繁琐。

（3）光电比色计数法　采用滤纸真空过滤含尘空气，捕集尘粒于滤纸表面，测定过滤前后的透光度。根据透光度与积尘量成反比（假设尘埃的成分、大小和分布相同），计算含尘量。本法常用于中、高效过滤器的渗漏检查。

2. 无菌检查法　无菌检查法系指检查要求无菌的药品、医疗器具、原料、辅料及其他品种是否无菌的一种方法，是评价无菌产品质量必须进行的检测项目。无菌检查法有"直接接种法"和"薄膜过滤法"，只要供试品形状允许，应优先采用薄膜过滤法。

（1）直接接种法　将供试品溶液接种于培养基上，培养数日后观察培养基上是否出现混浊或沉淀，与阳性和阴性对照品比较或直接用显微镜进行观察。

（2）薄膜过滤法　取规定量供试品经薄膜过滤器过滤后，取出滤膜在培养基上培养数日，观察结果，并进行阴性和阳性对照试验。本法可过滤较大量的样品，检测灵敏度高，结果较直接接种法可靠，不易出现假阴性结果。但应严格控制过滤过程中的无菌条件，防止环境微生物污染而影响检测结果。

（四）洁净室的设计与管理

制药企业按照药品生产种类、剂型、生产工艺和要求等，将生产厂区合理划分为不同区域。通常可分为一般生产区、控制区、洁净区和无菌区。

1. 洁净区基本布局及管理　洁净区一般由洁净室、风淋、缓冲室、更衣室、洗澡室和厕所等区域构成，各区域的连接必须在符合生产工艺的前提下，明确人流、物流和空气流的流向，确保洁净室内的洁净度要求。洁净室面积应合理，室内设备布局尽量紧凑，尽量减少占地面积；同级别洁净室尽可能相邻；不同级别的洁净室由低级向高级安排，彼此相连的房间之间应设隔离门，门应向洁净度高的方向开启，各级洁净室之间的正压差一般设计在 10Pa 左右；洁净室内一般不设窗户，若需窗户，应以封闭式外走廊隔离窗户和洁净室；洁净室门应密闭，人、物进出口处装有气阀；光照度应大于 300lx；无菌区紫外灯一般安装在无菌工作区上方或入口处。

洁净室每日要清洁消毒，以消毒清洁剂擦拭门窗、地面、墙面、室内用具及设备外壁，并每周进行室内消毒处理。

洁净室应按规定要求进行监测，以保证各项指标符合要求，进而确保产品质量。主要监测项目包括温度、湿度、风速、空气压力、微粒数和菌落数等。

2.洁净室对人员、物件及内部结构的要求 洁净室的设计方案、所用材料是保证洁净室洁净度的基础，但洁净室的维护和管理同样至关重要。

（1）人员要求 人员是洁净室粉尘和细菌的主要污染源，如人体皮屑、唾液、头发和纤维等，操作人员进入洁净室之前，必须水洗（洗手、洗脸和淋浴等），更换衣、鞋、帽、风淋等。净化路线和程序均有非常严格的要求和规定。无菌操作人员的洁净服的选材、式样及洗涤等也有特殊的要求，如无菌衣应为上下连体式（宜连袜和帽），头发不得外露，尽量减少皮肤外露。无菌操作人员的个人物件，包括钥匙、手表、手帕、笔记本及手机等个人物品均不准带入无菌室；尤其不允许使用化妆品。同时限制一次进入无菌室的人员数量以尽量减少人员污染。

（2）物件要求 物件包括原料、仪器及设备等，这些物件在进入洁净室前均需经洁净处理。长期置于洁净室内的物件应定时净化处理，流动性物料一般按一次性通过方式，灭菌后送入无菌室内。如安瓿和输液瓶经洗涤、干燥、灭菌后，采用输送带将灭菌容器经洁净区隔墙的传递窗送入无菌室。由于传递窗一般设有气幕或紫外线，以及洁净室内的正压，可防止尘埃进入洁净室。亦可将灭菌柜（一般为隧道式）安装在传递窗内，一端开门于生产区，另一端开门于洁净室，物料从生产区装入灭菌柜，灭菌后经另一端（洁净室）取出。

（3）内部结构要求 主要对地面和墙壁所用材料以及设计有一定的要求，材料应具备防湿、防霉，不易龟裂、燃烧，耐磨性、导电性好，经济实用等性质，设计应满足不易染尘、便于清洗等要求。

第二节 注射剂

一、概述

（一）注射剂的含义与特点

注射剂（injections）系指原料药物或与适宜的辅料制成的供注入体内的无菌制剂，可分为注射液、注射用无菌粉末与注射用浓溶液等。注射剂是临床应用最广泛的剂型之一，在我国医药工业生产中占据着重要的地位。近年来，注射制剂技术的研究取得了较大突破，脂质体、微球、微囊、胶束等新型注射给药系统已有产品面市，通过注射实现药物靶向的制剂技术也日趋成熟。

注射剂的特点：①药效迅速、作用可靠；②可用于不宜口服给药的患者；③可用于不宜口服的药物；④可使药物发挥局部定位作用。但注射剂也存在制造过程复杂、生产成本高、价格较高、临床用药安全性较差、使用不便、注射时疼痛等缺点。

（二）注射剂的分类

注射剂可分为注射液、注射用无菌粉末与注射用浓溶液等。

1.注射液 指原料药物或与适宜的辅料制成的供注入体内的无菌液体制剂，包括溶液型、乳状液型和混悬型等注射液。其中，供静脉滴注用的大容量注射液（除另有规定外，一般不小于100mL，生物制品一般不小于50mL）也可称为输液。可用于皮下注射、皮内注射、肌内注射、静脉注射、静脉滴注、鞘内注射、椎管内注射等。

（1）溶液型 包括水溶液型和油溶液型。水溶液型注射液临床上最为常用，俗称水针剂，适用于易溶于水并在水中稳定的药物。油溶液型注射液适用于在水中难溶或希望延长药效的药物，一般仅供肌内注射。

（2）混悬型　某些水不溶、水难溶或水中不稳定或要求延长药效的药物，通常制作成水或油的混悬液，一般供肌内注射用，不得用于静脉注射或椎管内注射。除另有规定外，混悬型注射液中原料药物粒径应控制在 15μm 以下，含 15～20μm（间有个别 20～50μm）者，不应超过 10%，若有可见沉淀，振摇时应容易分散均匀。

（3）乳状液型　水不溶性液体药物可根据需要制成乳状液型注射液，其不得用于椎管内注射。乳状液型注射液不得有相分离现象，其分散相粒径大小一般为 1～10μm；静脉用乳状液型注射液中 90% 的乳滴粒径应在 1μm 以下，除另有规定外，不得有大于 5μm 的乳滴。

2. 注射用无菌粉末　系指原料药物或与适宜辅料制成的供临用前用无菌溶液配制成注射液的无菌粉末或无菌块状物，可用适宜的注射用溶剂配制后注射，也可用静脉输液配制后静脉滴注。以冷冻干燥法制备的注射用无菌粉末，也可称为注射用冻干制剂。注射用无菌粉末配制成注射液后应符合注射剂的要求。

3. 注射用浓溶液　系指原料药物与适宜辅料制成的供临用前稀释后注射的无菌浓溶液。注射用浓溶液稀释后应符合注射剂的要求。

（三）注射剂的给药途径

注射剂给药途径以肌内注射、静脉注射和皮下注射为主，也可通过椎管、皮内、动脉、腹腔、关节腔、鞘内等途径给药。注射剂给药途径不同，其作用特点、体内分布均不同，且对注射的容量、注射剂的类型、附加剂等均有不同的要求。

（1）皮内注射（intradermal route）　注射于表皮与真皮之间。一次剂量在 0.2mL 以下，常用于过敏性试验或疾病诊断，如青霉素皮试液、白喉诊断毒素等。

（2）皮下注射（subcutaneous route）　注射于真皮与肌肉之间的松软组织内。一般用量为 1～2mL。皮下注射药物吸收较皮内注射稍快，可产生局部或全身作用。由于人体皮下感觉较肌肉敏感，故注射液必须是无刺激性的水溶液。

（3）肌内注射（intramuscular route）　注射于肌肉组织中。一次剂量为 1～5mL。肌内注射药物的吸收较皮下注射更快，药物的水溶液、油溶液、混悬型及乳状液型注射液均可进行肌内注射。

（4）静脉注射（intravenous route）　注射于静脉内，包括静脉滴注和静脉推注。一次剂量自几毫升至几千毫升，且多为水溶液。静脉注射剂一般不得添加抑菌剂。油溶液和混悬液不宜静脉注射，平均直径 < 1μm 的乳状液型注射液，可作静脉注射。凡能导致红细胞破裂或使蛋白质沉淀的药液，均不宜静脉注射给药。

（5）脊椎腔注射（vertebra caval route）　注射于脊椎四周蜘蛛膜下腔内。一次剂量一般不得超过 10mL，只能使用水溶液，且必须等渗，pH 值为 5.0～8.0，同时不得添加抑菌剂。

（6）其他　包括动脉内注射、心内注射、关节腔注射、滑膜腔注射及鞘内注射等途径。

（四）注射剂的质量要求

由于注射剂直接注入机体，所以必须严格控制注射剂的质量，使其药效确切、使用安全、质量稳定。在产品生产、贮存及使用过程中注射剂应符合以下质量要求。

1. 无菌　注射剂成品中不得含有任何活的微生物和芽孢，必须符合《中国药典》2020 年版无菌检查的要求。

2. 无热原　无热原是注射剂的重要质量指标，特别是供静脉及脊椎注射的制剂。

3. 澄明度　不得有肉眼可见的浑浊或异物。

4. 安全性　注射剂不能引起对组织的刺激性或发生毒性反应，特别是一些非水溶剂及一些附加剂，必须经过必要的动物实验，以确保安全。

5. 渗透压　注射剂渗透压要求与血浆的渗透压相等或接近。供静脉注射的大容量注射剂还要求具有等张性。

6. pH 值　注射剂的 pH 值要求与血液相等或接近（血液 pH 值约为 7.4），一般控制在 4～9 的范围内。

7. 稳定性　因注射剂多为水溶液型，所以在制备、贮存及使用过程中稳定性问题比较突出。为确保产品在储存期内安全有效，要求注射剂必须具有良好的物理、化学及生物学稳定性。

8. 降压物质　有些注射液，如复方氨基酸注射液，其降压物质必须符合规定，确保安全。此外，有些注射剂还应进行异常毒性、刺激性和过敏检查等。

二、热原

1. 热原的含义与组成　热原（pyrogen）系指注射后能引起恒温动物体温异常升高的致热物质。含有热原的注射液注入机体后，大约半小时就能产生发冷、寒战、体温升高、恶心呕吐等不良反应，严重者出现昏迷、虚脱，甚至有生命危险。

热原是微生物的代谢产物，是一种内毒素（endotoxin）。大多数细菌都能产生热原，致热能力最强的是革兰阴性杆菌，霉菌甚至病毒也能产生热原。药剂学上的"热原"通常指细菌性热原。热原存在于细菌的细胞膜和固体膜之间，是由磷脂、脂多糖和蛋白质组成的复合物，其中脂多糖是内毒素的主要成分，具有特别强的致热活性。脂多糖的化学结构因菌种而异，其分子量一般为 $1 \times 10^6 \sim 2 \times 10^6$。

2. 热原的性质

（1）耐热性　热原具有较强的耐热性，一般 60℃加热 1 小时不受影响，100℃加热也不降解，但在 120℃加热 4 小时能破坏 98%，250℃加热 30～45 分钟或 650℃加热 1 分钟可使热原彻底破坏。在通常采用的注射剂灭菌条件下，热原不能被破坏。

（2）滤过性　热原体积小，为 1～5nm，一般的滤器均可通过，但可被活性炭吸附。

（3）水溶性　由于脂多糖组成中有多糖，故热原能溶于水，其浓缩的水溶液往往带有乳光。

（4）不挥发性　热原本身不挥发，但因溶于水，在蒸馏时可随水蒸气雾滴进入蒸馏水中，因此蒸馏水器应有隔沫装置以防热原污染。

（5）其他　热原能被强酸强碱破坏，也能被强氧化剂，如高锰酸钾或过氧化氢等破坏，超声波及某些表面活性剂也能使之失活。热原在水溶液中带有电荷，可被某些离子交换树脂吸附。

3. 注射剂污染热原的途径　①由溶剂带入；②由原辅料带入；③由容器、用具、管道与设备等带入；④由制备过程带入；⑤由使用过程带入。

4. 注射剂中热原的除去方法

（1）高温法　凡能耐高温的容器与用具，如针头、针筒或其他玻璃器皿，在洗净后，于 250℃加热 30 分钟以上，可破坏热原。

（2）酸碱法　耐酸碱的玻璃容器、用具用重铬酸钾硫酸洗液、稀氢氧化钠液处理，可将热原破坏。热原亦能被强氧化剂破坏。

（3）吸附法　注射剂常用优质针剂用活性炭处理吸附热原后，通过过滤将热原除去。活性炭用量一般为 0.05% ~ 0.5%（W/V）。但活性炭在吸附热原的同时也会吸附药物，若药液中药物含量较低时，应考虑适当增加配液时的投料量。

（4）超滤法　一般用 3 ~ 15nm 超滤膜除去热原。如超滤膜过滤 10% ~ 15% 的葡萄糖注射液可除去热原。

（5）离子交换法　热原分子上有磷酸根与羧酸根，带有负电荷，因而可被碱性阴离子交换树脂吸附而除去。

（6）其他方法　二乙氨基乙基葡聚糖凝胶（分子筛）或三醋酸纤维反渗透膜可除去热原。

5. 热原与细菌内毒素的检查　静脉用注射剂应按《中国药典》2020 年版规定的热原检查法或细菌内毒素检查法进行检查。

（1）热原检查法　系将一定剂量的供试品静脉注入家兔体内，在规定的时间内观察家兔体温升高的情况，以判定供试品中所含热原是否符合规定。

（2）细菌内毒素检查法　系利用鲎试剂来检测或量化由革兰阴性菌产生的细菌内毒素，以判定供试品中热原的限度是否符合规定的一种方法。鲎试剂为海洋生物鲎的血液变形细胞溶解物制成的无菌冷冻干燥品，含有能被微量细菌内毒素激活的凝固酶原。鲎试剂法适用于某些因具细胞毒性而不宜用家兔进行热原检测的品种，如放射性制剂、肿瘤抑制剂等。

细菌内毒素检查法包括凝胶法和光度测定法。凝胶法系通过鲎试剂与内毒素产生凝集反应的原理来检测或半定量内毒素的方法。光度测定法分为浊度法和显色基质法。浊度法系利用检测鲎试剂与内毒素反应过程中的浊度变化而测定内毒素含量的方法。显色基质法系利用检测鲎试剂与内毒素反应过程中产生的凝固酶使特定底物释放出呈色团的多少而测定内毒素含量的方法。

供试品检测时可使用其中任何一种方法进行试验。当测定结果有争议时，除另有规定外，以凝胶法结果为准。

细菌内毒素检查法灵敏度高，操作简单，试验费用少，可迅速获得结果，尤其适用于生产过程中热原的检测控制。但易出现假阳性或假阴性，且对革兰阴性菌以外的内毒素不够灵敏，尚不能取代家兔热原检查法。

三、注射剂的溶剂

注射剂所用溶剂必须安全无害，并不得影响注射剂的疗效和质量。一般分为水性溶剂和非水性溶剂。根据药物性质及制剂稳定性的需要，还可将水性溶剂与非水性溶剂混合应用。

（一）注射用水

1. 注射用水的质量要求　注射用水（water for injection）为纯化水经蒸馏所得的水，其质量应符合《中国药典》2020 年版注射用水项下的规定。灭菌注射用水按照注射剂生产工艺制备所得，不含任何添加剂，主要用于注射用无菌粉末的溶剂或注射剂的稀释剂，质量应符合灭菌注射用水项下的规定。

2. 原水的处理　原水处理方法有离子交换法、电渗析法及反渗透法。

（1）离子交换法　利用离子交换树脂可以除去绝大部分阴、阳离子，对热原、细菌也有一定的清除作用。其主要优点是制得的水化学纯度高，所需设备简单，耗能小，成本低。在制药工业中常用此法制备纯化水。

常用的离子交换树脂有阳、阴离子交换树脂两种：一种为 732 型苯乙烯强酸型阳离子交换树脂，极性基团为磺酸基，用简式 $RSO_3^-H^+$（氢型）或 $RSO_3^-Na^+$（钠型）表示；另一种为 717 型苯乙烯强碱型阴离子交换树脂，极性基团为季铵基团，用简式 $RN^+(CH_3)_3OH^-$（羟型）或 $RN^+(CH_3)_3Cl^-$（氯型）表示。钠型和氯型比较稳定，便于保存，故市售品需用酸碱转化为氢型和羟型后才能使用。

离子交换法处理原水的工艺，一般原水首先经过阳离子树脂床，再经过阴离子树脂床，最后经过混合床。这种系统出水纯度高。大生产时，为减轻阴离子树脂的负担，常在阳床后加脱气塔，除去二氧化碳。使用一段时间后，树脂会逐渐失去交换能力，即称为"老化"，需用较高浓度的酸碱分别处理阳、阴离子交换树脂后才能继续使用，此过程称为"再生"。

（2）电渗析法　电渗析依据在电场作用下离子定向迁移及交换膜的选择性透过而设计的。阳离子交换膜装在阴极端，显示强烈的负电场，只允许阳离子通过；阴离子交换膜装在阳极端，显示强烈的正电场，只允许阴离子通过，由于离子定向迁移，所以形成无离子的纯水区。当原水含盐量高达 3000mg/L 时，若直接用离子交换法处理，离子交换树脂很快失去活性，所以应先采用电渗析装置除去大部分离子，以减轻后序工艺的负担。电渗析原理见图 3-4。

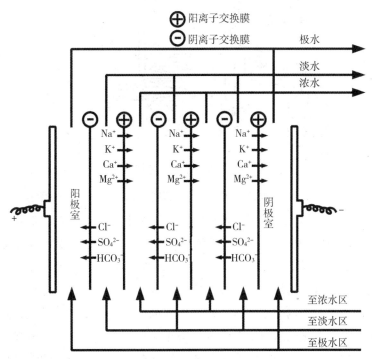

图 3-4　电渗析原理图

（3）反渗透法　当两种不同浓度的水溶液（如纯水和盐溶液）用半透膜隔开时，稀溶液中的水分子通过半透膜向浓溶液一侧自发流动，这种现象叫渗透。由于半透膜只允许水通过，而不允许溶质通过，因而渗透作用的结果必然使浓溶液一侧的液面逐渐升高，水柱静压不断增大，达到一定程度时，液面不再上升，渗透达到动态平衡，这时浓溶液和稀溶液之间的水柱静压差即为渗透压。若对反渗透膜高浓度溶液侧施加压力，当压力超过它的渗透压时，溶剂会逆着自然渗透的方向向低浓度侧作反向渗透，这一过程称为反渗透，得到纯溶剂（水）。

反渗透法是目前国内纯化水制备使用较多的方法，具有低能耗、高效率等优点，但若装置合理，所生产的水亦可达到注射用水的标准。

3. 注射用水的制备　蒸馏法制备注射用水是最经典的方法。蒸馏设备主要有塔式蒸馏水器、多效蒸馏水器和气压式蒸馏水器。

（1）塔式蒸馏水器　主要由蒸发锅、隔沫装置和冷凝器三部分组成。见图3-5。塔式蒸馏水器的生产能力强，并有多种不同规格，可根据需要选用。

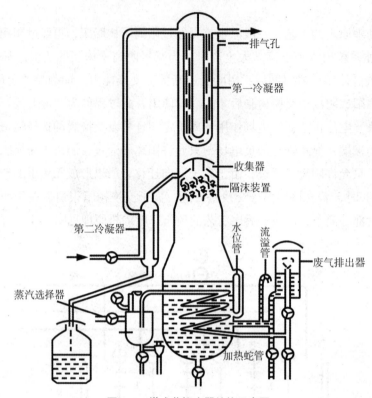

图 3-5　塔式蒸馏水器结构示意图

（2）多效蒸馏水器　多效蒸馏水器由圆柱形蒸馏塔、冷凝器及一些控制元件组成。特点是耗能低、产量高、质量优。去离子水先进入冷凝器预热后再进入各效塔内。多效蒸馏水器结构见图3-6。以四效蒸馏水器为例，在一效塔内，经预热的去离子水通过塔顶分水装置，在塔内蒸发列管表面形成均匀的薄膜状水流，被高压蒸气（130℃）加热而蒸发，水蒸气被部分冷凝后，蒸气部分经隔沫装置进入二效塔作为加热蒸汽加热塔内的水，二效塔内的水是在一效塔内冷凝的水通过塔底管路泵入，作为二效塔内的水源，二效塔内的水再次被加热产生蒸汽，并进入三效塔作为三效塔的加热蒸汽，没有汽化的水再次泵入三效塔作为水源，依次进行，最终在四效塔内，产生的蒸汽冷凝后成为蒸馏水，水作为浓缩水被排放。另外在一效塔内产生的纯蒸汽在二效塔放热后成为蒸馏水，依次在各效塔产生的二次蒸汽被冷凝、冷却后汇集于蒸馏水收集器。此种蒸馏水机出水温度在80℃以上，有利于蒸馏水的保存。

多效蒸馏水器的性能取决于加热蒸汽的压力和效数，并不是压力越大，效数越好，要从设备投资、能源消耗、占地面积、维修能力等因素考虑，选用四效以上蒸馏水器较为合理。

（3）气压式蒸馏水器　主要由自动进水器、热交换器、加热室、蒸发室、冷凝器及蒸汽压缩机等组成。气压式蒸馏水器利用离心泵将蒸汽加压，提高了蒸汽的利用率，具有多效蒸馏水器的优点，而且无须冷却水，但耗能大，目前国内气压式蒸馏水器已有生产。

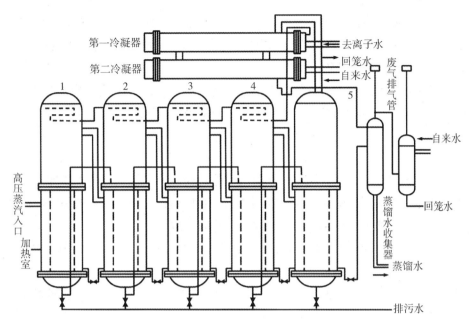

图 3-6　多效蒸馏水机结构示意图

4. 注射用水的收集与保存　接收蒸馏水时，应弃去初馏液，检查合格后方能收集，且收集器具应置较高洁净度的环境中，以防空气中的微粒落入。

配制注射剂的注射用水放置时间不应超过 12 小时，若需保存则应在 80℃以上或灭菌后密封保存。

（二）注射用非水溶剂

1. 植物油（vegetable oil）　主要供注射用植物油为大豆油（含天然的抗氧剂，是最稳定的植物油）。质量要求为：无臭或几乎无臭，无酸败味；色泽不得深于黄色 6 号标准比色液；在 10℃时应保持澄明；相对密度为 0.916 ~ 0.922；折光率 1.472 ~ 1.476；碘值为 126 ~ 140；皂化值为 185 ~ 195；酸值不得大于 0.1。其中碘值、皂化值、酸值是评价注射用油质量的重要指标。碘值反映油脂中不饱和键的多寡，碘值过高，则含不饱和键多，油易氧化酸败。皂化值表示游离脂肪酸和结合成酯的脂肪酸总量，过低表明油脂中脂肪酸分子量较大或含不皂化物（如胆固醇等）杂质较多；过高则脂肪酸分子量较小，亲水性较强，失去油脂的性质。酸值高表明油脂酸败严重，不仅影响药物稳定性，且有刺激作用。

其他植物油如麻油、花生油、玉米油、橄榄油、棉籽油、蓖麻油及桃仁油等经精制后也可供注射用。

为考虑稳定性，植物油应储存于避光、密闭容器中，因日光、空气会加快油脂氧化酸败，一般可加入没食子酸丙酯、VE 等抗氧剂。

2. 油酸乙酯（ethyl oleate）　浅黄色油状液体，能与脂肪油混溶，性质与脂肪油相似而黏度较小。因贮藏中易变色，故常加入抗氧剂。

3. 乙醇（alcohol）　本品与水、甘油、挥发油等可任意混溶，可供静脉注射或肌内注射。采用乙醇为注射剂的溶剂时，浓度可达 50%，但当乙醇浓度超过 10% 时可能会有溶血作用或疼痛感。

4. 丙二醇（propylene glycol）　本品与水、乙醇、甘油可任意混溶，能溶解多种药物及挥发油，可供肌内及静脉注射。常用量为 10% ~ 60%。此外，丙二醇可降低水的冰点，用于制备防冻注射剂。

5. 甘油（glycerin） 本品与水、乙醇、丙二醇任意混溶，对多种药物有较好的溶解性，可供静脉注射或肌内注射用。甘油因其黏度、刺激性等原因不能单独作为注射剂的溶剂，常与水、乙醇组成复合溶剂，常用浓度为15%～20%。

6. 聚乙二醇（polyethylene glycol，PEG） 本品与水、乙醇相混溶，根据分子量大小不同，聚乙二醇有多种规格，其中PEG300和PEG400均可用作注射剂的溶剂，常用浓度1%～50%。

四、注射剂的附加剂

为了确保注射剂安全、有效及稳定，注射剂中除主药外，可根据药物性质加入其他适宜的物质，这些物质统称为附加剂。附加剂在注射剂中的主要作用：①增加药物的稳定性；②增加主药的溶解度；③抑制微生物生长；④减轻疼痛或对组织的刺激性等。

所用附加剂应不影响药物疗效，避免对检验产生干扰，使用浓度不得引起毒性和过度的刺激性。

注射剂常用附加剂种类主要有pH和等渗调节剂、增溶剂、局麻剂、抑菌剂和抗氧剂等。常用的附加剂见表3-4。

表3-4　注射剂常用附加剂

附加剂	浓度范围/%	附加剂	浓度范围/%
缓冲剂		**增溶剂、润湿剂、乳化剂**	
醋酸，醋酸钠	0.22，0.8	聚氧乙烯蓖麻油	1～65
枸橼酸，枸橼酸钠	0.5，4.0	聚山梨酯20	0.01
乳酸	0.1	聚山梨酯40	0.05
酒石酸，酒石酸钠	0.65，1.2	聚山梨酯80	0.04～4.0
磷酸氢二钠，磷酸二氢钠	1.7，0.71	聚维酮	0.2～1.0
碳酸氢钠，碳酸钠	0.005，0.06	聚乙二醇-40蓖麻油	7.0～11.5
抑菌剂		卵磷脂	0.5～2.3
苯甲醇	1～2	泊洛沙姆188	0.21
羟丙丁酯，羟丙甲酯	0.01～0.015	**助悬剂**	
苯酚	0.5～1.0	明胶	2.0
三氯叔丁醇	0.25～0.5	甲基纤维素	0.03～1.05
局麻剂		羧甲基纤维素	0.05～0.75
利多卡因	0.5～1.0	果胶	0.2
盐酸普鲁卡因	1.0	**填充剂（用于冻干粉针剂）**	
苯甲醇	1.0～2.0	乳糖	1～8
三氯叔丁醇	0.3～0.5	甘氨酸	1～10
等渗调节剂		甘露醇	1～10
氯化钠	0.5～0.9	**稳定剂**	
		肌酐	0.5～0.8

续表

附加剂	浓度范围 /%	附加剂	浓度范围 /%
葡萄糖	4 ~ 5	甘氨酸	1.5 ~ 2.25
甘油	2.25	烟酰胺	1.25 ~ 2.5
抗氧剂		辛酸钠	0.4
亚硫酸钠	0.1 ~ 0.2	**保护剂**	
亚硫酸氢钠	0.1 ~ 0.2	乳糖	2 ~ 5
焦亚硫酸钠	0.1 ~ 0.2	蔗糖	2 ~ 5
硫代硫酸钠	0.1	麦芽糖	2 ~ 5
金属离子螯合剂		人血白蛋白	0.2 ~ 2
EDTA · 2Na	0.01 ~ 0.05		

注射剂的附加剂在应用时需注意：

1. pH 调节剂 pH 调节剂在选用时除考虑药物的溶解度、稳定性及生理适应性外，还应考虑减少加入的离子种类，以减少离子浓度的不利影响，如盐酸普鲁卡因注射液调节药液 pH 时，宜采用盐酸调节。

2. 抗氧剂 抗氧剂是一类易氧化的还原剂，加入溶液后，抗氧剂首先受到氧化而保护药物免遭氧化。在注射剂配制、灌封等生产过程中，为防止主药氧化，应在药液或空安瓿空间通惰性气体。常用的惰性气体有二氧化碳与氮气。通入的惰性气体应作为处方的混合成分在标签中注明。

3. 抑菌剂 注射量超过 5mL 的注射液，添加抑菌剂时必须特别谨慎，供静脉（除另有规定外）或椎管注射用的注射液，均不得添加抑菌剂。除必须考察抑菌剂与药物的相互作用外，还应考察与注射容器的相互作用。加入增溶剂的注射液、乳浊液因胶团或油滴的影响会使抑菌剂实际浓度降低，此时应考虑增加抑菌剂用量。

4. 增溶剂 许多药物需用增溶剂以增加其在水溶液中的溶解。天然胆酸盐、聚山梨酯等毒性较低，可在注射剂中应用。聚山梨酯类增溶剂在使用时，应了解其昙点特性，注意避免在灭菌加热与冷却过程中产生不利影响。当注射剂中使用抑菌剂时，还应考察增溶胶团对抑菌剂的影响。

5. 渗透压调节剂 氯化钠和葡萄糖为最常用的渗透压调节剂。应用时应根据药物性质进行选择。如脂肪营养乳，不宜选用氯化钠，以防离子浓度对乳滴产生不利影响。有些注射液则不宜使用葡萄糖。

五、注射剂的等渗与等张调节

正常人的血浆有一定的渗透压，约为 708.9kPa。渗透压与血浆渗透压相等的溶液为等渗溶液，如 0.9% 的氯化钠溶液和 5% 的葡萄糖溶液。高于血浆渗透压的溶液称为高渗溶液，反之称为低渗溶液。无论是高渗溶液还是低渗溶液注射入人体后，均会对机体产生影响。注射部位和注射量不同，其反应程度也不同。肌内注射可耐受 0.45% ~ 2.7% 的氯化钠溶液（相当于 0.5 ~ 3 个等渗度的溶液）。若血液中注入大量低渗溶液，水分子可迅速进入红细胞内，红细胞膨胀破裂，发生溶血现象，甚至导致死亡。若注入高渗溶液，红细胞内水分渗出而发生细胞萎缩。但只要注射速度足够慢，血液可自行调节使渗透压很快恢复正常，所以不至于产生不良影响。对脊椎腔内注射，由于易受渗透压的影响，必须调节至等渗。

常用的渗透压调整方法有冰点降低数据法和氯化钠等渗当量法。表 3-5 为一些药物的 1% 溶液的冰点降低值，根据表 3-5 数据，可计算并配制药物的等渗溶液。

表 3-5 一些药物水溶液的冰点降低值与氯化钠等渗当量

名称	1% 水溶液（W/V）冰点降低值（℃）	1g 药物氯化钠等渗当量（E）	等渗浓度溶液的溶血情况		
			浓度（%）	溶血（%）	pH 值
硼酸	0.28	0.47	1.9	100	4.6
盐酸乙基吗啡	0.19	0.15	6.18	38	4.7
硫酸阿托品	0.08	0.1	8.85	0	5.0
盐酸迪卡因	0.09	0.14	6.33	47	4.4
氯霉素	0.06	—	—	—	—
依地酸钙钠	0.12	0.21	4.50	0	6.1
盐酸麻黄碱	0.16	0.28	3.2	96	5.9
无水葡萄糖	0.10	0.18	5.05	0	6.0
葡萄糖（含 H_2O）	0.091	0.16	5.51	0	5.9
氢溴酸后马托品	0.097	0.17	5.67	92	5.0
盐酸吗啡	0.086	0.15	—	—	—
碳酸氢钠	0.381	0.65	1.39	0	8.3
氯化钠	0.58	—	0.9	0	6.7
青霉素 G 钾	—	0.16	5.48	0	6.2
硝酸毛果芸香碱	0.133	0.22	—	—	—
聚山梨酯 80	0.01	0.02	—	—	—
盐酸普鲁卡因	0.12	0.18	5.05	91	5.6
盐酸迪卡因	0.109	0.18	—	—	—

1. 冰点降低数据法 一般情况下，血浆冰点值为 –0.52℃。根据物理化学原理，任何溶液其冰点降低到 –0.52℃，即与血浆等渗。等渗调节剂的用量可用式 3-9 计算。

$$W = \frac{0.52 - a}{b} \tag{3-9}$$

式中，W 为配制等渗溶液需加入的等渗调节剂的量，单位为 %、g/mL；a 为药物溶液的冰点下降度数；b 为用以调节等渗的调节剂 1% 溶液的冰点下降度数。

例 1 用氯化钠配制等渗溶液 100mL，需用氯化钠多少？

已知 b=0.58，纯水 a=0，据式 3-9 计算得 W=0.9%。

即 0.9% 氯化钠为等渗溶液，配制 100mL 氯化钠等渗溶液需用 0.9g 氯化钠。

例 2 配制 2% 盐酸普鲁卡因溶液 100mL，用氯化钠调节等渗，求需加入的氯化钠的量。

由表 3-5 可知，2% 盐酸普鲁卡因溶液的冰点下降度 a 为 0.12×2=0.24℃。1% 氯化钠溶液的冰点下降度 b 为 0.58℃，代入式 3-9 得：

$$W = \frac{0.52 - 0.24}{0.58} = 0.48\%$$

即配制 2% 盐酸普鲁卡因等渗溶液 100mL 需加入氯化钠 0.48g。

对于成分不明或查不到冰点降低数据的注射液，可通过试验测定，再据式 3-9 计算。在测定药物的冰点降低值时，为使测定结果更加准确，测定浓度应与配制溶液浓度相近。

2. 氯化钠等渗当量法 氯化钠等渗当量是指与 1g 药物呈等渗的氯化钠的克数，用 E 表示。利用 E 值也可计算配制药物等渗溶液所需添加的氯化钠的量。

例 1 配制 1000mL 葡萄糖等渗溶液，需加无水葡萄糖多少克（W）。

由表 3-5 可知，1g 无水葡萄糖的氯化钠等渗当量为 0.18，根据 0.9% 氯化钠为等渗溶液，因此：

$$W = \frac{0.9}{0.18} \times \frac{1000}{100} = 50g$$

即 5% 无水葡萄糖溶液为等渗溶液。

例 2 配制 2% 盐酸麻黄碱溶液 200mL，欲使其等渗，需加入多少克氯化钠或无水葡萄糖？

由表 3-5 可知，1g 盐酸麻黄碱的氯化钠等渗当量为 0.28，无水葡萄糖的氯化钠等渗当量为 0.18。设所需加入的氯化钠和葡萄糖的量分别为 X 和 Y。

$$X = (0.9 - 0.28 \times 2) \times 200/100 = 0.68g$$

$$Y = 0.68/0.18 = 3.78g$$

或

$$Y = (5\%/0.9\%) \times 0.68 = 3.78g$$

3. 等张溶液调节 等渗溶液（isoosmotic solution）是指渗透压与血浆相等的溶液，因为渗透压是溶液的依数性之一，采用物理化学实验方法可求得，属于物理化学概念。但临床上等渗溶液仍可能出现溶血现象，如盐酸普鲁卡因、氯化铵、盐酸可卡因等。因而需提出等张溶液的概念。

等张溶液是指与红细胞膜张力相等的溶液，在等张溶液中红细胞能保持正常的体积和形态，不会发生溶血，因而等张溶液是一个生物学的概念。

红细胞膜对很多药物水溶液来说可视为理想的半透膜，它可让溶剂分子通过，而不让溶质分子通过，因此这些药物的等渗浓度和等张浓度相同或相近。但红细胞并非典型的半透膜，某些药液即使是等渗溶液，还会发生不同程度的溶血现象。这类药物一般需加入适量氯化钠、葡萄糖等调节至等张才可避免溶血。药物的等张浓度可用溶血法测定。由于等渗和等张溶液定义不同，等渗溶液不一定等张，等张溶液亦不一定等渗（0.9% 的氯化钠溶液既等渗又等张），因此，在注射剂的制备中，即使所配制的溶液为等渗溶液，为用药安全，亦应进行溶血试验，必要时加入葡萄糖、氯化钠等调节成等张溶液。

第三节 小容量注射液的制备

小容量注射液是指包装于小于 100mL 容器内的注射液，小容量注射液的制备包括容器的处理、原辅料的准备、药液的配制、灌装和封口、灭菌、质检及包装等。注射液生产车间的位置、房间布局、内部结构均应符合生产工艺要求及环境洁净区域划分的要求，总流程由注射用水的制备、容器的前处理、注射液的配制及成品的制备四部分组成，制备过程的环境区域划分为控制区与洁净区。小容量注射液制备的工艺流程及环境区域划分见图 3-7。

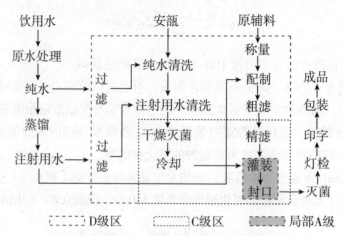

图 3-7 小容量注射液制备工艺流程及环境区域划分

一、容器的处理

小容量注射液的容器一般是指由硬质中性玻璃制成的安瓿或西林瓶,亦有塑料容器、预装式注射器等。近年来,塑料容器用于注射剂的盛装已经成为一种趋势。

(一)玻璃安瓿

1. 安瓿的种类 安瓿分为粉末安瓿和有颈安瓿,容积通常为 1mL、2mL、5mL、10mL、20mL 等几种规格。为避免折断安瓿瓶颈时造成玻璃屑、微粒进入安瓿污染药液,国家药品监督管理部门已强制推行曲颈易折安瓿。安瓿多为无色,有利于检查药液的澄明度。对需要遮光保存的药物,可采用琥珀色玻璃安瓿。但琥珀色安瓿含氧化铁,若药物成分能被铁离子催化,则不宜使用。

粉末安瓿系供分装注射用粉末或结晶性药物使用,瓶颈口粗或呈喇叭状以便于药物分装。为方便临床应用,近年来开发了一种可同时盛装粉末与溶剂的注射容器,容器分为两个隔室,下隔室装无菌药物粉末,上隔室装溶剂,中间用特制的隔膜分开,用时将顶部的塞子压下,隔膜打开,溶剂流入下隔室,将药物溶解后使用。这种注射用容器特别适用于一些在溶液中不稳定的药物。

2. 安瓿的质量要求 安瓿不仅要盛装各种不同性质的注射剂,而且还要经受高温灭菌和在不同环境下的长期储存。因此,注射剂玻璃容器应符合以下质量要求:①应无色透明,以便于检查注射剂的澄明度、杂质以及变质情况;②应具有较低膨胀系数、优良的耐热性,以耐受灭菌冷却等处理,不易爆裂;③熔点低,易于熔封;④安瓿瓶壁不得有气泡、麻点及砂粒;⑤应有足够的物理强度,能耐受热压灭菌时产生的较高压力差,并避免在生产、装运和保存过程中所造成的破损;⑥应具有高度的化学稳定性,不易被药液侵蚀,也不改变药液的 pH。

目前用于制备安瓿的玻璃主要有中性玻璃、含钡玻璃及含锆玻璃。其中中性玻璃是低硼酸硅盐玻璃,化学稳定性好,可作为近中性或弱酸性注射剂的容器;含钡玻璃耐碱性好,可作为碱性较强注射剂的容器;含锆玻璃系含少量锆的中性玻璃,具有更高的化学稳定性,耐酸、耐碱性能好。除玻璃组成外,安瓿的制作、贮藏、退火等技术,也在一定程度上影响安瓿的质量。

3. 安瓿的检查 安瓿使用时,必须按《中国药典》2020 年版要求进行一系列检查,包括安瓿外观、尺寸、应力、清洁度、热稳定性等物理检查项目和耐酸性能、耐碱性能等化学检查项目。安瓿选择时,还需进行装药试验,考察容器与药液有无相互作用。

4. 安瓿的洗涤 安瓿一般使用离子交换水灌瓶蒸煮,质量较差的安瓿须用 0.5% 的醋酸水溶液，灌瓶蒸煮（100℃、30分钟）热处理。蒸煮瓶的目的是使瓶内的灰尘、沙砾等杂质经加热浸泡后落入水中，容易洗涤干净，同时也可使玻璃表面的硅酸盐水解，微量的游离碱和金属盐溶解，提高安瓿的化学稳定性。

目前国内药厂使用的安瓿洗涤设备主要有三种。

（1）喷淋式安瓿洗涤机组　机组由喷淋机、甩水机、蒸煮箱、水过滤器及水泵等机件组成，洗涤效率高，设备简单，曾被广泛采用。但这种洗涤设备占地面积大、耗水量多、洗涤效果欠佳，仅适用于5mL以下安瓿的洗涤。

（2）气水喷射式安瓿洗涤机组　机组主要由供水系统、压缩空气及其过滤系统、洗瓶机三大部分组成。洗涤时，利用洁净的洗涤水及经过过滤的压缩空气，通过喷嘴交替喷射安瓿内外部，将安瓿洗净。适用于大规格安瓿和曲颈安瓿的洗涤。

（3）超声波安瓿洗涤机组　在液体中传播的超声波能对物体表面污物进行清洗，具有清洗洁净度高、清洗速度快等特点。但超声波在水浴槽中易造成对边缘安瓿的污染或损坏玻璃内表面而造成脱片，洗涤时应加以注意。

此外，如果安瓿在高洁净环境下生产，密闭包装，使用时只需洁净空气吹洗；还有一种密封安瓿，临用时在净化空气下用火焰开口后直接灌封，可免去洗瓶、干燥、灭菌等工序。

5. 安瓿的干燥与灭菌　洗净的安瓿可在120～140℃烘箱内干燥。需无菌操作或低温灭菌的安瓿在180℃干热灭菌1.5小时。大生产中多采用隧道式烘箱，主要由红外线发射装置与安瓿自动传递装置两部分组成，温度可高达250～350℃，一般350℃、5分钟即可达到灭菌目的。

经干燥灭菌的空安瓿应置于洁净室内存放，且存放时间不应超过24小时。

（二）塑料安瓿

塑料安瓿有聚丙烯（polypropylene，PP）和聚乙烯（polyethylene，PE）两种，其中PP的透明度好，强度高，可耐受121℃的高温灭菌，常用于需要终端灭菌的注射剂；PE一般不能耐受110℃以上条件的高温灭菌，常用于无菌工艺生产的注射剂。

与玻璃安瓿相比，塑料安瓿具有以下优点：①强度高，不易破碎；②质量轻；③不会产生碎屑；④易操作，安全性高；⑤生产方法简便，对药物稳定性影响小；⑥形状多样，规格各异，装量范围广，适用产品的类型包括小容量注射剂、滴眼剂、滴耳剂和口服液等。但塑料容器也存在一些问题，如可能析出添加剂，如抗氧剂、金属离子等；对易氧化药物，因透气性而不适用。塑料安瓿在欧美、日本等国家应用较多，我国目前处于应用的起步阶段。

（三）预装式注射器

预装式注射器（prefilled syringe，PFS）是20世纪80年代兴起的一种注射剂包装形式，系采用一定的工艺将药液预先灌装于注射器中，同时具有贮存和注射药物的功能。PFS是一种可随时注射药物的"药械合一"的给药形式，分为带注射针和不带注射针两种。普通注射容器在药液配制、混合、抽取过程中可能造成污染，使用PFS可有效避免，而且PFS操作方便、安全、剂量准确，疼痛感小，特别适合长期治疗疾病的需要，如糖尿病患者使用的预填充胰岛素注射笔等。

二、原辅料的准备

供注射用的原辅料必须符合最新版《中国药典》所规定的各项指标。某些品种可另行制定内控标准。

配制前，应正确计算原料的用量，称量时应两人核对。若在制备过程中（如灭菌后）药物含量下降，应酌情增加投料量；含结晶水药物应注意进行换算。投料量可按式 3-10 计算：

$$原料（附加剂）实际用量 = \frac{原料（附加剂）理论用量 \times 成品标示量百分数}{原料（附加剂）实际含量} \quad (3-10)$$

成品标示量百分数通常为 100%，有些产品因灭菌或储存期间含量会有所下降，可适当增加投料量（即提高成品标示量的百分数）。原料（附加剂）用量 = 实际配液量 × 成品含量（%）；实际配液量 = 实际灌注量＋实际灌注时损耗量。

三、配制与过滤

1. 配制

（1）配制用具的选择与处理　注射剂常用装有搅拌器的夹层锅配制。配制用具的材料有玻璃、耐酸碱搪瓷、不锈钢、聚氯乙烯等。配制浓的盐溶液不宜选用不锈钢容器；需加热的药液不宜选用塑料容器。

配制器具使用前，要用洗涤剂或硫酸清洁液处理干净。临用时再用新鲜注射用水荡洗或灭菌。用具每次使用后，均应及时清洗，玻璃用具可加入少量硫酸清洁液或 75% 乙醇后放置，避免细菌污染，用时再洗净。

（2）配制方法　分为稀配法和浓配法两种。稀配法系将全部药物加入所需的全部溶剂，一次配成所需浓度。稀配法适用于原料质量好、小容量注射液的配制。浓配法系将全部药物加入部分溶剂中配成浓溶液，加热或冷藏后过滤，然后稀释至所需浓度。浓配法适用于原料质量一般、大容量注射液的配制。

注射剂配制所用注射用水可在 70℃ 以上保温循环贮存。配制时还应注意：①配制注射液时应在洁净的环境中进行，一般不要求无菌，但所用器具、原料及附加剂应尽可能无菌；②配制剧毒药品注射液时，应严格称量与校核，并谨防交叉污染；③对不稳定的药物应注意调配顺序（如先加稳定剂或通惰性气体等），有时还要控制温度或避光操作；④对于不易滤清的大容量药液可加 0.1%~0.3% 活性炭处理，但应注意活性炭对药物的吸附作用，小量注射剂可用纸浆混炭处理。

配制油性注射液时，常将注射用油先经 150℃ 干热灭菌 1~2 小时，冷却至适宜温度（一般在主药熔点以下 20~30℃），趁热配制、过滤（一般在 60℃ 以下）。温度不宜过低，否则黏度增大使过滤困难。

注射剂配制后，应进行半成品质量检查（如 pH、含量等），合格后方可过滤。

2. 过滤　小容量注射液的过滤一般先初滤再精滤。操作时应根据具体过滤要求，结合注射剂药液中沉淀物的多少，选择适宜的滤器与过滤装置。注射剂的初滤常用板框式压滤机、砂滤棒、垂熔玻璃滤器等设备；注射剂的精滤常用微孔滤膜过滤器。

注射剂的过滤方式通常有高位静压过滤、减压过滤及加压过滤等，具体装置为：

（1）高位静压过滤装置　该装置是利用药液本身的静压差在管道中进行过滤。见图 3-8。适用于生产量不大、缺乏加压

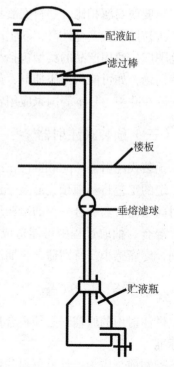

图 3-8　高位静压过滤装置示意图

或减压设备的情况。一般药液缸置于楼上，通过管道在楼下灌封。本法压力稳定，滤过质量好，但滤速慢。

（2）减压过滤装置　该装置系采用真空泵等，将药液抽成真空形成负压，再使其通过过滤介质，适用于各种滤器，对设备要求简单，但压力不够稳定，操作不当易致滤层松动，影响滤过质量。见图3-9。此外，整个系统处于负压状态，一些微生物或杂质可从密封不严处吸入系统污染产品，故不适用于除菌过滤。

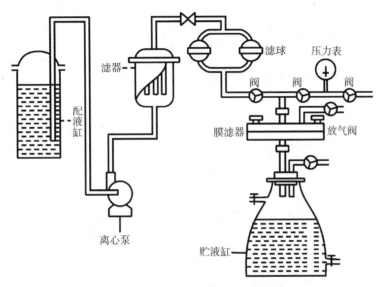

图 3-9　减压连续过滤装置示意图

（3）加压过滤装置　该装置系利用离心泵对药液加压以达到过滤目的，广泛应用于药厂大生产。见图3-10。该装置的特点是压力稳定，滤速快，滤过质量好，产量也较高。由于整个装置处于正压下，即使过滤停顿对滤层影响也较小，同时外界空气不易漏入过滤系统，因此适用于无菌过滤。但本法需离心泵和压滤器等耐压设备，要求配液、过滤及灌封工艺在同一平面。

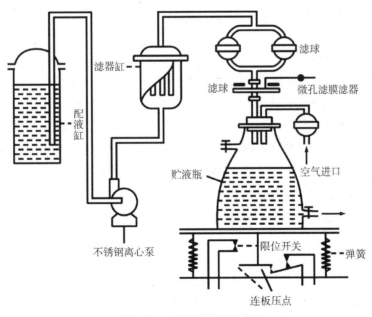

图 3-10　加压过滤装置示意图

四、灌封

注射剂过滤后经检查合格后应及时进行灌装和封口，即灌封。封口有拉封与顶封两种，为保证封口质量，现生产上均采用拉封。安瓿的封口要求严密不漏气、顶端圆整光滑，无歪头、尖头、瘪头、焦头和泡头等。注射剂的灌封大生产上采用安瓿自动灌封机。

安瓿自动灌封机进行灌封时的运行操作为：安瓿传送至轨道，灌注针头上升、药液灌装并充气，封口，再由轨道送出产品。灌液部分装有缺瓶自动止灌装置，当灌注针头降下而无安瓿时，药液不再注射灌液以免污染机器及浪费。目前生产上已采用洗、灌、封联动机，生产效率得到很大提高。

灌装药液时应注意：①剂量准确，灌装时可按《中国药典》2020年版四部制剂通则0102的要求适当增加药液量，以保证注射用量不少于标示量；②药液不沾瓶颈口，为防止灌注器针头"挂水"，活塞中心常有毛细孔，可使针头挂的水滴缩回并调节灌装速度，防止灌装过快时药液溅至瓶壁而沾瓶；③通惰性气体时应既不使药液溅至瓶颈，又可使安瓿空间空气除尽。一般采用空安瓿先充惰性气体，灌装药液后再充一次的方式。

常用的惰性气体有氮气和二氧化碳。高纯度氮可不经处理，纯度差的氮气可先通过缓冲瓶，然后经硫酸、碱性焦性没食子酸、1%的高锰酸钾溶液处理。二氧化碳可用装有浓硫酸、硫酸铜溶液、1%的高锰酸钾溶液与50%甘油溶液的洗气瓶处理。有些药厂在通气管路上装有报警器以检查充气效果，也可用测氧仪进行残余氧气的测定。惰性气体的选择，要根据药液品种而定，一般选用氮气，因二氧化碳易使安瓿爆裂，且一些碱性药液或钙制剂也会与二氧化碳发生反应，应用时应注意。

五、灭菌与检漏

1. 灭菌　灌装后的注射剂应及时灭菌。灭菌方法和条件应根据药物性质选择确定，既要保持注射剂中药物的稳定，又必须保证制剂成品无菌。在避菌条件较好的条件下生产的注射剂可采用流通蒸汽灭菌，1~5mL的注射剂可用流通蒸汽100℃灭菌30分钟；10~20mL的注射剂100℃灭菌45分钟。灭菌操作要求灭菌效果 F_0 大于8并进行验证。小容量注射液从配制到灭菌，必须在规定时间内完成（一般为12小时）。

2. 检漏　灭菌后的安瓿应立即进行漏气检查，其目的是将熔封不严密的注射剂检出剔除。检漏一般采用灭菌和检漏两用的灭菌锅。灭菌后稍开锅门，从进水管放进冷水淋洗安瓿使温度降低，然后密闭锅门并抽气使灭菌器内压力逐渐降低。此时安瓿如有漏气，则安瓿内的空气也会随之被抽出。当真空度达85.12~90.44kPa时，停止抽气，将有色溶液吸入灭菌锅中，待有色溶液浸没安瓿后，关闭色水阀，开放气阀，并将有色溶液抽回贮液器，开启锅门，将锅内注射剂取出，淋洗后检查，剔除带色的漏气安瓿。

另外，还可以将安瓿横放或倒置于灭菌器内，升温灭菌会使安瓿内部空气受热膨胀形成正压，若安瓿漏气，药液则从顶端的毛细孔或裂缝中压出，灭菌结束后变成空安瓿被检出剔除，此法操作简便，并且灭菌与检漏同时完成。

对于小量生产，可以在灭菌完成后，立即取出注射剂放置于适宜容器中，趁热将冷的有色溶液加到容器中，安瓿遇冷内部压力降低，有色溶液即可从裂缝或毛细孔中进入安瓿从而检出漏气安瓿。

六、质量检查

1. 装量　供试品标示装量不大于 2mL 者，取供试品 5 支（瓶）；2mL 以上至 50mL 者，取供试品 3 支（瓶）。按照《中国药典》2020 年版四部通则 0102 检查，每支（瓶）的装量均不得少于其标示装量。

2. 可见异物　可见异物检查法有灯检法和光散射法，一般常用灯检法。具体检查方法和结果判定见《中国药典》2020 年版四部通则 0904。

3. 不溶性微粒　不溶性微粒检查法有光阻法和显微计数法，一般优先采用光阻法。具体检查方法和结果判定见《中国药典》2020 年版四部通则 0903。

4. 无菌检查　任何注射剂灭菌后，必须抽取规定的样品，进行无菌检查。检查方法见《中国药典》2020 年版四部通则 1143。

5. 细菌内毒素或热原　静脉用注射剂应进行细菌内毒素或热原检查（见本章第二节热原项下）。

6. 渗透压摩尔浓度　制备注射剂，其渗透压应尽量与血液等渗。除另有规定外，静脉输液及椎管内注射用注射液应按照渗透压摩尔浓度测定法检查，应符合规定。检查方法及结果判定见《中国药典》2020 年版四部通则 0632。

7. pH　注射液 pH 值范围一般为 4.0 ~ 9.0，具体品种的 pH 要求有所不同，但同一品种的 pH 值差异范围不应超过 ±1.0。

8. 其他检查　注射剂视品种不同，有的还需进行有关物质、降压物质检查、异常毒性检查、刺激性、过敏试验及抽针试验等。

七、印字及包装

注射剂的容器上必须印有药名、规格、批号等。注射剂的外包装盒、标签上必须印有药物名称、数量、规格、含量、适应证、用法用量、禁忌证、不良反应、生产日期、厂名、厂址、生产批文、注册商标、附加剂名称及其用量等。目前生产中已有印字、装盒、贴签及包扎等联动的印包联动机，大大提高了生产效率。

八、小容量注射液举例

例 1　维生素 C 注射液（抗坏血酸注射液）

【处方】维生素 C104g，依地酸二钠 0.05g，碳酸氢钠 49.0g，亚硫酸氢钠 2.0g，注射用水加至 1000mL。

【制备】在配制容器中，加入处方量 80% 的注射用水，通二氧化碳至饱和，加维生素 C 溶解后，分次缓缓加入碳酸氢钠，搅拌使完全溶解，加入预先配制好的依地酸二钠溶液和亚硫酸氢钠溶液，搅拌均匀，调节药液 pH 值至 6.0 ~ 6.2，添加二氧化碳饱和的注射用水至足量，用垂熔玻璃漏斗与膜滤器过滤，溶液中通二氧化碳，并在二氧化碳气流下灌封，最后于 100℃流通蒸汽灭菌 15 分钟。

【注解】①维生素 C 分子中有烯二醇结构，显强酸性，注射时刺激性大，产生疼痛，故加入碳酸氢钠（或碳酸钠）调节 pH，以避免疼痛，并增强本品的稳定性。②维生素 C 在水溶液中极易氧化、水解。原辅料的质量是影响维生素 C 注射液质量的关键。同时空气中的氧气、溶液 pH 和金属离子（特别是铜离子）等对其稳定性影响亦较大。因此处方中加入抗氧剂（亚硫酸氢钠）、金属离子络合剂及 pH 调节剂，工艺中采用充惰性气体等措施，以提高产品稳定性。③本品稳定性与温度有关。试验表明：用 100℃流通蒸汽 30 分钟灭菌，含量降低 3%，而 100℃流通蒸汽 15 分钟灭菌，含量仅降低 2%，故以 100℃流通蒸汽 15 分钟灭菌为宜。但目前认为 100℃流通蒸汽 15 分钟或 30 分钟均难以杀灭芽孢，不能保证灭菌效果，因此操作过程应在无菌条件下进行，或先进行除菌过滤，以防污染。

例 2　维生素 B₂ 注射液

【处方】维生素 B₂ 2.575g，烟酰胺 77.25g，乌拉坦 38.625g，苯甲醇 7.5mL，注射用水加至 1000mL。

【制备】将维生素 B₂ 先用少量注射用水调匀待用。将烟酰胺、乌拉坦溶于适量注射用水中，加入活性炭 0.1g，搅拌均匀后放置 15 分钟，粗滤脱碳，加注射用水至约 900mL，水浴上加热至 80～90℃，慢慢加入已用注射用水调好的维生素 B₂，保温 20～30 分钟，至完全溶解后冷却至室温。加入苯甲醇，用 0.1mol/L 的盐酸液调节 pH 值至 5.5～6.0，调整体积至 1000mL，然后在 10℃以下放置 8 小时，过滤至澄明、灌封，100℃流通蒸汽灭菌 15 分钟。

【注解】①维生素 B₂ 在水中溶解度小，0.5% 的浓度已为过饱和溶液，所以必须加入大量烟酰胺作为助溶剂。此外还可用水杨酸钠、苯甲酸钠、硼酸等作助溶剂，10% 的 PEG600 以及 10% 的甘露糖醇也能增加其溶解度。②维生素 B₂ 水溶液对光极不稳定，在酸性或碱性溶液中都易变成酸性或碱性感光黄素。所以在制备时，应严格避光操作，制剂成品也需避光保存。酰脲和水杨酸钠能防止维生素 B₂ 的水解和光解作用。③维生素 B₂ 还可制成长效混悬注射液，如加 2% 的单硬脂酸铝制成的维生素 B₂ 混悬注射液，一次注射 150mg，能维持疗效 45 天，而注射同剂量的水性注射液只能维持药效 4～5 天。

第四节　输　液

一、概述

输液（infusion solution）是指供静脉滴注用的大容量注射液，除另有规定外，一般一次给药不小于 100mL，生物制品一般不小于 50mL。输液的使用剂量大，且可直接进入血循环，故起效迅速，临床上多用于救治危重和急症病人。输液通常包装在玻璃或塑料的输液瓶或袋中，不含防腐剂或抑菌剂。使用时通过输液器调整滴速，持续而稳定地进入静脉，确保临床疗效的发挥。

二、输液的分类与质量要求

（一）输液的分类及临床用途

1. 体液平衡用输液　包括电解质输液和酸碱平衡输液。①电解质输液用于补充体液、电解质，通过纠正患者体内的水和电解质代谢紊乱以维持体液渗透压并恢复人体的正常生理功能，如氯化钠注射液、复方氯化钠注射液、含糖复方电解质输液；②酸碱平衡输液主要用于纠正体液的酸碱平衡，如碳酸氢钠注射液、乳酸钠注射液。

2. 营养输液　用于不能口服吸收营养的患者。营养输液有碳水化合物（糖）类输液、氨基酸输液、脂肪乳输液、维生素和微量元素输液等。糖类输液中最常用的是葡萄糖注射液。

3. 胶体输液（又称为血浆代用品）　用于调节体内渗透压。胶体输液有多糖类、明胶类、高分子聚合物类等，如右旋糖酐、淀粉衍生物、明胶、聚乙烯吡咯烷酮（PVP）等。

4. 含药输液　含有治疗药物的输液，可用于临床治疗，如甲硝唑注射液，替硝唑、环丙沙星等输液。

5. 透析类输液　主要用于需进行血液净化治疗的患者，包括腹膜透析液、血液滤过置换液等。腹膜透析液主要由三部分组成：渗透压调节剂、缓冲液、电解质。如葡萄糖腹膜透析液和新型腹膜透析液。

（二）输液的质量要求

输液的质量要求与小容量注射液基本上是一致的，但由于输液的注射量大，又是直接注入血液循环，因而对无菌、热原、可见异物、不溶性微粒的质量要求更为严格。此外，输液的 pH 应在保证疗效和制剂稳定的基础上，力求接近人体血液的 pH；输液的渗透压应为等渗；不得含有引起过敏反应的异性蛋白及降压物质；不得添加任何抑菌剂，储存过程中质量稳定；混悬型注射液不得用于静脉注射；静脉用乳状液型注射液中 90% 的乳滴粒径应在 1μm 以下，除另有规定外，不得有大于 5μm 的乳滴。

三、输液的制备

输液制备的工艺流程及区域划分见图 3-11、图 3-12 及图 3-13。

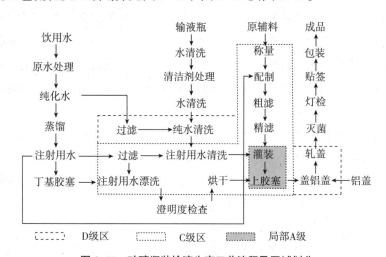

图 3-11　玻璃瓶装输液生产工艺流程及区域划分

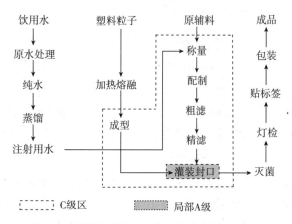

图 3-12　塑料瓶装输液生产工艺流程及区域划分

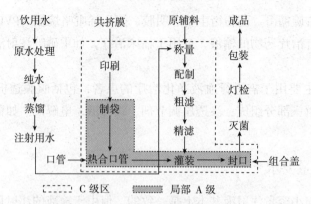

图 3-13 塑料软袋装输液生产工艺流程

（一）输液容器及其包装材料处理

1.输液容器 输液容器有玻璃输液瓶、塑料瓶和塑料软袋三种。

（1）玻璃输液瓶 由硬质中性玻璃制成，物理化学性质稳定，外观应无色透明，光滑无条纹，无气泡，无毛口，瓶口内径大小应符合要求，圆整光滑，以利密封。常用容积为100mL、250mL和500mL。新输液瓶的洗涤一般采用水洗和碱洗相结合的方式进行。碱洗法是用2%NaOH溶液（50~60℃）或1%~3%Na$_2$CO$_3$溶液冲洗，由于碱对玻璃有腐蚀作用，故洗瓶时间不宜过长。碱洗法可同时除去掉细菌和热原。药液灌装前必须用微孔滤膜滤过的注射用水倒置冲洗。

（2）塑料瓶 目前已广泛使用，塑料瓶质轻，机械强度高，耐热、耐水、耐腐蚀，化学稳定性高，可热压灭菌。塑料瓶先用常水冲洗，再用微孔滤膜滤过的注射用水洗至澄明即可。新型输液剂生产设备已将制瓶、灌装、密封三位一体化，在无菌条件下完成大输液的自动化生产，有利于对产品质量的控制。

塑料瓶输液与玻璃瓶输液均为半开放式输液包装形式，即药液输注过程中，瓶内仍需与外界空气形成回路药液才能滴出，因此存在产生二次污染的概率。

（3）塑料软袋 塑料软袋包装形式实现了完全封闭的输液系统。输液时，随着袋内液体的输出，软袋在大气压的作用下变扁使袋内不形成负压，液体可持续流出，避免了输液过程中外界空气对药液的二次污染。

输液软袋目前多由PP、PE等多层共挤膜制成，一般为三层结构，称为非PVC软袋。制袋过程不使用黏合剂、增塑剂，并且膜材无溶出、不掉屑，为输液软袋的安全使用提供了保障；膜材易于热封、弹性好、抗冲击，温度耐受范围广，既耐高温（可在121℃下灭菌），又耐低温（-40℃）；透明度高，化学惰性、药物相容性好。非PVC软袋的生产自动化程度高，其制袋、印字、灌装、封口可在同一生产线上完成，使用筒膜无需水洗便可直接使用，节省了容器清洗的工序，能更有效地避免生产环节的污染。

2.橡胶塞 橡胶塞应富于弹性及柔软性，针头易刺入，拔出能立即闭合；耐溶，不污染药液，也不吸附药液成分；有化学稳定性；能热压灭菌；无毒性、无溶血性。目前我国规定使用合成橡胶塞，如丁基橡胶塞。丁基橡胶塞质量高、安全性好，使用时可不加隔离膜。但对于某些易与胶塞发生相互作用的药物，如头孢菌素类药物，可采用覆膜丁基胶塞。

丁基胶塞使用时不需经过酸碱处理，需要用纯化水及注射用水漂洗或再用二甲硅油处理胶塞表面，防止硅胶中的内容物脱落，最后用不超过121℃的热空气吹干。

（二）输液的配制与过滤

输液的配制多采用带有夹层的不锈钢罐，可以加热，还带有搅拌装置。配制输液必须采用新鲜无热原的注射用水，配制方法有浓配法和稀配法两种。为保证无热原和澄明度合格，多采用浓配法。如葡萄糖注射液先配成50%～70%的浓溶液，加入0.01%～0.5%针用活性炭，调节pH值至3～5，加热煮沸后冷至45～50℃（临界吸附温度），吸附时间为20～30分钟，以吸附热原、色素和其他杂质，过滤后稀释至所需浓度。输液配制用容器、滤过装置及输送管道，必须认真清洗。使用后应立即清洗干净，并定时进行灭菌。

输液的过滤常采用加压三级过滤装置，即按照板框式过滤器（或砂滤棒）、垂熔玻璃滤器、微孔滤膜（孔径0.45μm或0.8μm）的顺序进行过滤。板框式过滤器或砂滤棒起预滤或初滤作用，垂熔玻璃滤器和微孔滤膜起精滤作用。加压滤过既可以提高过滤速度，又可以防止过滤过程中产生的杂质或碎屑污染滤液。

（三）输液的灌封与灭菌

灌封室的洁净度应为A级或局部A级。玻璃瓶输液的灌封工序由药液灌注、塞橡胶塞、轧铝盖三步连续完成。灌封要求装量准确、塞正、铝盖封紧。目前药厂多采用回转式自动灌封机、自动放塞机、自动翻塞机、自动落盖轧口机等完成联动化、机械化生产。

输液灌封后应及时灭菌。输液从配制到灭菌的时间，一般不超过4小时。输液通常采用热压灭菌。玻璃瓶装输液一般容量为500mL或250mL，且瓶壁较厚，因此灭菌时需要较长预热时间（一般预热20～30分钟），以保证瓶的内外均达到灭菌温度，也不会因骤然升温而使输液瓶炸裂。灭菌原则是优先采用过度杀灭法，即$F_0 \geq 12$，灭菌参数一般为121℃、15分钟；其次采用残存概率法，即$F_0 \geq 8$，灭菌参数一般为121℃、8分钟或115℃、30分钟。对于塑料袋装输液，灭菌条件一般为109℃、45分钟或111℃、30分钟。

四、输液的质量检查与包装

按《中国药典》2020年版规定，输液的质量检查项目有最低装量、不溶性微粒、可见异物、细菌内毒素或热原、无菌等。检查方法按《中国药典》2020年版有关规定执行。

输液经质量检查合格后，应立即贴上标签，标签上应印有品名、规格、批号、日期、使用事项、生产单位等。贴好标签后装箱，封妥，送入仓库。包装箱上亦应印上品名、规格、生产单位等项目。装箱时应注意装严装紧，便于运输。

五、输液主要存在的问题及解决方法

输液大生产中主要存在染菌、澄明度和热原反应问题。

1.染菌　输液生产过程中由于严重污染、灭菌不彻底、松动、漏气等，会使输液染菌。有时出现浑浊、霉团、云雾状、产气等现象，也有些外观无变化。染菌的输液一旦输入人体内将立即产生严重后果，如会引起脓毒症、败血病、热原反应，甚至死亡。

有些芽孢需120℃、30～40分钟，有些放射线菌140℃、15～20分钟才能杀死。染菌越严重，耐热芽孢菌类污染的可能性就越大。若输液为营养物质时，细菌易生长繁殖，即使经过灭菌，大量尸体的存在，也会引起致热反应。最根本的解决方法就是尽量减少生产过程中的污染，同时严格灭菌，严密包装。

2. 澄明度问题 输液中除了应当注意肉眼可见的异物外，还应重视粒径在 50μm 以下细小微粒的存在。输液中存在的异物和细小微粒在临床上会对人体造成严重的危害。输液中常出现的微粒有炭黑、碳酸钙、氧化锌、纤维素、纸屑、黏土、玻璃屑、细菌、真菌、真菌芽孢和结晶体等，主要来源有：

（1）原料与附加剂　注射用葡萄糖有时可能含有少量蛋白质、水解不完全的糊精、钙盐等杂质；氯化钠、碳酸氢钠中含有较高的钙盐、镁盐和硫酸盐；氯化钙中含有较多的碱性物质。这些杂质的存在，会使输液产生乳光、小白点、浑浊等现象。活性炭的 X 射线散射证明石墨晶格内的少量杂质，能使活性炭带电，杂质含量较多时，不仅影响输液的澄明度，而且影响药液的稳定性。因此应严格控制原辅料的质量，国内已制定了输液用的原辅料质量标准。

（2）输液容器与胶塞　输液中的小白点主要是钙、镁、铁、硅酸盐等物质，这些物质主要来自胶塞和玻璃输液容器。袋装输液微粒的主要来源为增塑剂二乙基邻苯二甲酸酯（DEHP），该物质对人体有害。因此需提高输液容器及胶塞质量。

（3）生产工艺以及操作环境　车间空气洁净度差、容器及胶塞洗涤不净、滤器选择不当、过滤与灌封操作不合要求、工序安排不合理等都会导致成品的澄明度不合格。一般通过层流净化空气技术提高配液室空气的洁净度，微孔薄膜滤过和联动化操作等措施，可使输液的澄明度得到很大提高。

（4）医院输液使用过程　使用过程中无菌操作不严、静脉滴注装置不净或输液配伍不当都可引起输液的澄明度问题。安置针头终端过滤器（0.8μm 孔径的薄膜）可解决使用过程中微粒的污染问题。

3. 热原反应 输液的热原反应临床上时有发生，关于热原的污染途径详见本章第二节热原项下。解决热原问题，一方面要加强生产过程中的控制，另一方面也要杜绝使用过程中的污染，尽量使用全套或一次性的输液器。

六、输液举例

例 1　0.9% 氯化钠注射液

【处方】注射用氯化钠 9g，注射用水加至 1000mL。

【制备】取处方量氯化钠，加注射用水至 1000mL，搅匀，测 pH 及含量，合格后过滤，灌装，封口，115℃、68.7kPa 热压灭菌 30 分钟。

【注解】①配制方法亦可采用浓配法，加入针用活性炭，粗滤除去活性炭，加注射用水至全量，精滤、灌装、灭菌，即可；②本品 pH 值应为 4.5 ~ 7.0；③本品久贮后对玻璃有侵蚀作用，产生具有闪光的硅酸盐脱片或其他不溶性的偏硅酸盐沉淀，一旦出现则不能使用；④本品对水肿与心力衰竭患者慎用。

例 2　5%（10%）葡萄糖注射液

【处方】注射用葡萄糖 50g（100g），1% 盐酸适量，注射用水加至 1000mL。

【制备】取处方量葡萄糖加入煮沸的注射用水中，使其成 50% ~ 70% 浓溶液，用盐酸调节pH 值至 3.8 ~ 4.0，同时加 0.1%（W/V）的活性炭混匀，煮沸约 20 分钟，趁热过滤脱炭，滤液加注射用水稀释至 1000mL，测 pH 及含量，合格后滤至澄明，灌装、封口，115℃、30 分钟热压灭菌。

【注解】①葡萄糖注射液有时会产生絮状沉淀或小白点，一般是由于原料不纯或过滤操作不当所致。故通常采用浓配法，加适量盐酸中和蛋白质、脂肪等胶粒上的电荷，使蛋白质凝聚。同时在酸性条件下加热煮沸可使糊精水解，并用活性炭吸附滤除；②葡萄糖注射液不稳定的主要表现是颜色变黄和 pH 下降。葡萄糖溶液变色的原因一般认为是葡萄糖在弱酸性液中能脱水生成 5–羟甲基呋喃甲醛（5–HMF），5–HMF 再分解为乙酰丙酸和甲酸，同时形成一种有色物质。其降解反应过程为：

$$CH_2OH(CHOH)_4CHO \longrightarrow 葡萄糖$$

可逆产物

5–羟甲基呋喃甲醛

有色物质

$$CH_3CO(CH_2)_2COOH + HCOOH$$
乙酰丙酸　　　　蚁酸

由于生成酸性产物，所以 pH 下降。灭菌温度和时间、溶液的 pH 是影响本品稳定性的主要因素。因此，一方面要严格控制灭菌温度和时间，同时要调节半成品溶液的 pH 值在 3.8 ~ 4.0 为宜。

例 3　右旋糖酐 40 氯化钠注射液

【处方】右旋糖酐 40 60g，氯化钠 9g，注射用水加至 1000mL。

【制备】将注射用水加热至沸，加入处方量的右旋糖酐 40，搅拌使溶解，配成 12% ~ 15% 的溶液，加入 1.5% 的活性炭，保持微沸 1 ~ 2 小时，加压过滤脱碳，加注射用水稀释至 6%，然后加入氯化钠使溶解，冷却至室温，测定含量及 pH，pH 值应控制在 4.4 ~ 4.9，再加活性炭 0.5%，加热至 70 ~ 80℃，过滤至药液澄明后灌装，112℃灭菌 30 分钟即得。

【注解】①右旋糖酐经生物合成法制得，易夹带热原，故制备时活性炭的用量较大；②本品溶液黏度高，需在较高温度时加压滤过；③本品灭菌一次，其分子量下降 3000 ~ 5000，灭菌后应尽早移出灭菌锅，以免色泽变黄，应严格控制灭菌温度和灭菌时间；④本品在贮存过程中，易析出片状结晶，主要与贮存温度和分子量有关，在同一温度条件下，分子量越低越容易析出结晶。

第五节　注射用无菌粉末与其他注射剂

一、注射用无菌粉末

（一）概述

注射用无菌粉末（powders for injection）简称粉针剂，系指原料药物或与适宜辅料制成的供临用前用无菌溶液配制成注射液的无菌粉末或无菌块状物。适用于对热敏感或在水中不稳定的药物，特别是对湿热敏感的抗生素及生物制品。

根据生产工艺和药物性质不同，注射用无菌粉末分为注射用无菌分装制品和注射用冷冻干燥制品。前者系将用灭菌溶剂结晶法或喷雾干燥法精制而得的无菌药物粉末在无菌条件下分装制成，常见于抗生素药品，如青霉素；后者系将药物配成无菌溶液或混悬液，无菌分装后再进行冷冻干燥制成，多见于生物制品，如辅酶类。

注射用无菌粉末必须在无菌条件下制备，质量要求与溶液型注射剂基本一致，重点控制指标仍是可见异物、不溶微粒、无菌和热原。此外，对于冷冻干燥工艺制备的注射用无菌粉末还应控制水分含量，避免水分过多引起药物稳定性下降。注射用无菌粉末的包装应防止水汽的透入，需有良好的密封防潮性能。

（二）注射用无菌分装制品

1. 制备工艺

（1）原材料准备　无菌原料可用灭菌溶剂结晶法、喷雾干燥法等方法制备，必要时进行粉碎和过筛。对直接分装的原料要求适宜于分装。因此，首先应了解注射用无菌粉末理化性质，如粉末晶型、物料热稳定性、临界相对湿度等，以便确定适宜的分装工艺条件。

（2）容器的处理　玻璃瓶及胶塞的质量要求及处理方法与注射剂和输液相同。各种分装容器洗净后，均须进行灭菌处理，一般用干热灭菌或红外线灭菌。已灭菌的空瓶存放柜中应有净化空气保护，存放时间不超过 24 小时。

（3）分装　分装必须在高度洁净的无菌室中按无菌操作法进行。目前使用的分装机械有螺旋式自动分装机、直管式自动分装机及真空吸粉自动分装机等。分装室的相对湿度必须控制在分装产品的临界相对湿度以下。分装过程中应注意抽样检查装量差异。分装后，西林瓶立即加塞并用铝盖密封，安瓿也应立即熔封。

生产青霉素类高致敏性药品的分装车间不得与其他抗生素分装车间轮换生产，以防交叉污染。分装室应保持相对负压，排至室外的废气应经净化处理并符合要求。

（4）灭菌及异物检查　对于耐热品种，可选用适宜灭菌方法进行补充灭菌，以确保用药安全。对于不耐热品种，必须严格无菌操作。异物检查一般在传送带上目检。

2. 无菌分装工艺中易出现的问题及解决方法

（1）装量差异　药物因吸潮而黏结性增加，导致流动性下降；药物的晶型、粒度、比容以及机械设备性能等因素均能影响装量差异，应针对具体情况采取相应措施处理。

（2）无菌问题　采用无菌操作法制备，稍有不慎就可能使局部污染，而微生物在固体粉末中繁殖较慢，不易为肉眼所见，危险性更大。一般须采用层流净化装置来解决这个问题。

（3）澄明度问题　由于药物粉末须经过一系列工艺处理，污染机会增加，可能导致粉末溶解后澄明度不符合要求。故应严格控制原料质量、处理方法及操作环境，防止污染。

（4）贮存过程中吸潮变质　一般认为是由于胶塞透气和铝盖松动所致。因此，一方面要进行胶塞密封性能测定，选择性能好的胶塞，另一方面铝盖压紧后瓶口烫蜡，以防水汽透入。

（三）注射用冷冻干燥制品

冷冻干燥（freeze drying）是将药物溶液预先冻结成固体，然后在低温低压条件下，将水分从冻结状态不经过液态而直接升华除去的一种干燥方法。凡是对热敏感及在水溶液中不稳定的药物，均可采用冷冻干燥法制备。

冷冻干燥法的优点：①可避免药品因高热而分解变质；②所得产品质地疏松，加水后迅速溶解恢复药液原有特性；③含水量低，一般在 1%～3% 范围内，同时干燥在真空中进行，故不易氧化，有利于产品长期贮存。

1. 冷冻干燥原理　冷冻干燥的原理可用水的三相图（见图 3-14）加以说明，图 3-14 中 OA 是冰 - 水平衡曲线，OB 为冰 - 水蒸气平衡曲线，OC 为水 - 水蒸气平衡曲线，O 点为三相点。由图 3-14 可知，假设在常压下（101.325kPa）将 20℃的水加热（即 W 点的状态），则水分将沿 WV 移动（压力不变，温度升高），当达到 100℃时，将与 OC 曲线相交于 U 点，在该处水将汽化为蒸汽。从图 3-14 可知，当压力低于 6.1×10^2 Pa 时，不管温度如何变化，水都只以固态和气态两相存在。固态（冰）吸热后会不经液相直接变为气态，而气态放热后会直接转变为固态，如冰在 -40℃ 的蒸气压为 13.33Pa，-60℃ 时蒸气压为 1.33Pa，若将 -40℃ 的冰压力降低到 1.33Pa，则固态的冰直接变为水蒸气。同理，将 -40℃ 的冰在 13.33Pa 压力下加热至 -20℃，则发生升华现象。

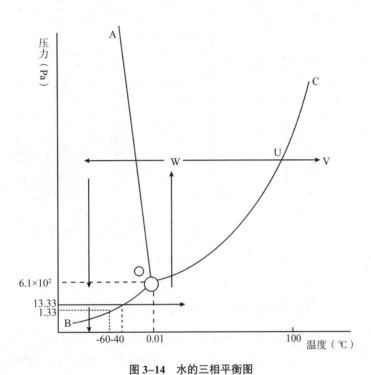

图 3-14　水的三相平衡图

2. 冷冻干燥设备　冷冻真空干燥机简称冻干机，由冷冻干燥箱、冷凝器、制冷机组、真空泵组、加热系统和控制系统组成，见图 3-15。

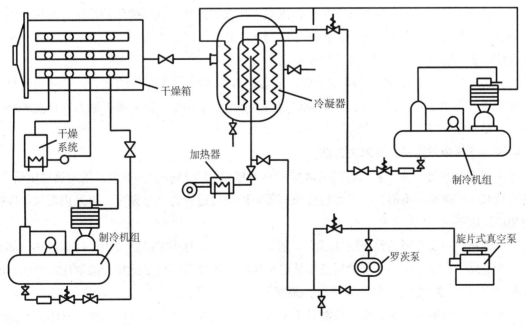

图 3-15　冷冻干燥机示意图

3. 冷冻干燥工艺　制备冷冻干燥无菌粉末前药液的配制、过滤和灌装与溶液型注射剂基本相同。但必须在 B 级背景下的局部 A 级的洁净条件下以严格的无菌操作制备。冻干粉末的制备工艺流程及区域划分见图 3-16。

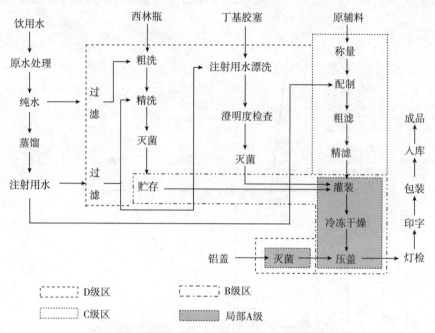

图 3-16　注射用冷冻干燥制品工艺流程及区域划分

（1）预冻　系恒压降温过程，药液随温度下降冻结成固体。一般应将温度降至共熔点以下 10～20℃，以保证冷冻彻底无液体存在。预冻方法包括速冻法和慢冻法。速冻法降温速度快，易形成细微冰晶，制得产品疏松易溶，且对生物活性物质如酶类、活菌、活病毒等破坏小，但可能冻结不实；慢冻法降温速度慢，冻结较实，但形成的结晶较粗。在实际工作中应根据药液性质采用不同的冷冻方法。预冻时间一般为 2～3 小时。

（2）升华干燥　首先将冷冻体系进行恒温减压，至一定真空度后关闭冷冻机，缓缓加热，以供给制品在升华过程中所需的热量，使体系中的水分基本除尽，进行再干燥。对于结构复杂、稠度大及熔点低的制品，可采用反复冷冻干燥法。

（3）再干燥　当升华干燥阶段完成后，通常物料中尚存 10% 左右的水分，必须用加热蒸发的方法除去，即再干燥。再干燥温度根据制品性质确定，如 0℃、25℃ 等。制品在保温干燥一段时间后，整个冻干过程即告结束。

4. 冷冻干燥中常见问题及解决方法

（1）制品含水量偏高　装入容器的液层过厚（超过 10～15mm）；干燥过程中热量供给不足，使蒸发量减少；真空度不够，冷凝器温度偏高等原因均可造成含水量偏高。可采用旋转冷冻机及其他相应措施解决。

（2）喷瓶　主要原因是预冻温度过高，制品冻结不实；升华时供热过快，局部过热，部分制品熔化为液体，在真空条件下有少量液体从已干燥的固体界面下喷出造成。必须注意控制预冻温度在共熔点以下 10～20℃，加热升华时，温度不能超过共熔点。

（3）产品外观萎缩或成团粒　可能是冻干时开始形成的已干外壳结构致密，升华的水蒸气穿过时受阻，在已干层停滞时间较长而使部分药品逐渐潮解，以致体积收缩，外形不饱满或成团粒。制品黏度较大者，更易出现这类现象。可采取反复冷冻升华方法，改善结晶状态和制品的通气性，使水蒸气顺利逸出或加入适量填充剂（支架剂）加以改善。常用的填充剂有甘露醇、氯化钠等。

5.举例

例 注射用辅酶A的无菌冻干制剂

【处方】辅酶A 56.1单位，水解明胶5mg，甘露醇10mg，葡萄糖酸钙1mg，半胱氨酸0.5mg。

【制备】将上述各成分用适量注射用水溶解后，无菌过滤，分装于西林瓶中，每支0.5mL，冷冻干燥后封口，漏气检查，即得。

【注解】①本品为白色或微黄色粉末，有吸湿性，易溶于水，易被空气、过氧化氢、碘、高锰酸盐等氧化成无活性的二硫化物，故在制剂中加入稳定剂半胱氨酸；甘露醇、水解明胶、葡萄糖酸钙为填充剂；②辅酶A在冻干过程中易丢失部分效价，故投料时应酌情增加。

二、混悬型注射液

混悬型注射液（suspensions for injection）系指将不溶性固体药物分散于液体分散介质中制成的注射剂。混悬型注射液不得用于静脉或椎管内注射。对于无适当溶剂溶解的不溶性固体药物、因在水溶液中不稳定而制成的水不溶性衍生物、或希望固体微粒在机体内定向分布及需要长效的药物可制成混悬型注射液。

（一）混悬型注射剂的质量要求

除另有规定外，混悬型注射液中原料药物粒径应控制在15μm以下，含15～20μm（间有个别20～50μm）者，不应超过10%；若有可见沉淀，振摇时应容易分散均匀。

（二）混悬型注射液的制备

混悬型注射液的制备与一般混悬剂的制备相似。首先根据药物的性质及注射剂的给药要求，选择适宜的溶剂、润湿剂与助悬剂。溶剂一般选用注射用水或注射用油，制备水性混悬剂所需的润湿剂，一般选用聚山梨酯80，常用量为0.1%～0.2%（W/V）；助悬剂一般选用羧甲基纤维素钠、甲基纤维素、低聚海藻酸钠等，用量为0.5%～1%，用量过多，会使溶液黏度增加而影响通针性。羧甲基纤维素钠在加热灭菌时容易产生结块现象，目前助悬剂可应用HPMC和PVP。

混悬型注射液中固体药物的分散方法有微粒结晶法、机械粉碎法、溶剂化合物法。制备时将药物微晶混悬于溶有分散稳定剂（润湿剂及助悬剂）的溶液中，用超声波处理使分散均匀，滤过，调pH、灌封、灭菌即得。

（三）举例

例 醋酸可的松注射液

【处方】醋酸可的松微晶25g，硫柳汞0.01g，氯化钠3g，聚山梨酯80 1.5g，羧甲基纤维素钠（30～60cPa·s）5g，注射用水加至1000mL。

【制备】①硫柳汞加入500mL注射用水中，加羧甲基纤维素钠搅匀，过夜溶解后，用200目尼龙布滤过，密闭备用；②氯化钠溶于适量注射用水中，经4号垂熔漏斗滤过；③将①溶液置于水浴中加热，②溶液加聚山梨酯80搅匀，水浴使沸腾，加醋酸可的松搅匀，继续加热30分钟，取出冷至室温，加注射用水至全量，用 200 目尼龙布过筛 2 次，于搅拌下分装于瓶内，扎口密封，在 100℃ 30 分钟振摇下灭菌。

【注解】①醋酸可的松为酯类药物，易水解。保证本品稳定性的关键工艺过程是 pH 的调节，应控制在 3.5～5.0。还应控制灭菌温度不宜过高，时间不宜过长。②氯化钠用于调节渗透压，还有稳定醋酸可的松的作用。③为保证产品灭菌效果，操作过程应尽量在无菌条件下进行，或先进行除菌过滤。

三、乳状液型注射液

乳状液型注射液（emulsions for injection）是以难溶于水的挥发油、植物油或溶于脂肪油中的脂溶性药物为原料，加入乳化剂和注射用水经乳化制成的供注射给药的乳状液。包括 O/W 型、W/O 型或 W/O/W 型复乳。W/O 型及普通的 O/W 型注射剂可供肌内或组织（如瘤体组织）注射用；外相为水的乳状液型注射液可供静脉注射用。

乳状液型注射液，不得有相分离现象，不得用于椎管注射。除应符合注射剂的各项质量要求外，还要求分散相微粒大小在 1～10μm 范围；静脉用乳状液型注射液中 90% 的乳滴粒径应在 1μm 以下，不得有大于 5μm 的乳滴，且大小均匀；能耐高压灭菌，化学和生物学稳定性好。

供静脉注射用乳状液（简称静脉乳），临床常用的制剂有蛋白质脂肪乳剂、氨基酸类脂肪乳剂、脂溶性维生素乳剂等。除作为能量补给外，由于静脉乳的微小粒子注入体内后，具有对某些脏器的定向分布作用以及对淋巴系统的靶向性，故将抗癌药物（如鸦胆子油、莪术挥发油）制成静脉乳可增强药物与癌细胞亲和力，提高药物的抗癌疗效。

（一）原辅料的质量要求

乳状液型注射液的原辅料包括溶剂、脂肪油、乳化剂、等渗调节剂等，均应符合注射要求。其中乳化剂是影响注射剂质量的重要因素。质量好的乳化剂应具有高效的乳化力（乳化后油滴在 1μm 左右），化学性质稳定，能耐受高压灭菌和长时间贮存不分解，无溶血和毒副作用，价廉易得等特性。常用的乳化剂有卵磷脂、豆磷脂及泊洛沙姆 188 等。常用的氯化钠、葡萄糖等等渗调节剂均能影响乳剂的分散度和外观，故多选用甘油、山梨醇、木糖醇等作为等渗调节剂。

（二）静脉乳剂的制备

乳状液为热不稳定体系，在高温下易聚合成大油滴，且乳化过程是外力向分散体系施以乳化功的过程，故要制得油滴大小适当、粒度均匀而体系稳定的乳状液，除需根据处方组成选用合适的乳化剂外，尚需采用乳化器械。生产时可用高压乳匀机。

（三）举例

例 静脉注射用脂肪乳

【处方】精制大豆油 150g，精制大豆磷脂 15g，注射用甘油 25g，注射用水加至 1000mL。

【制备】称取精制大豆磷脂，置高速组织捣碎机内，加甘油与注射用水在氮气流下搅拌成均匀的磷脂分散液，倾入二步乳匀机的贮液瓶内，加入精制大豆油与注射用水，在氮气流下高压乳化至油粒直径达到 1μm 以下时，经乳匀机出口输至盛器内；将乳剂冷却后于氮气流下微孔滤膜滤过，分装于 250mL 输液瓶中，充氮加塞、轧盖；先经预热至约 90℃，再 121℃ 热压灭菌 15 分钟，冷却，在 4 ~ 10℃下贮存，切不可结冰，否则油滴将变大。

【注解】①成品经显微镜检查观察测定油滴分散度，并进行溶血试验、热原检查、降压试验、无菌检查、油及甘油含量、过氧化值、酸值、pH 及稳定性等质量检查；②静脉乳剂短时间内可与等渗糖液、氨基酸液配伍，但在滴注过程中不能任意添加其他药物，尤其禁忌与电解质溶液和血浆代用液等配伍，以免破坏乳剂，造成危害。

第六节　眼用制剂

一、概述

眼用制剂系指直接用于眼部发挥治疗作用的无菌制剂。眼用制剂可分为眼用液体制剂（滴眼剂、洗眼剂、眼用注射溶液等）、眼用半固体制剂（眼膏剂、眼用乳膏剂、眼用凝胶剂等，详见第十章）、眼用固体制剂（眼膜剂、眼丸剂、眼内插入剂等）。眼用液体制剂也可以固态形式包装，另备溶剂或分散介质，在临用前配成溶液或混悬液。

滴眼剂（eye drops）系指由原料药物与适宜辅料制成的供滴入眼内的无菌液体制剂，包括溶液、混悬液与乳状液。滴眼剂滴于眼黏膜，每次用量 1 ~ 2 滴，常在眼部发挥杀菌、消炎、收敛、散瞳、缩瞳、降低眼压、局部麻醉等作用。

洗眼剂（eye lotions）系指由原料药物制成的无菌澄明水溶液，供冲洗眼部异物或分泌液、中和外来化学物质的眼用液体制剂，如生理氯化钠溶液、2% 硼酸溶液等。

眼膏剂（eye ointments）系指由原料药物与适宜基质均匀混合，制成溶液型或混悬型膏状的无菌眼用半固体制剂。

眼用乳膏剂（eye creams）系指由原料药物与适宜基质均匀混合，制成乳膏状的无菌眼用半固体制剂。

眼用凝胶剂（eye gels）系指原料药物与适宜辅料制成的凝胶状无菌眼用半固体制剂。

眼用膜剂（eye pellicles）系指原料药物与高分子聚合物制成的无菌药膜，可置于眼结膜囊内缓慢释放药物的眼用固体制剂。

眼丸剂（eye pilla）系指药料药物与适宜辅料制成的球形、类球形无菌眼用固体制剂。

眼内插入剂（intraocular implants）系指原料药物与适宜辅料制成的适当大小和形状、供插入结膜囊内缓慢释放药物的无菌眼用固体制剂。

目前，眼用制剂中90% 以上为溶液型滴眼剂和眼膏剂。所有眼用制剂在启用后最多可使用4 周。眼用制剂存在用药后药液流失，药效维持短，给药频繁，生物利用度低（1% ~ 10%）等不足。为解决上述问题，近年来，眼用制剂研究的进展主要集中在眼用缓控释膜剂、亲水性凝胶剂、眼用脂质体、眼用植入剂及眼用微粒等新型眼用制剂。

二、眼用药物的吸收途径及影响吸收的因素

（一）眼用药物的吸收途径

眼为视觉器官，结构见图 3-17。

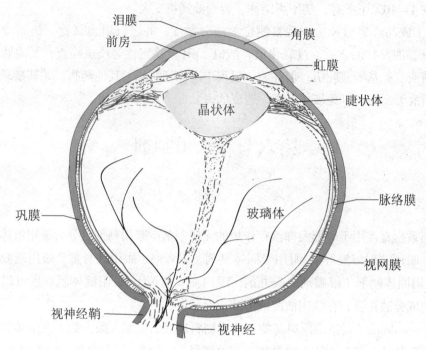

图 3-17　眼的结构示意图

　　药物给予眼结膜囊内后主要通过角膜和结膜两条途径吸收。一般认为，药物首先进入角膜内，通过角膜至前房，进而到达虹膜；药物经过结膜吸收时，通过巩膜可达眼球后部。

　　用于眼部的药物，大多情况下以局部作用为主，也可发挥全身治疗作用。药物滴入眼部后，大部分集中在结膜的下穹隆中，借助于毛细管力、扩散力和眨眼反射等，使药物进入角膜前的薄膜层中，并由此渗入到角膜中，角膜前薄膜由脂质外层、水性中层和黏蛋白层组成，它对水性或脂性药物均能吸收。亦可采用注射方式将药物直接注射进入结膜下，通过简单扩散通过巩膜进入眼内，对睫状体、脉络膜和视网膜发挥作用；或将药物作眼球后注射，对眼球后神经及其他结构发挥作用。

（二）影响药物眼部吸收的因素

1. 生理因素

　　（1）药物从眼睑缝隙的流失　人正常泪液的容量约为 7μL，不眨眼最多也只能容纳约 30μL 液体。若眨眼将有 90% 的药液损失。因此，应用滴眼剂时，可增加给药频率以提高药物的疗效。

　　（2）药物经外周血管消除　结膜含有许多血管和淋巴管，滴眼剂中药物进入眼睑和结膜囊的同时，也通过外周血管迅速从眼组织消除，尤其当由外来物引起刺激时，血管处于扩张状态，透入结膜的药物有很大比例进入血液中。

　　（3）角膜屏障　角膜厚度为 0.5~1mm，由上皮细胞层、前弹力层、基质层、后弹力层和内皮细胞层构成。其中，基质层占角膜厚度约 90%。上皮细胞层和内皮细胞层均有丰富的类脂物，而基质层主要为水化胶原，三者构成脂肪-水-脂肪的结构模式。而当角膜有损伤时，药物的透过可发生很大改变，通透性将大大增加。

2. 剂型因素

　　（1）药物的脂溶性与解离度　角膜上皮和内皮是大多数亲水性药物的限速屏障，而亲脂性较高的药物又难以透过角膜基质层。因此，具有适宜亲水亲油性能的药物容易透过角膜，完全解离或完全不解离的药物则难以透过完整的角膜。

（2）黏度　当外来物质进入眼睛后，就会对眼睛产生一定的刺激，使眼睛本能地分泌泪液，使滴眼剂被泪液稀释、冲洗而流失。增加滴眼剂的黏度可延长滴眼剂中药物与角膜的接触时间，有利于药物的透过吸收。

（3）刺激性　滴眼剂的刺激性较大时，可使结膜血管和淋巴管扩张，不仅增加了药物从外周血管的消除，而且由于泪液分泌增多将药液稀释，并溢出眼睛进入鼻腔和口腔，从而影响药物的吸收，降低药效。

三、眼用制剂的质量要求

眼用制剂在生产和贮存期间一般要满足以下要求。

1. pH　人体正常泪液的 pH 值为 7.4，一般眼可耐受的 pH 值为 5.0~9.0，pH 值 6.0~8.0 时眼球无不舒适感，小于 5.0 或大于 11.4 时则有明显的刺激性，甚至损伤角膜。同时 pH 不当可引起刺激性，增加泪液分泌，导致药物流失。因此，眼用制剂的 pH 应兼顾药物的疗效、稳定性、刺激性、溶解性等，控制在适当范围内。

2. 渗透压　除另有规定外，眼用液体制剂应与泪液等渗。人体眼球能适应的渗透压范围相当于浓度为 0.6%~1.5% 的氯化钠溶液，超过 2% 就有明显的不适感。

3. 无菌　正常人的泪液中含有溶菌酶，有杀菌作用，同时泪液不断冲刷眼部，使眼部保持清洁无菌，角膜、巩膜等也能阻止细菌侵入眼球。但当眼部有损伤或眼手术后，这些保护条件就会消失。因此，对于眼用注射溶液、眼内插入剂、供外科手术用和急救用的眼用制剂，均要求绝对无菌，且此类制剂中不允许加入抑菌制，须采用单剂量包装，一经打开使用后，不能放置再用。对用于无眼外伤的眼用制剂，可采用多剂量包装，一般应加适当抑菌剂，尽量选择安全风险小的抑菌剂，产品标签应标明抑菌剂种类和标示量。包装容器应无菌、不易破裂，其透明度应不影响可见异物检查。

4. 可见异物　除另有规定外，滴眼剂的可见异物参照《中国药典》2020 年版可见异物检查法（通则 0904）中滴眼剂项下的方法检查，应符合规定；眼用注射溶液参照可见异物检查法（通则 0904）中注射液项下的方法检查，应符合规定。

5. 其他　滴眼剂的每个容器的装量应不超过 10mL，洗眼剂每个容器的装量应不超过 200mL。包装容器应无菌、不易破裂，其透明度应不影响可见异物检查。粒度参照《中国药典》2020 年版粒度和粒度分布检测法检查。

四、滴眼剂的处方与工艺

（一）滴眼剂的附加剂

滴眼剂处方中常用附加剂主要包括 pH 调节剂、等渗调节剂、抑菌剂、增稠剂、抗氧剂、增溶剂等。

1. pH 调节剂　为了避免过强的刺激性和使药物稳定，滴眼剂常选用适当的缓冲液作溶剂，使其 pH 值控制在 5.0~9.0 之间。常用的缓冲液包括：

（1）**磷酸盐缓冲溶液** 为0.8%的无水磷酸二氢钠溶液和0.947%的无水磷酸氢二钠溶液按不同比例混合后得到pH值为5.9~8.0的缓冲液，其中两液等量配合而得的pH值为6.8的缓冲液最常用，适用于阿托品、麻黄碱、后马托品、毛果芸香碱、东莨菪碱等药物。

（2）**硼酸缓冲溶液** 为1.91%的硼酸溶液，pH值为5，可直接作溶剂，适用于盐酸可卡因、盐酸普鲁卡因、盐酸丁卡因、盐酸乙基吗啡、肾上腺素、水杨酸毒扁豆碱、硫酸锌等药物。

（3）**硼酸盐缓冲溶液** 以1.24%硼酸溶液和1.91%硼砂溶液按不同比例配合后得到pH值为6.7~9.1的缓冲液。硼酸盐缓冲液可使磺胺类药物的钠盐稳定而不析出结晶。

2. 等渗调节剂 一般将滴眼剂的渗透压调整在相当于0.8%~1.2%氯化钠浓度的范围。滴眼剂是低渗溶液时应调成等渗，但因治疗需要也可采用高渗溶液。

3. 抑菌剂 眼用溶液剂一般为多剂量包装，要保证在使用过程中始终保持无菌，必须添加适当的抑菌剂。用于眼用溶液剂的抑菌剂不但要求有效、无刺激性、性质稳定，而且还要求作用迅速。常用的抑菌剂及其使用浓度见表3-6。

表3-6 常用抑菌剂及其使用浓度

抑菌剂	浓度	抑菌剂	浓度
硝酸苯汞	0.002%~0.004%	苯扎氯胺	0.002%~0.01%
硫柳汞	0.005%~0.01%	三氯叔丁醇	0.35%~0.5%
对羟基苯甲酸乙酯	0.03%~0.06%	对羟基苯甲酸甲酯与甲酯	0.03%~0.1%
山梨酸	0.15%~0.2%	丙酯混合物	丙酯0.01%

4. 增稠剂 适当增加滴眼剂的黏度，既可延长药物与作用部位的接触时间，又能降低药物对眼的刺激性。常用增加黏度的附加剂有甲基纤维素、聚乙烯醇、聚乙二醇、聚乙烯吡咯烷酮、羟丙基乙基纤维素等。

5. 其他附加剂 根据滴眼剂中主药的性质，也可酌情加入抗氧剂、增溶剂、助溶剂等。

（二）滴眼剂的制备工艺

滴眼剂的一般制备工艺流程，见图3-18。

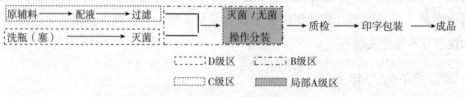

图3-18 滴眼剂的一般制备工艺流程

对于不耐热的药物，需采用无菌法操作；对用于眼外伤或眼部手术的制剂，应制成单剂量包装，灌装后进行灭菌处理。

1. 包装容器的处理 眼用溶液剂的容器有玻璃瓶与塑料瓶两种。中性玻璃对药液的影响小，配有滴管并封以铝盖的小瓶，可使滴眼剂保持较长时间，故对氧敏感药物多用玻璃瓶，遇光不稳定者可选用棕色瓶。玻璃瓶的洗涤方法与注射剂容器相同，可用干热灭菌法。塑料瓶由聚烯烃吹塑制成，即时封口，不易污染且价廉、质轻、不易碎裂，较常用。但塑料中的增塑剂或其他成分会溶入药液中，使药液不纯；同时塑料瓶也会吸附某些药物，使含量降低影响药效；塑料瓶有一定的透气性，不适宜盛装对氧敏感的药物溶液。塑料瓶可用气体灭菌。橡胶塞、橡皮帽的处理方法与输液橡胶塞的处理方法类似。

2. 配液与过滤配制　眼用溶液剂一般采用溶解法，将药物加适量灭菌溶剂溶解后，滤过至澄明，并从滤器上添加灭菌溶剂至全量，检验合格后分装。配制混悬型眼用制剂一般先将主药在无菌研钵中研成极细粉末，另取助悬剂加灭菌蒸馏水先配成黏稠液，与主药一起研磨成均匀细腻的糊状，再添加灭菌蒸馏水至全量，研匀即得。大量配制时常用乳匀机搅匀。中药眼用溶液剂，先将中药按注射液的提取和纯化方法处理制得浓缩液后，再用适当方法配液。

3. 灌装　对于热稳定药物，配滤后应装入适宜的容器中，灭菌后进行无菌灌装；对热不稳定的药物可用已灭菌的溶剂和用具在无菌柜里配制，操作中应避免细菌的污染。目前生产上均采用减压灌装，灌装方法依瓶的类型和生产量的大小而确定。

（三）滴眼剂实例

例　氯霉素滴眼液

【处方】氯霉素（主药）0.25g，氯化钠（渗透压调节剂）0.9g，尼铂金甲酯（抑菌剂）0.023g，尼铂金丙酯（抑菌剂）0.011g，蒸馏水加至100mL。

【制备】取尼铂金甲酯、丙酯，加沸蒸馏水溶解，于60℃时溶入氯霉素和氯化钠，过滤，加蒸馏水至足量，灌装，100℃、30分钟灭菌。

【注解】①氯霉素对热稳定，配液时加热以加快溶解速度；②处方中可加硼砂、硼酸做缓冲剂，亦可调节渗透压，同时还可增加氯霉素的溶解度，但不如用生理盐水为溶剂时稳定且刺激性小。

五、眼用制剂的质量检查

1. 可见异物　除另有规定外，滴眼剂照《中国药典》2020年版四部通则0904可见异物检查法中滴眼剂项下方法操作，应符合规定。

2. 粒度　除另有规定外，混悬型眼用制剂应进行粒度检查。取液体型供试品强烈振摇，立即量取适量（或相当于主药10μg）置于载玻片上，共涂3片。照《中国药典》2020年版四部通则0982第一法粒度和粒度分布测定法项下方法操作，每个涂片中大于50μm的粒子不得过2个，且不得检出大于90μm的粒子。

3. 沉降体积比　混悬型滴眼剂不应结块或聚集，经振摇应再分散。其沉降体积比应不低于0.9。

4. 金属性异物　除另有规定外，眼用半固体制剂应检查金属性异物，照《中国药典》2020年版四部眼用制剂金属性异物项下方法操作，应符合规定。

5. 装量差异　除另有规定外，单剂量包装的眼用固体制剂或半固体制剂需检查装量差异。取供试品20个，分别称定内容物重量，计算平均装量，每个装量与平均装量相比较（有标示装量的应与标示装量相比较）超过平均装量±10%者，不得过2个，并不得有超过平均装量±20%者。

6. 装量　对于单剂量包装的眼用液体制剂，取供试品 10 个，将内容物分别倒入经标化的量入式量筒（或适宜容器）内，检视，每个装量与标示装量相比较，均不得少于其标示量；对于多剂量包装的眼用制剂，照《中国药典》2020 年版四部通则 0942 最低装量检查法项下方法操作，应符合规定。

7. 渗透压摩尔浓度　除另有规定外，水溶液型滴眼剂、洗眼剂和眼内注射溶液照《中国药典》2020 年版四部通则 0632 渗透压摩尔浓度测定法项下方法操作，应符合规定。

8. 无菌　除另有规定外，照《中国药典》2020 年版四部通则 1101 无菌检查法项下方法操作，应符合规定。

学习要求

1. 掌握　散剂的含义、特点和制备工艺流程。

2. 熟悉　散剂的处方组成、制备要点和质量要求；粉碎、筛分、混合的常用方法、设备及操作要点；粉体学的主要性质及表征方法。

3. 了解　散剂的质量检查方法；粉体学在药剂中的应用。

第一节　概　述

一、散剂的含义与特点

散剂（powders）系指原料药物或与适宜的辅料经粉碎、均匀混合制成的干燥粉末状制剂。

散剂的特点：①粒径小，比表面积大，故容易分散，起效快；②外用散的覆盖面积大，可发挥保护、吸收分泌物、促进凝血和愈合等作用；③贮存、运输、携带比较方便；④制备工艺简单，剂量易于调节，便于婴幼儿服用。但也要注意，随比表面积增大，药物的嗅、味、刺激性、化学活性等相应增加；挥发性成分易散失；因此腐蚀性较强，遇光、湿、热等容易变质的药物一般不宜制成散剂。

古人曰"散者散也，去急病用之"，指出了散剂容易分散和奏效快的特点。散剂是古老而传统的固体剂型，广泛应用于临床，在中药制剂中的应用比化学药物更为广泛。但目前很多散剂已改为颗粒剂、片剂、胶囊剂等，因为后者在分剂量、包装、服用等方面更为方便。

散剂除作为固体剂型直接使用外，还是其他固体剂型如颗粒剂、片剂、胶囊剂、混悬剂等剂型的基础。

二、散剂的分类

根据应用方法，散剂可分为口服散剂和局部用散剂。

口服散剂一般溶于或分散于水、稀释液或其他液体中服用，也可直接用水送服。

局部用散剂可供皮肤、口腔、咽喉、腔道等处应用；专供治疗、预防和润滑皮肤的散剂也可称为撒布剂或撒粉。

第二节 粉体学

一、概述

粉体学是研究具有各种形状的粒子集合体性质的科学。粉体学中粒子的大小一般在 0.1 ~ 100μm 之间，有些粒子可达到 1000μm，有些甚至小到 0.001μm。一般来说，粉体中所含的粒子大小是不均匀的，形态也各不相同。

药剂学中某些制剂，如散剂本身就是粉体；片剂的原辅料、填充胶囊的药物粉末都属于粉体。颗粒剂及微囊、微球等微粒制剂也具有粉体的某些性质。药物混合的均匀性是制剂的基本要求。混合的均匀性与粉体的性质如分散度、密度、形态等密切相关。散剂、片剂、胶囊剂在生产中是按照容积分剂量的，分剂量的准确性受粉体的相对密度、流动性等性质的影响。粉体粒子的大小和分散度也影响制剂的溶出度和生物利用度。所以，粉体学是药剂学的基础，对制剂的处方设计、制备、质量及包装等均具重要的指导意义。

二、粉体的性质

（一）粉体的粒子大小和粒度分布

粉体的粒子大小是粉体的基础性质，了解微粉粒子大小对制剂的制备及成品质量的提高具有一定的实用意义。

1. 粒子大小 粉体粒子大小也称粒度，可用粒径表示。绝大多数粉体粒子的形状是不规则的，很难像球体、立方体等规则粒子以特征长度表示其大小。可以采用不同的方法表征粒径，各种测定方法从不同角度反映了粒子的形状特征。

（1）几何学粒径（geometric diameter） 根据几何学尺寸定义的粒径，有长径、短径、定向径、等价径等。通常用显微镜、库尔特计数器等进行测定。

（2）比表面积等价径（equivalent specific surface diameter） 与待检测粒子具有相等比表面积的球的直径。

（3）有效径（effect diameter） 与待检测粒子具有在液相中相同沉降速度的球形粒子的直径。

（4）筛分径（sieving diameter） 当粒子通过粗筛网且被截留在细筛网时，粗细筛孔直径的算术或几何平均值称为筛分径。

2. 粒子径的测定方法

（1）显微镜法 是将粒子放在显微镜下，根据投影像测得粒径的方法，主要测定几何学粒径。本法的优点是可靠、方便，近年来随着显微镜摄影和显微镜投影放大技术的发展，使本法优势更为明显，缺点是取样量少、比较费时。

（2）筛分法 系利用筛孔将粉体机械阻挡的分级方法。将筛子由粗到细按筛号顺序上下排列，将一定量粉体样品置于最上层中，振动一定时间，称量各个筛网上的粉体重量，求得各筛网上的不同粒级重量百分数，由此获得以重量为基准的筛分粒径分布及平均粒径。

（3）沉降法 液相中混悬的粒子在重力场中恒速沉降时，根据 Stocks 方程求出粒径的方法。本法常用 Andreasen 吸管法，设置一定的沉降高度，在此高度范围内粒子以等速沉降，在一定时间间隔内用吸管取样，测定粒子的浓度或沉降量，可求得粒度分布（以重量为基准）。Stocks 方程适用于 100μm 以下粒子粒径的测定。

（4）**库尔特计数法** Coulter 计数器中设有一细孔，孔两侧各有电极，电极间有一定电压，当粒子通过细孔时，由于排除孔内电解质，导致电阻发生改变，引起相应的电流脉冲，该脉冲的大小与粒子的体积成正比，通过计算，可测定粒径与其分布。本法可以求得以个数为基准的粒度分布或以体积为基准的粒度分布，可测定的粒径范围为 1 ~ 600μm。

（5）**表面积法** 是利用粉体的比表面积随粒径的减少而迅速增加的原理，通过粉体层中比表面积的信息与粒径的关系求得平均粒径，但本法不能求得粒度分布，可测定的粒径范围为 100μm 以下。

3. 粒度分布 在某一粒径范围内粒子所占的百分数，称为粒度分布。通过粒度分布，可以了解粒子分布的均匀性，同时粒度分布也对药物的溶出度和生物利用度等有一定影响。

粒度分布经常用粒度分布图表示。此图以粒径为横坐标，以粒子在某一粒径处所占的百分数为纵坐标。一般情况下，理想的粉体粒子呈正态分布，但大部分情况下，粉末的分布图出现偏斜或不对称。频率分布与累积分布是常用的粒度分布表示方式（图 4-1）。频率分布表示与各个粒径相对应的粒子占全粒子群的百分数（微分型）；累积分布表示小于或大于某粒径的粒子占全粒子群的百分数（积分型）。

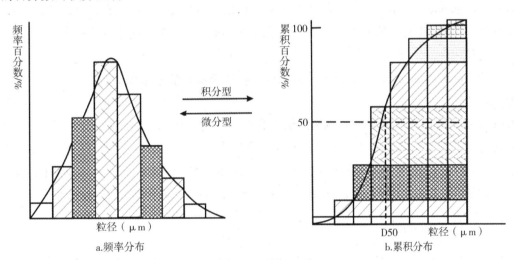

图 4-1 粒度分布图

（二）粉体粒子的比表面积

粒子的比表面积是指单位重量或单位体积的粒子所具有的表面积，是粉体中粒子粗细的一种量度。细小的粉体粒子具有较大的表面积，反之则具有较小的表面积，在研究药物的溶解速率和表面吸附时，这种表面特性十分重要。

比表面积的测定方法有气体吸附法和气体透过法。

1. 气体吸附法 具有较大比表面积的粉体是气体或液体的良好吸附剂。在一定温度下，以 1g 粉体所吸附的气体体积（cm^3）对气体压力绘图可得吸附等温线。被吸附在粉体表面的气体在低压下形成单分子层，在高压下形成多分子层。如果已知一个气体分子的断面积 A，形成单分子层的吸附量 V_m，可用公式 4-1 计算该粉体的比表面积 S_w。吸附试验的常用气体为氮气，在氮气沸点 -196℃下，氮气的断面积 $A=0.162mm^2/mol$。

$$S_w = A \times \frac{V_m}{22400} \times 6.02 \times 10^{23} \qquad (4-1)$$

2. 气体透过法　气体通过粉体层的孔隙而流动，所以气体的流动速度与阻力受粉体层表面积大小（或粒子大小）的影响。粉体层的比表面积 S_w 与气体流量、阻力、黏度等关系可用 Kozeny-Carman 公式表示（式4-2）：

$$S_w = \frac{14}{\rho} \sqrt{\frac{A \cdot \Delta P \cdot t}{\eta \cdot L \cdot Q} \frac{\varepsilon^2}{(1-\varepsilon)^2}} \qquad (4-2)$$

式中，ρ 为粒子密度；η 为气体黏度；ε 为粉体层孔隙率；A 为粉体层断面积；ΔP 为粉体层压力差（阻力）；Q 为 t 时间内通过粉体层的气体流量。

（三）粉体的密度和孔隙率

1. 粉体的密度　系指单位体积粉体的质量。由于粉体粒子内部和粒子间存在孔隙，粉体的体积具有不同含义。粉体的密度根据体积不同分为真密度、粒密度、松密度三种。

真密度（true density，ρ_t）指粉体质量（W）除以不包括粒子内外孔隙的体积（真体积 V_t）求得的密度，即 $\rho_t = W/V_t$。

粒密度（granule density，ρ_g）指粉体质量除以包括开口细孔与封闭细孔在内的粒子体积 V_g 所求得的密度，即 $\rho_g = W/V_g$。粒子内存在的细孔径小于 10μm 时水银不能渗入，因此往往采用水银置换法测定粒密度。

松密度（bulk density，ρ_b）指粉体质量除以该粉体所占容器的体积 V 求得的密度，亦称堆密度，即 $\rho_b = W/V$。

2. 孔隙率　孔隙率（porosity）指粉体层中孔隙所占有的比率。由于粒子内、粒子间都有孔隙，相应地将孔隙率分为粒子内孔隙率、粒子间孔隙率、总孔隙率等。粒子的充填体积（V）是粉体的真体积（V_t）、粒子内部孔隙体积（V_1）与粒子间孔隙体积（V_2）之和，即 $V = V_t + V_1 + V_2$。根据定义，粒子内孔隙率 $\varepsilon = V_1/(V_t + V_1)$；粒子间孔隙率 $\varepsilon = V_2/V$；总孔隙率 $\varepsilon = (V_1 + V_2)/V$。

（四）粉体的流动性

粉体的流动性是粉体的重要性质。粉体的流动性与粒子的形状、大小、表面状态、密度、孔隙率等有关，加上粒子之间的内摩擦力和黏附力等的复杂关系，粉体的流动性无法用单一的物性值来表达，通常用休止角、流出速度、压缩度等表示。

1. 粉体流动性的表示方法

（1）休止角（angle of repose）　粒子在粉体堆积层的自由斜面上滑动时受到重力和粒子间摩擦力的作用，当这些力达到平衡时处于静止状态，此时粉体堆积层的自由斜面与水平面所形成的最大角称为休止角，常用 θ 表示。

休止角越小，说明摩擦力越小，流动性越好。一般认为 $\theta \leqslant 30°$ 时流动性好，$\theta \leqslant 40°$ 时可以满足生产过程中流动性的需求。黏性粉体或粒径小于 200μm 的粉体粒子间相互作用力较大而流动性差，相应地所测休止角较大。值得注意的是，测量方法不同所得数据有所不同，重现性差，所以不能把休止角看作粉体的一个物理常数。

（2）流出速度（flow velocity）　在圆筒容器的底部中心位置带有一个圆孔，粉体装入容器中，自圆孔中流出，计算单位时间内流出的量，即流出速度。流出速度越大，粉体的流动性越好。如果粉体的流动性很差而不能流出时加入 100μm 的玻璃球助流，测定自由流动所需玻璃球的量（$W\%$），以表示流动性。

（3）压缩度（compressibility）　将一定量粉体轻轻装入量筒后测量最初体积 V_0，采用轻敲法（tapping method）使粉体处于最紧状态，测量最终的体积 V_f；计算最松密度 ρ_0 与最紧密度 ρ_f；根据公式 4-3 计算压缩度 C。

$$C = \frac{\rho_f - \rho_0}{\rho_f} \times 100 \quad (\%) \tag{4-3}$$

压缩度是粉体流动性的重要指标，其大小反映粉体的凝聚、松软状态。压缩度在 20% 以下时，粉体流动性较好，压缩度增大则流动性下降；当 C 值达到 40% ~ 50% 时，粉体很难从容器中自动流出。

2. 影响粉体流动性的因素

（1）粒径　休止角与粉体的粒径有关，一般粒径越大，休止角越小。当粒径大于 200μm 时，休止角小，流动良好，随粒径减小而休止角增大；当粒径小于 100μm，粒子易发生聚集，内聚力超过粒子重力，流动性变差；当粒径小于 10μm，粒子则极易黏着，阻碍粉体的流动。在粒径较大的粒子中加入多量细粉后，流动性变差；在细粉中掺入一定量的粗粒子，将改善其流动性。

（2）粒子的形状及表面粗糙度　粒子形状越不规则，表面越粗糙，粉体的休止角越大，粉体的流动性越差。如球形粒子因相互间的接触面积最小，因而有最好的流动性；片状或枝状粒子具有大量平面接触点，故流动性较差。

（3）吸湿性　在一定范围内，休止角随粉体吸湿量的增大而增大，但吸湿量超过某一值后，休止角又逐渐减小，这是因为粉体粒子的孔隙被水分充满，反而起润滑作用，使流动性改善。但大量吸水的粉体可能引起压片黏冲或稳定性等问题。

3. 改善粉体流动性的方法

（1）适当提高粒径　当粉体的粒径较小时，粒子的分散度较大，比表面积和表面能均较高，此时粒子有自发聚集的趋势，粉体的流动性差，不易操作。因此在制剂上应综合考虑粉体的粒径和流动性，通过适当提高粒径，使粉体具有一定的流动性，以满足制剂质量的要求。

（2）控制含湿量　含湿量大的粉体，特别是易吸湿的粉体，附着性和凝聚性显著增加，流动性降低；而过干的粉体容易飞扬，易于分层，所以应根据制剂的质量要求控制粉体的含湿量。

（3）添加润滑剂或助流剂　在粉体中加入适量滑石粉、微粉硅胶等助流剂后，可大大改善粉体的流动性。这是由于助流剂吸附在粉体粒子表面，可改善粒子表面粗糙度，减少阻力，但过多的助流剂反而增加阻力。

（五）粉体的吸湿性与润湿性

1. 吸湿性　吸湿性（moisture absorption）指固体表面吸附水分的现象。将粉体置于一定湿度的空气中，容易发生不同程度的吸湿现象，造成粉末的流动性下降以及固结、吸湿、液化、化学不稳定性等现象。

粉体的吸湿特性可用吸湿平衡曲线表示，即先求出粉体在不同湿度下的（平衡）吸湿量，再以吸湿量对相对湿度作图，即绘出吸湿平衡曲线。

一般水溶性药物在相对湿度较低的环境下，几乎不吸湿，而当相对湿度增大到一定值时，吸湿量急剧增加，通常把这个吸湿量开始急剧增加的相对湿度称为临界相对湿度（critical relative humidity，CRH），*CRH* 是水溶性药物固有的特征参数。

根据 Elder 假说，水溶性药物混合物的 *CRH* 约等于各成分 *CRH* 的乘积，与各成分的量无关（式 4-4）。即

$$CRH_{AB} = CRH_A \cdot CRH_B \tag{4-4}$$

式中，CRH_{AB} 为 A 与 B 物质混合后的临界相对湿度；CRH_A 和 CRH_B 分别为 A 物质和 B 物质的临界相对湿度。

由此可知水溶性药物混合物的 *CRH* 值比其中任何一种药物的 *CRH* 值低，更易于吸湿。该方程成立的条件是各成分间不发生相互作用，因此不适用于含同离子或水溶液中形成复合物的体系。

水不溶性药物的吸湿性随着相对湿度变化而缓慢发生变化，没有临界点。由于平衡水分吸附在固体表面，相当于水分的等温吸附曲线。水不溶性药物的混合物，其吸湿性具有加和性。

2. 润湿性　润湿性（wetting）是固–气界面变为固–液界面的现象。粉体的润湿性对片剂、颗粒剂等固体制剂的崩解性、溶解性等具有重要意义。

固体的润湿性用接触角表示，当液滴滴到固体表面时，润湿性不同可出现不同形状。液滴在固液接触边缘的切线与固体平面间的夹角称接触角。接触角最小为 0°，最大为 180°，接触角越小润湿性越好（图 4-2）。

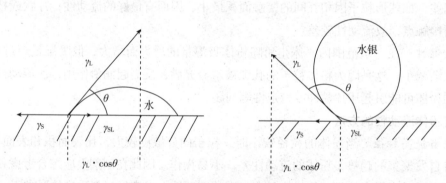

图 4-2　接触角示意图

（六）粉体的黏附性与凝聚性

在粉体的处理过程中经常发生黏附器壁或形成凝聚的现象。黏附性（adhesion）系指不同分子间产生的引力，如粉体的粒子与器壁间的黏附；凝聚性或黏着性（cohesion）系指同分子间产生的引力，如粒子与粒子间发生的黏附而形成聚集体。产生黏附性与凝聚性的主要原因：①在干燥状态下，粒子与粒子以及粒子与器壁间存在范德华力与静电力；②在润湿状态下，粒子表面存在的水分形成"液体桥"，或由于水分的减少而产生的"固体桥"导致黏附或凝聚。

一般情况下，粒径越小的粉体越易发生黏附与凝聚，因而影响流动性、充填性。以造粒方法增大粒径或加入助流剂等手段是防止黏附、凝聚的有效措施。

（七）粉体的压缩成形性

粉体具有压缩成形性，如片剂的制备过程就是将药物粉末或颗粒压缩成具有一定形状和大小的坚固聚集体的过程。

压缩性（compressibility）表示粉体在压力下体积减少的能力；成形性（compactibility）表示物料紧密结合成一定形状的能力。

粉体的压缩成形机理涉及因素很多，目前比较认可的几种说法可概括如下：①压缩后粒子间的距离很近，从而在粒子间产生范德华力、静电力等引力；②粒子在受压时产生的塑性变形使粒子间的接触面积增大；③粒子受压破碎而产生的新生表面具有较大的表面自由能；④粒子在受压变形时相互嵌合而产生的机械结合力；⑤物料在压缩过程中由于摩擦力而产生热，特别是粒子间支撑点处局部温度较高，使熔点较低的物料部分熔融，解除压力后重新固化而在粒子间形成"固体桥"；⑥水溶性成分在粒子的接触点析出结晶而形成"固体桥"等。

第三节　散剂的制备

散剂制备的一般工艺流程，见图4-3。

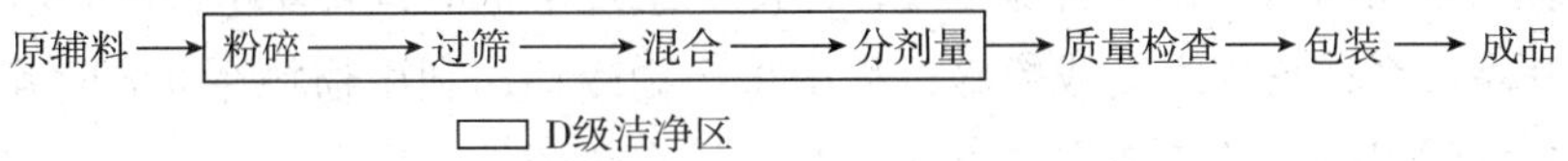

原辅料 → 粉碎 → 过筛 → 混合 → 分剂量 → 质量检查 → 包装 → 成品

▢ D级洁净区

图4-3　散剂制备的一般工艺流程

一、粉碎

供制散剂的原料药物均应粉碎。粉碎是借助机械力或其他方法将大块固体物料破碎成规定细度的操作过程。粉碎也是制备混悬剂、胶囊剂、片剂、丸剂等多种剂型不可缺少的单元操作。

药物原料粉碎程度对药物制剂质量的影响至关重要。如通过粉碎调节药物的粒度，改变药物粉末的流动性；难溶性药物需粉碎成细粉，增加药物的表面积，促进药物的溶解和吸收，提高药物的生物利用度；制备外用散剂需将药物粉碎成最细粉，降低药物粉末对创面的机械刺激性。

通常原料药物粉碎遵循以下规则：①应保持药物组分和药理作用不变。②粉碎至需要的粉碎度即可，以节省能量的消耗，避免生产成本增加。粉碎过程中，应适时对粉碎的物料过筛，防止已达要求的粉末过度粉碎。③中药材的药用部分必须全部粉碎应用，对难粉碎部分不应随意丢弃，以免药物含量改变。④粉碎毒性或刺激性较强的药物应采取相应的安全防护。

1. 粉碎机理　物料的形成依赖于分子间的内聚力。不同药物由于分子间内聚力的不同，具有不同的硬度。粉碎就是借助机械力部分地克服药物分子间内聚力，使大块固体物料碎裂成小颗粒或细粉，机械能转变为表面能的过程。

2. 粉碎方法　药物粉碎方法的选择取决于药物的性质、使用要求及设备条件。较常用的方法有干法粉碎、湿法粉碎、低温粉碎、超细粉碎等。

（1）干法粉碎　系将药物经适当干燥，降低其水分至一定限度使其脆性增加，然后进行粉碎的操作。

1）单独粉碎：一般药物通常采用单独粉碎，某些性质特殊的药物也必须单独粉碎，如氧化性与还原性物料必须单独粉碎，否则可能引起爆炸和燃烧。一些不耐热、易氧化和易燃烧的物料应单独粉碎，必要时在充有二氧化碳或氮气等气体的密闭系统中粉碎。毒剧药及需进行特殊处理的物料亦应单独粉碎。

2）混合粉碎：系将两种及两种以上物料同时进行粉碎的方法。物料粉碎后，为了减少粉末的重新聚结，可将不同种物料混合后再粉碎。这样操作，能使一种物料适度地渗入另一种物料中间，分子间内聚力减小，表面能降低，粉末不易重新聚结，并且粉碎与混合操作同时进行，可以提高生产效率。某些黏附性较强的药物，在粉碎过程中易黏附成块状而影响粉碎效率，可加入辅料混合粉碎。辅料细粉能饱和药物表面自由能，阻止其聚集，从而改善粉碎效率。混合粉碎也可改善难溶性晶体药物的溶解速率，如灰黄霉素与微晶纤维素混合研磨，在粒径相同的条件下，混合粉碎后的灰黄霉素的溶解速率远比单独粉碎的溶解速率大。

（2）湿法粉碎　系指在药物中加入适量水或其他液体一起研磨粉碎的方法。湿法粉碎使物料借助液体分子的辅助作用易于粉碎及粉碎得更细腻。水或其他液体的分子渗入物料的裂隙，减少药料分子间引力而利于粉碎。该法可避免粉碎时粉尘飞扬，有利于劳动保护，同时湿法粉碎在液体中进行，减少了与空气的接触，降低了物料中易氧化成分受空气中氧的氧化作用，亦避免了干法粉碎时的高温使物料中某些成分受到破坏。一些难溶于水的药物加水研磨，使细粒子混悬于水中，然后将混悬液倾出，余下的粗粒再加水反复操作至药物全部研磨完毕，合并倾出的混悬液沉降，将沉淀物干燥，可得极细粉，称水飞法。湿法粉碎所选用的液体应不使药物膨胀，不影响药效，且应与药物无相互作用，粉碎后易除去，即使少量残留也应符合安全性的要求。

（3）低温粉碎　系在粉碎之前或粉碎过程中将药物冷却，利用物料在低温时脆性增加、韧性与延伸性降低的性质以提高粉碎效果的方法。对于具有热塑性、强韧性、热敏性、挥发性及熔点低的药材，常需低温粉碎。低温粉碎一般有下列三种方法：①物料先行冷却或在低温下迅速通过高速撞击式粉碎机粉碎；②粉碎机壳通入低温冷却水，在循环冷却下进行粉碎；③待粉碎物料与干冰或液化氮气混合再进行粉碎。以上三种方法也可组合使用。

（4）超细粉碎　也称超微粉碎。超细粉碎技术是将固体物料粉碎成直径为微米级粉体的一项技术。超细粉碎通过对物料的冲击、碰撞、剪切、研磨、分散等手段实现。药物超细粉碎后可增加其利用效率，提高疗效。超细粉碎的关键是方法、设备以及粉碎后的粉体分级，不仅要求粉体极细，而且粒径分布要窄。

3. 粉碎机械　粉碎机的种类很多，不同的粉碎机粉碎出的粒度不同，适用的范围也不同，应按被粉碎物料的性质和所需要的粒度选择适宜的粉碎机。

（1）研钵　材质有陶瓷、玻璃、玛瑙、铁或铜。瓷制品最常用；玻璃研钵不易吸附药物，易清洗，宜用于粉碎小剂量药物；铁或铜制的研钵较少应用，因某些药物可能与之发生作用。

（2）万能粉碎机　亦称万能磨粉机，是一种应用较广的粉碎机（图4-4）。其主要由两个带钢齿圆盘及环形筛板组成，装于水平轴上的圆盘可以转动，另一圆盘不动，当两盘相合时，两盘钢齿交错排列；利用活动齿盘和固定齿盘间的高速相对运动，物料经受齿盘冲击、互相撞击以及摩擦等综合作用而粉碎，至一定细度的粉末通过环形筛板被收集，粗粉则继续被粉碎。

但由于万能粉碎机在高速运转过程中会发热，故不宜粉碎热敏性物料及含有大量挥发性成分和黏性的物料。

（3）锤击式粉碎机　利用重锤对物料进行猛烈而迅速的冲击而使之粉碎。主轴上装有几个钢质圆盘，盘上又装着一些固定的（或摆动的）硬钢锤头（破坏锤）。当主轴在封闭的机壳内高速旋转时，锤头在各种不同位置上能以很大的离心锤击力将物料破碎。如遇到硬物料，可摆动的锤头可以让开，待再一次或更多次的冲击，使其破碎。已经破碎的物料通过机壳底部的格栅缝隙间排出。

（4）球磨机　系在不锈钢或陶瓷圆柱筒内装入一定数量大小不同的小球（钢、瓷、玛瑙、聚四氟乙烯等材质），当罐体转动时，研磨球随罐壁上升至一定高度后呈抛物线下落，对物料形成很大的高频冲击力、摩擦力，从而实现对物料的快速粉碎。

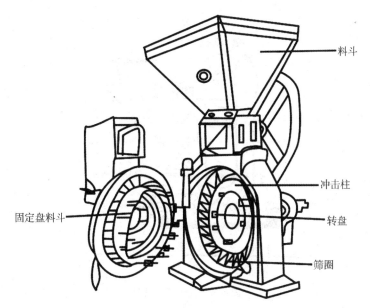

料斗

冲击柱

转盘

筛圈

固定盘料斗

图 4-4 万能粉碎机示意图

球磨机要有适当的转速才能获得良好的粉碎效果，见图 4-5b。若转速过快，则球紧贴罐壁旋转而不落下，失去物料与球体的相对运动而不能粉碎物料，见图 4-5c；若转速过慢，球不能达到一定高度，即沿罐内壁滑动，此时主要发生研磨作用，粉碎效果较差，见图 4-5a。球磨机的粉碎效果还与球的大小与重量、圆柱筒内径、物料最大直径及弹性系数等有关。研磨球应有足够的重量，以其在下落时能粉碎物料中最大块为度。欲粉碎物料的直径以不大于球直径的 1/4 ～ 1/9 为宜，球的大小不一定要求完全一致，这样可以增加球间的摩擦作用。球的数量以占圆筒容积的 30% ～ 35% 为宜，粉碎的物料及圆球的总装量为圆筒总容量的 50% ～ 60% 为宜。

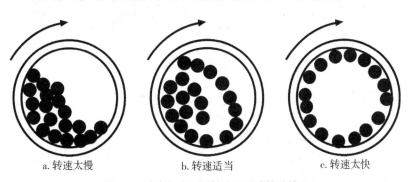

a.转速太慢   b.转速适当   c.转速太快

图 4-5 球磨机在不同转速下圆球转动情况

球磨机的结构简单，密封操作，常用于毒、剧或贵重药物，以及吸湿性或刺激性强的药物的粉碎；对于结晶性药物、硬而脆的药物，进行细粉碎的效果更好；对于易氧化的药物，可在惰性气体条件下密闭粉碎；与铁易起反应的药物可用瓷制球磨机进行粉碎。球磨机也可进行无菌药物的粉碎和混合。

（5）流能磨　系利用压缩空气或过热蒸汽从喷嘴喷出时产生的高速气流带动粉体运动，并在粒子与粒子间、粒子与器壁间发生强烈撞击、冲击、研磨而使物料得以粉碎，还可利用气流的分级作用，将合格的细粉带出流能磨（图 4-6）。

使用流能磨粉碎过程中，由于气流在粉碎室中膨胀时产生冷却效应，与研磨产生的热相互抵消，不升高被粉碎物料的温度，因此流能磨特别适用于热敏感药物的粉碎（抗生素、酶、低熔点药物）。对于易氧化药物，可采用惰性气体进行粉碎，能避免其降解失效。

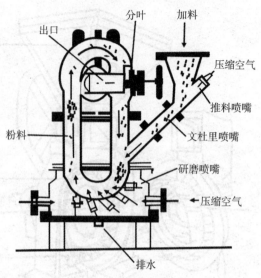

图 4-6 流能磨示意图

常用各类粉碎机性能见表 4-1。

表 4-1 常用粉碎机的性能比较

粉碎机	作用方式	产品粒度（μm）	适用范围
万能粉碎机	撞击、劈裂、挤压和研磨	75～850	绝大多数干燥物料
锤击式粉碎机	冲击	4～325	各种脆性的中等硬度物料
球磨机	冲击和研磨	75～425	脆性物料和中等硬度物料
流能磨	撞击、剪切和摩擦	1～30	低熔点物料和热敏性物料

二、筛分

筛分是借助不同孔径大小的筛网将物料进行分离的方法。多种物料过筛还能起到混合作用。

1. 药筛的种类与规格 药筛分为编织筛和冲眼筛两种。编织筛由金属丝（不锈钢丝、铜丝、铁丝）、尼龙丝、绢丝等材料编织而成。但编织筛线易于位移致使筛孔变形，影响筛分效果，故常将金属筛线交叉处压扁固定。冲眼筛系在金属板上冲出圆形的筛孔而成，其筛孔坚固，不易变形，多用于高速旋转粉碎机的筛板及粗颗粒的筛分。

以筛孔内径大小（μm）为根据，《中国药典》2020 年版将药筛分为九个等级：一号筛孔内径最大，依次减小，至九号筛的筛孔内径最小。目前制药工业上则习惯以目号表示筛号，即以每一英寸（25.4mm）长度上的筛孔数目表示，如每英寸有 100 个孔的筛号为 100 目筛，能通过该筛的粉末为 100 目粉。两者的对照见表 4-2。

表 4-2 药筛规格表

筛号	一号筛	二号筛	三号筛	四号筛	五号筛	六号筛	七号筛	八号筛	九号筛
筛孔内径（μm）	2000±70	850±29	355±13	250±9.9	180±7.6	150±6.6	125±5.8	90±4.6	75±4.1
目号	10	24	50	65	80	100	120	150	200

2. 粉末分级　粉碎后的粉末必须经过筛选才能得到粒度比较均匀的粉末，以适应医疗和制剂生产需要。筛选方法是以适当筛号的药筛过筛。为了控制粉末的均匀度，《中国药典》（2020年版）规定了六种粉末规格。

（1）最粗粉　指能全部通过一号筛，但混有能通过三号筛不超过20%的粉末。

（2）粗粉　指能全部通过二号筛，但混有能通过四号筛不超过40%的粉末。

（3）中粉　指能全部通过四号筛，但混有能通过五号筛不超过60%的粉末。

（4）细粉　指能全部通过五号筛，并含能通过六号筛不少于95%的粉末。

（5）最细粉　指能全部通过六号筛，并含能通过七号筛不少于95%的粉末。

（6）极细粉　指能全部通过八号筛，并含能通过九号筛不少于95%的粉末。

3. 过筛与离析设备

（1）过筛设备　根据运动方式，将过筛设备分为摇动筛和振荡筛等，可根据粉末的性质、数量以及制剂对粉末细度的要求来选用。

1）摇动筛：筛网用不锈钢丝、铜丝、尼龙丝等编织而成，固定在圆形或长方形的金属边框上。通常按筛号大小依次套叠，最粗筛在顶上，其上面加盖；最细筛在底下，套在接收器上。应用时取所需号数的药筛，套在接收器上，盖好上盖，固定在摇动台上摇动数分钟。此筛可用马达带动或手摇过筛，适用于毒性、刺激性或质轻的物料的筛分，可避免粉尘飞扬。

2）振荡筛：振荡筛（图4-7）是由料斗、振荡室、电动机组成。电动机的通轴上装有两个不平衡重锤，上部重锤使筛网发生水平圆周运动，下部重锤使筛网发生垂直方向运动，采用简体式偏心轴激振器及偏块调节振幅。物料加入筛网中心部位，经筛分后，粗料由上部出口排出，细料由下部出口排出。由于筛箱振动强烈，减少了物料堵塞筛孔的现象，具有较高的筛分效率。振荡筛构造简单、拆换筛面方便且分离效率高，故应用广泛，适合于无黏性、易风化、易潮解的物料过筛。

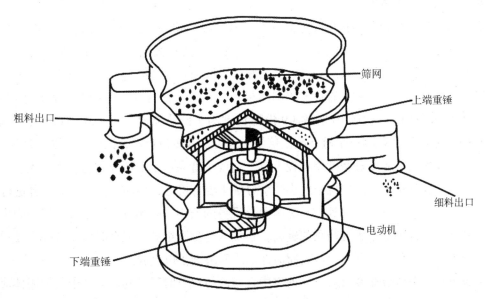

图4-7　圆形振动筛粉机示意图

此外，还有旋转筛、电磁簸动筛粉机等其他筛分设备。

（2）离析设备　经粉碎的细粉常采用旋风分离器进行分离，再用袋滤器将极细粉分离出来。常用的离析设备由旋风分离器及袋滤器两部分组成。

1）旋风分离器：系利用离心力分离气体中细粉的设备。主体分为上部的圆柱形筒体和下部的圆锥形筒体。含粉气体以适当流速由进风管进入分离器，沿器壁向下做螺旋运动，气流中的细粉在惯性离心力的作用下被抛向器壁而与气流分离，下落至集料桶内被收集，分离干净后的气体从中心的出口管排出。

2）袋滤器：为通过滤袋将气体与细粉分离的装置。其中滤袋为棉或毛织品的圆形袋，当含微粒的气体通过时，将微粒截留在袋内。其具有除尘效率高（能除去 1μm 以下的微尘）等优点，常用在旋风分离器后作为末级除尘设备。

三、混合

混合系指使两种或两种以上物料相互交叉分散而达到均匀状态的操作。混合是散剂生产过程中的关键工序，混合操作以含量的均匀一致为目的，是保证制剂质量的重要措施之一。

1. 混合机理

（1）对流混合（convective mixing） 粒子在混合设备内翻转，或靠混合机内搅拌器的作用进行粒子群的较大位置移动，使粒子从一处转移到另一处，经过多次转移使物料在对流作用下进行混合。

（2）剪切混合（shear mixing） 粒子运动产生一些滑动平面，在不同成分的界面间发生剪切作用，剪切力作用于粒子交界面，具有混合作用。

（3）扩散混合（diffusive mixing） 由于粒子的紊乱运动，使相邻粒子相互交换位置而产生的局部混合作用。当粒子的形状、充填状态或流动速度不同时，即可发生扩散混合。

一般上述三种混合机理在实际混合操作中是同时发生的，但所表现的程度随混合设备的类型而异，如 V 形混合机以对流混合为主，槽型混合机以对流混合和剪切混合为主。

2. 混合原则与注意事项

（1）各组分比例 组分间比例相差悬殊时，难以混合均匀。这种情况下应采用"等量递增"法（又称配研法）进行混合，即先取量小的组分及等量的量大组分，同时置于混合器中混合均匀，再加入与混合物等量的量大组分混匀，如此倍量增加直至全部量大组分加完混匀为止。

"倍散"系指在毒性药中添加一定比例的稀释剂制成的稀释散。稀释倍数随药物剂量而定。药物剂量为 0.1～0.01g 可配成 10 倍散（9 份稀释剂与 1 份药物混合）；0.01～0.001g 可配成 100 倍散；0.001g 以下应配成 1000 倍散。配制倍散时也可加入少量色素，以便观察混合是否均匀。

（2）各组分密度 各组分密度差异较大时，密度小者易浮于上部或飞扬，密度大者易沉于底部而不易混匀。这种情况下应先将密度小的组分置于混合机内，再加入密度大的组分进行混合。

（3）各组分的黏附性与带电性 易黏附混合设备的药物既影响混合效果又会造成损失，一般应先加入其他不易黏附、量大的药物或辅料，再加入易黏附组分。混合时由于摩擦会使粉末表面带电而阻碍粉末的混匀，可加入少量表面活性剂或润滑剂予以克服。

（4）含液体或易吸湿组分的混合 处方中含有液体组分时，可利用处方中其他固体成分吸收液体成分或加入适宜的吸收剂至不显潮湿为度；有些含结晶水的药物研磨后可析出水，则可用等摩尔的无水物代替；吸湿性很强的药物（如氯化铵等）应在低于临界相对湿度条件下迅速混合并密封包装；有的药物混合后吸湿性增强，则不应混合，需分别包装。

（5）低共熔现象 有些药物按一定比例混合时，可形成低共熔混合物。若共熔点低于室温，则出现润湿或液化现象，影响混合的均匀性，甚至影响药效。此时可采取相应的措施：①若形成低共熔混合物后，药理作用增强，则宜采用低共熔法混合；②药物形成低共熔物后，药理作用几无变化，但处方中固体组分较多时，可先形成低共熔混合物，再与其他固体组分混合，使分散均匀；③处方中如含有挥发油或其他足以溶解低共熔混合物的液体时，可先将低共熔混合物溶解，再借喷雾法或一般混合法与其他固体成分混匀。

对必须避免产生低共熔物的情况，可将粉末粒子先行包衣再进行混合。

3. 混合方式与设备 实验室常用的混合方式有研磨混合、过筛混合和搅拌混合。大生产多采用搅拌或容器旋转的方式。按混合容器转动与否，混合设备可分为固定型混合机和旋转型混合机两类。

（1）固定型混合机 系物料在容器内依靠叶片、螺带或气流的搅拌作用进行混合的设备。常用的有槽型混合机和圆盘型混合机。

1）槽型混合机：主要部分为混合槽，槽内装有螺旋形搅拌桨（图4-8），可将药物由外向中心集结，又将中心药物推向两端，以达到均匀混合。混合槽可绕水平轴转动，以便自槽内卸出药料。槽型混合机搅拌效率较低，混合时间较长。此外，搅拌轴两端的密封件容易漏粉，影响产品质量和成品率。优点是价格低廉，操作简便，易于维修。

2）圆盘型混合机：被混合的物料由加料口分别加到高速旋转的环形圆盘和下部圆盘上，由于惯性离心作用，粒子被分散开，在此过程中粒子间相互混合，混合后的药料受出料挡板阻挡由出料口排出（图4-9）。该混合机处理量较大，可连续操作，能通过调节加料器改变物料的混合比，应用较广。

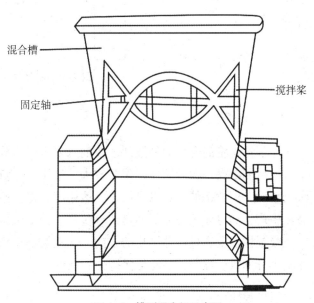

图 4-8 槽型混合机示意图

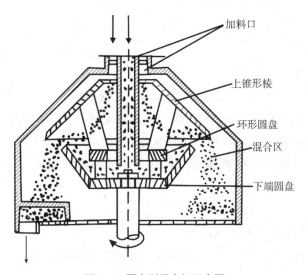

图 4-9 圆盘型混合机示意图

（2）旋转型混合机　系依靠容器本身的旋转作用带动物料运动使物料混合的设备。常用的 V 形混合机由两个圆筒成 V 形交叉结合而成（图 4-10）。当混合机转动时，物料被分成两部分，然后两部分物料再重新汇合起来，这样循环反复地进行混合，在较短时间内即能混合均匀。V 形混合机适用于粉末、颗粒状物料的混合，具有结构简单、容易操作、维护清洗方便、速度快、混合效果佳等优点，应用非常广泛。

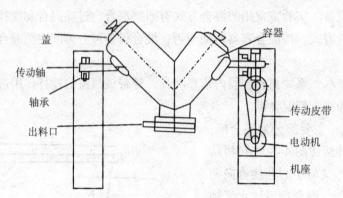

图 4-10　V 形混合机示意图

四、分剂量

分剂量是将混合均匀的散剂，按剂量要求进行分装的过程。常用方法有目测法、重量法和容量法。目测法操作比较简便但误差较大，适用于小量配制，但含毒性药的散剂严禁用此法。重量法较精确，但效率低，难以机械化，适用于含毒性药物散剂的分剂量。容量法效率高，可实现机械化生产，如目前国内散剂的自动分包机、分量机多采用容量法分剂量。但散剂的流动性、堆密度、吸湿性以及容量药匙铲粉的方向、速度及刮粉角度的不同等均会影响分剂量的准确性。因此在整个分剂量过程中，要注意保持分装条件一致，并且要防止药物吸潮以减少误差。

五、举例

例 1　复方枸橼酸钠散

【处方】氯化钠 3.5g，氯化钾 1.5g，枸橼酸钠 2.9g，葡萄糖（无水）20g。

【制备】取处方中 4 种药物分别研细，混合均匀，即得。

【注解】本方为口服补液盐处方，可补充体内电解质和水分，维持体内水和电解质的平衡。

例 2　硫酸阿托品散

【处方】硫酸阿托品 1.0g，1% 胭脂红乳糖 0.5g，乳糖 998.5g。

【制备】先研磨乳糖使研钵内壁饱和后倾出，再将硫酸阿托品和胭脂红乳糖置研钵中研磨均匀，按等量递增法加入乳糖，充分研磨，至色泽均匀即得。

【注解】本品为抗胆碱药，可解除平滑肌痉挛，抑制腺体分泌，散大瞳孔，用于胃肠道、肾、胆绞痛等。

例 3　健胃散

【处方】复方龙胆酊 2mL，碳酸氢钠 3g。

【制备】将碳酸氢钠研磨均匀，取少量粉末，滴加复方龙胆酊逐步吸收后，再与其余粉末混合均匀，分成散制成 6 包。

【注解】本品治疗胃酸过多，有通便作用。

例 4 痱子粉

【处方】滑石粉 81.32g，水杨酸 1.68g，硼酸 10.20g，氧化锌 7.20g，淀粉 12.00g，升华硫 4.80g，麝香草酚 0.72g，薄荷脑 0.72g，薄荷油 0.72g，樟脑 0.72g。

【制备】将麝香草酚、薄荷脑、樟脑研磨共熔，与薄荷油混匀。另将升华硫、水杨酸、氧化锌、滑石粉粉碎成细粉，过 120 目筛混匀。将共熔的液体混合物喷入细粉中，混合均匀，过筛，分装即得。

【注解】用于汗疹、痱毒及湿疮痛痒。

第四节 散剂的质量检查、包装与贮存

一、散剂的质量检查

1. 粒度 取供试品 10g，精密称定，按《中国药典》2020 年版四部通则 0982 粒度和粒度分布测定法单筛分法项下方法测定，化学药散剂通过七号筛（中药通过六号筛）的粉末重量，不得少于 95%。

2. 外观均匀度 取供试品适量，置光滑纸上，平铺约 5cm²，将其表面压平，在明亮处观察，应色泽均匀，无花纹与色斑。

3. 水分 中药散剂按《中国药典》2020 年版四部通则 0832 水分测定法测定，除另有规定外，不得过 9.0%。

4. 干燥失重 化学药和生物制品散剂，除另有规定外，按《中国药典》2020 年版四部通则 0831 干燥失重测定法测定，供试品在 105℃干燥至恒重，减失重量不得过 2.0%。

5. 装量差异 单剂量包装的散剂应检查装量差异。取散剂 10 袋（瓶），分别精密称定每袋（瓶）内容物的重量，求出内容物的装量与平均装量。每袋（瓶）装量与平均装量相比较〔凡有标示装量的散剂，每袋（瓶）装量应与标示装量相比较〕，超出装量差异限度的散剂不得多于 2 袋（瓶），且不得有 1 袋（瓶）超出装量差异限度的 1 倍（表 4-3）。

表 4-3 散剂装量差异限度要求

平均装量或标示装量	装量差异限度 （中药、化学药）	装量差异限度 （生物制品）
0.1g 及 0.1g 以下	±15.0%	±15.0%
0.1g 以上至 0.5g	±10.0%	±10.0%
0.5g 以上至 1.5g	±8.0%	±7.5%
1.5g 以上至 6.0g	±7.0%	±5.0%
6.0g 以上	±5.0%	±3.0%

凡规定检查含量均匀度的化学药和生物制品散剂，一般不再进行装量差异检查。

6. 装量 多剂量包装的散剂，按《中国药典》2020 年版四部通则 0942 最低装量检查法检查，应符合规定。

7. 无菌 除另有规定外，用于烧伤〔除程度较轻的烧伤（Ⅰ°或浅Ⅱ°）外〕、严重创伤或临床必需无菌的局部用散剂，按《中国药典》2020 年版四部通则 1101 无菌检查法检查，应符合规定。

8.微生物限度　除另有规定外，按非无菌产品微生物限度检查：检查方法按《中国药典》2020 年版四部通则 1105 微生物计数法、通则 1106 控制菌检查法及通则 1107 非无菌药品微生物限度标准检查，应符合规定。凡规定进行杂菌检查的生物制品散剂，可不进行微生物限度检查。

二、散剂的包装与贮藏

散剂的分散度大，故其吸湿性或风化性较显著。散剂吸湿后可发生多种变化，如湿润、失去流动性、结块等物理变化；变色、分解或效价降低等化学变化及微生物污染等生物学变化，所以防潮是保证散剂质量的重要措施。除控制散剂生产、储藏环境的湿度以外，还应选用适宜的包装材料和贮存条件以延缓散剂的吸湿。如复合膜为常用的新型包装材料，不易破碎，携带方便，密封性、防湿防潮性好，适合包装大多数散剂。散剂可单剂量包（分）装，多剂量包装者应附分剂量的用具，含有毒性药的口服散剂应单剂量包装。

除另有规定外，散剂应密闭贮存，含挥发性原料药物或易吸潮原料药物的散剂应密封贮存，放置于阴凉通风处以减少湿度（水分）、温度、光线、生物等因素的影响，生物制品应采用防潮材料包装。

扫一扫，查阅本章数字资源，含PPT、视频等

学习要求

1. **掌握** 颗粒剂的含义、特点与分类；制粒方法种类与特点；颗粒剂质量要求。
2. **熟悉** 颗粒剂的类型；制粒设备与适用范围。

第一节 概 述

一、颗粒剂的含义与特点

颗粒剂（granules）系指原料药物与适宜的辅料混合制成具有一定粒度的干燥颗粒状固体制剂。临用前加适量热水或其他适宜的液体溶解或分散后饮服，也可直接吞服。

与散剂和片剂相比，颗粒剂有如下特点：①飞散性、附着性、团聚性、吸湿性等均较小；②吸收快，奏效迅速；③服用、携带、贮藏和运输方便；④可调色、香、味，口感好，尤其适合儿童用药；⑤可制成不同类型的颗粒，以满足不同临床需要，如泡腾颗粒、肠溶颗粒等。

二、颗粒剂的分类

颗粒剂按其溶解性能和分散状态可分为可溶颗粒（称为颗粒）、混悬颗粒、泡腾颗粒、肠溶颗粒、缓释颗粒与控释颗粒等。

1. 可溶颗粒 系指易溶性药物与适宜的辅料制成的颗粒剂，加适量热水或其他适宜的溶媒溶解后供口服，如琥乙红霉素颗粒剂、感冒退热颗粒剂等。

2. 混悬颗粒 系指难溶性固体药物与适宜的辅料混合制成的颗粒剂，加水或其他适宜的液体振摇即可分散成混悬液，如阿奇霉素颗粒剂、头孢拉定颗粒剂等。除另有规定外，混悬颗粒应进行溶出度检查。

3. 泡腾颗粒 系指含有碳酸氢钠和有机酸，遇水可放出大量气体而呈泡腾状态的颗粒剂，临用前溶解或分散于水中供口服，如磷酸钠泡腾颗粒剂、维生素C泡腾颗粒剂。泡腾颗粒中的原料药物应易溶于水，加水产生二氧化碳气泡后应能溶解，有机酸一般用枸橼酸、酒石酸。

4. 肠溶颗粒 系指采用肠溶材料包裹颗粒或其他适宜方法制成的颗粒剂。肠溶颗粒耐胃酸而在肠液中释放药物，可防止药物在胃内分解失效，避免对胃的刺激。肠溶颗粒应进行释放度检查。

5. 缓释颗粒与控释颗粒　分别指在规定介质中缓慢地非恒速释放或恒速释放药物的颗粒剂。均应进行释放度检查。

第二节　颗粒剂的制备

一、制粒

制粒是颗粒剂制备的关键工艺，系将粉状、块状、熔融状、水溶液等状态的物料经过加工，制成具有一定形状与大小的颗粒状物的操作。制粒是颗粒剂、胶囊剂和片剂等固体制剂不可缺少的操作单元。粉末状药物制成颗粒有以下优点：①增加流动性和填充均匀性；②调整堆密度，改善溶解性；③防止密度差异较大的混合组分离析；④防止细粉飞扬和黏附器壁；⑤改善片剂生产中压力传递的均匀性和可压性。

制粒产物可能是最终产品，也可能是中间品。制粒目的不同，对颗粒的要求有所不同。在颗粒剂中颗粒是最终产品，要求流动性好，外形美观、均匀；而在片剂生产中颗粒是中间体，不仅要求流动性好，而且要保证较好的压缩成型性。制粒方法可以分为湿法制粒、干法制粒和其他制粒方法等。湿法制粒包括挤压制粒、转动制粒、喷雾制粒、高速搅拌制粒与流化制粒等；干法制粒包括滚压法制粒和大片法制粒；其他制粒方法有熔融微丸法、液相中球晶制粒等。其中以湿法制粒应用最广，也是颗粒剂最常用的制粒方法。

（一）湿法制粒

湿法制粒是在粉状物料中加入适宜黏合剂或润湿剂制备颗粒的方法。粉末通过黏合剂的架桥或黏结作用聚结在一起，然后在机械力的作用下分离成为具有一定大小和形状的颗粒。此法制成的颗粒经过表面润湿，表面性质较好，外形美观，耐磨性较强，压缩成型性好。湿法制粒的一般工艺流程如图 5-1 所示。

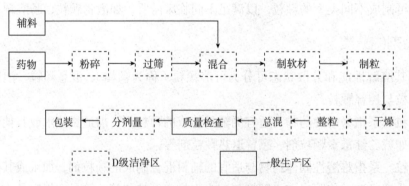

图 5-1　湿法制粒工艺流程图

1. 原料、辅料的质量控制及处理　原料、辅料质量应符合有关规定。原、辅料一般均需经过粉碎、过筛及干燥处理，以利于物料混合均匀。一般药物粉碎细度以过 80 ~ 100 目筛为宜。对于易受潮结块的原、辅料，必须经过干燥处理后再粉碎、过筛。

2. 湿法制粒技术

（1）挤压制粒　系指在原料辅料混合粉末中加入适量的黏合剂或润湿剂制成软材后，通过强制挤压的方式使之通过一定孔径的筛网而制粒的方法。所制成的颗粒具有良好的流动性和可压性，是应用最多的一种制粒方法，但不适于热敏性、湿敏性的物料。制粒要点包括：

1）制软材：是影响颗粒质量的关键因素。采用液体黏合剂或润湿剂，与粉末的表面和内部混合均匀，即成软材。少量生产可用手工拌和，大量生产则用混合机。软材的经验标准是"手握成团，轻压即散"。黏合剂的用量以能够制成适宜软材的最少量为原则，用量过多时软材易被挤压成条状；用量过少时不能制成完整的颗粒而成粉状。软材的干湿程度应适宜，过湿难以制粒且湿颗粒干燥后硬度大；过干则不易成颗粒或颗粒易碎。软材混合时间应适宜，物料混合时间越长，干颗粒的硬度越大。

2）制湿颗粒：将软材用手工或机械的方法挤压通过一定大小筛孔的孔板或筛网即成湿颗粒。颗粒大小由筛孔大小调节，粒子形状为圆柱状，粒度分布较均匀。所制成颗粒若成长条状，表明软材过软；若成粉末状，表明软材过干，应调节黏合剂、润湿剂的用量。常用筛网有尼龙筛网、镀锌筛网、不锈钢筛网等，应根据药物的性质选用。挤压式制粒设备按其工作原理分为螺旋挤压式、旋转挤压式、摇摆挤压式等，见图 5-2。国内生产多用摇摆制粒机，其设备结构简单，产量较高，容易操作、装拆和清理方便，但对筛网的摩擦力较大，易磨损筛网，不适合大批量连续生产。

通常通过筛网一次即可制成湿颗粒，有时也可采用多次制粒，即先通过较粗的筛网 1~2 次，再通过较细的筛网 1 次，以提高颗粒质量。

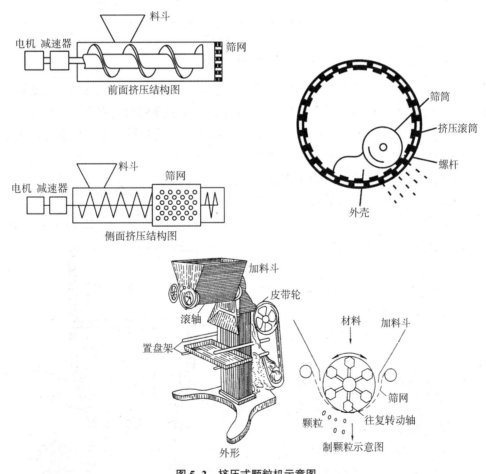

图 5-2　挤压式颗粒机示意图

（2）高速搅拌制粒　系指将药物粉末、辅料、黏合剂加入一个容器内，靠高速旋转的搅拌桨的分散作用，完成混合并制成颗粒的方法。常用高速搅拌制粒机主要由容器、搅拌桨、切割刀组成（图 5-3）。搅拌桨以一定转速转动，使混合物料形成从容器底部沿器壁抛起旋转的波浪，向上的波峰正好通过高速旋转的制粒刀，物料被切割成带有一定棱角的小块，小块再被绞碎、相互摩擦、挤压形成致密且均匀的球状颗粒，通过调整搅拌桨和制粒刀的转速可控制粒度的大小。

高速搅拌制粒的特点是将混合、捏合、制粒均在一个容器内完成，较传统方法操作简单、工序少、快速，在制药工业中应用较为广泛。不足之处是不能直接干燥。

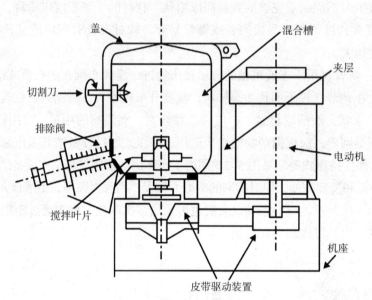

图 5-3　高速搅拌制粒机示意图

（3）流化制粒　系指利用气流自下而上使物料呈悬浮流化状态，再喷入黏合剂使粉末聚结成颗粒的方法。流化床制粒示意图如图 5-4 所示。由于流化制粒将物料的混合、黏结成粒、干燥等操作在同一台设备内一次完成，又称"一步制粒"。操作时先将物料置于流化室内，从床层下部通过筛板吹入滤净的加热空气，使粉末预热干燥并处于流化状态，再将黏合剂或润湿剂以雾状间歇喷入，使粉末被润湿而聚结成粒，继续流化干燥至颗粒中含水量适宜。

流化制粒的特点：生产效率高；制得的颗粒粒度均匀，外观圆整，流动性、压缩性好；在一台设备完成混合、制粒、干燥甚至包衣等操作，工艺简化，劳动强度低。缺点是动力消耗大，颗粒柔软密度小、粉尘飞扬，极细粉不易全部回收。

流化制粒的影响因素包括黏合剂种类、原料粒度、空气进口速度、空气温度、黏合剂喷雾量与喷雾速度、喷嘴高度等。

（4）喷雾制粒　系指将原、辅料与分散媒混合制成混悬液，经特殊雾化器雾化成细微雾滴，雾滴在热气流中干燥，制成近似球形颗粒的方法。喷雾制粒设备示意图如图 5-5 所示。原料液的喷雾靠雾化器完成，常用雾化器有压

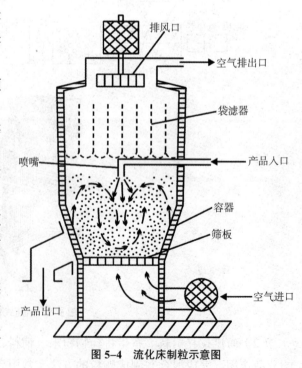

图 5-4　流化床制粒示意图

力式雾化器、气流式雾化器、离心式雾化器等。根据物料的热敏性、颗粒的粒度及粒密度等安排热气流与雾滴的流向，常用的流向有并流型、逆流型、混合流型等。

喷雾制粒法的特点：可以将液体直接制成粉末状颗粒；干燥速度快，物料受热时间短，适用于热敏性物料的制粒；制成的颗粒有良好的溶解性、分散性、流动性。不足在于设备费用高、能量消耗大、操作费用高；黏性较大的物料容易挂壁等。

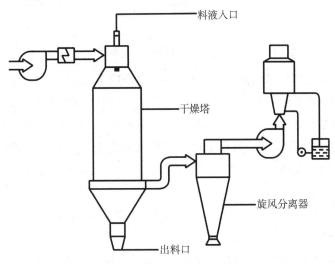

图 5-5　喷雾制粒设备示意图

（5）转动制粒　系指在药物粉末中加入一定量的黏合剂，在转动、摇动、搅拌等作用下使粉末聚结成具有一定强度的球形粒子。转动制粒过程包括母核形成、母核成长、压实三个阶段。传统的转动制粒（图 5-6）是采用容器转动方式，如倾斜锅、圆筒旋转制粒机、糖衣锅等。近年来常采用转动圆盘型制粒机，如离心转动制粒机（图 5-7），亦称离心滚圆制粒机，是利用容器底部的圆盘高速旋转所产生的离心作用，使物料沿容器壁做旋转运动，喷入的黏合剂或润湿剂将粉末黏结制成颗粒。

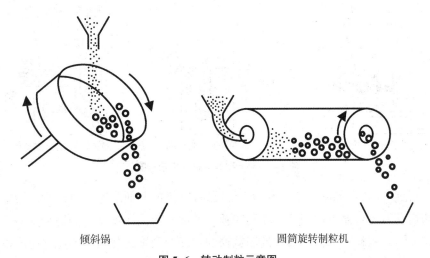

倾斜锅　　　　　　　　　　圆筒旋转制粒机

图 5-6　转动制粒示意图

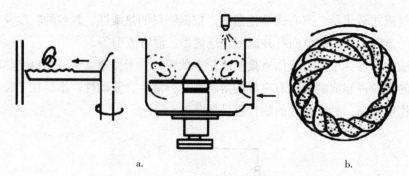

图 5-7　离心转动制粒示意图

在图 5-7a 的制粒容器中，物料在高速旋转的圆盘作用下受到离心作用而向器壁靠拢并旋转，并在圆盘周边吹出的空气流使物料向上运动的同时，在重力作用下向下滑动落入圆盘中心，落下的粒子重新受到圆盘的离心旋转作用，从而使物料不停地做类似麻花状旋转运动，有利于形成球形颗粒，如图 5-7b。制粒时向物料层上部定量喷入黏合剂，随旋转运动而均匀润湿物料颗粒（或丸芯），同时散布药粉或辅料，使其均匀附着在颗粒表面层层包裹，如此反复操作可得所需大小的球形颗粒（或小丸）。

（6）复合型制粒　随着制粒技术的发展，出现了以流化床为母体，将搅拌制粒、转动制粒、离心制粒等各种制粒技术组合，使混合、捏合、制粒、干燥、包衣、冷却等多个单元操作在一台机器内完成的复合型制粒技术与新型设备。图 5-8 为复合型制粒机的几种典型结构，如搅拌和流化组合的搅拌流化制粒机，转盘装置和流化床组合而成的转动流化制粒机，搅拌、转动和流化组合而成的搅拌转动流化制粒机等。复合型制粒方法综合了各种设备的机能特点，取长补短，功能多，占地少，效率高，在制药设备自动化实施中极具价值。

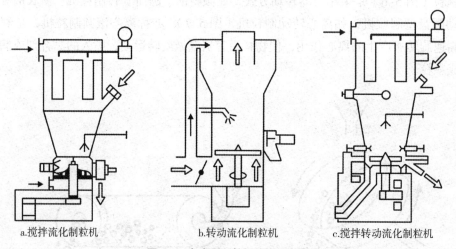

a.搅拌流化制粒机　　　　　b.转动流化制粒机　　　　　c.搅拌转动流化制粒机

图 5-8　复合型制粒机结构示意图

1）搅拌流化制粒机：如图 5-8a，流化床底部的流化板上部配置有搅拌桨，器壁上装有与搅拌桨相呼应的切割刀，容器上部安装有喷雾装置，顶部装有高压逆洗式圆筒袋滤器。混合时流化板上的通气阀关闭，制粒时根据所要求的制粒物的粒度及密度选择适当的搅拌速度以及送风条件等。制备用于压片的颗粒或制速溶性颗粒时，以流化操作为主制备轻质颗粒；用于装入硬胶囊或用于包衣时，以搅拌操作为主制备重质颗粒；应用于包衣操作时，送风、搅拌、喷雾、包衣同时或交替进行，以防止颗粒与颗粒间的粘连。流化床底部转盘由搅拌桨的转动使物料产生旋转运动，并在转盘的离心力和空气流的悬浮等混合作用下使物料产生高浓度的均匀的流动状态，可进行精密制粒、包衣与干燥等过程，可应用于肠溶性、缓释性和包衣颗粒的掩味等。

2）转动流化制粒机：如图 5-8b，流化床容器下部为旋转的圆盘，在圆盘的旋转作用与空气的吹动下，流态化的物料粉末沿流化床周边以螺旋运动的方式旋转，黏合液喷洒在物料之上使其聚结成颗粒，再由离心力作用使颗粒不断沿光滑壁面滚动，使成致密的球形颗粒，产生的粉尘随气流经顶部旋风分离器分离带出。该设备的关键部位是转盘，应能以强大的转动作用，使粒子沿流化床周边做旋转运动。喷雾装置根据需要分别安装于流化床上部、中部或下部的切线方向，上部喷雾适合于制粒操作，下部切线喷雾适合于包衣或修饰制粒物的操作。与流化制粒相比，转盘转动制粒更适合装填硬胶囊用颗粒及包衣用颗粒，而且可制备多层不同组分的制粒物。

3）搅拌转动流化制粒机：具有离心转动、悬浮运动、旋转运动、整粒作用四种不同功能，如图 5-8c。容器的下部设有部分开孔的皿状旋转盘，其上部装有能独立旋转的搅拌桨和切割刀，上升气流由旋转盘上的通气孔和盘外周边的间隙进入容器内使床层流化，喷枪安装于流化层上部或侧面。该装置综合了搅拌、转动、流化制粒的特征，其优点为在制粒过程中不易出现结块、喷雾效率高、制粒速度快，可用于颗粒的制备、包衣、修饰，以及球形化颗粒的制备等。如果转盘为离心转动，可以获得高密度的球形制粒物；如为悬浮运动，从转盘的气孔和周边缝隙上升的气流使物料悬浮，使颗粒松软，堆密度小。根据需要，转盘的气孔和周边缝隙可单独或联合使用。器壁上安装的切割刀对吸湿性较强的粉体进行制粒时起到了破碎、分散作用和搅拌的旋转流动的综合作用。以搅拌制粒转动制粒，靠机械作用产生粒子的自转公转等运动，可制得致密的球形颗粒；以流化床制粒为主体，靠流动空气产生物料的运动，可制得轻质、不规则颗粒。

（二）干法制粒

干法制粒是将药物原料与辅料混合均匀后，依靠重压或辊压机挤压成大片状或薄片状，再经破碎和过筛制成颗粒的方法。该法是靠压缩力作用使粒子间产生结合力，必要时加入固体黏合剂以增大结合力。其优点是不用润湿剂或液态黏合剂，使药物避免受湿热的影响；制得的颗粒密度紧，比重增大，体积缩小，有利于生产；缩短工时，节省辅料和成本；适用于热敏性物料及遇水易分解的药物。干法制粒方法有滚压法和重压法。

1. 滚压法　系将药物和干燥黏合剂等辅料混匀后，通过转速相同的两个滚动圆筒间的缝隙压成薄片或块状物，然后通过制粒机碎成一定大小的颗粒的方法，如图 5-9 所示。滚压法的优点在于薄片的厚度较易控制，硬度较均匀，所得颗粒压成的片剂无松片现象。但由于滚筒间的摩擦常使温度上升，会使制成的颗粒过硬，影响片剂崩解。

2. 重压法　又称大片法制粒。系将药物与辅料混匀后，用较大压力的压片机压成直径为 20~25mm 的大片，然后再粉碎成所需大小的颗粒。因大片不易制备，且粉碎时细粉多，需反复重压、击碎，生产效率低，机械和原料损耗较大，故重压法目前应用较少。

由于很多药物及辅料无合适的可压缩性，存在难

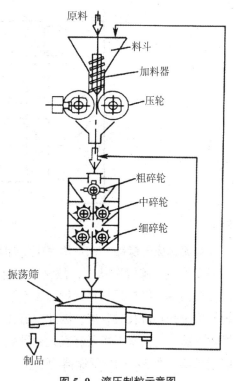

图 5-9　滚压制粒示意图

以重压制粒的不足，因此应注意物料性质的影响：①对含水量极低或黏合性差的药物原料，需加入适当的干燥黏合剂与助黏剂，如微晶纤维素等；②对含水量较高或黏附性较强的药物原料，需加入适当的润滑剂如硬脂酸镁、滑石粉、微粉硅胶等；③制成品可能因重压引起崩解度、晶型转变，使生物利用度及活性改变；④液态药物可用适当的吸附剂吸附成固态粉状。

二、颗粒干燥

湿粒制成后，应及时干燥，否则大量湿颗粒堆积过久易结块变形。干燥温度一般为 50 ~ 60℃，也可根据药物的性质进行适当调整，对热稳定的药物可适当提高干燥温度，以缩短干燥时间。颗粒干燥程度可以用含水量控制。生产中可应用"红外线快速水分测定仪"测试颗粒干燥的程度，或凭经验靠手感检测颗粒中含水分情况。

颗粒干燥的设备类型较多，常用的有厢式干燥器、沸腾干燥器、微波干燥器、红外线干燥器等。

1. 厢式干燥器 将湿颗粒在物料盘中铺成薄层，置于干燥厢内的支架上。空气经加热器预热后进入干燥室，热空气使湿颗粒中的水分蒸发而干燥（图 5-10）。为了保证干燥的效率和干颗粒的质量，湿粒层不可太厚，不超过 2.5cm 为宜，并在适当干燥后进行翻动，使颗粒受热均匀，同时可缩短干燥时间。尤其是颗粒中含有可溶性成分时，由于颗粒受热内层水分移向表面而使可溶性成分迁移，经常翻动可减少颗粒间可溶性成分含量不均匀对片剂质量的影响。应用厢式干燥器时应逐渐升温，以免表面层颗粒因快速干燥结成的硬膜影响内层颗粒水分的蒸发。此外，颗粒中如有淀粉或糖粉等成分，因骤热而引起糊化或熔化，使干颗粒坚硬，制成的片剂不易崩解。

厢式干燥器设备简单，适应性强，适用于小批量物料的干燥。缺点是物料受热时间长，热量消耗大，劳动强度大。

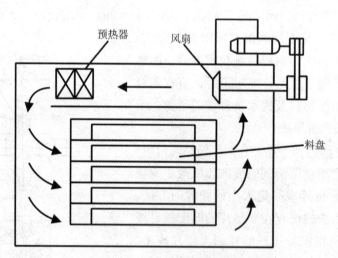

图 5-10 厢式干燥器示意图

2. 流化床干燥器 在干燥室内经加热后的空气进入流化床底部筛板，并使筛板上的湿物料上下翻动形成"沸腾"状态，故又称为沸腾干燥器。由于湿物料在筛板上方空间呈悬浮状态，穿过筛板的热空气与湿物料接触面大，热交换后所产生的废气从干燥室的顶部快速排出，干燥后的物料可由卸料口及时收集，因此，流化床干燥器干燥速度快，物料受热时间较厢式干燥器短，干燥效率高。流化床干燥器有立式和卧式两种类型，目前在制药工业中应用较多的是卧式多室流化床干燥器（图 5-11）。干燥器为一长方形箱式流化床，底部为多孔筛板，筛板上方有上下可调的竖向挡板将流化床分为 4~8 个小室，每个小室的筛板下部均有一进气支管，支管上有可调节气体流量的阀门。湿物料由加料器送入干燥器内多孔气体分布板（筛板）上，空气经预热器加热后吹入干燥器底部的气体分布板，当气体穿过物料层时使物料呈悬浮状上下翻动，并使物料得到干燥，干燥后的产品由卸料口排出，废气由干燥器的顶部排出，经袋滤器或旋风分离器回收其中夹带的粉尘后排空。

流化床干燥器结构简单，操作方便，操作时颗粒与气流间的相对运动激烈，接触面积大，强化了传热、传质，提高了干燥速率；湿物料不处于紧密状态，不易产生可溶性成分的迁移。但流化床干燥器不适宜于含水量高、易黏结成团的物料的干燥。

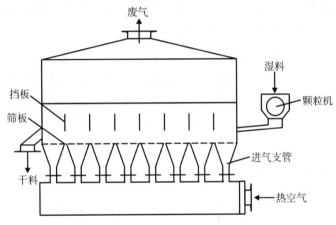

图 5-11　卧式多室流化床干燥器示意图

3. 红外线干燥器　红外线干燥系利用远红外辐射器所发射的红外线对物料直接照射而加热的一种干燥方式。红外线辐射器所产生的电磁波以光速辐射至物料，当红外线辐射频率与物料中分子运动所固有的频率相匹配时，可引起物料分子的强烈震动和转动，过程中分子间激烈碰撞与摩擦产生热量，可达到干燥物料的目的。红外线干燥的特点是干燥速度快，热效率较高，成品质量好，但电能消耗大。

4. 微波干燥器　系湿物料中水分在高频（915MHz 或 2450MHz）电磁场中反复极化而不断迅速转动并发生剧烈碰撞和摩擦生热，使物料被加热而干燥的方法。特点是物料受热均匀，热效率高，干燥时间短，对药物成分破坏少，且兼有灭菌作用。缺点是设备及生产成本较高，会影响某些物料的稳定性。

三、整粒与混合

1. 整粒　系指将干颗粒再次通过筛网，使条、块状物分散成均匀干颗粒的操作。湿颗粒干燥后，会有部分结块、粘连的大颗粒及过细的小颗粒及细粉，须在冷却后整粒以符合粒度要求。整粒所用筛网的孔径一般与制湿颗粒时相同。若颗粒较疏松，宜选用摇摆式制粒机及孔径较大的筛网整粒；若颗粒较粗硬，宜选用旋转式制粒机及孔径较小的筛网整粒。一般过一号筛（12~14目）可除去大颗粒，过五号筛（80目）可除去细小颗粒和细粉。筛除的颗粒和细粉可重新制粒，或并入下次同一批药粉中，混匀制粒。

2. 加挥发油或挥发性药物　处方中含有挥发油或挥发性药物时，可加在整粒时筛出的部分细粉中，混匀后再与其他颗粒混匀；也可用少量乙醇溶解后喷洒在干颗粒上。加入挥发性成分的干颗粒应密闭贮放数小时后室温干燥，还可微囊化或制 β- 环糊精包合物后加入。

四、颗粒成形机制

颗粒是由无数个粉粒（或结晶粒子）靠某种结合力结聚在一起形成的。一般将原料的原始粒子叫作第一粒子，制成的颗粒叫作第二粒子（或颗粒）。在制粒过程中，第一粒子之间产生的结合力直接影响着第二粒子的强度、粒度、密度等各种粉体性质。制粒时粉粒间产生的结合力可归纳如下：

1. 粉粒间的吸引力 主要在细粉末、粒子间产生的分子间引力（范德华力）、静电力等，粒径 < 50μm 时更明显，在干法制粒时意义更大。

2. 毛细管吸力和表面张力 流动液体在粒子间形成的液体架桥作用所产生的结合力。

3. 黏附力和黏结力 系高黏度液体黏合剂（如糖、胶、树胶等）产生的结合力，其表面张力小，易涂布于固体表面，产生较大结合力。

4. 固体桥 系因压力或摩擦而产生的局部熔融液的固化、粒子间溶液经干燥后析出的结晶及粒子间黏合剂的固化等所形成。

5. 机械啮合力 当搅拌或压缩纤维状、块状粉粒时，使粉粒间嵌合而结合在一起，与粒子的结构有关。

在以上粉粒间的结合力中，固体桥的结合力为最强，而粉粒间的引力最弱，机械齿合力虽然较大，但对颗粒的强度影响不大。

五、举例

例1 复合维生素 B 颗粒剂

【处方】盐酸硫胺 1.20g，核黄素 0.24g，盐酸吡哆辛 0.36g，烟酰胺 1.20g，混悬泛酸钙 0.24g，枸橼酸 2.0g，橙皮酊 20mL，蔗糖粉 986g。

【制备】将核黄素加蔗糖粉混合粉碎 3 次，过 80 目筛备用；将盐酸吡哆辛、混悬泛酸钙、橙皮酊、枸橼酸溶于蒸馏水中作润湿剂。另将盐酸硫胺、烟酰胺等与上述稀释的核黄素混匀，制粒，60～65℃干燥，整粒，包装，即得。

【注解】核黄素呈显著黄色，须与辅料充分混匀；加入枸橼酸使颗粒呈弱酸性，以增加主药的稳定性；另核黄素对光敏感，故操作时应尽量避免直射光线。

例2 感冒颗粒剂

【处方】金银花 33.4kg，大青叶 80kg，桔梗 43kg，连翘 33.4kg，苏叶 16.7kg，甘草 12.5kg，板蓝根 80kg，芦根 33.4kg，防风 25kg。

【制备】①连翘、苏叶加 4 倍水，提取挥发油备用。②其余 7 种药材与连翘、苏叶提取挥发油后残渣残液混合在一起，并加足 6 倍量水，浸泡 30 分钟，加热煎煮 2 小时；第 2 次加 4 倍量水，煎煮 1.5 小时；第 3 次加 2 倍量水，煎煮 45 分钟。合并 3 次煎煮液，静置 12 小时，上清液过 200 目筛，滤液待用。③滤液减压蒸发浓缩至稠膏状，停止加热，向稠膏中加入 2 倍量 75% 乙醇液，搅匀，静置过夜，上清液过滤，滤液待用。④滤液减压回收乙醇，并浓缩至稠膏状，加入 5 倍量的糖粉，混合均匀，加入 70% 乙醇少许，制成软材，过 14 目尼龙筛制粒，湿颗粒于 60℃干燥，干颗粒过 14 目筛整粒，再过四号筛（65 目）筛去细粉，在缓慢地搅拌下，将第①项挥发油和乙醇混合液（约 200mL）喷入干颗粒中，并闷 30 分钟，然后分装，密封，包装即得。

例3　磷酸钠泡腾颗粒剂

【处方】干燥磷酸钠200g，干燥磷酸氢钠477g，干燥酒石酸252g，枸橼酸结晶162g。

【制备】将枸橼酸结晶粉碎，然后与磷酸钠、磷酸氢钠、酒石酸的混合药粉混匀，将混合药粉置玻璃或其他材料制成的器皿内，加热至93～104℃，不断搅拌，此时枸橼酸失去结晶水，一部分药物熔融而发生酸碱中和反应，释放出CO_2，待药物润湿、软化、结成团块时取出，过筛网，制成适当大小的颗粒，在54℃以下干燥，立即装入密封容器。

【注解】单用枸橼酸时黏性太大，制粒困难；单用酒石酸时硬度不够，颗粒易碎，因此应用两种酸的混合物，且二者比例可以变动，只要二者总量达到充分中和碳酸氢钠即可。制备时还应控制水分，以免在服用前酸与碱即发生反应，释放出CO_2，致使颗粒松散。

第三节　颗粒剂的质量检查、包装与贮存

一、颗粒剂的质量检查

根据原料药物和制剂的特性，除来源于动植物多组分且难以建立测定方法的颗粒剂外，一般需进行主药的定性与定量检查，溶出度、释放度、含量均匀度等应符合要求。除另有规定外，还应进行以下检查：

1. 外观　颗粒剂应干燥，色泽一致，无吸潮、结块、潮解等现象。包衣颗粒应检查残留溶剂。

2. 粒度　除另有规定外，按《中国药典》2020年版四部粒度和粒度分布测定法（通则0928第二法双筛分法）测定，不能通过一号筛（2000μm）与能通过五号筛（180μm）的总和不得超过供试量的15%。

3. 水分　中药颗粒剂按《中国药典》2020年版四部通则0832水分测定法测定，除另有规定外，水分不得超过8.0%。

4. 干燥失重　除另有规定外，化学药品与生物制品颗粒按《中国药典》2020年版四部通则0831干燥失重测定法测定，于105℃干燥（含糖颗粒应在80℃减压干燥）至恒重，减失重量不得超过2.0%。

5. 溶化性　除另有规定外，可溶颗粒和泡腾颗粒照以下方法检查，溶化性应符合规定。

（1）可溶颗粒检查法　取供试品10g（中药单剂量包装取1袋），加热水200mL，搅拌5分钟，立即观察，可溶颗粒应全部溶化或轻微浑浊。

（2）泡腾颗粒检查法　取供试品3袋，将内容物分别转移至盛有200mL水的烧杯中，水温为15～25℃，应迅速产生气体而成泡腾状，5分钟内颗粒均应完全分散或溶解在水中。

颗粒剂按上述方法检查，均不得有异物，中药颗粒剂还不得有焦屑。

混悬颗粒及已规定检查溶出度或释放度的颗粒剂可不进行溶化性检查。

6. 装量差异　单剂量包装的颗粒剂按下列方法检查，应符合规定。

检查法：取供试品10袋（瓶），除去包装，分别精密称定每袋（瓶）内容物的重量，分别求出每袋（瓶）内容物装量与平均装量，每袋（瓶）装量与平均装量相比较（凡无含量测定的颗粒剂或有标示装量的颗粒剂，应与标示装量比较），超出装置差异限度的颗粒剂不得多于2袋（瓶），并不得有1袋（瓶）超出装量差异限度1倍。装量差异限度要求见表5–1。

表 5–1 颗粒剂装量差异限度要求

平均装量或标示装量（g）	装量差异限度（%）	平均装量或标示装量（g）	装量差异限度（%）
1.0 或 1.0 以下	±10.0	1.5 以上至 6.0	±7.0
1.0 以上至 1.5	±8.0	6.0 以上	±5.0

凡规定检查含量均匀度的颗粒剂，一般不再进行装量差异检查。

7. 装量 多剂量包装的颗粒剂，按《中国药典》2020 年版四部通则 0942 最低装量检查法检查，应符合规定。

8. 微生物限度 以动物、植物、矿物质来源的非单体成分制成的颗粒剂，生物制品颗粒剂，按非无菌产品微生物限度检查。检查方法按《中国药典》2020 年版四部通则 1105 微生物计数法、1106 控制菌检查法及 1107 非无菌药品微生物限度标准检查，应符合规定。规定检查杂菌的生物制品颗粒剂，可不进行微生物限度检查。

二、颗粒剂的包装与贮存

颗粒经质量检查合格后，应及时按剂量装入袋内，一般采用自动颗粒包装机分装，包装材料目前多用复合铝塑袋。

颗粒剂应置干燥处贮存，防止受潮。

第六章

片 剂

扫一扫，查阅本章数字资源，含PPT、视频等

学习要求

1. **掌握** 片剂的含义、特点；片剂辅料的种类与应用；片剂制备工艺；片剂包衣常用材料。
2. **熟悉** 压片过程中常见问题与解决方法；片剂包衣；片剂的质量评价。
3. **了解** 片剂成型机理；压片机的构造；包衣过程常见问题及解决方法；片剂的包装与贮存。

第一节 概 述

一、片剂的含义与特点

片剂（tablets）系指原料药物或与适宜的辅料制成的圆形或异形的片状固体制剂。片剂始创于 19 世纪 40 年代，是现代药物制剂中应用最为广泛的剂型之一，可根据应用目的和制备方法，改变片剂的大小、形状、片重、硬度、厚度、溶出特性。片剂的优点：①片剂是密度较高、体积较小的固体剂型，携带、贮存、运输、应用比较方便；②产品性状稳定，受外界空气、光线、水分等因素的影响较少，并可通过包衣增加稳定性；③片剂生产机械化、自动化程度较高，剂量准确，成本较低；④片剂种类繁多，可以制成各种不同类型的片剂，以满足临床医疗或预防的不同需要，例如分散片、缓释片、控释片、肠溶包衣片、咀嚼片及口含片等。片剂的不足之处：①婴幼儿和昏迷患者服用困难；②片剂制备时需加入若干种辅料并且经过压缩成型，处方及工艺设计不当容易出现溶出度低、生物利用度差等问题；③含挥发性成分的片剂有久贮含量下降等问题。

二、片剂的分类

《中国药典》2020 年版四部制剂通则片剂项下收载了十余种片剂，根据给药途径结合制备方法，片剂可分为口服片剂、口腔用片剂等。

1. 口服片剂 系指供口服的片剂。口服片剂中的药物主要经胃肠道吸收发挥作用，也可以在胃肠道局部发挥作用。

（1）普通压制片（compressed tablets） 系指药物与辅料混合均匀后压制而成的未包衣的片剂，亦称为素片或片芯，临床应用最广，片重一般为 0.1 ~ 0.5g。如罗红霉素片、维生素 C 片等。

（2）包衣片（coated tablets） 系指在普通压制片的外表面包上一层衣膜的片剂。包衣可以提

高药物的稳定性、掩盖药物的不良嗅味、改善片剂的外观等。根据包衣材料不同，包衣片可以分为：①糖衣片（sugar coated tablets）：以蔗糖为主要包衣材料进行包衣而制得的片剂；②薄膜衣片（film coated tablets）：以羟丙甲纤维素等高分子成膜材料进行包衣而制得的片剂；③肠溶衣片（enteric coated tablets）：以肠溶材料进行包衣而制得的在胃液中不溶而在肠液中可溶的片剂。

（3）泡腾片（effervescent tablets）　系指含有碳酸氢钠和有机酸，遇水可产生气体而呈泡腾状的片剂。有机酸一般用枸橼酸、酒石酸、富马酸等。泡腾片中的药物应是易溶性的，加水产生气泡后应能溶解，如维生素 C 泡腾片。泡腾片服用时应将片剂放入水中迅速崩解后饮用。

（4）咀嚼片（chewable tablets）　系指在口腔中咀嚼后吞服，在胃肠道中发挥局部作用或经胃肠道吸收发挥全身作用的片剂。一般选择甘露醇、山梨醇、蔗糖等水溶性辅料作填充剂和黏合剂。咀嚼片比较适用于儿童、吞咽困难的患者，如小儿维生素 C 咀嚼片。压片后崩解困难的药物如铋酸铝等也可制成咀嚼片。

（5）多层片（multilayer tablets）　系指由两层或多层构成的片剂，一般由两次或多次加压而制成，每层含有不同的药物或辅料，可以避免复方制剂中不同药物之间的配伍变化、调节各层药物的释放达到缓、控释的效果等。如复方阿司匹林双层片、马来酸曲美布汀多层片。多层片可为上下分层及内外分层两种结构形式。

（6）分散片（dispersible tablets）　系指在水中能迅速崩解并均匀分散的片剂。分散片中的原料药物应是难溶性的。分散片可吞服也可加水分散后服用，亦可将分散片含于口中吮服，如阿奇霉素分散片。

（7）缓释片（sustained release tablets）　系指在规定的释放介质中缓慢地非恒速释放药物的片剂。其具有服药次数少、血药浓度平稳、治疗作用时间长等特点，如阿司匹林缓释片。

（8）控释片（controlled release tablets）　系指在规定的释放介质中缓慢地恒速或接近恒速释放药物的片剂。其具有服药次数少、血药浓度更加平稳、治疗作用时间长等特点，如硝苯地平控释片。

（9）口崩片（orally disintegrating tablets）　系指在口腔内不需要用水即能迅速崩解或溶解的片剂。一般适合于小剂量原料药物，常用于吞咽困难或依从性差的患者。可用直接压片法或冷冻干燥法制备。制备时常采用水溶性好的山梨醇、木糖醇、赤藓醇、甘露醇等作为填充剂和矫味剂，如氯雷他定口崩片。

2. 口腔用片剂

（1）舌下片（sublingual tablets）　系指置于舌下能迅速溶化，药物经舌下黏膜吸收发挥全身作用的片剂。舌下片可以避免药物的肝脏首过作用，起效迅速，适用于急症治疗，如硝酸甘油舌下片。

（2）含片（troches）　系指含于口腔中缓慢溶化产生局部或全身作用的片剂。含片中的原料药物一般是易溶性的，主要起局部消炎、杀菌、收敛、止痛或局部麻醉等作用，多用于口腔或咽喉疾病，如口腔溃疡含片。

（3）口腔贴片（oral adhesive tablets）　系指粘贴于口腔中，经黏膜吸收后起局部或全身作用的片剂，如氨来咕诺口腔贴片、醋酸地塞米松粘贴片（意可贴）。

3. 其他途径应用的片剂

（1）可溶片（soluble tablets）　系指临用前溶解于水中的非包衣或薄膜包衣片剂，供口服、外用或含漱等，如复方硼砂漱口片。

（2）阴道片（vaginal tablets）　系指置于阴道内使用的片剂。多用于阴道的局部疾病治疗，起杀菌、消炎等作用，常制成泡腾片。如制霉菌素阴道泡腾片。

（3）植入片（implant tablets） 系指埋植到人体体内缓缓溶解、吸收，产生持久作用的无菌片剂。适用于小剂量并且需长期使用的药物。

三、片剂的质量要求

片剂外观应完整光洁，色泽均匀，有适宜的硬度和耐磨性，对于非包衣片，应符合片剂脆碎度检查法的要求；含量准确，片重差异小；在规定的贮存期内不得变质；一般口服片剂崩解时限或溶出度应符合要求；符合微生物限度检查的要求；小剂量的药物或作用比较剧烈的药物的片剂，应符合含量均匀度的要求；植入片应无菌；含片、咀嚼片、口腔贴片、分散片、泡腾片、口崩片应有良好口感等。

第二节　片剂的常用辅料

片剂由药物和辅料（也称赋形剂）（excipients）组成。辅料系指片剂内除药物以外一切物质的总称，为非治疗性物质。片剂所用的辅料应无生理活性，性质稳定，不与主药发生反应，不影响主药含量测定，对药物的溶出和吸收无不良影响。不同辅料可发挥不同作用，如填充作用、黏合作用、崩解作用和润滑作用等。根据各种辅料在片剂制备中所起的作用，片剂中常用辅料分为填充剂与吸收剂、润湿剂与黏合剂、崩解剂及润滑剂四大类。

一、填充剂与吸收剂

填充剂（fillers）又称稀释剂（diluents），系指用于增加片剂的重量或体积，利于成型和分剂量的辅料。当片剂中的药物含有挥发油或其他液体成分时，需加入适当的辅料将其吸收，使保持"干燥状态"，以利于制成片剂，该辅料被称为吸收剂。

1. 淀粉（starch） 淀粉是一种良好的稀释剂和吸收剂，是片剂最常用的辅料，主要有玉米淀粉和马铃薯淀粉，属于多糖类。淀粉为白色粉末，不溶于乙醇及冷水，化学性质很稳定，与大多数药物不起化学反应。玉米淀粉杂质少、色泽好、吸湿性小、产量大、价格低，被广泛应用。但淀粉遇酸、碱，在潮湿或加热情况下可逐渐水解而失去膨胀作用。此外淀粉的可压性差，不宜单独使用，常与适量的糖粉、糊精等混合使用以增加黏合性和片剂的硬度。

2. 糊精（dextrin） 糊精系淀粉的不完全水解产物，为白色或类白色无定形粉末，在沸水中易溶，不溶于乙醇。应用时应控制用量，防止颗粒过硬造成片面出现麻点、"水印"及片剂崩解迟缓等现象，常与淀粉、糖粉按适宜比例混合使用。此外，糊精对某些药物的含量测定有干扰。

3. 糖粉（powdered sugar） 糖粉系结晶性蔗糖经低温干燥、粉碎而成的白色粉末。糖粉黏合力强，可增加片剂的硬度，使片剂表面光滑美观，但糖粉吸湿性较强，长期贮存会使片剂的硬度过大，造成崩解或溶出困难，常与糊精、淀粉混合使用。糖粉常用于口含片、咀嚼片等。

4. 乳糖（lactose） 乳糖系白色的结晶性颗粒或粉末，无臭，味微甜。易溶于水，难溶于乙醇；性质稳定，可与大多数药物配伍；无吸湿性，压成的片剂光洁美观，释药快，对药物的含量测定影响小。乳糖有喷雾干燥乳糖、无水乳糖、球粒状乳糖和α-乳糖，常用的是α-乳糖。喷雾干燥乳糖具有良好的流动性、可压性和黏结性，尤其适用于粉末直接压片。

5. 预胶化淀粉（pregelatinized starch，PS） 又称α-淀粉、可压性淀粉，为白色粉末，无臭无味，性质稳定，吸湿性等与淀粉相似，是新型药用辅料，具有良好的流动性、可压性、自身润滑性，制成的片剂具有良好的硬度、崩解性，释药快，可用于粉末直接压片。

6. 微晶纤维素（microcrystalline cellulose，MCC） 系纤维素部分酸水解而得的聚合度较小的结晶性纤维，国外商品名 Avicel，根据粒径不同、含水量高低分为 PH101、PH102 等多种规格。微晶纤维素具有良好的流动性和可压性，且兼有黏合、助流、崩解等作用，尤其适用于粉末直接压片法制备片剂。由于微晶纤维素具有较强的结合力与良好的可压性和流动性，常被称为"干黏合剂"。微晶纤维素用于湿法制颗粒时，由于其吸水作用，即使加入稍过量的润湿剂也不影响湿料的搅拌和过筛，仍能制得较均匀的颗粒，无结块现象。另外，片剂中含微晶纤维素 20% 以上时崩解作用较好，常与高效崩解剂配合应用于分散片等速释片剂。但含水量超过 3% 时，在混合及压片过程中容易产生静电，出现分离、条痕现象，可以通过干燥除去部分水分来克服。

7. 甘露醇（mannitol） 为白色结晶性粉末，因溶解时吸热，故在口中有清凉感，有甜味，稳定性良好，流动性好，无引湿性；易溶于水，可溶于甘油，是咀嚼片、口含片的主要填充剂和矫味剂。另外，山梨醇（sorbitol）的性质与甘露醇相近，也可用作咀嚼片和口含片的辅料，但其吸湿性较甘露醇强。

8. 无机盐类 一些无机盐，如硫酸钙、磷酸氢钙等。其性质相似，为白色或类白色、无臭、无味粉末，化学性质稳定，与多数药物配伍不起变化，制成的片剂外观光洁，硬度、崩解度均好，对药物无吸附作用，防潮性能较其他常用辅料为好，除作为片剂的填充剂外，也为中药浸出物及油类的良好吸收剂。因多为钙盐，故对某些药物（如四环素类药物）在胃肠道的吸收有干扰作用，不宜使用。

9. 其他 微粉硅胶、氧化镁等均可作为吸收剂，尤适于含挥发油和脂肪油较多的中药制片。其用量应视物料中含油量而定，一般为 10% 左右。其中微粉硅胶制备的颗粒有很好的流动性和可压性，也可用于粉末直接压片的助流剂和崩解剂。但其碱性较强，不适用于酸性药物。

二、润湿剂与黏合剂

（一）润湿剂

润湿剂（moistening agent）系指可使物料润湿，产生足够强的黏性以利于制成颗粒的液体。润湿剂本身黏性并不强，但可将某些药物粉末本身固有的黏性诱发出来，从而聚集成软材，制成颗粒。片剂生产中常用的润湿剂有蒸馏水和乙醇。

1. 蒸馏水（distilled water） 本品本身无黏性，但可润湿遇水产生黏性的成分，诱发其黏性制成适宜的颗粒。但用水做润湿剂时，干燥温度较高，故不适用于不耐热、遇水易变质或易溶于水的物料。另外，由于物料对水的吸收较快，易发生湿润不均匀的现象，导致出现结块等，影响片剂的质量，所以，一般很少单独应用，常以适宜浓度的乙醇代替。

2. 乙醇（ethanol） 本品可用于遇水易分解的药物，也可用于遇水黏性太大的药物。随着乙醇浓度的增大，湿润后所产生的黏性逐渐减小，制成颗粒松散，压成的片剂崩解较快。乙醇的浓度要视原辅料的性质而定，一般为 30%～70%。用乙醇做湿润剂，操作应迅速，以免挥发。

（二）黏合剂

黏合剂（adhesives）系指利用自身的黏性，能使某些本身不具有黏性或黏性较小药物粉末聚集黏合成颗粒或压缩成型的具有黏性的固体粉末或黏稠液体。常用黏合剂有：

1. 淀粉浆 因价格低廉而常用，适用于对湿热较稳定的药物，其浓度和用量应根据物料的性质作适当调节，一般常用浓度为 5%～15%，以 10% 最为常用。在淀粉浆用量及浓度适宜时，一般不影响片剂的崩解时间。

2. 纤维素衍生物 分为水溶性和水不溶性两大类，水溶性的如甲基纤维素（methylcellulose，MC）、羧甲基纤维素钠（carboxymethylcellulose sodium，CMC-Na）、羟丙甲纤维素（hydroxypropyl methylcellulose，HPMC）等均可用作黏合剂，可用其水溶液，也可用其干燥的粉末加水润湿后制颗粒。纤维素衍生化类型及聚合度不同，会产生不同程度的黏性，应根据药物性质进行适当选择。水溶性纤维素衍生物中羟丙甲纤维素较为常用，以适宜浓度（2%～5%）作黏合剂，制备的片剂崩解快，药物溶出速率高。

乙基纤维素（ethylcellulose，EC）溶于乙醇，不溶于水，可用作对水敏感的药物的黏合剂，但对片剂的崩解及药物的释放有阻滞作用，故主要用作缓、控释制剂的黏合剂。

微晶纤维素（microcrystalline cellulose，MCC）不溶于水及有机溶剂，除作为填充剂外，在压片时，粒子间借氢键而结合，有较强的结合力，可起干燥黏合剂的作用，用于粉末直接压片，压成的片剂有较大的硬度，而且片剂崩解快，药物溶出迅速。

3. 聚乙烯吡咯烷酮（polyvinyl pyrrolidone，PVP） 简称聚维酮，为白色或乳白色粉末，化学性质稳定，能溶于水和乙醇，形成黏性溶液，其黏性随浓度增大而增加。乙醇液尤其适用于对湿热敏感的药物制粒，既可避免水分的影响，又可在较低温度下进行干燥。PVP 水溶液或乙醇液用于疏水性药物可改善疏水性药物亲水性，有利于片剂的崩解和药物的溶出。PVP 还可作为干燥黏合剂用于粉末直接压片。

4. 其他黏合剂 如 5%～20% 的明胶溶液、50%～70% 的蔗糖溶液等。具有较强的黏合能力，适用于容易松散，弹性较强的药物，可减少颗粒的松散性。但当浓度高、用量大时，所制备的片剂硬度大，会影响片剂的崩解。

三、崩解剂

崩解剂（disintegrants）系指使片剂在胃肠道中迅速裂碎成细小颗粒的辅料，用量一般为片重的 5%～20%。除了缓（控）释片以及某些特殊用途（如含片、咀嚼片、植入片等）的片剂以外，一般均需加入崩解剂。

（一）崩解剂的作用机理

崩解剂具有很强的吸水膨胀性或产气膨胀性，能够克服因黏合剂或加压而形成的片剂结合力，使片剂从整体片状物裂碎成许多细小的颗粒，实现片剂的崩解。崩解剂作用机理有：

1. 毛细管作用 崩解剂在片剂中保持压制片中的孔隙结构，形成易于润湿的毛细管通道。当片剂置于水中时，水能迅速随毛细管进入片剂内部，使整个片剂崩解。淀粉、纤维素的衍生物属于此类崩解剂。

2. 膨胀作用 崩解剂遇水自身体积膨胀，克服片剂结合力使之崩解。膨胀率越大，崩解效果越显著。如羧甲基淀粉钠，吸水后可以膨胀至原体积的 300 倍。

3. 产气作用 崩解剂遇水产生二氧化碳，借助气体膨胀使片剂崩解。主要用于需要迅速崩解或快速溶解的片剂，如泡腾片。常用的泡腾崩解剂是枸橼酸（或酒石酸）与碳酸氢钠（或碳酸钠）。

4. 酶解作用 有些酶对片剂中的某些辅料有作用，一起压片时，片剂遇水即能迅速崩解，如淀粉酶与以淀粉浆为黏合剂的干颗粒一起压片时，片剂遇水迅速崩解。常用的黏合剂及其相应作用的酶有纤维素与纤维素酶、明胶与蛋白酶等。

（二）常用崩解剂

1. 干燥淀粉（dry starch） 是毛细管形成剂，可增加孔隙率而改善片剂的透水性，且价廉易得，故应用最广泛。干淀粉较适用于水不溶性或微溶性药物的片剂，但对易溶性药物的崩解作用较差。淀粉在 100 ~ 105℃干燥 1 小时，使含水量在 8% 以下，干淀粉吸水性较强。

2. 羧甲基淀粉钠（sodium starch glycolate） 为白色或类白色粉末，吸水膨胀作用显著，吸水后可膨胀至原体积的 300 倍。因其吸水后粉粒膨胀而不溶解，不形成胶体溶液，故不会阻碍水分的继续渗入而影响片剂进一步崩解，同时具有良好的流动性和可压性，可改善片剂的成型性，增加片剂的硬度而不影响其崩解性，可用于粉末直接压片。

3. 低取代羟丙纤维素（low-substituted hydroxypropyl cellulose，L-HPC） 为白色或类白色结晶性粉末，在水和有机溶剂中不溶，但吸水可膨胀。由于它的粉末有很大的表面积和孔隙率，故加速了吸水速度，增加了膨胀性（吸水膨胀率为 500% ~ 700%）。崩解后的颗粒也较细小，有利于药物溶出。

4. 交联羧甲基纤维素钠（croscarmellose sodium，CCMC-Na） 为白色、细颗粒状粉末，无臭无味。具有吸湿性，吸水膨胀力大，崩解力强。作为片剂的崩解剂时既适用于湿法制粒压片，也适用干法直接压片。与羧甲基淀粉钠合用，崩解效果更佳；但与干淀粉合用时崩解作用会降低。

5. 交联聚维酮（cross-linked polyvinyl pyrrolidone，PVPP） 为白色、流动性良好的粉末，在水、有机溶媒及强酸、强碱溶液中均不溶解，但在水中能迅速溶胀但不会出现高黏度的凝胶层，因而崩解性能十分优越。

6. 泡腾崩解剂（effervescent disintegrants） 是专用于泡腾片的特殊崩解剂，最常用的酸碱系统是碳酸氢钠与枸橼酸组成的混合物。遇水可产生二氧化碳气体，使片剂迅速崩解。含有这种崩解剂的片剂，在生产、贮存过程中，应严格控制水分，避免受潮造成崩解剂失效。一般在压片前临时加入或者将酸碱两种成分分别加于两部分颗粒中，临压片时混匀。

7. 表面活性剂 能增加片剂的润湿性，使水分易于渗入片剂，加速片剂崩解。一般疏水性药物，水不容易渗入片剂的孔隙中，往往发生崩解迟缓现象，利用某些表面活性剂的润湿作用，增加这类药物与水的亲和力。表面活性剂常与其他崩解剂合用，起到辅助崩解的作用。常用的表面活性剂有聚山梨酯 80、poloxamer 188、十二烷基硫酸钠等。

8. 其他 如海藻酸钠或海藻酸的其他盐都有较强的亲水性，也是良好的崩解剂；黏土类如皂土、胶体硅酸镁铝，亲水、吸水作用强，用于疏水性药片中崩解作用良好。此外，一些植物的粉末以及天然的海绵粉末等，也有一定的崩解作用。

（三）崩解剂的加入方法

崩解剂的加入方法有外加法、内加法和内外加法。外加法是压片之前将崩解剂加到干颗粒中，片剂的崩解发生在颗粒之间；内加法是在制粒过程中加入一定量的崩解剂，片剂的崩解发生在颗粒内部；内外加法是内加一部分崩解剂（一般为崩解剂的 50% ~ 75%），然后再外加一部分崩解剂（一般为崩解剂的 25% ~ 50%），使片剂的崩解既发生在颗粒内部又发生在颗粒之间，从而达到良好的崩解效果。在崩解剂用量相同的情况下，崩解速率顺序为外加法＞内加法＞内外加法，溶出速率顺序为内外加法＞内加法＞外加法。通常外加崩解剂量占崩解剂总量的 25% ~ 50%，内加崩解剂量占崩解剂总量的 75% ~ 50%。

表面活性剂作为崩解剂的加入方法也有三种：①溶于黏合剂中；②与崩解剂混合加入干颗粒中；③制成醇溶液喷入干颗粒中。

四、润滑剂

压片时为增加颗粒的流动性，并减少黏冲及降低颗粒与颗粒、药片与模孔壁之间的摩擦力，使其能顺利加料和使片剂从模圈中推出，并且使片面光滑美观，在压片前一般需在颗粒中加入适宜的润滑剂。在药剂学中，润滑剂是一个广义的概念，是助流剂、抗黏剂和（狭义）润滑剂的总称。助流剂可降低颗粒之间摩擦力从而增加颗粒流动性；抗黏剂可减少粉（颗）粒对冲模的附着性；（狭义）润滑剂可降低药片与冲模孔壁之间摩擦力的物质，是真正意义上的润滑剂。根据润滑剂的性质可分为水不溶性和水溶性两大类。

1. 水不溶性润滑剂

（1）硬脂酸镁（magnesium stearate，MS） 白色粉末，有良好的附着性，在水、乙醇或乙醚中不溶，能被稀酸分解。易与颗粒混匀，压片后片面光滑美观，故应用最广。一般用量为0.1%～1%，用量过大时，会造成片剂的崩解（或溶出）迟缓。本品不宜用于乙酰水杨酸、某些抗生素药物及多数生物碱类药物。

（2）滑石粉（talc） 白色或灰白色，无嗅无味，润滑，结晶性粉末，主要作为和抗黏剂助流剂使用，可将颗粒表面的凹陷处填满补平，降低颗粒表面的粗糙性，达到降低颗粒间的摩擦力、改善颗粒流动性的目的，常用量为0.1%～3%。

（3）氢化植物油（hydrogenated vegetable oil） 本品系由氢化植物油经精制、漂白、脱色除臭后，以喷雾干燥法制得的白色粉末。是一种润滑性能良好的润滑剂。常用量1%～6%。应用时，将氢化植物油溶于轻质液体石蜡或己烷中，喷于干颗粒上，以利于均匀分布（若以己烷为溶剂，可在喷雾后采用减压的方法除去己烷）。

（4）微粉硅胶（colloidal silicon dioxide） 为白色疏松粉末，无臭无味，化学性质稳定，在热氢氧化钠试液中溶解，在水或稀盐酸中不溶。主要作为助流剂、抗黏剂，对药物颗粒有很好的表面附着力和分散性，可将粗糙颗粒或粉末表面的凹隙处填满并包裹，从而降低颗粒间的摩擦力，改善流动性。作为优良的助流剂，微粉硅胶可用于粉末直接压片。

2. 水溶性润滑剂

（1）聚乙二醇类（polyethylene glycol，PEG） 常用聚乙二醇4000和6000，白色蜡状固体薄片或颗粒状粉末，略有特殊臭味，在水和乙醇中易溶，乙醚中不溶，具有良好的润滑效果，不影响片剂的崩解与溶出。

（2）十二烷基硫酸钠（sodium lauryl sulfate，SDS） 为白色或乳白色、有光滑感的粉末，带有苦的皂味、微有脂肪臭。具有良好的润滑作用，尤其是对于疏水性药物，兼有改善其润湿性、促进片剂的崩解、改善疏水性药物溶出速率的作用。

五、其他辅料

除了上述四类辅料外，片剂中还可以加入着色剂、矫味剂等辅料以改善口味和外观，但无论加入何种辅料，都应符合药用标准，都不能与主药发生反应，也不应妨碍药物的溶出和吸收。加入着色剂时应注意色素与药物的反应以及干燥中色素的迁移等。加入芳香剂时，可将其溶于乙醇中，再均匀喷入颗粒中；甜味剂可在制颗粒前与药物粉末及其他辅料一起加入。

此外，将两种或两种以上药用辅料按一定比例经特定物理加工（喷雾干燥、制粒等）制成的具有特定功能的混合辅料，即共处理辅料，在药物制剂领域应用日趋广泛。共处理辅料既能保持每种单一辅料的化学性质，又兼具其他功能，如流动性、可压缩性和混合均匀性等，可用于粉末直接压片。常用商品化共处理辅料见表 6-1。

表 6-1　常用商品化共处理辅料

产品名称	组成成分	生产工艺	产品特性
F-Melt F1	磷酸钙、蜡质淀粉、微晶纤维素	喷雾干燥	崩解快速、流动性和可压性高
MicroceLac 100	乳糖和微晶纤维素	喷雾干燥	可压性好，在各种压片速度下均具有较好均一性
Compressol SM	甘露醇、山梨醇	熔融	粒径均匀、流动性好，润滑效率高
StarLac	乳糖和淀粉	喷雾干燥	崩解快速、直接压片性能优良
RetaLac	乳糖和羟丙甲纤维素	喷雾干燥	良好的流动性、可压性和崩解性
Di-Pac	蔗糖、糊精	共结晶	压缩性、流动性、溶解性、稳定性好
Avicel HFE 102	微晶纤维素、甘露醇	喷雾干燥	良好的流动性、可压性和崩解性

第三节　片剂的制备

片剂的制备方法有制粒压片法和直接压片法两大类。制粒压片法包括湿法制粒压片法和干法制粒压片法。直接压片法包括粉末直接压片法和半干式颗粒（空白颗粒）压片法。两类方法均要求物料有良好的流动性及可压性。除某些流动性及可压性较好的物料可供直接压片外，一般粉末状药物需预先制成颗粒，以增加流动性，改善可压性。在实际生产中，湿法制粒压片在国内应用较为广泛。

一、片剂的制备工艺

（一）湿法制粒压片

湿法制粒压片是在原料、辅料中加入黏合剂、润湿剂，再制粒压片的方法。此法制成的颗粒经过表面润湿，表面性质好，外形美观，耐磨性较强，压缩成型性好，是目前应用最广泛的一种制片方法。湿法制粒压片适用于药物不能直接压片，且遇湿、热稳定的片剂制备。湿法制粒压片的一般工艺流程，见图 6-1。

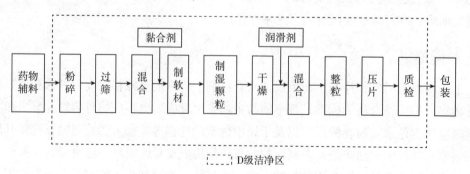

图 6-1　湿法制粒压片的一般工艺流程

1. 原、辅料的处理 原、辅料需要粉碎、过筛、干燥处理，以利于混合。一般药物粉碎成80～100目的细粉，毒剧药、贵重药及有色原辅料应粉碎得更细些。对于溶解度很小的药物可以微粉化。对于各组分混合比例相差悬殊的处方，应采用等量递增或溶剂分散法，以保证混合均匀。对于受潮易结块的原、辅料，必须经过干燥处理后再粉碎过筛。

2. 制粒方法 湿法制粒方法有挤压制粒、高速搅拌制粒、流化制粒、喷雾制粒、转动制粒等（详见第五章第二节）。

3. 颗粒干燥 （详见第五章第二节）。

4. 整粒与混合

（1）整粒 系指将干颗粒再次通过筛网，使条、块状物分散成均匀干颗粒的操作。整粒所用筛网的孔径一般与制湿颗粒时相同。若颗粒较疏松，宜选用摇摆式制粒机及孔径较大的筛网整粒；若颗粒较粗硬，宜选用旋转式制粒机及孔径较小的筛网整粒。

（2）加挥发油或挥发性药物 处方中含有挥发油或挥发性药物时，可加在整粒时筛出的部分细粉中，混匀后，再与其他颗粒混匀；也可用少量乙醇溶解后喷在干颗粒上。加入挥发性成分的干颗粒应密闭放置数小时；还可微囊化或制成 β- 环糊精包合物后加入。

（3）加润滑剂与崩解剂 润滑剂常在整粒后用细筛筛入干颗粒中混匀。需外加的崩解剂也干燥过筛后加入干颗粒中，充分混匀。干颗粒混合物需抽样检查，测定主药含量，计算片重。

5. 压片 将混合后的物料用压片机进行压片。

（二）干法制粒压片

干法制粒压片系指不用润湿剂或液态黏合剂而制备颗粒进行压片的方法。干法制粒方法及优点详见第五章第二节。但干法制粒需要特殊设备，各种物料性质不一，给制粒造成一定困难，所以在应用上受到一定限制。

常用的干法制粒方法有滚压法和重压法。

1. 滚压法 系指将粉状药料与干燥黏合剂等辅料混合均匀后，利用转速相同的两个滚动圆筒之间的缝隙，将物料滚压成所需硬度的薄片（见第五章图5-9），再通过制粒机粉碎成一定大小颗粒的方法。滚压法的优点在于薄片的厚度较易控制，硬度亦较均匀，所得颗粒压成的片剂无松片现象。但由于滚筒间的摩擦常使温度上升，会使制成的颗粒过硬，影响片剂崩解。

2. 重压法（又称大片法） 系将药物与辅料混合在较大的压力下压成大片（直径22～25mm），然后粉碎成适宜颗粒。因大片不易制备，且大片粉碎时细粉多，需反复重压、击碎，生产效率低，机械和原料损耗较大，故重压法目前应用较少。

（三）粉末直接压片法

粉末直接压片法系指将药物粉末与适宜的辅料混匀后，不经制颗粒而直接压片的方法。粉末直接压片缩短了工艺过程，简化了设备，有利于自动化连续生产，适用于热敏性药物。粉末直接压片所得产品的崩解、溶出较快。国内已有多种用于粉末直接压片的药用辅料，如微晶纤维素、喷雾干燥乳糖、可压性淀粉等。尽管粉末直接压片技术已成为国外大型药企改造片剂生产线的重点和趋势，但粉末直接压片对辅料粉体学性质要求较高、同时需要高效压片设备，因此在国内未广泛应用。

二、压片

（一）片重计算

片重计算主要有两种方法。

1. 根据干颗粒中主药含量计算

$$片重 = \frac{每片含主药量}{压片物料中主药百分含量} \qquad (6-1)$$

若片剂为复方制剂时，则按上式计算每片各主药重量合格范围，再在各主药合格的重量范围内选择共同合格范围，然后计算其平均值即可得理论片重。

2. 按颗粒重量计算片重　若无法测定颗粒中主药含量时，且生产量大，原辅料损耗比例小时，可根据实际投料量与预定压片数来计算片重，如一些中药片剂的生产。

$$片重 = \frac{干颗粒重 + 压片前加入的辅料量}{实压片数} \qquad (6-2)$$

（二）压片机

常用压片机按结构分为单冲压片机和多冲压片机（旋转式压片机）；按压缩次数分为一次压制压片机和多次压制压片机；按片形可分为圆形片压片机和异形片压片机。

1. 单冲压片机　由转动轮、加料器、冲模、上下两个冲头、三个调节器（压力、片重、出片调节器）和一个可左右移动的饲料器组成。冲模系统是压片机的压片部分，包括上、下两个冲头和一个模圈，模圈嵌入模台上，上下冲头固定于上下冲杆上。下冲连接出片调节器和片重调节器（图6-2）。片重调节器用以调节下冲下降的深度，通过调节模孔的容积来调节片重。下冲在模圈内位置越低，模孔的容量越大，填充量多，片重越大；反之片重则小。出片调节器调节下冲上升的位置，使之与模台面相平，将压成的片剂从模孔中顶出。压力调节器与上冲连接，调节上冲下降的位置，上冲下降的位置越低，上下冲间距离越近，压力越大，制得的片剂愈硬，反之则片剂愈松。除压制异形片外，冲模通常为圆形。圆形冲模有不同的弧度，深弧度的冲模用于双凸片的压制。冲模上可刻有药品的名称、主药含量，使片剂易于识别。一般冲模的直径随片重而定，常用的冲模直径为 6.5 ~ 12.5mm。

单冲压片机的压片过程（图6-3）。①上冲抬起，饲料器移至模孔上；②下冲下降到适当位置，饲料器在冲模上摆动使物料填满模孔；③饲料器离开模孔并将物料在模孔口刮平；④上冲自冲模孔上端落入冲模孔，并下行一定距离，将物料压制成片（此时下冲不移动）；⑤上冲提升出模孔，下冲上升至与模孔上缘相平，将药片由模孔中推出；⑥饲料器再次移到模孔之上，将模孔中推出的片剂推出，同时进行第二次饲粉，如此反复进行饲粉、压片、推片等操作。

单冲压片机压片一般为每分钟 80 ~ 100 片，多用于实验室

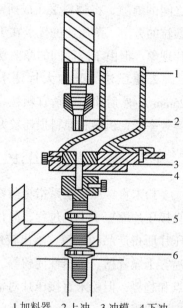

1.加料器　2.上冲　3.冲模　4.下冲
5.出片调节器　6.片重调节器

图6-2　单冲压片机主要构造示意图

和小量生产。

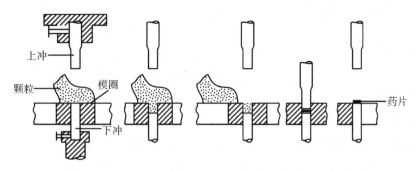

图 6-3 单冲压片机压片过程示意图

2. 旋转压片机 是目前生产中广泛使用的压片机,主要由动力部分、传动部分及工作部分组成(图 6-4)。机台分三层,上层装上冲,中层装模圈,下层装下冲;上冲随机台转动,并沿固定的上冲轨道有规律地上、下运动;下冲也随机台转动,并沿下冲轨道做升、降运动;在上冲上面及下冲下面的适当位置装有上压轮和下压轮,在上冲和下冲转动并经过各自的压力盘时,被压力盘推动使上冲向下、下冲向上运动并加压;机台中层的固定位置装有刮粉器,物料由此流入模孔;片重调节器装于下冲轨道上,通过调节下冲经过刮粉器时在模孔中的高度调节模孔容积,以控制模孔内物料的填充量,从而调节片重。

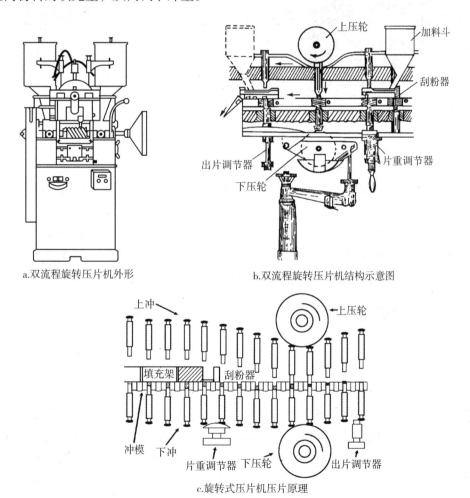

a.双流程旋转压片机外形   b.双流程旋转压片机结构示意图

c.旋转式压片机压片原理

图 6-4 旋转式压片机示意图

旋转压片机有多种型号，按冲数分有 16 冲、19 冲、33 冲、55 冲、75 冲等；按流程分有单流程（上、下压轮各一个）和双流程（两套上、下压轮）两种。双流程压片机旋转一周，每一副冲头可压制两片。

旋转压片机加料方式合理，片重差异较小；由上、下两侧加压，压力分布均匀；生产效率较高。全自动旋转压片机除具有片重自动调节功能外，还能自动鉴别并剔除废片及自动取样、计数、计量和记录功能。

3. 多次压缩压片机　除单冲压片机、旋转压片机外，为适应粉末直接压片的需要，可把一次压缩压片机改造成多次压缩的压片机。多次压缩压片机的结构如图 6-5。物料经过一次压缩轮以适当的压力压缩后，移到二次压缩轮再次进行压缩。由于经过二次压缩，受压时间延长，第一次适当压缩有利于物料中空气逸出，成型性好，不易裂片。

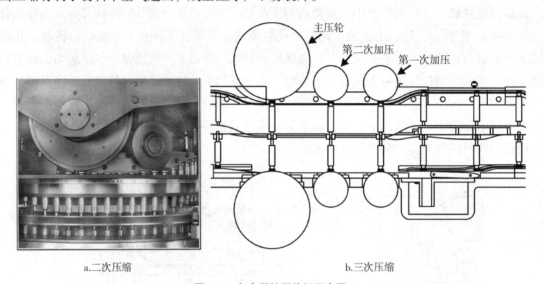

a.二次压缩　　　　　　　　　　　　b.三次压缩

图 6-5　多次压缩压片机示意图

除上述三种压片机之外，全自动高速压片机应用也非常广泛。全自动高速压片机可对片重进行自动控制，并对裂片、松片和缺角等不合格片剂进行自动鉴别并剔除，同时又能打印各种统计数据，自动化程度和生产效率较高。

此外，还有一些新技术用于片剂制备，如基于冷冻干燥工艺制备的口腔崩解片（简称口腔崩解冻干片）——氯雷他定口崩片；又如采用 3D 打印技术制备片剂，2015 年 8 月，FDA 批准了全球第一个应用 3D 打印技术的新药——左乙拉西坦 3D 打印片，用于治疗癫痫。

三、压片过程与片剂成型机理

（一）压片过程

片剂的成型是由于药物颗粒（或粉末）和辅料在压力作用下产生足够的内聚力及辅料的黏结作用而紧密结合成具有一定形状和大小的坚固聚集体的结果。压片经历了三个过程：初始压力较小时，颗粒（或粉末）受压挤紧；压力增大时，颗粒（或粉末）在接触点上发生弹性和塑性变形；压力进一步增大，大量粒子破碎并有塑性变形；压力继续增大，粒子产生不可逆的塑性变形，变形的粒子借助分子间力、静电力等黏结成坚实的片剂。这些过程不是绝对分开，而是交互进行的。

(二）片剂成型机理

1. 粉末结合成颗粒的机理 湿法制粒时，水分的加入可引起粉末的黏附，粉末间空隙中的液体会形成的"液体桥"，借助表面张力和毛细管力使粉末结合；加入的淀粉浆等不可流动液体会涂布于粉末表面，产生附着力与黏着力，使粉末结合为颗粒。湿颗粒干燥后，黏合剂的固化熔融物会冷却固结，形成"固体桥"，从而加强粉末间的结合。干法制颗粒时，粒子间的结合力主要为范德华力和静电力，随粒子间距离的减少而增大。

2. 压制成型 压片时，在压力作用下，颗粒变形、破碎，粒子间距离减小，使得粒子间结合力增大，进而颗粒黏结，产生塑性形变，颗粒结合成坚实的片剂。另外，物料受压时，局部温度较高，使熔点较低的物料熔融，当压力解除后又重结晶，在颗粒间形成固体桥，利于成型。

3. 压片过程中压力的传递和分布 压片的压力通过颗粒传递时，可以分解为垂直方向传递的力（轴向力）和水平方向传递到模圈壁的力（径向力）两部分。单冲压片机压片时由于分布至颗粒中的各种压力不均匀，因而片子的周边、片面各部分的压力和密度的分布也不均匀。一般面向上冲一面边缘处的压力较高，面向下冲边缘处的压力较低，主要原因是压片时仅由上冲加压，由上冲传递到下冲的压力小于所施加的压力。旋转式压片机压片时，由上下压轮同时加压，故片子上、下两面的压力相近。

4. 片剂的弹性复原 固体物料被压缩时，既发生塑性形变又发生弹性形变，因此在压制的片剂中存在方向与压缩力相反的弹性内应力。当外力解除后，弹性内应力趋向松弛和恢复物料原来形状，使片剂体积增大（一般增大 2% ~ 10%）。片剂的这种膨胀现象称为弹性复原。由于压缩时片剂各部分受力不同，各方向的内应力也不同，当上冲上抬时，片剂在模孔内先发生轴向膨胀，推出模孔后同时发生径向膨胀，当黏合剂用量不当或黏结力不足时，片剂压出后可能在表面出现裂痕，所以片剂的弹性复原和压力分布不均是产生裂片的主要原因。

四、片剂制备中可能发生的问题及解决方法

1. 裂片 片剂受振动或放置后裂开的现象称为裂片，根据裂开的位置不同，可分为顶裂（顶部脱落一层）或腰裂（腰间开裂）。产生裂片的主要原因：①物料的可压性差，结合力弱；②制粒时润湿剂或黏合剂选择不当，或用量不足，导致颗粒过分干燥，物料中含有较多空气，出片后空气膨胀导致裂片；③压片时间短或压力大，使片剂内部压力分布不均匀，空气来不及逸出；④压片机的冲头与模圈不吻合。可换用弹性小、塑性大的辅料加以解决。

2. 松片 系指片剂的硬度不够，稍加压力或触动即碎的现象。产生松片的原因：①物料中含有较多易弹性变形的成分或油性成分，使片剂的结合力减弱；②润湿剂或黏合剂选择不当，或用量不足，使物料中细粉过多，成型性差；③颗粒中含水量过低，使物料有较大的弹性形变，不易成型；④压片时压力不够或受压时间太短，成形力不足；⑤物料流动性不佳或由于下冲塞模不能灵活下降使模孔中填料不足等。生产时可根据具体情况加以解决。

3. 黏冲和黏壁 压片时冲头或模圈上常有细粉或物料黏附，使片面粗糙不平或有凹痕的现象称为黏冲；若片剂的边缘粗糙或有缺痕，相应地称为黏壁。造成黏冲或黏壁的主要原因有：①颗粒不够干燥；②物料较易吸湿；③润滑剂选用不当或用量不足；④冲头表面锈蚀、粗糙不光或刻字；⑤环境温度高、湿度大；⑥长时间压片使冲头温度升高等。应根据实际情况予以解决。

4. 片重差异超限 系指片剂的片重差异超过《中国药典》规定。导致片重差异超限的主要原因：①物料的流动性不好；②颗粒细粉过多或大小相差悬殊；③物料间的密度相差悬殊；④加料

斗内的颗粒时多时少；⑤冲头与模孔吻合性不好等。可采用重新制粒、使用性能较好的助流剂等方法加以解决。

5. 崩解迟缓　系指片剂超过《中国药典》规定的崩解时限。片剂崩解的首要条件是水分的渗透，而水分渗透的快慢与片剂内部的空隙状态和物料的润湿性有关。因此，凡是影响片剂水分渗透和吸水膨胀的因素均会对片剂的崩解时限产生影响。影响片剂崩解的主要因素及解决办法：①压力，影响片剂内部的空隙率，应合理控制压片的压力。②可溶性成分与润湿剂，影响片剂的亲水性（润湿性）和水分的渗入，合理控制硬脂酸镁等水不溶性润滑剂的用量；对疏水性药物可通过制备水溶性固体分散体或加入表面活性剂等方法改善其润湿性。③物料的可压性与黏合性，影响片剂的结合力。选择适宜的黏合剂，合理控制其用量，或采用干法制粒压片和全粉末压片法。④崩解剂，使片剂体积膨胀，加速崩解。选用高效崩解剂或增加崩解剂的用量，或使用干燥的崩解剂，改善崩解剂的加入方法等。

6. 溶出超限　系指片剂在规定时间内未能溶解出规定量的药物。影响药物溶出度的主要原因：①片剂不崩解或崩解迟缓；②片剂崩解后形成的颗粒过大或颗粒过硬；③药物的溶解度低或溶出速率缓慢等。可根据具体情况予以解决。

7. 含量均匀度超限　造成片剂中含量不均匀的因素除片重差异过大和混合不均匀以外，对小剂量药物来说，可溶性成分在颗粒间的迁移也是重要原因之一。干燥过程中，物料内部的水分向物料的外表面扩散时，可溶性成分也随之转移，这就是可溶性成分的迁移；干燥结束后，水溶性成分在颗粒的外表面沉积，导致颗粒外表面的可溶性成分含量高于颗粒内部。如果在颗粒之间发生可溶性成分迁移，将影响片剂的含量均匀度；尤其是采用箱式干燥时，这种迁移现象最为明显。因此应经常翻动物料层，或采用流化方式进行干燥，或以采用干法制粒或全粉末压片法以避免可溶性成分在颗粒间的迁移。

第四节　片剂的包衣

一、概述

片剂包衣（coating）系指在压制片（片芯或素片）的外层包上适宜的衣膜，使片剂与外界隔离。包衣的目的：①提高药物的稳定性；②遮盖药物的不良嗅味；③隔离配伍禁忌成分；④增加药物的识别性能；⑤提高流动性和美观度；⑥控制释放部位及释放速度，如胃溶、肠溶、缓控释等。

包衣的种类有糖包衣、薄膜包衣、压制包衣。糖衣是最早的包衣类型。糖包衣工序多、时间长、片剂增重多、不能定位释放、防潮性能差、片面不能刻字。薄膜包衣具有工序少、时间短、片重增重少、糖尿病病人可服用等优点，应用较广泛。

包衣片的片芯除符合一般片剂质量要求之外，形状应为双面凸起、具有一定弧度和厚度，避免包衣时粘连或边缘断裂。同时硬度应大于普通片，避免在包衣的过程中破碎。在包衣前，需将碎片或片粉筛去。

此外，为避免常规糖包衣和薄膜包衣工艺中温度和水分对药物稳定性的影响，以及使用有机溶剂引起的溶剂残留和空气污染等问题，近年来非溶剂包衣方法，如热熔包衣、压制包衣、超临界流体喷雾包衣、静电包衣、干粉包衣和光硬化包衣等日益受到重视。

二、包衣工艺与材料

（一）糖包衣

糖包衣系指在片芯外包上以蔗糖为主要包衣材料的衣层。糖衣具有防潮、隔绝空气作用；同时可掩盖不良嗅味，改善片剂外观并易于吞服。糖衣层溶解迅速，对片剂崩解影响不大。

糖包衣的工序为：隔离层→粉衣层→糖衣层→有色糖衣层→打光。

1.隔离层　对水敏感的片芯通常需要首先在片芯上包一至多层防水的隔离层，以避免包衣过程中水分浸入片芯，影响片剂的崩解或药物的稳定性。隔离层还能够防止油、酸等成分迁移至片剂表面，影响片剂的外观；隔离层还可增加片剂的硬度，减少包衣过程中片芯的破损和粉尘形成。

用于隔离层包衣的材料主要有10%的玉米朊乙醇溶液、15%~20%的虫胶乙醇溶液、10%的邻苯二甲酸醋酸纤维素（cellacefate，CAP）乙醇溶液以及10%~15%的明胶浆。操作时干燥温度应适宜，每层干燥时间约30分钟，一般包3~5层。

2.粉衣层　为消除片剂的棱角，使片芯外观圆整，需要在隔离层的基础上用糖浆和滑石粉包15~18层粉衣层。常用浓度65%~75%（W/W）的糖浆，也可加入10%的明胶、阿拉伯胶或聚维酮（PVP），以增加糖浆的黏性，提高片芯强度。包粉衣层时糖浆和滑石粉细粉交替加入，待糖浆铺展至整个片床再撒粉，使粉末均匀分布在片芯上，用热风（40~55℃）层层干燥。注意防止水分蒸发过快，保持衣膜光滑平整，重复操作直至片芯棱角消失。

3.糖衣层　包粉衣层后片剂表面较为粗糙、疏松，需要用70%（W/W）的糖浆包衣使片剂表面光滑平整、细腻坚实。具体操作与包粉衣层基本相同，只是包衣材料只用糖浆而不用滑石粉。操作时要注意加入糖浆后应先停止吹风，待片剂表面略干后在低温（40℃）下缓缓吹风干燥，一般包制10~15层，逐次减少糖浆的用量。

4.有色糖衣层　有色糖衣的包衣物料是加入着色剂的热糖浆。颜色由浅至深，一般需包制8~15层。包衣过程中温度应逐渐降至室温，以避免水分蒸发过快使片剂表面粗糙。有色糖衣使片剂光洁美观，易于辨识，对光敏性药物可加入遮光剂，如二氧化钛或采用深色糖包衣以提高其稳定性。水溶性色素，如胭脂红、柠檬黄、亮蓝、靛蓝等曾是有色糖衣的主要着色剂，目前已逐渐被不溶性色淀类着色剂如靛蓝铝色淀、柠檬黄铝色淀等所取代。与水溶性着色剂相比，色淀类着色剂着色完全，不受粉衣层表面细微差异的影响，批与批之间颜色一致，无色素迁移现象，且可缩短包衣时间，减少有色糖衣层的厚度。

5.打光　是在片剂表面包覆一层川蜡。也可采用巴西棕榈蜡和蜂蜡的有机溶液或乳剂以及液体石蜡。目的是增加糖衣片表面的光泽和表面的疏水性，使其美观，同时具有防潮作用。

（二）薄膜包衣

薄膜包衣系指在片芯外包高分子聚合物衣膜。与糖包衣相比，薄膜包衣具有增重少、操作简单、自动化程度高、包衣时间短、用料少，衣层牢固光滑、防潮能力强、对片剂崩解的不良影响小、不影响片剂表面的标识等优点。特别是近年来高分子水分散体包衣技术的发展，使得薄膜包衣应用越来越广泛。

薄膜包衣的一般工艺流程，见图6-6。

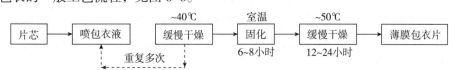

图6-6　薄膜包衣的一般工艺流程

薄膜包衣可以使用包衣锅、高效包衣机或流化包衣设备。包衣材料溶于有机溶剂或使用其水分散体通过蠕动泵雾化喷入，在片剂表面均匀铺展后通入热风（温度不宜超过40℃）使溶剂蒸发，根据需要重复操作使片剂增重至符合要求。包衣后多数薄膜衣还需在室温或略高于室温条件下自然放置6~8小时使薄膜固化完全。使用有机溶剂时，为避免溶剂残留，一般还要在50℃下继续干燥12~24小时。

薄膜包衣材料通常由高分子包衣材料、溶剂、增塑剂、致孔剂、抗黏剂、着色剂和遮光剂等组成。

1. 高分子包衣材料 根据所形成薄膜衣的溶解性质可将高分子包衣材料分为胃溶型、肠溶型、水不溶型三类。

（1）胃溶型包衣材料 这类包衣材料可在水或胃液中溶解。包括羟丙甲纤维素（HPMC）、羟丙基纤维素（HPC）、聚维酮（PVP）等。

（2）肠溶型包衣材料 这类包衣材料耐酸性，在胃液中不溶，在小肠偏碱性条件下溶解。常用聚丙烯酸树脂（Eudragit L100–55、Eudragit RL100 和 Eudragit S100）、羟丙基纤维素酞酸酯（hydroxypropyl cellulose phthalate，HPMCP）、醋酸纤维素酞酸酯（cellulose acetate phthalate，CAP）、聚乙烯醇酞酸酯［poly（vinyl alcohol）phthalate，PVAP］、醋酸羟丙甲纤维素琥珀酸酯（hydroxypropyl methyl cellulose phthalate，HPMCAS）、醋酸纤维素苯三酸酯（cellulose acetate trimellitate，CAT）等。

（3）水不溶型包衣材料 这类包衣材料大多难溶或不溶于水，但水可穿透包衣膜，通过扩散的方式控制药物的释放速率。常用醋酸纤维素（cellulose acetate，CA）、乙基纤维素（ethyecellulose，EC）和中性的丙烯酸乙酯–甲基丙烯酸酯共聚物（Eudragit RL100 和 Eudragit RS100）等，均在整个生理 pH 值范围内不溶。

2. 溶剂 溶剂或分散介质的主要作用是将包衣材料溶解或分散后均匀地传递到片剂表面，使其形成均匀光滑的薄膜。不同溶剂的蒸发潜热和溶解性能不同，会直接影响薄膜包衣的工艺过程和包衣膜的质量，在很大程度上决定最终形成衣膜的性质和特点，如释药性能、机械性质和外观等。溶剂必须与包衣材料具有良好的亲和性，使聚合物在溶液中获得最大伸展，形成的膜具有最大的黏结力和内聚强度，从而使衣膜具有最佳的机械强度。

包衣材料的溶剂或分散介质可分为有机溶剂和水两类。有机溶剂如乙醇和丙酮，包衣时聚合物用量少，溶液黏度低，铺展性好，溶剂易挥发除去，衣层表面光滑、均匀，但片剂增重缓慢，包衣时间长；溶剂回收困难，易污染空气，有爆炸的危险；残留溶剂有潜在的毒性，最终产品必须严格控制有机溶剂的残留量。

为克服有机溶剂包衣的缺点，20世纪80年代后水分散体包衣日益受到重视，目前已基本取代有机溶剂包衣成为包衣方法的主流。水分散体包衣的最大优点是固体含量高、黏度低、易操作、成膜快、包衣时间短。常用的缓释包衣水分散体有乙基纤维素水分散体、聚丙烯酸树脂水分散体、醋酸纤维素胶乳等。

3. 增塑剂 增塑剂的分子量较小，能够增加高分子聚合物的柔顺性，使其更适于在片剂表面铺展。高分子聚合物与增塑剂之间应具有化学相似性。常用的增塑剂：①多醇类，如甘油、丙二醇、聚乙二醇等带有—OH，可用于 HPMC 等纤维素类聚合物的增塑剂；②油类或酯类，如酞酸酯（二乙酯、二丁酯等）、二丁基癸二酸酯、枸橼酸酯（三乙基酯、乙酰三乙基酯、乙酰三丁基酯等）、甘油单醋酸酯、甘油三醋酸酯、精制椰子油、蓖麻油、玉米油、液状石蜡等可用于脂肪族非极性聚合物的增塑剂。

4. 致孔剂 多为亲水性物质，如 PEG 类、PVP、蔗糖、盐类、HPMC、HPC 等；此外可将部分药物加在包衣液中作致孔剂，同时这部分药物又可起到速释作用。含致孔剂的缓释包衣与水或消化液接触后，包衣膜上的致孔剂部分溶解或脱落，使包衣膜形成微孔或海绵状结构，可调节药物的释放速度。

5. 抗黏剂 为避免包衣过程中高分子聚合物的黏性过大使片剂或颗粒粘连，可加入适量抗黏剂。如聚丙烯酸树脂中加入滑石粉、硬脂酸镁；乙基纤维素中加入胶态二氧化硅等。抗黏剂的用量一般为包衣液体积的 1% ~ 3%。

6. 着色剂与遮光剂 着色剂可改善片剂外观，使其易于识别，还可以掩盖片芯的色斑或不同批号片剂色调的差异。根据溶解性能着色剂可分为水溶性着色剂和不溶性着色剂。水溶性着色剂主要有柠檬黄、胭脂红、日落黄、亮蓝、靛蓝、赤藓红等；不溶性着色剂主要有柠檬黄铝色淀、胭脂红铝色淀、亮蓝铝色淀、靛蓝铝色淀、黄色氧化铁、红色氧化铁和黑色氧化铁等。为避免光线的影响，可加入遮光剂二氧化钛等。

三、包衣的方法与设备

包衣的方法主要有滚转包衣法、流化包衣法和压制包衣法，其中最常用的是滚转包衣法。

（一）滚转包衣法

滚转包衣法又称锅包衣法。滚转包衣设备有倾斜包衣锅、改进的埋管式包衣锅及高效包衣锅。

1. 倾斜包衣锅和埋管式包衣锅 倾斜包衣锅为传统的包衣设备（图 6-7）。包衣锅的转轴与水平面的夹角为 30° ~ 50°，在适宜的转速下，使物料既能随锅的转动方向滚动，又能沿轴的方向做均匀而有效的翻转。包衣锅的温度、风速及锅的旋转速度均可调节，但锅内空气交换效率低，干燥慢，气路不能密闭，有机溶剂污染环境等不利因素影响其广泛应用。改良的埋管式包衣锅（图 6-8）将喷雾系统与热风干燥管埋入包衣锅中翻动的物料内，直接将包衣液雾化喷在物料上，干热空气伴随雾化过程同时从埋管中吹出，穿透整个物料层，可防止包衣液喷雾的飞扬，加快干燥速度，缩短包衣时间。

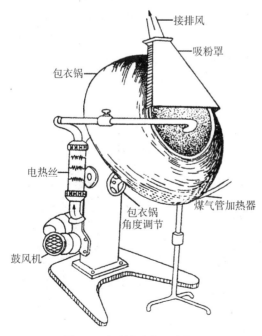

图 6-7 倾斜包衣锅示意图

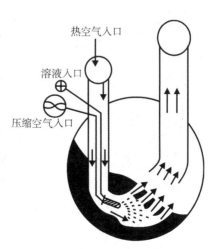

图 6-8 埋管式包衣锅示意图

2. 高效包衣锅　高效包衣锅（图6-9）是为改善传统倾斜包衣锅干燥能力差的缺点而开发的新型包衣设备。其干燥速度快，包衣效果好，已成为包衣的主流设备。

根据锅体结构，高效包衣锅可分为网孔式、间隙网孔式和无孔式三种类型。锅壁上装有带动物料向上运动的挡板，定量喷雾装置安装于物料层斜面上部。包衣时，物料在洁净密闭的旋转滚筒内不停地做连续复杂的轨迹运动，包衣液由蠕动泵经定量喷雾装置喷洒在物料表面。与此同时，在排风和负压作用下，经 D 级净化的热风由滚筒上部导

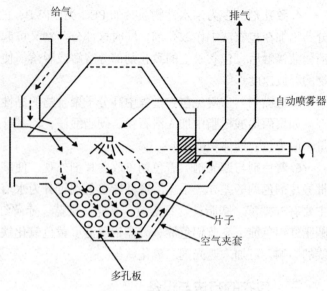

图 6-9　高效包衣锅示意图

入，透过物料层从滚筒底部由排风机抽走，经除尘后排放，使喷洒在物料表面的包衣介质得到快速、均匀地干燥以达到理想的包衣效果。

高效包衣锅的特点：①物料运动不依赖气流的运动，因此适用于片剂和较大颗粒的包衣；②运行过程中可随意停止送入空气；③物料的运动比较稳定，适合易磨损的脆弱粒子包衣；④装置可密闭，卫生、安全、可靠。缺点是干燥能力相对较弱，小粒子的包衣易粘连。

（二）流化包衣法

流化包衣法又称悬浮包衣法或沸腾包衣法，原理与流化制粒相似。目前制药行业已普遍采用流化床进行干燥、制粒及颗粒和片剂的包衣。

流化包衣设备根据喷雾装置的位置可分为顶喷型、侧喷型和底喷型（图6-10），其中底喷型主要用于小质量片剂和小丸的包衣。流化包衣设备的特点是：物料在洁净的热气流（负压）作用下悬浮形成流化状态，其表面与热空气完全接触，受热均匀，热交换效率高，速度快，包衣时间短。缺点是物料的运动主要依赖于气流的推动，不适用于大质量片剂的包衣。并且物料流化过程中相互间的摩擦和与设备间的碰撞较为激烈，对物料的硬度具有较高要求。

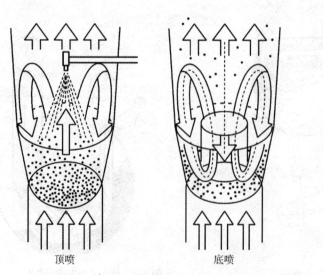

顶喷　　　　底喷　　　　侧喷

图 6-10　流化包衣设备示意图

（三）压制包衣法

压制包衣法又称干法包衣或干压包衣法，是一种较新的包衣工艺，系用颗粒状包衣材料将片芯包裹后在压片机上直接压制成型。该法适用于对湿热敏感药物的包衣。

压制包衣机是将两台旋转式压片机用单传动器配成一套，片芯按常规方法压制，从模孔推出后由传递动器经桥道输送至包衣转台。桥道上有多个微孔与吸气泵相连，用于吸除片剂表面的粉尘以避免传递时片芯颗粒或粉末对包衣物料的污染。到达包衣转台后，一部分包衣物料填入模孔作为底层，然后置入片芯，再加入包衣物料填满模孔压制成包衣片。压制包衣法可避免水分、高温对药物的不良影响，生产流程短、自动化程度高、劳动条件好，但对设备精度要求较高，目前国内尚未广泛应用。

四、包衣常见的问题及解决办法

1. 粘片　包衣液喷速过快或包衣液配比不适宜可使片剂相互粘连。解决办法是降低包衣液喷量、加快包衣锅的转速、提高热风温度等。

2. 起皱　干燥速率过慢或喷雾压力过低可能会导致片剂包衣后出现衣膜起皱现象。解决的办法是合理控制干燥速率及提高喷雾压力。

3. 架桥　架桥系指刻字片上的衣膜使标志模糊。解决办法有降低包衣喷速和干燥温度、控制热风温度。

4. 色斑或起霜　包衣液搅拌不均匀或固体物质细度不够，会导致片剂包衣后衣膜出现色斑或起霜现象。解决的办法是优化包衣液的配比、充分搅拌包衣液。

5. 片剂磨损　片剂包衣后出现片剂边缘磨损现象。解决的办法是提高片芯硬度、优化包衣液中固形物的含量。

6. 片剂粘锅　适当控制包衣锅的温度、控制包衣液的用量。

7. 针孔　配制包衣液引入过多空气导致片剂衣膜表面有针孔。解决办法是配制包衣液时避免引入过多空气。

第五节　片剂的质量检查、包装与贮存

一、片剂的质量检查

1. 外观性状　片剂外观应完整光洁，色泽均匀；有适宜的硬度和耐磨性，除另有规定外，对于非包衣片，应符合片剂脆碎度检查法的要求，防止在包装、运输过程中发生磨损或破碎。

2. 硬度与脆碎度　片剂应具有足够的硬度与物理强度，以避免在生产、包装与运输过程中破碎或磨损，保证药物剂量的准确。一般压片力越大，片剂的硬度也越大。同时也需要考虑硬度对片剂崩解与溶出度或释放度的影响。硬度虽然是片剂重要的质量指标，但迄今各国药典中都未规定其标准和测定方法，实际生产和科研中常用的方法主要有以下两种：

（1）破碎强度　片剂的破碎强度，又称抗张强度，习称硬度，系指沿片剂直径方向加压，使其破碎所需的压力。常用孟山都（Monsanto）硬度计、片剂四用测定仪和片剂硬度测定仪等仪器进行测定。通常普通片剂的硬度在 50N 以上，抗张强度为 1.5～3.0MPa。包衣片的硬度应适当增加。

（2）脆碎度 片剂脆碎度主要用于检查非包衣片的脆碎情况及其他物理强度，常用罗氏（Roche）脆碎仪（图6-11）进行测定。按《中国药典》2020年版四部通则0923方法：片重为0.65g或以下者取若干片，使其总重约为6.5g；片重大于0.65g者取10片。用吹风机吹去脱落的粉末，精密称重，置圆筒中，转动100次。取出，同法除去粉末，精密称重，减失重量不得超过1%，且不得检出断裂、龟裂及粉碎的药片。本试验一般仅做1次。如减失重量超过1%时，应复检2次，3次的平均减失重量不得过1%，并不得检出断裂、龟裂及粉碎的药片。

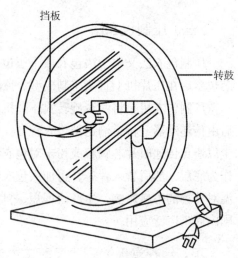

挡板

转鼓

图6-11 罗氏脆碎仪示意图

3.重量差异 片剂重量差异过大，会影响片剂内药物剂量的准确性，从而影响其临床治疗的安全性与有效性。因此，片剂的重量差异应符合《中国药典》2020年版四部通则0101下的规定，见表6-2。

检查方法：取供试品20片，精密称定总重量，求得平均片重后，再分别精密称定每片的重量，每片重量与平均片重比较（凡无含量测定的片剂或有标示片重的片剂，每片重量应与表示片重比较），超出重量差异限度的不得多于2片，并不得有1片超出限度1倍。

表6-2 《中国药典》2020年版四部通则0101规定的片剂重量差异限度

平均片重或标示片重	重量差异限度
0.30g以下	±7.5%
0.30g及0.30g以上	±5.0%

糖衣片的片芯应检查重量差异并符合规定，包糖衣后不再检查重量差异。薄膜衣片应在包薄膜衣后检查重量差异并符合规定。

凡规定检查含量均匀度的片剂，一般不再进行重量差异检查。

4.含量均匀度 本法用于检查单剂量的固体、半固体和非均相液体制剂含量符合标示量的程度。除另有规定外，片剂、硬胶囊剂、颗粒剂或散剂等，每一个单剂标示量小于25mg或主药含量小于每一个单剂重量25%者均应检查含量均匀度。

检查方法按《中国药典》2020年版四部通则0941含量均匀度项下方法操作。凡检查含量均匀度的片剂，一般不再检查重量差异。

5.崩解时限 片剂中药物要发挥药效，需经过崩解过程，分散成微细的颗粒或粉末，才能使药物溶解被机体吸收。为保证片剂的治疗效果，除一些特殊的片剂（如咀嚼片等）外，一般口服片剂均需按《中国药典》2020年版四部通则0921项下方法进行崩解时限检查，具体要求见表6-3。凡规定检查溶出度、释放度的片剂，一般不再进行崩解时限检查。

表6-3 《中国药典》2020年版四部规定的片剂崩解时限

片剂	普通片	化药薄膜衣片	糖衣片	含片	舌下片	可溶片	泡腾片	口崩片
崩解时限（min）	15	30	60	10	5	3	5	1

肠溶衣片，在盐酸溶液（9→1000）中检查2小时，每片均不得有裂缝、崩解或软化现象；再在磷酸缓冲液（pH值6.8）中检查，1小时内应全部崩解。如有1粒不能完全崩解，应另取6粒复试，均应符合规定。

结肠定位肠溶片，在盐酸溶液（9→1000）及pH值6.8以下的磷酸缓冲液中均应不释放或不崩解，而在pH值7.5～8.0的磷酸缓冲液中1小时内应全部释放或崩解，片芯亦应崩解。

6. 溶出度与释放度 溶出度系指活性药物从片剂、胶囊剂或颗粒剂等普通制剂在规定条件下溶出的速率和程度，在缓释制剂、控释制剂、肠溶制剂及透皮贴剂等制剂中也称释放度。对于难溶性药物片剂，虽然崩解时限符合要求，但并不能保证药物在规定时间内能够完全溶解释放出来。因此，《中国药典》2020年版四部通则0931项下，对某些药物规定了普通片剂的溶出度检查或缓释、控释制剂的释放度检查。对缓释制剂，一般都要检查释放度，除另有规定外，至少取3个时间点，第一点为开始0.5～2小时的取样时间点（考察药物是否有突释）；第二点为中间的取样时间点（考察释药特性）；最后取样时间点用于考察释药是否基本完全。控释制剂除以上3点外，还应增加2个取样时间点。

目前测定溶出度的方法有转篮法、桨板法及循环法等，《中国药典》所收载的测定方法有五种：第一法（篮法）、第二法（桨法）、第三法（小杯法）、第四法（桨碟法）、第五法（转筒法）。转篮法及桨法操作容器为1000mL的圆底烧杯，转速可调节在每分钟50～200转。小杯法的搅拌桨比第二法的搅拌桨小，且操作容器为250mL的圆底烧杯，转速可调节在每分钟25～100转，小杯法主要用于小剂量药物的固体制剂的溶出度或释放度测定。溶出仪及构件示意图（图6-12）。第四法（桨碟法）、第五法（转筒法）适用于透皮贴剂。

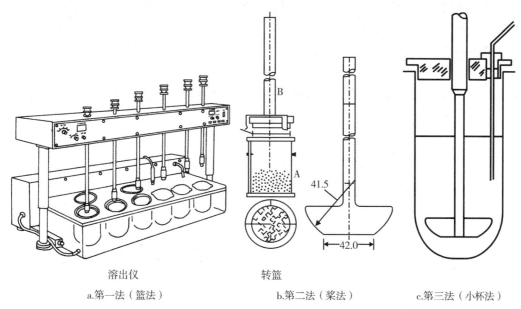

溶出仪   转篮

a.第一法（篮法）   b.第二法（桨法）   c.第三法（小杯法）

图6-12 溶出仪及构件示意图

7. 分散均匀性 分散片应按《中国药典》2020年版四部崩解时限检查法通则0921项下方法检查分散均匀性。不锈钢丝网的筛孔内径为710μm，水温15～25℃；取供试品6片，应在3分钟内全部崩解并通过筛网。

8. 微生物限度 根据给药途径按《中国药典》2020年版四部微生物限度检查法检查，应符合规定。

二、片剂的包装与贮存

（一）片剂的包装

片剂包装材料和包装形式的选择应结合药物的稳定性以及给药途径与使用方法综合考虑。要求既能够保证药物的稳定性，避免受到湿气、温度、日光的作用，又能够耐受运输时的震动撞击，保持片剂的完整性。还要有利于片剂的分发与使用。

片剂的包装可分为多剂量包装与单剂量包装两种形式。

1. 多剂量包装 系指将多个片剂装入单个容器进行包装。常用容器多为玻璃瓶或塑料瓶，也有用软性塑料薄膜、纸塑复合膜或金属箔复合膜等制成的药袋。

（1）玻璃瓶 是应用广泛的包装容器。具有优良的保护性能，密封性好，不透水汽和空气，化学惰性，不易变质，价格低廉，有色玻璃瓶还具有避光作用。缺点是重量较大、易于破损。

（2）塑料瓶 是目前应用最多的包装容器。质地轻、不易破碎、容易制成各种形状、外观精美。但密封隔离性能不如玻璃瓶，必要时可在容器内使用干燥剂（如干燥硅胶等）以提高防潮性能。在化学性质上，塑料容器组分中的低分子物质（如稳定剂、增塑剂等）可能漏入药品，或与片剂中某些成分发生化学反应；片剂中的某些脂溶性成分也可能向塑料中迁移而被吸附。此外，在高温、高湿条件下塑料容器可能会发生变形或硬化等。

2. 单剂量包装 系指对片剂进行单个包装，使每个药片均处于密封状态，提高了对产品的保护作用，也可杜绝交叉污染，使用方便，外形美观。

（1）泡罩式包装 亦称水泡眼。包装的底层材料（背衬材料）为无毒铝箔与聚氯乙烯的复合薄膜，形成水泡眼的材料为硬质PVC；硬质PVC经红外加热器加热后在成型滚筒上形成水泡眼，片剂进入水泡眼后，即可热封成泡罩式包装。对某些对水分敏感的片剂品种，为提高包装的防潮性能，可以采用双层铝箔进行泡罩式包装。

（2）窄条式包装 是由两层膜片（铝塑复合膜、双纸塑料复合膜）经黏合或热压而形成的带状包装，与泡罩式包装比较，成本较低、工序简便。

（二）片剂的贮存

按《中国药典》2020年版四部要求，片剂应密封贮藏，防止吸潮、发霉、变质。除另有规定外，片剂应在阴凉（不超过20℃）、通风、干燥处贮藏。对光敏感的片剂，应避光贮藏。

第六节 举 例

例1 利血平片

【处方】利血平250mg，蓝淀粉10g，糖粉33g，糊精22g，淀粉50g，稀乙醇22g，硬脂酸镁58g。共制1000片。

【制备】将利血平与蓝淀粉按等量递增法混合均匀，过120目筛。另取糖粉、糊精与淀粉混合均匀，再用等量递增法将利血平与蓝淀粉的混合物加入糖粉、糊精及淀粉的混合物混匀，达到色泽均匀一致后，加稀乙醇制软材，用16~20目筛挤压制粒，65℃以下干燥，干颗粒过16目筛整粒，加入硬脂酸镁混合均匀后压片即得。

【注解】利血平片为小剂量药物片剂。由于主药含量小，不易混匀，故用蓝淀粉为着色剂，并采用等量递增法混合。

例2 磺胺嘧啶片

【处方】磺胺嘧啶 500g，淀粉 54g，10% 淀粉浆适量，干淀粉 17g，硬脂酸镁 2.8g。共制 1000 片。

【制备】取磺胺嘧啶与淀粉混合均匀后，加入适量的淀粉浆混合制成软材，用 16 目筛挤压制粒，80℃左右干燥，干颗粒过 14 目筛整粒，加入干淀粉及硬脂酸镁，混匀后压片即得。

【注解】磺胺嘧啶水溶性差，因此崩解剂采用内外加法，有利于崩解成药物原粉；硬脂酸镁会影响片剂的崩解及药物溶出，因此控制其用量为 0.1%~0.5%。

例3 复方乙酰水杨酸片

【处方】乙酰水杨酸（阿司匹林）268g，对乙酰氨基酚 136g，咖啡因 33.4g，淀粉 266g，淀粉浆（15%~17%）85g，滑石粉 25g（5%），轻质液体石蜡 2.5g，酒石酸 2.7g。共制 1000 片。

【制备】将对乙酰氨基酚、咖啡因分别粉碎成细粉，与 1/3 量淀粉混合均匀，加淀粉浆混合制软材，用 14 目或 16 目筛挤压制颗粒，干燥（70℃），干颗粒过 12 目筛整粒。将干颗粒与乙酰水杨酸、酒石酸、剩余淀粉（用前于 100~105℃干燥）、吸附轻质液状石蜡的滑石粉混合，过 12 目筛，压片，即得。

【注解】①乙酰水杨酸、对乙酰氨基酚及咖啡因三者混合后易产生低共熔现象，常使熔点下降，故需分别制粒。②乙酰水杨酸易水解，生成对胃黏膜有强刺激性的水杨酸和醋酸，刺激胃黏膜，因此加入相当于乙酰水杨酸量的 1% 酒石酸以减少乙酰水杨酸的水解。③乙酰水杨酸的水解受金属离子的催化，因此采用尼龙筛制粒，不使用硬脂酸镁，采用滑石粉为润滑剂。④处方中轻质液体石蜡可使滑石粉黏附在颗粒表面，压片时不易因振动而滑落。⑤乙酰水杨酸可压性较差，因此选用高浓度的淀粉浆为黏合剂。⑥为了使乙酰水杨酸与咖啡因颗粒混合更均匀，可将乙酰水杨酸进行干法制粒后再与咖啡因颗粒混合。

例4 红霉素片

【处方】片芯：红霉素 1 亿单位，淀粉 57.5g，淀粉浆（10%）10g，硬脂酸镁 3.6g。

包衣材料：丙烯酸树脂Ⅱ号 28g，蓖麻油 16.8g，苯二甲酸二乙酯 5.6g，85% 乙醇 560mL，聚山梨酯 80 5.6g，滑石粉 16.8g。共制 1000 片。

【制备】将红霉素、淀粉混合均匀，加淀粉浆制软材，10 目尼龙筛制颗粒，80~90℃热风干燥，整粒，加入硬脂酸镁混合均匀，压片。

将丙烯酸树脂Ⅱ号溶于 85% 乙醇制成树脂溶液，将苯二甲酸二乙酯、蓖麻油、聚山梨酯 80、滑石粉混合均匀，加入树脂溶液中，混匀，过 120 目筛备用。将红霉素片芯置包衣锅中，包粉衣层，包树脂衣，包衣温度 35℃，包衣时间 4 小时。

【注解】淀粉为填充剂，淀粉浆为黏合剂，硬脂酸镁为润滑剂，丙烯酸树脂Ⅱ号为肠溶衣材料，蓖麻油、苯二甲酸二乙酯为增塑剂，增加衣膜的韧性，85% 乙醇为溶剂，滑石粉改善衣膜的黏性，聚山梨酯 80 为分散剂。由于红霉素对胃有刺激性，且在胃液中不稳定，所以包肠溶衣。

第七章

丸 剂

学习要求

1. 掌握　丸剂的含义、类别；滴丸的含义、特点、制备方法和原理。
2. 熟悉　滴丸基质；影响滴丸成型的因素；丸剂的质量检查。
3. 了解　滴丸的分类、包装和贮藏；小丸的含义、特点及制备方法。

第一节　概　述

丸剂（pills）系指原料药物与适宜的辅料制成的球形或类球形的固体制剂。作为中药传统剂型之一，丸剂（水丸、蜜丸、浓缩丸、糊丸、蜡丸等）沿用至今，特别是在慢性病的治疗方面具有独特优势。化学药物丸剂始现于古埃及，盖仑时代（公元129—200年）广泛应用。随着制剂技术、设备和辅料的发展，丸剂剂型得以不断改进和丰富。目前市售丸剂多为传统中药丸剂，相关内容详见第十六章第三节。此外，滴丸和小丸也较为常见，小丸制备技术在缓释、控释制剂中亦有应用。

第二节　滴丸剂

一、滴丸剂的含义

滴丸剂（dripping pills）系指原料药物与适宜的基质加热熔融混匀，滴入不相混溶、互不作用的冷凝介质中制成的球形或类球形制剂。滴丸主要供口服，也可外用。

1933年丹麦Ferrossam制药公司采用滴制法制备维生素AD丸，出现了滴丸剂。我国滴丸的研究始于1958年，《中国药典》1977年版开始收载滴丸剂。滴丸制备工艺中固体分散技术的应用，显著提高了药物的起效速率和生物利用度，使滴丸剂有了迅速的发展。将滴丸制备技术与其他制剂技术结合，可以制成不同类型的滴丸剂，如速释滴丸、肠溶滴丸、包衣滴丸、栓剂滴丸、硬胶囊滴丸、脂质体滴丸等。

二、滴丸剂的特点

滴丸剂的特点：①用固体分散体制备技术制备的滴丸，可使难溶性药物在基质中呈分子、胶体或微晶状态分散，增加药物的溶出速率，提高药物的生物利用度。②滴丸利用物态变化自发成型，不需借助机械外力，设备、工艺简单，条件易于控制，生产效率高，生产车间无粉尘，利于劳动保护。③丸重差异小，剂量准确。④滴丸中药物与基质熔合后被包埋在基质的实体中，与空气接触面积减小，可提高易氧化、水解和挥发性药物的稳定性。⑤滴丸可使液态药物固体化，如芸香油滴丸；亦可在滴制成丸后包薄膜衣或肠溶衣，达到不同的用药目的。⑥除口服外，滴丸还适用于耳、鼻、口腔等局部用药，有利于促进五官科药物剂型的发展，如氯霉素耳用滴丸。⑦滴丸每丸含药量大多在100mg以下，载药量较小，服用剂量较大。

三、滴丸的基质与冷凝介质

1. 基质 滴丸剂中除主药以外的赋形剂称为基质。作为基质应具备以下条件：①自身具备较高的化学稳定性，与主药不发生任何化学反应，不影响主药的疗效和检测；②熔点较低，在室温下保持固体状态，遇热熔化成液体，而遇骤冷又能凝成固体；③对人体无毒、无害、无不良反应。

滴丸剂的基质分为水溶性基质和非水溶性基质两大类。水溶性基质有聚乙二醇类（常用聚乙二醇4000、聚乙二醇6000等）、泊洛沙姆、硬脂酸钠、明胶、硬脂酸聚烃氧（40）酯、聚醚等；非水溶性基质有硬脂酸、单硬脂酸甘油酯、虫蜡、蜂蜡、石蜡、氢化植物油等。

2. 冷凝介质 滴丸剂制备过程中使滴出的液滴冷凝成为固体丸剂的液体称为冷凝介质。冷凝介质应满足以下要求：①不溶解主药与基质，也不与主药或基质发生化学反应，安全无害；②密度与液滴密度相近，使滴丸在冷凝介质中缓缓下沉或上浮，充分凝固，提高丸形圆整度。

常用的冷凝介质分为两类：①水溶性冷凝介质，如水、不同浓度乙醇、无机盐溶液等；②非水溶性冷凝介质，如液体石蜡、植物油、甲基硅油等。

基质和冷凝介质与滴丸的质量和临床疗效密切相关。通常非水溶性基质选用水或不同浓度的乙醇等为冷凝介质；水溶性基质选用液体石蜡、甲基硅油、植物油等为冷凝介质。

四、滴丸剂的制备

滴丸剂采用滴制法制备，一般工艺流程，见图7-1。

药物+基质 ⟶ 熔融 ⟶ 滴制成丸 ⟶ 洗除冷凝介质 ⟶ 干燥 ⟶ 质检 ⟶ 包装

D级洁净区

图7-1 滴丸剂制备的一般工艺流程

将药物溶解、乳化或混悬于加热熔融的基质中，趁热过滤，滤液保持恒定的温度（通常在80～100℃），经过一定大小管径的滴头匀速滴入冷凝介质中，凝固形成丸粒，缓缓沉于器底或浮于冷凝介质的表面，取出，洗去冷凝介质，干燥即得。

滴丸生产线通常由药物调剂供应系统、循环制冷系统、滴制收集系统、筛选干燥系统和控制系统组成。滴丸机主体结构见图7-2，主要由贮液罐、保温药液输送管道、药液滴罐、冷却柱、冷却油箱、出粒管等组成。药液由贮液罐由保温输送管道泵入药液滴罐，经滴头滴入冷凝介质中收缩冷凝，并随冷凝介质沉落，再经出粒管进入传送带收集，干燥，质量检查合格后包装即得。

滴制法为固体分散体制备技术中的熔融法，药物与基质共熔后，可形成固态溶液、低共熔混合物、玻璃溶液或共沉淀物等固体分散体（详见第十八章第一节）。特别是难溶性药物用水溶性基质制成固体分散体后，药物以分子、无定型或微晶化状态分散于基质中，可显著增大药物的溶解速度，提高药物的生物利用度。

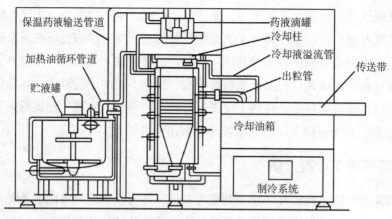

图 7-2 滴丸机示意图

五、影响滴丸剂成型的因素

1. 成丸 在滴制过程中能否成丸形，取决于丸滴内聚力（W_c）是否大于药液与冷凝介质之间的黏附力（W_a），即成形力=W_c-W_a。当成形力为正值时，液滴才能成丸形。实际生产中往往是凭借经验，并经过多次试验才能确定滴丸剂成型的处方与工艺，而不是完全靠计算所得成形力的正负值来判断滴丸能否成型。

2. 丸重 药液自滴管口自然滴出，液滴的重量即是丸重。滴丸的形成过程见图 7-3，滴丸理论丸重=$2\pi r\gamma$，式中 r 为滴管口半径，γ 为药液的表面张力。通常滴下部分是理论丸重的 60%，即实际丸重=$2\pi r\gamma\times 60\%$。可见，丸重与滴管口半径有关，在一定范围内管径越大，滴制的丸也越大，反之则小。由于温度影响液体的表面张力 γ，故丸重亦与料液的温度有关，温度升高，γ下降，丸重减小；温度下降，γ增大，丸重也增大。

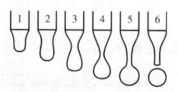

图 7-3 滴丸形成过程示意图

3. 圆整度 圆整度是滴丸的重要特性指标，反映了滴丸成型性的好坏。影响圆整度的因素有：①液滴在冷凝介质中的移动速度：液滴移动速度越快，受重力或浮力的影响越大，滴丸越容易呈扁形；液滴与冷凝介质的密度相差大或冷凝介质的黏度小均能增加液滴的移动速度，从而影响滴丸的圆整度。②冷凝介质温度：在一定范围内降低冷凝介质的温度，液滴迅速散热凝固，并使基质形成细小结晶，利于滴丸圆整度的提高；同时，在较低的温度下，冷凝介质的黏度增大，滴丸下降速度减缓，也利于滴丸的球形化；通常冷凝介质呈梯度冷却时效果较好。③料液温度：料温过低，滴丸易出现拖尾，并降低生产效率；料温过高，挥发性药物可能挥发损失，并可能发生局部焦煳现象，而且料温过高易使滴丸表面出现皱褶；此外，料液受热时间也不宜过长，通常可采用减少每次的投料量来缩短药液受热的时间。④液滴的体积：液滴的大小不同，所产生的单位重量面积也不同，面积愈大，收缩成球体的力量就愈强，因而小丸的圆整度通常比大丸好；此外，大丸由于丸重增加后散热缓慢，基质容易形成粗大的结晶而使滴丸的表面粗糙。⑤滴制：当滴出口与冷凝介质液面的距离过大时，液滴会被跌散而产生细粒，也会影响丸重，通常滴出口与冷凝介质液面之间的距离不宜超过 5cm。

六、举例

例1 马来酸氯苯那敏滴丸

【处方】马来酸氯苯那敏4g，聚乙二醇6000 15.5g。

【制备】称取马来酸氯苯那敏与聚乙二醇6000，按处方比例混合，水浴加热至熔融，搅拌均匀后，滤过，加入贮液桶中80℃保温，滴入用冰冷却的液体石蜡中成丸，即得。

【注解】①马来酸氯苯那敏在水中的溶解度为78mg/ml，且熔点较高（130~135℃），不易在液体中维持较高浓度；选用水溶性聚乙二醇6000为基质，其熔点较低（54~60℃），可与马来酸氯苯那敏互溶，且无毒性和刺激性。②滴丸分散度大，口服后溶解快且完全。

例2 灰黄霉素滴丸

【处方】灰黄霉素1份，PEG6000 9份。

【制备】取PEG6000在油浴上加热至约135℃，加入灰黄霉素细粉，不断搅拌使全部熔融，趁热过滤，置贮液瓶中，135℃保温，用管口内、外径分别为9.0mm、9.8mm的滴管滴入（80滴/分）含43%煤油的液体石蜡（外层为冰水浴）冷却液中，冷凝成丸，再用液体石蜡洗丸至无煤油味，用毛边纸吸去黏附的液体石蜡，即得。

【注解】①灰黄霉素极微溶于水，对热稳定，熔点为218~224℃；PEG6000的熔点为60℃，二者以1:9比例混合，在135℃时可以形成固态溶液，在135℃以下保温、滴制、骤冷，可形成简单低共熔混合物，使95%灰黄霉素以粒径2μm以下的微晶分散，有较高的生物利用度，其有效剂量可减少为微粉的1/2。②灰黄霉素系口服抗真菌药，对头癣等疗效明显，但不良反应较多，制成滴丸剂，降低剂量，可减弱不良反应。

第三节 小丸剂

一、小丸的含义与特点

小丸（pellet）系指将药物与辅料均匀混合，选用适宜的黏合剂或润湿剂以适当方法制成的球状或类球状固体。小丸粒径为0.5~3.5mm，可直接分装应用，或装入空胶囊使用，如感冒伤风胶囊；也可根据药物性质及临床需要，制成缓控释制剂，如新康泰克缓释胶囊。

小丸根据药物释放特性可分为普通速释小丸、缓控释小丸两类，其中缓控释小丸按其结构又可分为骨架型小丸和膜控型小丸。

小丸呈剂量分散型状态，一个剂量由几十乃至一千多个小丸组成，与单剂量由一个单元组成的剂型（如片剂）相比，其特点：①丸粒微小，比表面积大，口服后与胃肠道黏膜接触面积大，药物溶出快，生物利用度高；②小丸分散于胃肠道中，受消化道食物输送节律、胃排空的影响小，释药较为稳定，体内吸收重现性好，同时可避免因局部药物浓度过大而引起的刺激性；③将不同释药速率的小丸单元组合成混合多元系统，制成缓控释制剂，可实现预期的释药速率，达到理想的血药浓度；④由不同小丸组成的复方制剂，可增加药物的稳定性，减少药物之间的相互作用；⑤小丸流动性好，大小均匀，易于包衣、分剂量。

二、小丸常用辅料

速释小丸及部分缓控释小丸的丸芯所用的辅料与普通片剂、胶囊剂、颗粒剂基本相同，常用微晶纤维素、糊精、淀粉、乳糖、蔗糖、甲基纤维素等，其中微晶纤维素能促进成球，制得的小丸圆整度较好，且有较高的强度和硬度，应用较为广泛。此外，速释小丸处方中常加入一定量的崩解剂，以保证小丸快速崩解并释放药物。

缓控释小丸类型不同，使用辅料也不同。骨架型缓控释小丸常用溶蚀性骨架材料，如单硬脂酸甘油酯、硬脂酸、蜂蜡、巴西棕榈蜡等；不溶性骨架材料有乙基纤维素、聚乙烯－醋酸乙烯共聚物、聚甲基丙烯酸酯的衍生物等；也可用亲水性凝胶骨架材料，如羟丙甲纤维素、羟丙基纤维素、羧甲基纤维素、海藻酸盐等。膜控型小丸常用的水不溶型包衣材料有聚丙烯酸树酯（Eudragit RL、Eudragit RS）、醋酸纤维素、乙基纤维素等；水溶性包衣材料有聚乙烯醇、聚维酮、甲基纤维素等。必要时可加入适量的致孔剂如聚乙二醇6000，水溶性增塑剂如甘油、丙二醇、聚乙二醇，水不溶性增塑剂如邻苯二甲酸二乙酯等。

三、小丸的制备

根据成丸原理的不同，小丸的制备可分为压缩式制丸（挤压式、加压式）、层积式制丸（粉末层积、液相层积）、旋转式制丸（包衣锅法、离心造粒）、球形化制丸（喷雾干燥法、冷冻干燥法等）及液体介质中制丸五大类。其中以压缩式制丸、层积式制丸及旋转式制丸应用为多。

1. 压缩式制丸（compaction procedure） 系用机械力将药物细粉或药物与辅料的混合细粉压制成一定大小微丸的过程，分为挤压式制丸和加压式制丸。其中挤压式制丸，又称挤压－滚圆制丸（extrusion-spheronization），是目前制备小丸剂应用最广泛的方法。

挤压－滚圆制丸系将药物与辅料均匀混合，加入润湿剂（水、不同浓度乙醇）或黏合剂溶液（如聚维酮、羟丙甲基纤维素、羧甲基纤维素钠等）适量，制成可塑性湿物料，放入挤压机中，经螺旋推进、转篮、柱塞或辗滚等方式，使湿物料通过具有一定直径的孔板或筛，挤压成致密的圆柱形条状物。在滚圆机中，条状物被高速旋转的离心转盘上的破断齿切割成长度相似的短圆柱状颗粒，转盘离心力、颗粒自身重力、颗粒与齿盘及筒壁、颗粒之间的摩擦以及转盘与物料筒体之间气体推力的综合作用对颗粒进行均匀的搓揉，使颗粒迅速滚制成圆球，干燥后即得。

挤压－滚圆设备由挤压机和滚圆机两部分组成，见图7-4。

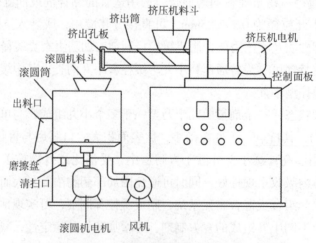

图7-4 挤压－滚圆机结构示意图

挤压机是使可塑性湿物料成型为圆柱形条状物的装置。目前应用的挤压机挤出部分主要有4种类型：螺旋式、篮式、柱塞式和辗滚式，见图7-5。

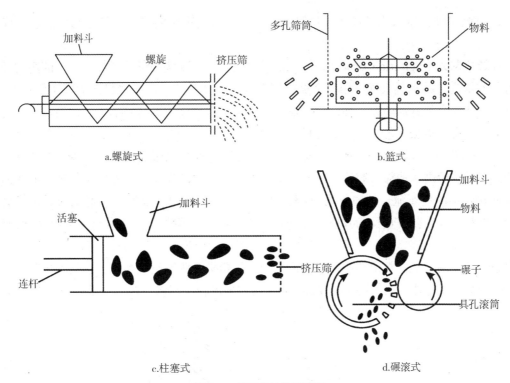

图 7-5 挤压机结构示意图

滚圆机是使圆柱形条状物成为圆球的装置，其关键部件为以一定速率旋转的摩擦转盘，转盘的表面由截去尖端的小锥形体构成密集点状，这些小点通常高 1 ~ 2mm，相距 2 ~ 4mm 不等，呈径向形小槽或直角交叉方格排列，以增加摩擦，使物料滚成圆球形。滚圆机及径向形小槽转盘结构示意图见图 7-6、7-7。

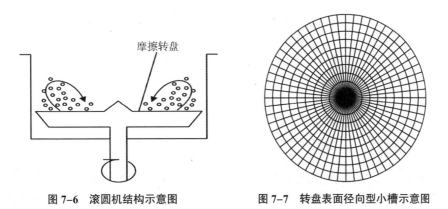

图 7-6 滚圆机结构示意图　　图 7-7 转盘表面径向型小槽示意图

2. 层积式制丸（layering procedure） 系药物以干燥粉末、溶液或混悬液的形式沉积在预制成型的丸核表面的过程，分为粉末层积法和液相层积法，其中以粉末层积法应用为多。

粉末层积法系用黏合剂将药物干燥粉末或药物与辅料的混合干燥粉末在滚动的条件下制成母核，再在母核不断滚动的情况下边喷浆液边加入混合干燥粉末，粉末被浆液粘到母核上，直至得到大小适宜的小丸。制丸工艺流程为：

混合（配液）→起母→筛分→放大→筛分→干燥

所用设备有侧喷流化床制丸机和包衣造粒制丸机，两者工作原理相似。其中侧喷流化床制丸是目前常用的方法之一，旋转底盘或气流带动物料旋转，风从底盘与侧壁的缝隙或底部倾斜狭缝吹入，喷枪和供料器从侧壁插入，边喷液边供粉。可实现密闭操作，防止粉尘飞扬，成丸收率高。

3. 旋转式制丸（agitation procedure）　常采用包衣锅泛制法制备，将部分混匀的药物及辅料细粉置包衣锅内，转动包衣锅，用喷雾器将润湿剂或黏合剂喷入，使物料形成坚实致密的微粒，再喷润湿剂或黏合剂并加药粉，如此反复操作，使微粒逐步增大到适宜的大小，滚转成小丸，干燥，筛分，即得。本法工艺简单，但物料损耗较大。

离心-造粒法（centrifugal granulation），系将药物与辅料的混合细粉放入离心-造粒室内，空气经过滤加热后进入造粒室腔体，物料在离心力及摩擦力的作用下，在定子与转子的曲面上形成涡旋回转运动的粒子流，使粒子得以翻转和均匀搅拌，通过喷枪喷射入适量的雾化浆液，使粉料凝结成粒，首先获得直径为 0.18 ~ 0.45mm 的球形母核，继续喷入雾化浆液并喷撒含药粉料，使母核增大成丸。

离心-造粒制丸机通常由离心机、喷枪系统、供粉机、压缩空气系统、控制系统等组成，其主机是一台具有流化作用的离心机，见图 7-8，可完成混合、起母、成丸、干燥和包衣全过程。

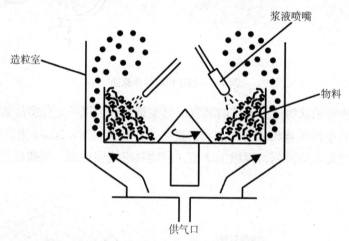

图 7-8　离心-造粒制丸机结构示意图

四、影响小丸成型的因素

（一）制丸方法与工艺条件

制备方法不同，所得小丸性质亦不同。如挤压-滚圆法制备的小丸，由于受物料黏合力与机械挤压力的作用，其孔隙率低、密度大，通常较用包衣锅滚动制成的小丸崩解难、释药慢。

制备小丸时操作条件的不同也会在很大程度上影响小丸的成型和质量。

1. 挤压-滚圆法制丸

用挤压-滚圆法制丸时，挤压机械类型、挤出速率、筛网性质、滚圆速率与时间等均会影响小丸的质量。

（1）挤出速度　①挤出速率过低，反复挤压易造成物料失水干燥，影响小丸的圆整度，同时降低产率；②挤出速率过快，挤出物表面粗糙，小丸质量亦差。

（2）挤压机筛网特性　挤压机筛网特性常用网厚（L）与网眼直径（R）比值来表征。①L/R 值过小，即筛网较薄，挤出物疏松粗糙、密度小，且制丸过程中易出现细粉；②当 L/R 值较大时，即筛网较厚，筛网压力增大，挤出物表面光滑、密度大，释药速率也降低。

（3）滚圆速率　①当滚圆速率较低时，剪切力较小，塑性形变不足，产品多呈短圆柱状或颗粒状，且密度较小；②当转速较高时，离心作用使部分产品被甩成小颗粒或细粉，降低产品收率。注意：通常转盘转速为100~1000r/min，若物料较硬，滚圆速率应适当提高，以保证有足够的剪切力将小丸滚圆；若物料较软，则速率不宜太快，否则物料容易粘接成块。

（4）滚圆时间　在一定范围内适当延长滚圆时间，可使小丸粒度分布变窄，圆整度改善，堆密度亦有改变，药物的释放速率也会相应降低。

2. 离心－造粒制丸

用离心－造粒制丸时，影响小丸质量的因素有进风温度与进风量、雾化压力、离心机内转盘转速、喷浆流量、供粉速率等。

（1）进风温度　①进风温度高，溶剂蒸发快，降低了黏合剂对粉末的润湿和渗透能力，所得小丸粒径小、脆性大、密度小；②若温度过高，丸粒表面的溶剂蒸发过快，产生大量外干内湿的大丸粒；③有些粉料高温下易软化，黏性增加，黏结在筛板上，堵塞网眼造成塌床；④进风温度过低，湿丸粒不能及时干燥，相互聚结成大的团块，也会造成塌床。注意：一般制丸时设定进风温度为55~60℃。

（2）进风量　①进风量大，物料保持较好的沸腾状态，有利于制丸，且热交换快，干燥及时，但细粉也偏多；②风量过大，物料沸腾高度接近喷嘴，使黏合剂雾化后还未分散就与物料接触，所得小丸粒度不均匀，且捕集袋上容易堆积大量粉尘，影响正常操作；③风量过小，物料沸腾差，湿丸粒干燥不及时，易造成塌床。

（3）雾化压力　①雾化压力增大，易使黏合剂形成细雾，降低对粉末的润湿能力，所得小丸粒径，脆性大；②压力过高会改变流化状态，使气流紊乱，粉粒在局部结块；③压力过小则黏合剂雾滴大，小丸粒径大。

（4）转盘转速　①转盘转速较小时，大部分物料依附于底盘，无法均匀润湿；②适当提高转盘转速，可提高粉末润湿的均匀性，增大丸粒与挡板的撞击力，使大丸粒进一步破碎而粉末黏结增多，提高成丸效率。

（5）喷浆流量与供粉速率　离心—造粒制丸法包括成核、聚结和层结三个阶段。最初为粒子随机碰撞，在黏合剂的作用下形成较大的粒子（即成核）；随后粒子相互聚结，形成丸核；在离心力及摩擦力的作用下，丸核在流化床内做有规则的运动，同时粒子由于碰撞和磨损，丸核表面棱角逐渐磨平而成球状，同时产生细粉，与加入的细粉一起被丸核黏附，此为层结过程。因此，喷浆流量与供粉速率是影响成丸的重要因素，应针对不同成型阶段，适当调整喷浆流量与供粉速率。

3. 包衣锅法制丸

用包衣锅法制丸时影响因素主要有药粉及润湿剂的加入方法、环境温度和湿度、包衣锅形状与转速等。

（1）药粉加入方法　①小丸加大时，由于机器的转动使大粒集中于锅口，小粒集中于锅底，因此每次加粉应在锅底附近，使小丸充分黏附药物，以缩小粒度差；②加粉时用药筛将制丸用药粉均匀撒于润湿的颗粒上，以不起灰为度，且不得有丸粒粘连、松散。

（2）润湿剂加入方法　润湿剂应呈雾状均匀喷于小丸表面，使小丸均匀地"长大"。

（3）黏合剂用量　①如小丸之间相互粘连出现大粒，表明黏合剂过量；②成品中细粉增多，则表明黏合剂用量太少。

（4）包衣锅转速应适中　①包衣锅转速应适中，能将小丸带至一定高处后抛下，使之做均匀而有效的翻转；②转速太高，小丸贴着锅壁运动失去翻动作用；③转速过低小丸仅在锅底滑动，均难以得到质量合格的小丸。

（5）包衣锅形状　在一定转速下，通常包衣锅直径越大，产生的离心力越大，有利于小丸棱角的打磨，可得到硬度适宜的产品。

（二）原辅料性质

药物及辅料本身的性质如粒度、溶解度、结晶形状、流动性、吸湿性、黏性、亲水性及疏水性等也会影响小丸的成型和质量。一般粒径小的原辅料制成的小丸圆整度好、粒径分布窄，反之则小丸粒径大、粒度分布范围广；可溶性药物剂量较大时会使体系过湿，亦影响成丸。润湿剂及黏合剂的种类、浓度、用量、加入方式以及成丸过程中颗粒或空白丸芯的黏结性、比例、软材湿物料的可塑性、水分含量及软硬度等均会影响成丸效果。

以上制丸方法、工艺条件及原辅料性质等影响因素往往不是独立发生的，而是多种因素协同作用影响小丸的成型及质量。实际工作中应根据具体处方、设备、工艺及环境条件优化操作参数和工艺条件。

五、举例

例1　法莫替丁小丸

【处方】法莫替丁650g，微晶纤维素350g，蒸馏水适量。

【制备】将处方量法莫替丁与微晶纤维素过筛混匀，加水1∶1制成软材，经挤出机筛板（孔径0.9mm，挤出转速300r/min）挤成细条状，置ZDR-6B型滚圆机内，以1000r/min的转速进行切割、滚圆，取出湿丸于50℃干燥3～4小时，筛取18～24目的小丸即得。

【注解】本品采用挤出滚圆法制丸。影响因素有软材的塑性、挤出速度与滚圆速度等，其中软材的塑性取决于粉料的性质及其与湿润剂和黏合剂的用量比，工艺研究时应注意优化考察上述工艺参数。

例2　硫酸苯丙胺长效小丸胶囊

【处方】硫酸苯丙胺1800g，氢氧化钙450g，结晶蔗糖（12～40目）15500g，滑石粉600g，糖浆960mL。

【制备】取处方量结晶蔗糖为丸核，置旋转包衣锅内，慢慢加入1/4处方量糖浆，待丸核润湿均匀后，加入1/3处方量硫酸苯丙胺与氢氧化钙混合物粉末，滚匀后通入热风干燥，重复操作3次；加1/4处方量糖浆润湿小丸，撒入滑石粉，滚动至干。取出1/4小丸另器保存，其余用包衣液包至增重10%时，取出其中1/3小丸后，继续包衣至又增重10%时，取出其中1/2小丸，剩余小丸再包衣增重至10%时为止，将以上4组小丸合并，充分混匀后，填装于空胶囊中，即得。

【注解】①本品采用层积工艺制备小丸，不同衣层厚度的小丸具有不同释药速度，保证制剂既能快速起效，又可维持较长时间；②处方中包粉衣层目的是防止包衣过程中药物向外迁移及增加小丸硬度。

第四节　丸剂的质量检查、包装与贮存

一、质量检查

1.外观性状　除另有规定外，丸剂外观应圆整，大小、色泽一致，无粘连现象；滴丸表面应

无冷凝介质黏附。

2. 重量差异 除另有规定外，取供试品滴丸 20 丸，精密称定总重量，求得平均丸重后，再分别精密称定各丸的重量。每丸重量与标示丸重相比较（无标示丸重的，与平均丸重比较），按表 7-1 中规定，超出重量差异限度的不得多于 2 丸，并不得有 1 丸超出限度 1 倍。

表 7-1 滴丸的重量差异限度要求

平均丸重	重量差异限度
0.03g 及 0.03g 以下	±15%
0.03g 以上至 0.1g	±12%
0.1g 以上至 0.3g	±10%
0.3g 以上	±7.5%

3. 溶散时限 按《中国药典》2020 年版四部通则 0921 崩解时限检查法片剂项下的方法不加挡板进行检查，选择适当孔径筛网的吊篮（丸剂直径在 2.5mm 以下的用孔径约 0.42mm 的筛网；在 2.5 ~ 3.5mm 之间的用孔径约 1.0mm 的筛网；在 3.5mm 以上的用孔径约 2.0mm 的筛网）。取供试品 6 粒，一般滴丸剂应在 30 分钟内全部溶散，包衣滴丸应在 1 小时内全部溶散。如有细小颗粒状物未通过筛网，但已软化且无硬心者可按符合规定论。

4. 微生物限度 按《中国药典》2020 年版四部通则 1105 微生物计数法检查，应符合规定。

二、包装与贮存

滴丸常用药用固体聚烯烃塑料瓶、玻璃瓶包装。小丸可用管制抗生素瓶、聚酯 / 铝 / 聚乙烯药品包装用复合膜、袋包装；小丸填充入胶囊后可采用塑料瓶、玻璃瓶、铝塑泡罩等包装。

除另有规定外，丸剂应密封贮存，防止受潮、发霉、虫蛀变质。

第八章

胶囊剂

扫一扫，查阅本章数字资源，含PPT、视频等

学习要求

1. 掌握　胶囊剂的含义、特点、类型及适用范围；硬胶囊及软胶囊的制备方法。
2. 熟悉　硬质空胶囊的组成及规格；软胶囊剂的囊壳及内容物的处方组成。
3. 了解　胶囊剂质量检查、包装与贮存。

第一节　概　述

一、胶囊剂的含义与特点

胶囊剂（capsules）系指原料药物或与适宜辅料填充于空心胶囊或密封于软质囊材中制成的固体制剂，主要供口服应用，也有用于其他部位，如植入、干粉吸入、直肠、阴道等。

我国明代开始已有类似面囊的应用，公元前1500年第1粒胶囊在埃及诞生，1730年维也纳药剂师开始使用淀粉胶囊。第一个软胶囊和硬胶囊专利分别于1834年和1846年在法国获得，第一个两节式现代明胶硬胶囊于1848年在英国获得专利。1872年第一台胶囊制造充填机在法国诞生，随着新材料、新设备、缓控释等新技术的不断问世，胶囊剂已成为临床上常用的剂型之一。

胶囊剂的主要优点：①药物的生物利用度较高。胶囊剂中的药物是以粉末或颗粒状态直接填装于囊壳中，制备时不需加黏合剂和压力，所以在胃肠道中分散快、吸收好，其生物利用度高于丸剂、片剂等剂型。②提高药物稳定性。因药物装在胶囊壳中与外界隔离，避开了水分、空气、光线的影响，对具不良嗅味或不稳定的药物有一定程度上的遮蔽、保护与稳定作用。③可延缓药物的释放和定位释药。可先用不同释放速度的高分子材料将药物制成缓控释颗粒，或直接在胶囊壳外包缓控释或肠溶衣膜（或制成微囊），按需要的比例混匀后装入空胶囊中制成缓释、肠溶等多种类型的胶囊。另外还可根据需要将药物制成直肠或阴道等给药的胶囊剂。④患者服药顺应性好。胶囊剂可以掩盖药物的苦味和不良嗅味，硬胶囊囊壁能着不同颜色，亦可印字，携带方便，易于服用。⑤可弥补其他固体剂型的不足，实现挥发油等液态药物的固体化。如含油量高的药物或液态药物难以制成丸剂、片剂等，但可制成胶囊剂。

不宜制成胶囊剂的药物包括：①能溶解胶囊壁的药物水溶液或乙醇溶液；②易溶性药物如溴化物、碘化物等及小剂量刺激性药物；③易风化、易吸湿或易潮解的药物。

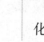

二、胶囊剂的分类

胶囊剂可分为硬胶囊、软胶囊（胶丸）、缓释胶囊、控释胶囊和肠溶胶囊。

1. 硬胶囊（hard capsules） 系指采用适宜的制剂技术，将原料药物或加适宜辅料制成的均匀粉末、颗粒、小片、小丸、半固体或液体等，充填于空心胶囊中的胶囊剂。该类胶囊剂品种多、应用广，如阿莫西林胶囊等。

2. 软胶囊（soft capsules） 系指将一定量的液体原料药物直接包封，或将固体原料药物溶解或分散在适宜的辅料中制备成溶液、混悬液、乳状液或半固体，密封于软质囊材中的胶囊剂，如维生素 E 胶丸等。

3. 肠溶胶囊（enteric capsules） 系指用肠溶材料包衣的颗粒剂或小丸充填于胶囊而制成的硬胶囊，或用适宜的肠溶材料制备而得的硬胶囊或软胶囊。肠溶胶囊不溶于胃液，但能在肠液中崩解而释放药物。一些需要在肠道中溶解、吸收、发挥药效的药物可制成肠溶胶囊，如盐酸二甲双胍肠溶胶囊等。

4. 缓释胶囊（sustained release capsules） 系指在规定的释放介质中缓慢地非恒速释放药物的胶囊剂。通常将药物制成具有缓释作用的颗粒、小丸或小片，然后填充入空心胶囊而制成，如布洛芬缓释胶囊等。

5. 控释胶囊（controlled release capsules） 系指在规定的释放介质中缓慢地恒速释放药物的胶囊剂。通常将药物制成具有控释作用的颗粒、小丸或小片，然后填充入空心胶囊而制成，如卡维地洛控释胶囊等。

第二节　胶囊剂的制备

一、硬胶囊剂的制备

硬胶囊剂制备的一般工艺流程，见图 8-1。

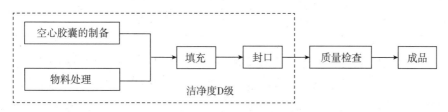

图 8-1　硬胶囊制备的一般工艺流程

（一）空心胶囊的制备

空心胶囊呈圆筒形，由大小不同的囊身和囊帽套合而成。

1. 空心胶囊的组成　空心胶囊主要由高分子囊材及其他附加剂组成。

（1）囊材　常用的囊材为明胶，系动物的皮、骨、腱与韧带中胶原蛋白经适度水解（酸法、碱法、酸碱混合法或酶法）后纯化得到的制品，或为上述不同明胶制品的混合物。《中国药典》2020 年版规定胶囊用明胶为微黄色至黄色、透明或半透明、微带光泽的薄片或粉粒，无臭。此外，还应检查凝冻浓度、酸碱度、透光率、电导率、亚硫酸盐、过氧化物、干燥失重、炽灼残渣、铬、重金属、砷盐、微生物限度。

近年来国内外开展了新型胶囊囊材的研究，也开发了一些改性纤维素或其他多聚物等非明胶材料，如淀粉、海藻酸钙、植物纤维、甲基纤维素、羟丙基甲基纤维素、褐藻胶、壳聚糖等，取得了满意的效果，但目前均未广泛使用。不同类型的空心胶囊其质量应分别符合《中国药典》2020年版第四部各类空心胶囊项下有关规定。

（2）**附加剂**　除明胶等囊材外，空胶囊的囊壳还可根据需要加入增塑剂、增稠剂、着色剂、遮光剂、防腐剂等以便于加工成型、改善胶囊壳性质。如加入增塑剂可增加囊壳的可塑性，常用的有甘油、山梨醇、天然胶等；为减小蘸模后明胶的流动性、增加胶冻力，可加入增稠剂，如琼脂等；为使产品美观和便于识别，可在胶液中加入着色剂，常用的有胭脂红、柠檬黄、亮蓝、苋菜红等食用色素；对光敏感的药物，可加入2%~3%二氧化钛作遮光剂；为防止霉变，可加入尼泊金类等作为防腐剂；加入表面活性剂，如十二烷基硫酸钠可作为囊壳的润滑剂，使胶液表面张力降低，并增加空胶囊的光泽度；加入疏水性物质以增加囊壳的耐水性；加入阿拉伯胶或蔗糖以增加囊壳的机械强度等，可根据具体情况加以选择。根据囊壳色素和遮光剂的组成比例不同，空胶囊分为透明（两节均不含遮光剂）、半透明（仅一节含遮光剂）、不透明（两节均含遮光剂）三种。

2. 空心胶囊的制备　空心胶囊系由囊体和囊帽组成，目前普遍采用将不锈钢的栓模浸入明胶溶液形成囊壳的栓模法，主要制备流程为：

溶胶→蘸胶（制坯）→干燥→拔壳→截割→整理

一般由自动化生产线完成，生产环境洁净度应达D级，生产环境的温度为10~25℃，相对湿度35%~45%。为便于识别，空胶囊除用各种颜色区别外，可以用食用油墨在空胶囊上印字，在食用油墨中加8%~12%聚乙二醇400或类似的高分子材料可防止所印字迹磨损。

3. 空心胶囊的规格和质量　空心胶囊的规格与质量均有明确规定，空心胶囊由大到小共有8种规格，分别为000、00、0、1、2、3、4、5号，随着号数由小到大，容积由大到小，即000号容积最大，5号容积最小。一般常用的是0~5号空胶囊，见表8-1。

表8-1　空心胶囊的号数与容积

空心胶囊号数	0	1	2	3	4	5
容积（mL）	0.75	0.55	0.40	0.30	0.25	0.15

空心胶囊有锁口型和普通型（非锁口式胶囊）两类。锁口型又分单锁口和双锁口两种，锁口型胶囊的囊帽、囊体有闭合用的槽圈，套合后就不易松开，密闭性良好，能保证硬胶囊剂在生产、贮存和运输过程中不会漏粉。使用非锁口式胶囊（平口套合），填充药物后，为防止药物的泄露，需采用封口的方法保证套合后不易松开。大生产中使用的密封机可以用明胶液密封、加热密封、化学密封，不管采用何种密封法均使制作过程复杂化，因此目前以锁口型空胶囊较为常用，见图8-2。

《中国药典》2020年版四部规定空心胶囊功能性指标包括水分、透气性、崩解性、脆碎度、韧性、冻力强度、松紧度等。检查合格后的空胶囊将上下两节套合，装于密闭容器中，避光置10~25℃、相对湿度35%~65%条件下保存。

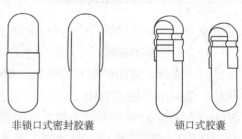

非锁口式密封胶囊　　　　锁口式胶囊

图8-2　胶囊类型

（二）填充物料的处理

空心胶囊中填充的药物有多种形式，若单纯药物粉碎至适宜粒度即可满足硬胶囊的填充要求，则可以直接填充。但多数药物由于流动性差等的原因，均需要添加适量的辅料制成混合物料，以改善其流动性或避免分层，再装入空胶囊中。也可加入辅料制成颗粒、小丸或小片等充填入胶囊（图 8-3）。常用的辅料有稀释剂、润滑剂等，如淀粉、蔗糖、乳糖、微晶纤维素、改良淀粉、硬脂酸镁、滑石粉、微粉硅胶等。

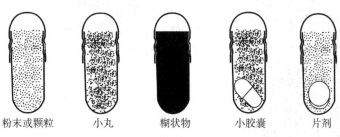

粉末或颗粒　　小丸　　糊状物　　小胶囊　　片剂

图 8-3　胶囊填充物

应根据药物的填充量选择空心胶囊的规格，由于药物的填充多用容积控制，而药物的堆密度、结晶状态、粒度不同，所占容积也不同，故应先测定待填充物料的堆密度，计算应装剂量的药物所占的容积来选择最小空心胶囊，也可根据经验试装后决定。

（三）物料的填充和封口

胶囊剂填充操作室室内相对室外正压，温度 18～26℃，相对湿度 45%～65%。胶囊剂的填充方法有手工填充和自动硬胶囊填充机填充两种。手工填充方法仅适合小量试验，为提高填充效率，也可采用硬胶囊分装器填充（图 8-4）。大量生产一般采用自动硬胶囊填充机填充，国内外均有不同品牌和型号可用于填充粉末、小丸、小片、液体等。如国产全自动胶囊填充机，见图 8-5。自动硬胶囊填充机工作流程为：

送囊→囊帽、囊体分离→充填物料→剔除废囊→锁囊→出囊

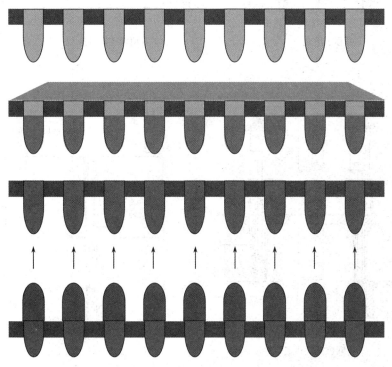

图 8-4　胶囊手工填充板示意图

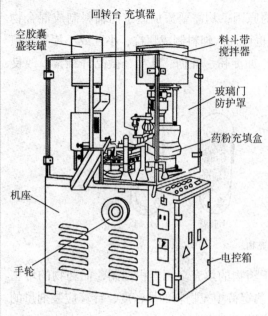

图 8-5 国产全自动胶囊填充机示意图

根据填充原理不同，自动硬胶囊填充机的填充方式分为冲程法、插管定量法（间歇式或连续式）、填塞式（夯实及杯式）定量法等多种，不同填充方式的填充机适应不同药物的分装，可按药物的流动性、吸湿性、物料状态（粉状或颗粒状、固态或液态）选择填充方式和机型，以确保生产操作和重量差异符合要求。常见的填充方式见图 8-6：a. 柱塞左右、上下往复将药物压进囊体；b. 用填塞杆逐次将药物夯实在定量杯里，最后在转换杯里达到所需的充填量；c、d. 先将药物压成单剂量的小圆柱，再进入囊体；e、f、g、h、i. 药物先流入计量室（管）中定量后，再填充入胶囊中；j. 用真空的方法将药物吸入单位定量管中再填充。

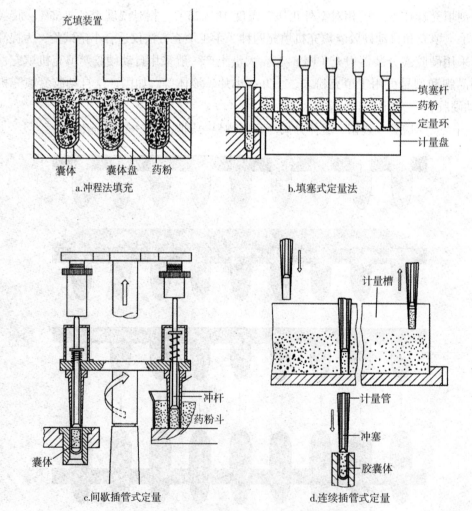

图 8-6 硬胶囊剂自动填充机的类型（1）

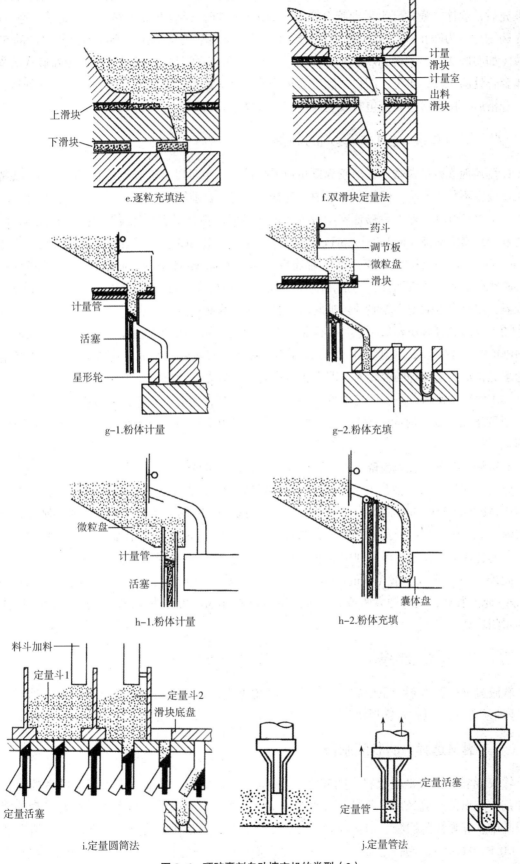

图 8-6　硬胶囊剂自动填充机的类型（2）

封口：空心胶囊的囊帽与囊体套合方式有锁口与平口两种。目前多使用锁口式空心胶囊，药物填充后，囊体、囊帽套上后即咬合锁口，封闭性良好，药物不易泄露。若采用平口空心胶囊，填充药物后，为防止药物的泄露，需要封口。封口材料常用与制备空心胶囊相同浓度的50℃明胶液（如明胶20%、乙醇40%、水40%的混合溶液），一般是用封腰轮将明胶液在胶囊的囊帽与囊体套合处涂一圈，烘干，即得。硬胶囊剂为确保外观质量，必要时应进行除粉打光处理，质量检查合格后，用铝塑包装机包装或装入适宜的容器中。

（四）肠溶和缓、控释胶囊剂的制备

1. 肠溶胶囊剂的制备 肠溶胶囊既可以是硬胶囊，也可以是软胶囊，肠溶胶囊的主要特征是其在胃液中不释放药物，但能在肠液中崩解释放药物。目前肠溶胶囊的制备方法主要有：

（1）以肠溶性材料制成肠溶空心胶囊 常用的肠溶性材料有丙烯酸树脂类（Eudragit L、S）、羟丙基纤维素酞酸酯（hydroxypropyl cellulose phthalate，HPMCP）、醋酸纤维素酞酸酯类（cellulose acetate phthalate，CAP）、虫胶、聚乙烯吡咯烷酮类（polyvinylpyrrolidone，PVP）、蜂蜡等。肠溶空心胶囊的制备方法有两种：一是将溶解好的肠溶材料直接加到明胶液中，然后加工制成肠溶空心胶囊；二是在普通空心胶囊外包被肠溶衣材料而成为肠溶空心胶囊。

（2）肠溶颗粒或小丸装胶囊 将药物与辅料用适宜的方法制成颗粒或小丸等，再用肠溶材料如HPMCP、CAP包衣，把包衣后的颗粒或小丸等装入胶囊壳后制成。这种方法制备的肠溶胶囊较为多见，如奥美拉唑肠溶胶囊，即由肠溶小丸装入囊壳后制成。

（3）甲醛浸渍法 系明胶与甲醛作用后失去与酸结合能力，只能在肠液中溶解。但这种处理法受甲醛浓度、处理时间、成品贮存时间等因素影响较大，使其肠溶性极不稳定，现在已较少使用。

2. 缓释、控释胶囊的制备 将药物制成不同释放速度的骨架型颗粒、包衣小丸、包衣缓释小片、触变性半固体等，然后装入硬胶囊制成缓释胶囊。商品名为L-OROS SOFTCAP和L-OROS HARDCAP的软胶囊和硬胶囊系利用渗透泵原理制备的控释制剂。也有制成定时和脉冲系统释药的胶囊，如Searle公司开发的一种定时塞胶囊系统Pulsincap®，可以在服用后某一特定时间或在胃肠道的特殊部位释放。还有利用渗透压原理设计的Port®脉冲释药系统。

此外，还有充液胶囊（liquid-filled capsules），是指填充液体内容物的硬胶囊，如Licaps® chongye充液胶囊，其结构为两节式，可提供明胶和HPMC两类外壳，适用于液体和半固体填充物的封闭填充。

二、软胶囊剂的制备

软胶囊又称胶丸剂，系由软质囊壳与内容物组成，其大小不同，形状各异，有球形、椭球形、卵形、管状及其他特殊形状。

（一）囊材选择与明胶液制备

软胶囊囊材主要是由胶料（明胶）、增塑剂（阿拉伯胶、甘油、山梨醇或两者的混合物）、附加剂（防腐剂、遮光剂、色素、芳香剂等）和水组成，具弹性和可塑性，是软胶囊的特点和形成基础，其弹性与明胶、增塑剂和水三者比例有关，重量比例通常是干明胶：干增塑剂：水=1：（0.4～0.6）：1。制备过程中水分有挥发，最终空心胶囊中含水量为7%～9%。软胶囊中增塑剂含量比硬胶囊高20%，若增塑剂用量过低，则囊壁会过硬，反之则过软。选择软胶囊的硬度

时，应考虑药物性质、药物与囊壁的相互影响。

防腐剂常用对羟基苯甲酸甲酯∶对羟基苯甲酸丙酯（4∶1），用量为明胶量的0.2%~0.3%；色素常用食用规格的水溶性染料；香料常用0.1%的乙基香兰醛或2%的香精；遮光剂常用二氧化钛，每千克明胶原料常加2~12g；加1%的富马酸可增加胶囊的溶解性，加二甲基硅油改善空心胶囊的机械强度和提高防潮防霉能力。

明胶液的制备：先加适量水膨胀，甘油及余下的水加热混匀后加入膨胀的明胶，搅拌熔化后保温静置，去泡沫，滤过，保温待用。

（二）内容物的性质

软胶囊可以填充各种油类或对明胶无溶解作用的药物溶液或混悬液，也可以填充固体粉末或颗粒。软胶囊的内容物除主药外，可根据需要加入适宜的附加剂。根据性状和分散状态，其内容物一般分为三类：

（1）药物溶液　药物溶解在液体基质中形成溶液后填充软胶囊。其中液体基质分为与水不相混溶的植物油、芳香油及与水相混溶的聚乙二醇（polyethylene glycol，PEG）、丙二醇、异丙醇或聚山梨酯80等两大类。若药物本身是油或油溶性药物如鱼肝油、维生素E、维生素A等，一般以油溶液填充软胶囊；而可溶于PEG等亲水性基质的药物，可制成其溶液填充软胶囊，但这类液体基质具有吸水性，在贮存过程中会吸收囊壳中的水分而影响囊壳的性能，因此往往在内容物处方中加入5%~10%的甘油，并保留5%的水分；但内容物含水量不能过高，否则内容物中的水可能转移至囊壳中而使之软化。

（2）混悬液或乳浊液　药物混悬或制成W/O型乳浊液后再填充软胶囊。常用的液体基质为植物油或PEG400、PEG600。混悬液应有良好的流动性和物理稳定性，药物一般先粉碎成80目或更细的粉末，并加入助悬剂。对油状基质，助悬剂通常采用10%~30%的油蜡混合物，其组成是：氢化大豆油1份、黄蜡1份、熔点为33~38℃的短链植物油4份；对于非油性基质，常采用1%~15%的PEG6000为助悬剂。

液体药物若含水超过5%，以及挥发性、小分子有机物如乙醇、酮类、酸或酯类等，均能使囊壳软化或溶解，醛类可使明胶变性等，均不宜制成软胶囊。液态药物pH值以2.5~7.5为宜，否则易使明胶水解或变性，导致药物泄漏或影响胶丸崩解、溶出，可选择磷酸盐、乳酸盐等缓冲液调整pH。

（3）固体药物　也有将固体粉末或颗粒包封于软胶囊中，但需要专用的胶丸，应用较少。

（三）容积大小的选择

在保证填充药物达到治疗量的前提下，软胶囊的容积要求尽可能小，液体药物填充软胶囊时一般按照剂量和比重计算软胶囊容积的大小；混悬液制成软胶囊时，所需软胶囊的大小可用"基质吸附率"来计算。基质吸附率系指1g固体药物制成填充软胶囊的混悬液时所需液体基质的克数。其测定方法：取适量的待测固体药物，精密称重后置烧杯中，在搅拌下缓缓加入液体基质，直至混合物达到填充物要求，记录所需液体基质的量，即可计算该固体的基质吸附率。影响固体药物基质吸附率的因素有固体颗粒的大小、形状、物理状态（纤维状、无定形、结晶状）、密度、含湿量及亲油性或亲水性等。

（四）软胶囊的制备方法

软胶囊剂生产时，填充药物与成型是同时进行的。制备方法可分为压制法（模压法）和滴制法两种。

1. 压制法　系将明胶液制成厚薄均匀的胶片，再将药液置于两张胶片之间，用钢板模或旋转模压制成软胶囊。制得的软胶囊一般为表面有缝的椭球形、卵形、管状及其他形状胶丸。大量生产多采用自动旋转轧囊机进行，制囊机及模压过程见图8-7。由机器自动将胶液制成两条厚薄均匀的胶带，均以连续不断的形式向相反方向移动，到达旋转模之前逐渐接近，一部分经加压结合，此时药液从填充泵经导管由楔形注入管压入两胶带之间。由于旋转模不停地转动，遂将胶带与药液压入模的凹槽中，使胶带全部轧压结合，将药物包于其中而成软胶囊，剩余的胶带即自动切割分离。药液的填充量由填充泵准确控制。该法可连续自动化生产，产量高，成品率也较高，成品的装量差异很小（一般为1%～3%）。

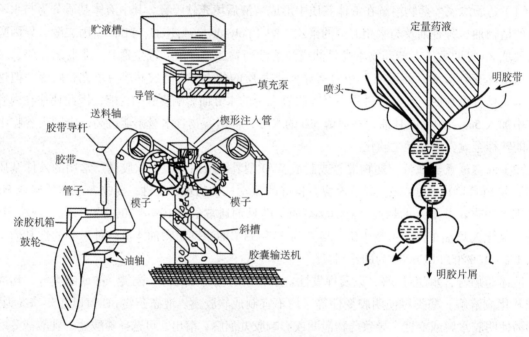

图8-7　自动旋转轧囊机旋转模压示意图

2. 滴制法　系采用具双层滴头的滴丸机制备软胶囊。明胶液与药液两相通过双层喷头（外层通入胶液、内层通入药液）按不同速度喷出，使一定量的明胶液将定量的药液包裹后，滴入另一不相混溶的冷却液中，冷凝、固化成胶丸，收集胶丸，洗除冷却液，即得（见图8-8）。滴制法制得的胶丸为球形、表面无缝，如常见的鱼肝油胶丸、维生素E胶丸等均采用滴制法制备。滴丸机系由储液槽、定量控制器、喷头、冷却器等组成。滴制法制得的软胶囊装量差异小，成品率高，产量高，成本较低。

在滴制过程中，影响软胶囊质量的因素：①囊壳的处方组成：以明胶∶甘油∶水=1∶（0.3～0.4）∶（0.7～1.4）为宜，否则软胶囊壁过软或过硬。②胶液的黏度：一般要求胶液的黏度为3～5E（恩氏度）。③药液、胶液和冷却液三者应有适宜的密度，以保证胶丸在冷却液中有一定的沉降速度，同时有足够的时间使之冷却成型。如鱼肝油胶丸剂制备时，三者密度以药液0.90g/mL、胶液1.12g/mL、液体石蜡（冷却液）0.86g/mL为宜。④温度：药液和胶液应保持60℃，喷头处为75～80℃，冷却液为13～17℃，胶丸干燥温度为20～30℃，且配合鼓风的条件。

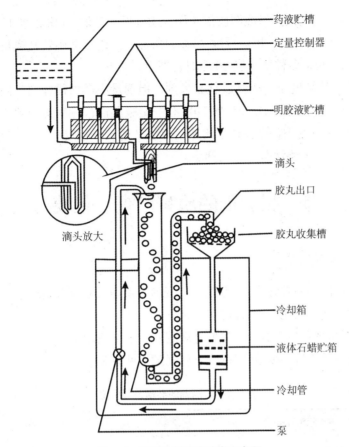

图 8-8　滴制法制备软胶囊示意图

（图中标注）
药液贮槽
定量控制器
明胶液贮槽
滴头
胶丸出口
胶丸收集槽
冷却箱
液体石蜡贮箱
冷却管
泵
滴头放大

三、举例

例 1　阿昔洛韦胶囊

【处方】阿昔洛韦 200g，淀粉 60g，乳糖 40g，十二烷基硫酸钠适量，4%PVP 溶液适量，硬脂酸镁适量，共制 1000 粒。

【制备】将阿昔洛韦与乳糖、淀粉、十二烷基硫酸钠置混合器内搅拌 15 分钟，混合均匀，边搅拌边缓慢加入黏合剂，高速搅拌 5 分钟，湿颗粒过 16 目筛，于 55～60℃干燥后整粒，加入润滑剂混匀，填入空胶囊中，即得。

【注解】由于阿昔洛韦（又称为无环鸟苷）为不溶于水的抗病毒药物，所以在处方中加入十二烷基硫酸钠以增加药物的溶出速率。

例 2　复方盐酸二甲双胍胶囊

【处方】盐酸二甲双胍 250g，格列苯脲 1.25g，微晶纤维素 36g，乙醇适量，共制 1000 粒。

【制备】按处方取格列苯脲溶于 60℃乙醇中，加入微晶纤维素（过 120 目筛），搅拌均匀，挥干乙醇，于 50℃干燥后与盐酸二甲双胍（粉碎过 100 目筛）用等量递加法混合均匀，再过 80 目筛混合，分装于 1 号胶囊，共制成 1000 粒，即得。

【注解】由于格列苯脲在处方中剂量小，采用溶剂分散法以保证其混合均匀性。

例 3　硝苯地平软胶囊

【处方】硝苯地平 5g，PEG400　220g，共制 1000 粒。

【制备】将硝苯地平与 12.5%（W/W）的 PEG400 混合，胶体磨研磨，然后加入余量 PEG400

混匀，即得透明的淡黄色药液；另配明胶液（明胶 100 份、甘油 55 份、水 120 份、二氧化钛 1.5 份），备用。在室温 25℃±2℃，相对湿度 40% 的条件下，以自动旋转轧囊机压制成软胶囊，在 28℃±2℃，相对湿度 40% 条件下干燥 20 小时，即得。

【注解】硝苯地平溶解度小，故制成软胶囊剂，但剂量小需加稀释剂；硝苯地平在植物油中不溶，故选用 PEG400 为溶剂基质，但 PEG400 有一定吸湿性，易使囊壳硬化，故制得的软胶囊在干燥后，其囊壁应保留约 5% 的水分。此外硝苯地平遇光不稳定，故操作及贮存应注意避光，还可在囊壳处方中加入二氧化钛作为遮光剂。

第三节　胶囊剂的质量检查、包装与贮存

一、胶囊剂的质量检查

1. 外观　胶囊剂外观应整洁，不得有黏结、变形、渗漏或囊壳破裂现象，并应无异臭。硬胶囊剂的内容物应干燥、松紧适度、混合均匀。

2. 水分　硬胶囊剂内容物的水分，除另有规定外，不得超过 9.0%。

3. 装量差异　胶囊剂的装量差异应符合下列规定（见表 8-2）。

表 8-2　胶囊剂的装量差异限度

平均装量或标示装量	装量差异限度
0.3g 以下	±10%
0.3g 及至 0.3g 以上	±7.5%（中药 ±10%）

检查法：除另有规定外，取供试品 20 粒，分别精密称定重量，倾出内容物（不得损失囊壳），硬胶囊囊壳用小刷或其他适宜用具拭净；软胶囊剂或内容物为半固体或液体的硬胶囊囊壳用乙醚等挥发性溶剂洗净，置通风处使溶剂挥尽，再精密称定囊壳重量，求出每粒胶囊内容物的装量与平均装量。每粒的装量与平均装量相比较（有标示装量的胶囊剂，每粒装量应与标示装量相比较），超出装量差异限度的不得多于 2 粒，并不得有 1 粒超出限度 1 倍。

凡规定检查含量均匀度的胶囊剂，一般不再进行装量差异的检查。

4. 崩解时限　胶囊剂的崩解时限应符合规定。检查法：取供试品 6 粒，按《中国药典》2020 年版四部通则 0921 崩解时限检查法进行。采用 1000mL 水为崩解介质，如胶囊剂漂浮在液面可加一块挡板。硬胶囊剂应在 30 分钟内全部崩解，软胶囊剂应在 1 小时内全部崩解，以明胶为基质的软胶囊可改在人工胃液中进行检查。如有 1 粒不能完全崩解，则应另取 6 粒按上述方法重复试验，均应符合规定。肠溶胶囊剂应先在盐酸溶液（9 → 1000）中检查 2 小时，每粒囊壳均不得有裂缝或崩解现象；继将吊篮取出，用少量水洗涤后，各管加入挡板，改在人工肠液中进行检查，1 小时内应全部崩解，如有 1 粒不能完全崩解，应另取 6 粒复试，均应符合规定。结肠肠溶胶囊剂，按上法在盐酸溶液中检查符合规定后，在磷酸盐缓冲液（pH 值 6.8）中不加挡板检查 3 小时，每粒囊壳均不得有裂缝或崩解现象；续将吊篮取出，用少量水洗涤后，各管加入挡板，再按上述方法，改在磷酸盐缓冲液（pH 值 7.8）中检查，1 小时内应全部崩解。如有 1 粒不能完全崩解，应另取 6 粒复试，均应符合规定。凡规定检查溶出度或释放度的胶囊剂，可不再检查崩解时限。

另外，胶囊剂的溶出度（释放度）、含量均匀度及微生物限度等应符合规定；必要时，内容物包衣的胶囊剂应检查残留溶剂。

5. 微生物限度 以动物、植物、矿物质的非单体成分制成的胶囊剂，生物制品胶囊剂，照非无菌产品微生物限度检查。

二、胶囊剂的包装与贮存

胶囊剂易受温度和湿度影响，在高温、高湿环境中，胶囊剂不仅会出现囊壳吸湿、软化、发黏和膨胀或内容物结块等现象，而且会滋生微生物。在高温高湿环境中长期贮存的胶囊剂，其崩解时限会明显延长，溶出度也容易有问题。故为保证胶囊剂在贮存过程中的稳定性，应选择合适的包装容器和贮存条件。一般应选用密封性能好的玻璃容器、透湿性低的塑料容器和泡罩式包装，并贮存于阴凉干燥处（一般以储存温度不超过30℃，储存湿度不超过45%为最佳贮存条件）。

学习要求

1. 掌握 栓剂的特点；热熔法制备栓剂的工艺要求；置换价的含义及其计算方法。
2. 熟悉 栓剂基质的类型及常用栓剂基质；栓剂的质量检查。
3. 了解 新型栓剂的发展。

第一节 概 述

一、栓剂的含义与特点

栓剂（suppositories）系指药物与适宜基质制成的具有一定形状供人体腔道给药的固体制剂。栓剂在常温下为固体，塞入腔道后，在体温下能迅速软化、熔融或溶解于分泌液，逐渐释放药物产生局部或全身作用。

栓剂的应用历史悠久，在东汉张仲景的《伤寒论》中早有栓剂应用记载，国外则在公元16世纪始有记载。明代李时珍的《本草纲目》中曾收载有肛门栓、阴道栓、尿道栓、耳栓、鼻栓等。最初栓剂主要用于局部治疗，起润湿、收敛、抗菌、局麻等作用。栓剂亦能通过直肠吸收起全身作用，且可以避免口服给药可能引起的胃肠道刺激和肝脏首过效应，因此栓剂的研究和应用日益广泛，尤其在欧美国家。我国由于受传统用药观念的束缚，栓剂应用的品种和范围与国外存在一定差距。近年随着传统观念的改变，以及新辅料、新工艺和新设备的涌现，栓剂的研究有了新的进展，为适应临床治疗疾病的需要或不同性质药物的要求、出现了双层栓、中空栓、泡腾栓、微囊栓、骨架控释栓、渗透泵栓、凝胶缓释栓等。

与口服制剂相比，栓剂的特点：①药物不会因胃肠道pH或酶的破坏而失去活性，干扰因素比口服少，如氨基糖苷、青霉素、头孢菌素等抗生素；②避免了药物对胃黏膜的刺激，如阿司匹林等药物刺激胃黏膜，长期使用可能导致胃出血，制成栓剂可减少胃肠道的副作用；③用药方法得当，可以避免肝脏的首过效应，如普萘洛尔大鼠直肠给药的生物利用度为灌胃给药的35.7倍；④吸收快、起效快、作用时间长，如克仑特罗栓使用10~30分钟后即发挥平喘作用；⑤不能或不愿吞服药物患者的有效给药途径，尤其对于婴幼儿和儿童。

栓剂的不足之处在于使用过程中患者的顺应性较差；贮藏不当易出现变形、软化、霉变等现象；对于难溶性药物及黏膜刺激性药物不宜直肠给药。

二、栓剂的分类

（一）按给药途径分

栓剂按施用腔道不同分为直肠栓（肛门栓）、阴道栓、尿道栓、鼻用栓和耳用栓等，其中最常用的是直肠栓和阴道栓。直肠给药既可起局部治疗作用，又能使药物发挥全身治疗作用，而阴道给药主要起局部治疗作用。直肠栓的形状有鱼雷形、圆锥形和圆柱形等（见图9-1a）。成人用直肠栓每颗质量约2g，儿童用约1g，长3~4cm。以鱼雷形较为常用，因其塞入肛门后在括约肌的收缩作用下易推入直肠。阴道栓的形状有鸭嘴形、球形和卵形等（见图9-1b）。每颗质量为2~5g，长1.5~2.5cm，以鸭嘴形较为常用。

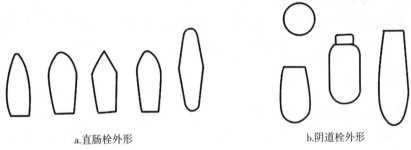

a.直肠栓外形　　　　　　　　　　b.阴道栓外形

图9-1　常用栓剂外形

（二）按制备工艺与释药特点分

栓剂按制备工艺和释药特点不同，分为传统工艺制备的普通栓剂和特殊工艺制备的双层栓、中空栓、微囊栓、渗透泵栓、缓释栓及泡腾栓等。

双层栓系将药物分隔在不同层内（内外层或上下层），通过控制各层的熔化速度，使药物具有不同的释放速度。

中空栓系在栓剂中有一空心部分，可填充各种不同类型的液体或固体药物，溶出速度较普通栓剂快，可以达到快速释药的目的；也可通过调整中空栓外壳的基质控制药物的释放。

微囊栓系利用微囊化技术将药物制成微囊，然后再将含药微囊或同时将药物细粉与含药微囊混合后制成栓剂，具有起效快、药效长的特点。如吲哚美辛复合微囊栓，栓中同时含有药物细粉和微囊，具有速释和缓释双重作用。

渗透泵栓系根据渗透泵原理制备的一种具有较好控释作用的长效栓剂。其外层为一不溶解的微孔膜，内层是包有半透膜的药物贮库，水分能进入而药物不能渗透，内、外层之间一般是吸水层（如蔗糖层），栓剂与体液接触后，药物贮库因吸收水分压力增大，使药物由半透膜的小孔（激光打孔）释放，与吸水层混合而缓慢渗出微孔膜，因此可以维持较长时间的药效，最终栓剂以原型排出。

缓释栓系指能延缓药物在腔道内的释放速度从而长时间发挥药效的栓剂，可以通过调整基质的类型和配比达到缓释目的。凝胶缓释栓系利用亲水性高分子材料吸收水分逐渐溶胀而缓慢释药，也可在基质中混入高熔点的脂肪酸甘油酯、蜂蜡等油脂性基质或难溶性聚合物，如Eudragit RL100等调节药物释放。

泡腾栓系利用泡腾剂的产气原理，如枸橼酸和碳酸氢钠，遇体液后在腔道内产生二氧化碳气体，能够增加药物与黏膜的接触面积，有利于药物分散。

阴道膨胀栓指药物与适宜基质制成的药液中插入高膨胀率内芯，供阴道给药的固体制剂，是一种不改变栓剂原理但改进给药方式的更新式剂型。

三、栓剂的作用

（一）局部作用

局部作用的栓剂通常将润滑剂、收敛剂、局部麻醉剂、甾体、激素及抗菌药物等制成栓剂，可在局部起通便、止痒、局麻、抗菌消炎等作用。如用于通便的甘油栓和治疗阴道炎的洗必泰栓均为局部作用的栓剂。局部作用的栓剂只在腔道局部发挥作用，应尽量减少全身吸收，故一般选择熔化、溶解或释药速度慢的基质。水溶性基质制备的栓剂因腔道内液体量有限，使其溶解速度受限，释药缓慢，较油脂性基质更利于发挥局部治疗作用。

局部作用通常在 30 分钟内开始，至少持续 4 小时。基质若在 6 小时内不融化，药物则可能释放不完全，且长时间不融化会使患者感觉不适。

（二）全身作用

全身作用的栓剂是国内外发展较快的直肠给药剂型，近年来出现了以速释为目的的中空栓剂和泡腾栓剂，以缓释为目的的渗透泵栓剂、微囊栓剂和凝胶栓剂，既有速释又有缓释的双层栓剂。全身作用栓剂中的主药由腔道黏膜吸收至血液循环而发挥全身治疗作用，如对乙酰氨基酚、氨茶碱、罗红霉素等药物的栓剂。故此类栓剂一般要求药物释放迅速，尤其解热镇痛类药物宜迅速释放、吸收，以发挥全身治疗作用。全身作用的栓剂宜选择油脂性基质，特别是具有表面活性的油脂性基质。此外，为了提高药物的释放速度、增加吸收，宜选择与药物溶解性相反的基质，水溶性药物选择油脂性基质，脂溶性药物则选择水溶性基质。

全身作用的栓剂中，药物的吸收途径主要有三条（见图 9-2）：一是不通过肝门系统。塞入距肛门 2cm 处，药物经直肠中、下静脉进入下腔静脉，绕过肝脏直接进入血液循环，可避免肝脏首过效应。二是通过肝门系统。塞入距肛门 6cm 处，药物经直肠上静脉入门静脉，经肝脏代谢以后，再进入血液循环。三是药物经过直肠黏膜进入淋巴系统被吸收，其吸收情况类似于经由血液吸收，药物可避免肝脏首过作用，进入淋巴系统发挥全身作用。

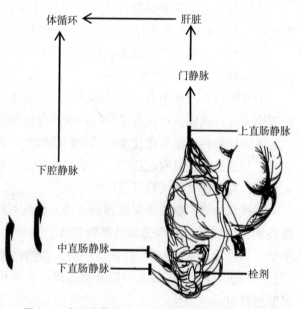

图 9-2　直肠给药的吸收途径及使用栓剂的适当位置

四、影响药物直肠吸收的因素

1. 生理因素

（1）内容物　直肠中的内容物会减少药物与直肠黏膜的接触面积和接触时间，进而影响药物的扩散，因此使用栓剂前排便有助于药物的吸收。

（2）血液循环 根据直肠部位的血液循环特征，通过控制栓剂的使用深度（2cm 左右）可使大部分药物避免肝脏首过效应。

（3）pH 值 直肠液的 pH 值一般为 7.5，几乎无缓冲能力，药物进入直肠后的 pH 值取决于溶解的药物，pH 值可影响药物的解离程度从而影响吸收。

（4）体液量 正常生理条件下直肠内的液体量较少，但在一些病理状态下如腹泻、组织脱水等，直肠内的液体量会发生较大改变进而影响药物吸收的速度和程度。

2. 剂型因素

（1）药物的脂溶性与解离度 脂溶性好、非解离型药物能够迅速从直肠吸收，非脂溶性的、解离的药物不易吸收。在家兔体内进行的孕激素类药物的吸收研究表明，直肠给药生物利用度比口服给药高 9～20 倍。孕激素衍生物的生物利用度随着分子结构中羟基数目的增加而降低，表明直肠黏膜的吸收速度随着药物脂溶性和分配系数的降低而减小。

分子型药物渗透直肠黏膜的速度远大于离子型药物，pK_a 大于 4.3 的弱酸性药物或 pK_a 小于 8.5 的弱碱性药物，一般吸收快；pK_a 小于 3.0 的酸性药物或 pK_a 大于 10.0 的碱性药物，其吸收速度十分缓慢。如在直肠 pH 条件下高度解离的青霉素钠和四环素溶液给药后，吸收量仅为口服溶液吸收量的 10%。因此，可以应用缓冲液或盐来改变直肠液的 pH，以增加分子型药物的比例，提高药物的吸收率。

（2）药物的溶解度与粒度 药物的溶解度对直肠吸收有较大影响。体内研究表明，磺胺类药物钠盐的栓剂吸收比其他盐快。对难溶性药物可采用溶解度大的盐类或衍生物制备栓剂以利吸收。

不同溶解度的药物选择适宜类型的基质，可获得较好的吸收效果。水溶性药物混悬在油脂性基质中，或脂溶性较大的药物分散在水溶性基质中，由于药物与基质之间的亲和力弱，有利于药物的释放，且能够降低药物在基质中的残留量，可以获得较完全的释放与吸收。水溶性较差的药物呈混悬状态分散在栓剂基质中时，药物粒径大小能够影响吸收。如阿司匹林栓剂，采用比表面积为 320cm^2/g 的细粉与比表面积为 12.5cm^2/g 的粗粒分别制成栓剂，经健康志愿者使用后，12 小时水杨酸累积排泄量细粉为粗粒的 15 倍。

（3）基质的影响 药物在栓剂中常以溶解或混悬状态分散于油脂性或水性介质中，除了基质本身的理化状态如熔点、溶解性能、油水分配系数影响药物的释放与吸收外，药物在不同基质中的热力学性质也能影响其释放与吸收。

栓剂的处方组成（主要是基质类型）对药物的生物利用度有很大影响。一般说栓剂中药物吸收的限速过程是基质中的药物释放到体液的速度，而不是药物在体液中溶解的速度。因此说，药物从基质中释放得快，可产生较快而强烈的作用，反之则作用缓慢而持久。

药物的直肠吸收与栓剂在直肠中的保留时间有关。为延长栓剂的直肠保留时间，可采用生物黏附性给药系统，延长滞留时间，提高生物利用度。如采用 Eudragit® 凝胶制备的水杨酰胺亲水凝胶栓剂，生物利用度比水溶性基质和油脂性基质普通栓剂高 1～3 倍。

（4）剂型 在直肠给药剂型中，溶液型灌肠剂比栓剂吸收迅速且安全。研究表明茶碱栓剂直肠吸收慢且不规律，而茶碱溶液剂灌肠效果较满意，血药浓度与静脉给药相似，达峰比口服片剂快。为了达到速释目的，也可采用中空栓剂或泡腾栓剂，而微囊栓剂与凝胶栓剂可适当延缓药物的释放。

3. 吸收促进剂 对于直肠吸收差的药物，如抗生素和多肽蛋白质类大分子药物，制成栓剂时可适当加入吸收促进剂。离子型表面活性剂和络合剂对黏膜毒性大，一般不宜采用。用作直肠吸收促进剂的物质包括：①非离子型表面活性剂；②脂肪酸、脂肪醇和脂肪酸酯；③羧酸盐，如水杨酸钠、苯甲酸钠；④胆酸盐，如甘氨胆酸钠、牛磺胆酸钠；⑤氨基酸类，如盐酸赖氨酸等；⑥环糊精及其衍生物等。

五、栓剂的质量要求

栓剂中药物与基质应混合均匀，栓剂外形应完整光滑，无刺激性；塞入腔道后，应能融化、软化或溶化，并与分泌液混合，逐渐释放出药物，产生局部或全身作用；并应有适宜的硬度，在包装或贮藏时保持不变形；无发霉变质现象。

第二节　栓剂的基质与附加剂

一、栓剂的基质

栓剂的基质是制备栓剂的关键。基质不仅使药物成型，而且对药物的释放有显著影响。局部作用的栓剂要求药物释放缓慢、持久，全身作用则要求栓剂进入腔道后迅速释药。制备栓剂的理想基质要求：①在室温下有适宜的硬度或韧性，塞入腔道不致变形或碎裂；体温下易软化、熔融或溶解于体液；②理化性质稳定，与药物无相互作用，不影响主药的含量测定和药理作用；③具有润湿或乳化能力，能混入较多的水；④油脂性基质酸值小于0.2，皂化值为200～245，碘值低于7；⑤对黏膜无刺激性、毒性和过敏性反应。

常用的栓剂基质有油脂性和水溶性两大类。

（一）油脂性基质

油脂性基质主要包括天然油脂、半合成或全合成的脂肪酸甘油酯。

1. 天然油脂　系由天然植物的种仁中提取精制而得，如可可豆脂、香果脂、乌桕脂等。

（1）可可豆脂（cocoa butter）　系由梧桐科植物可可树的种子中提取制得的一种白色或淡黄色固体脂肪，气味佳，无刺激性。主要含硬脂酸、棕榈酸、油酸、亚油酸和月桂酸的甘油酯，所含酸的比例不同，熔点及释药速度不同。可可豆脂为同质多晶物，具有 α、β、β'、γ 四种晶型，其中 α、γ 晶型不稳定，熔点分别为 22℃ 和 18℃，β 晶型最稳定，熔点为 34℃，晶型之间可随温度不同而发生相互转化。为避免晶型转化，影响栓剂的成型，制备时通常缓慢升温，待基质融化 2/3 时停止加热，利用余热使其全部融化，以减少晶型的转化。

可可豆脂吸水量少，加入乳化剂有助于增加其吸水量，且有助于药物混悬在基质中。有些药物如樟脑、挥发油、冰片、水合氯醛等能使可可豆脂熔点降低，可加入 3%～6% 的蜂蜡提高其熔点。

可可豆脂熔点低，在体温下能迅速融化，低于熔点时就会变成固体，是栓剂的理想基质，但产量少，价格较贵，其代用品有香果脂、乌桕脂等。

（2）香果脂（fragrant fruit）　系由樟科植物香果树的成熟种仁脂肪油精制而得。为白色结晶粉末或淡黄色固体块状物，微臭，味淡。熔点 30～34℃，高于 25℃ 开始软化，与乌桕脂配合使用可克服易软化的缺点。

（3）乌桕脂（tallow fat）　系由乌桕科植物乌桕树的种子外层固体脂肪精制而得。为白色或黄白色固体，味臭，无刺激性，熔点 38～42℃。释药速度比可可豆脂慢。

2. 半合成或全合成脂肪酸甘油酯 半合成或全合成脂肪酸甘油酯系由天然植物油（椰子油、棕榈油等）经水解、分馏得到的 $C_{12} \sim C_{18}$ 脂肪酸，经部分氢化再与甘油酯化而得的甘油三酯、二酯、一酯的混合物。由于其所含不饱和脂肪酸较少，不易腐败，且熔点适宜，是目前取代天然油脂的较理想基质。国内已生产的有半合成椰油酯、半合成山苍子油酯、半合成棕榈油酯、硬脂酸丙二醇酯等。

（1）半合成椰油酯（semi-synthetic coconut ester） 系椰子油加硬脂酸再与甘油酯化而得的脂肪酸甘油酯混合物，为乳白色块状物，具有油脂臭，水中不溶，熔点为 33.7 ~ 37.9℃，凝固点为 30.6 ~ 36.2℃，刺激性小。

（2）半合成山苍子油酯（semi-synthetic Litsea cubeba oil ester） 由山苍子油水解，分离得到月桂酸，再加脂肪酸与甘油酯化而成，为黄色或乳白色的蜡状固体，具有油脂臭，在水或乙醇中几乎不溶；三种单酯混合比例不同，产品熔点也不同，根据熔点分为四种规格：34 型（33 ~ 35℃），36 型（35 ~ 37℃），38 型（37 ~ 39℃），40 型（39 ~ 40℃），其中 36 和 38 型最常用。

（3）半合成棕榈油酯（semi-synthetic palm oil ester） 系棕榈油经碱处理而得的皂化物，再经酸化得棕榈油酸，加入不同比例的硬脂酸后与甘油酯化而得。本品为乳白色固体，由于原料与制法不同，产品的熔点可在 33 ~ 39℃之间。本品对直肠和阴道黏膜无不良影响，抗热能力强，酸值和碘值低，是较好的半合成脂肪酸甘油酯。

（4）硬脂酸丙二醇酯（propylene glycol stearate） 系由硬脂酸与 1,2- 丙二醇酯化而得，是硬脂酸丙二醇单酯与双酯的混合物，是全合成脂肪酸甘油酯，为白色或黄色蜡状固体，略有油脂臭。水中不溶，遇热水可膨胀，可溶于氯仿、丙酮，易溶于乙醇和乙醚的混合液。熔点 36 ~ 38℃，对腔道黏膜刺激性小、安全、无毒，释药速度与可可豆脂相似。

熔点是油脂性基质的重要参数，单独使用时应高于室温且与体温接近。

（二）水溶性基质

水溶性基质一般为天然或合成的高分子水溶性物质。常用的水溶性基质有甘油明胶、聚乙二醇、聚氧乙烯单硬脂酸酯类、泊洛沙姆等，其中以甘油明胶、泊洛沙姆等为基质制成的栓剂，冷凝后呈凝胶状，亦称水凝胶基质（hydrogel base）。

1. 甘油明胶（gelatin glycerin） 系由明胶、甘油和水按照一定比例在水浴上加热熔化，蒸去大部分水，放冷后凝固而成。本品富有弹性、不易折断，塞入腔道后不熔化，但可软化并缓慢溶于分泌液中，故释药缓慢、药效持久。其中甘油能防止栓剂干燥，药物的溶出速度与三者的比例有关，甘油和水的含量越高，溶出速度越快，通常以水∶明胶∶甘油 =10∶20∶70 为宜。

明胶为胶原蛋白的水解产物，凡与蛋白质产生配伍禁忌的药物，如鞣酸、重金属盐等均不能以甘油明胶作为基质。以甘油明胶为基质的栓剂贮存时应注意干燥环境中的失水性，且易受霉菌等微生物污染，故需加抑菌剂（如对羟基苯甲酸酯类）。

2. PEG 系由环氧乙烷逐步加成聚合得到的一类水溶性聚醚。分子量在 200 ~ 600 之间的 PEG 为无色透明液体，随分子量增加逐渐呈半固体或固体，熔点也随之升高。PEG 无生理作用，体温下不熔化，但能缓慢溶于体液而释放药物。高浓度时 PEG 因其强吸水性对黏膜有一定的刺激性，加入约 20% 的水可减轻其刺激性。PEG 具有吸湿性，其制品吸潮后易变形，应采用防潮包装并贮存于干燥处。

PEG 分子中存在大量的醚氧原子，某些物质能与其形成不溶性络合物而减活或失效，如苯巴比妥、茶碱等；鞣酸、水杨酸、磺胺等也可使 PEG 软化或变色，故不宜与 PEG 合用。

3. 泊洛沙姆（poloxamer）　系聚氧乙烯和聚氧丙烯的嵌段共聚物，根据聚合物中聚氧乙烯／聚氧丙烯所占比例不同，poloxamer 具有多种型号，其中最常用的型号为 poloxamer 188，为白色至微黄色蜡状固体，微有异臭，易溶于水和乙醇，熔点为 46～52℃。作为栓剂基质能促进药物吸收并具有缓释作用。

4. 聚氧乙烯（40）单硬脂酸酯类（polyoxyl 40 stearate）　国外商品名为 Myrj 52，国内商品代号 S-40，系聚乙二醇的单硬脂酸酯类与二硬脂酸酯的混合物，呈白色至微黄色蜡状固体，无臭。本品在水、乙醇和乙醚中溶解，熔点为 39～45℃。S-40 为非离子型的表面活性剂，与 PEG 混合使用可制备释放性能较好、性质稳定的栓剂。

二、栓剂的附加剂

栓剂处方中除了主药与基质外，根据不同的用药目的还需要加入其他附加剂。

1. 吸收促进剂　系指促进药物被直肠黏膜吸收的物质。发挥全身作用的栓剂，为了增加全身吸收，可加入吸收促进剂，常用的吸收促进剂：①表面活性剂：在基质中加入适量的表面活性剂能提高药物的亲水性，改善生物膜的通透性，促进药物吸收。可可豆脂中加入 5% 聚山梨酯 80 可显著增加药物的吸收速度；半合成椰油酯基质中加入 2% 聚山梨酯 80 制备的氨哮素栓剂，家兔体内的生物利用度较未加聚山梨酯 80 的栓剂提高了 50%；非离子型表面活性剂促进吸收的作用最好。选择表面活性剂作为吸收促进剂时，要注意对黏膜结构的破坏作用。②氮酮（azone）：能与直肠黏膜发生作用，提高膜通透性，可促进扑热息痛、苯巴比妥、头孢西丁等药物的直肠吸收。

2. 乳化剂　当栓剂中含有与基质不能相混合的液相时，特别是液相的含量较高时（大于 5%），可加入适量的乳化剂。

3. 抗氧剂　当主药易发生氧化反应时，应加入抗氧剂，如叔丁基羟基茴香醚（BHA）、叔丁基对甲酚（BHT）、没食子酸酯、抗坏血酸、生育酚等。

4. 防腐剂　当栓剂中含有植物浸膏或水性溶液时，易滋生细菌或霉菌等微生物，可使用防腐剂，如对羟基苯甲酸酯类。使用防腐剂时应考察其溶解度、有效剂量、配伍禁忌以及直肠对防腐剂的耐受性。

5. 增稠剂　当药物与基质混合时，因机械搅拌情况不良，或因生理上需要时，栓剂中可酌加增稠剂，常用的增稠剂有氢化蓖麻油、单硬脂酸甘油酯、硬脂酸铝等。

6. 硬化剂　若制备的栓剂在贮存和使用时过软，可加入适量的硬化剂，如白蜡、鲸蜡醇、硬脂酸、巴西棕榈蜡等进行调节。

7. 着色剂　根据处方组成可选择脂溶性或水溶性着色剂。加入水溶性着色剂时要考察其对栓剂 pH 和乳化剂乳化效率的影响；还需注意控制脂肪的水解和栓剂的色移现象。

第三节　栓剂的制备

一、普通栓剂的制备

普通栓剂的制备主要有冷压法和热熔法，可以按照基质的类型和制备数量选择适当的方法。用油脂性基质制备栓剂两种方法均可采用，水溶性基质多采用热熔法。

制备栓剂时药物和基质应充分混合均匀，一般的混合方法：①脂溶性药物（如樟脑、冰片等），可直接加入油脂性基质中使其溶解，如果因加入的药量过大而引起基质的熔点降低或使栓剂过软，可加入适量蜂蜡或石蜡调节；②水溶性药物可加少量水配制成浓溶液，用适量的羊毛脂吸收后再与油脂性基质混合；③油、水均不溶的药物，应事先用适宜方法制成细粉，并全部通过七号筛后再与基质混匀，但不必过度粉碎，因主药过细会增加基质黏度，制成的栓剂放置后可能硬化而影响吸收；④含浸膏剂，需先用少量水或稀乙醇软化成半固体后，再与基质混匀。

1. 冷压法（cold compression method） 多用于油脂性基质，系将药物与基质的粉末置于冷却的容器中混合均匀，然后装入制栓机内压制成一定形状的栓剂。冷压法可以避免加热对主药或基质稳定性的影响，但成品中往往带入气泡影响重量差异且致使氧化，目前生产上已较少采用。

2. 热熔法（hot melt method） 系将处方量的基质于水浴上加热熔化（勿使温度过高，加热时间不宜过长），然后根据药物性质以适宜的方式加入，混合均匀，倾入涂有润滑剂的栓模中至稍溢出模口为宜。放冷至完全凝固后，削去溢出部分，开启模具取出，包装即得。为避免过热，加热至熔融达 2/3 即可停止加热并适当搅拌，注模时需一次注完防止断层现象发生。热熔法应用较广泛，水溶性基质和油脂性基质均可采用此法制备。大量生产主要采用自动模制机器，实验室小量生产采用手工灌模，制备小量栓剂的模具见图 9-3。

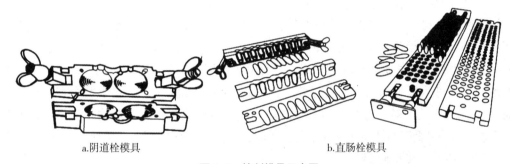

a.阴道栓模具　　　　　　　　　　　　b.直肠栓模具

图 9-3 栓剂模具示意图

手工灌模制备栓剂的工艺流程：

基质加热熔融→加入药物→混合均匀→注模→冷却→切割→启模→包装

自动模制机器制备栓剂的工艺流程，见图 9-4。

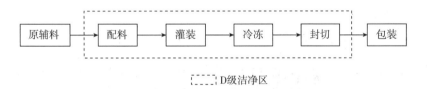

原辅料 → 配料 → 灌装 → 冷冻 → 封切 → 包装

D级洁净区

图 9-4 自动模制机器制备栓剂的工艺流程

栓剂膜孔内所涂的润滑剂通常有两种：①油脂性基质的栓剂，常用软肥皂、甘油各一份与五份 95% 乙醇混合所得；②水溶性或亲水性基质的栓剂，用液体石蜡、植物油等油性润滑剂。有的基质不黏模，如可可豆脂、聚乙二醇等，可不用润滑剂。

栓剂制备中基质用量的确定：通常情况下栓模的容积是固定的，但因基质或药物的密度不同，同样大小的栓模可容纳不同重量的栓剂。一般栓模容纳重量是以可可豆脂为基质的纯基质栓的重量，加入的药物会占有一定的体积，尤其是不溶于基质的药物。为确定所用基质与药物之间量的关系需引入置换价（displacement value，DV）的概念，即药物的重量与同体积基质重量的比值称为该药物对基质的置换价。可用式 9-1 求得某药物对基质的置换价。

$$DV = \frac{W}{G-(M-W)} \qquad (9\text{-}1)$$

式中，G 为纯基质栓平均栓重，M 为含药栓的平均重量，W 为每个含药栓的平均含药重量。

测定方法：取基质做空白栓，称重后求出平均重量 G，另取基质与定量药物混合做成含药栓，称重后求出平均重量 M，每粒含药栓中药物的平均重量为 W，代入式 9-1，即可求得该药物对基质的置换价。

根据测定的置换价可以计算出制备此含药栓所需基质的重量 x。

$$x = \left(G - \frac{y}{DV}\right) \cdot n \qquad (9\text{-}2)$$

式中，y 为处方中药物的剂量，n 为拟制备栓剂的粒数。

置换价在栓剂生产中对保证投料的准确性具有重要意义。

二、特殊栓剂的制备

1. 双层栓剂的制备　双层栓一般有两种，一种是内外两层栓，内外两层含有不同药物，可先后释药而达到特定的治疗目的；另一种是上下两层，下半部使用水溶性基质可以到达速效的目的，上半部使用脂溶性基质具有缓释作用。另有上半部用空白基质，阻止药物向上扩散，减少药物经上静脉吸收进入肝脏而发生的首过效应，提高药物生物利用度，如消炎痛双层栓的 AUC 值是普通栓剂的 1.54 倍。对于存在配伍禁忌的药物制成双层栓可以避免药物相互作用，如维生素 C 和维生素 B_{12} 同时服用会使维生素 B_{12} 失去活性，制成双层栓则可以避免两者的化学不相容性，使其依次释药相继发挥药理作用。

制备上下双层栓时一般先将空白层基质加热熔化、注模，待冷凝后再将含药层基质预热至适当温度注模，冷凝、切割即得。实验室小量制备内外层含不同药物的双层栓剂时采用特殊栓模。栓模由圆锥形内模和外套组成（见图 9-5），先将内模插入模型中固定好，将外层基质和药物熔融混合，注入内模与外套之间，待凝固后，取出内模，再将已熔融的基质和药物注入内层，融封即得。

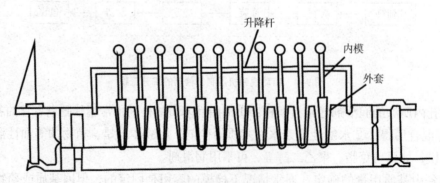

图 9-5　双层栓模具

2. 中空栓剂的制备　中空栓剂的中间为一中空部分，可供填充不同类型的药物，包括固体和液体药物。填充水溶性药物及液体药物的中空栓，溶出速度较普通栓剂快，生物利用度高，制剂稳定性好，适用范围广泛。通过调整外壳基质或在空心部分加入适当附加剂可以控制药物释放，使其具有速释或缓释作用。如尼美舒利中空栓。

制备中空栓剂一般先将基质制成栓壳，再将药物封固在栓壳内。小量制备时，可在普通栓模上方插入一个不锈钢管，固定，沿边缘注入熔融的基质，待基质凝固后，拔出钢管，在栓壳的中空部分注入药物，最后用相应的基质封好尾部，即得。也有将基质熔融后加入普通栓剂模具中，等部分基质凝固后翻转模具使中心未凝固的基质流出，形成空腔，再加入药物并融封尾部。

第四节　栓剂的质量检查、包装和贮存

一、栓剂的质量检查

（一）外观检查

栓剂的外形应完整光滑，色泽均匀，无气泡或裂缝，无变形、融化、霉变等现象。塞入腔道后能熔化、软化或溶化，并应有适宜硬度，以免在包装或贮存时变形。

（二）重量差异

取供试品 10 粒有标示粒重的中药栓剂，每粒重量应与标示粒重比较，精密称定总重量，求得平均粒重后，再分别称定各粒的重量。每粒重量与平均粒重相比较，超出重量差异限度的不得多于 1 粒，并不得超出限度 1 倍。栓剂的重量差异限度见表 9–1。

表 9–1　栓剂的重量差异限度

标示粒重或平均粒重	重量差异限度
1.0g 及 1.0g 以下	±10%
1.0g 以上至 3.0g	±7.5%
3.0g 以上	±5%

凡规定检查含量均匀度的栓剂，一般不再进行重量差异的检查。

（三）融变时限

除另有规定外，按《中国药典》2020 年版四部通则 0922 融变时限检查法检查，应符合规定。除另有规定，脂肪性基质的栓剂 3 粒均应在 30 分钟内全部融化、软化或触压时无硬心。水溶性基质的栓剂 3 粒在 60 分钟内全部溶解，如有 1 粒不符合规定，另取 3 粒复试，均应符合规定。缓释栓剂应进行释放度的检查，不再进行融变时限检查。

（四）膨胀值

除另有规定外，阴道膨胀栓应检查膨胀值，并符合规定。

检查法：取本品 3 粒，用游标卡尺测其尾部棉条直径，滚动约 90° 再测一次，每粒测两次，求出每粒测定的 2 次平均值（R_i）；将上述 3 粒栓用于融变时限测定结束后，立即取出剩余棉条，待水断滴，均轻置于玻璃板上，用游标卡尺测定每个棉条的两端以及中间三个部位，滚动约 90° 后再测定三个部位，每个棉条共获得 6 个数据，求出测定的 6 次平均值（r_i），代入式 9–3，计算每粒的膨胀值（P_i），3 粒栓的膨胀值均应大于 1.5。

$$P_i=r_i/R_i \tag{9-3}$$

（五）微生物限度

除另有规定外，按《中国药典》2020年版四部非无菌产品微生物限度检查法：通则1105微生物计数法、通则1106控制菌检查法及通则1107非无菌药品微生物限度标准检查，应符合规定。

二、栓剂的包装和贮存

目前普遍使用的包装形式是将栓剂置于塑料硬片（如聚乙烯）的凹槽中，再将另一张匹配的硬片通过热合机与其热合密封，再用外盒包装即得。栓剂所用的内包装材料应无毒，并不与药物或基质发生物理化学作用。

除另有规定外，栓剂一般应在30℃以下密闭贮存，防止因受热、受潮而变形、发霉、变质。油脂性基质的栓剂应注意防热，在较低温度下贮存（最好在冰箱中）。甘油明胶栓和聚乙二醇栓可置于室温阴凉处。其中，甘油明胶栓应避免干燥失水，需密闭贮存。

第五节 举 例

例1 甘油栓

【处方】甘油1820g，硬脂酸钠180g。共制1000粒。

【制备】取甘油，在蒸汽夹层锅内加热120℃，加入研细干燥的硬脂酸钠，不断搅拌，使之溶解，继续保温在85~95℃，直至溶液澄清，滤过，浇模，冷却成型，脱模，即得。

【注解】本品为无色或几乎无色的透明或半透明栓，属于润湿性泻药。

例2 克霉唑阴道膨胀栓（里膨）

【处方】克霉唑150g，半合成脂肪酸酯适量，羊毛脂适量，膨胀棉条。共制1000粒。

【制备】取克霉唑研细，过六号筛。另取半合成脂肪酸酯和羊毛脂于水浴上加热熔化、再加入克霉唑细粉，搅拌至溶解，迅速倒入阴道栓模中，插入膨胀载体（即膨胀棉条），至稍溢出模口。冷却、凝固后削平，取出、包装、即得。

【注解】本品具有抗真菌作用，用于真菌性阴道炎。

第十章

软膏剂、乳膏剂与凝胶剂

学习要求

1. 掌握　软膏剂、乳膏剂、凝胶剂、眼膏剂的含义、特点及制备方法。
2. 熟悉　软膏剂、乳膏剂基质的种类和性质；水性凝胶剂基质种类。
3. 了解　软膏剂、乳膏剂、凝胶剂、眼用半固体制剂的质量要求。

第一节　软膏剂与乳膏剂

一、概述

软膏剂（ointments）系指原料药物与油脂性或水溶性基质混合制成的均匀半固体外用制剂。按照原料药物在基质中的分散状态不同，分为溶液型软膏剂和混悬型软膏剂。溶液型软膏剂为原料药物溶解（或共熔）于基质（或基质组分）中制成的软膏剂；混悬型软膏剂为原料药物细粉均匀分散于基质中制成的软膏剂。

乳膏剂（creams）系指原料药物溶解或分散于乳状液型基质中形成的均匀半固体制剂。乳膏剂根据基质不同，可分为 O/W 型乳膏剂和 W/O 型乳膏剂。

软膏剂与乳膏剂具有热敏性和触变性，使其可以在长时间内紧贴、黏附或铺展在药用部位，既可以保护、润滑皮肤，发挥局部治疗作用，也可以发挥全身治疗作用。保护、润滑皮肤的软膏及乳膏中的药物一般仅滞留在皮肤表面，如防裂软膏、尿素维生素 E 乳膏；发挥局部治疗作用的软膏剂及乳膏剂中的药物可透过皮肤表面进入深部，如激素软膏、咪康唑氯倍他索乳膏等；发挥全身治疗作用的软膏剂、乳膏剂中的药物可透皮吸收，如治疗心绞痛的硝酸甘油软膏等。

软膏剂与乳膏剂应符合的质量要求：①均匀、细腻，涂布于皮肤上无刺激性；②无酸败、异臭、变色、变硬和油水分离等变质现象；③具有适当的黏稠度，易涂布于皮肤或黏膜上，不融化，黏稠度随季节变化小；④用于大面积烧伤时或严重创伤时，应无菌。

二、软膏剂与乳膏剂的基质

基质（bases）是软膏剂与乳膏剂的重要组成部分。基质的性质对软膏剂和乳膏剂质量有重要影响，如直接影响外观、流变性质和药物疗效的发挥等。对基质的要求：①润滑无刺激性，稠度适宜，易于涂布；②性质稳定，不与主药发生配伍变化；③吸水性良好，能吸收伤口分泌物；

④不妨碍皮肤的生理功能，具有良好释药性；⑤易洗除，不污染衣物。

实际应用中，没有一种基质能完全符合上述要求，因此根据软膏剂与乳膏剂的特点和要求选用适宜的基质、使用混合基质或添加附加剂以保证制剂的质量，满足治疗要求。

（一）软膏剂基质

软膏剂基质有油脂性基质和水溶性基质两大类。

1. 油脂性基质　包括动植物油脂、烃类、类脂类及硅酮类等疏水性物质。油脂性基质涂于皮肤能形成封闭性油膜，可以保护皮肤和创面，促进皮肤水合作用，对表皮角化皲裂有软化作用，适用于遇水不稳定的药物制备软膏剂。但由于油腻性大，吸水性差，与分泌液不易混合，对药物的释放穿透作用较差，不宜用于急性且有大量渗出液的皮肤疾病。

（1）烃类　系指石油分馏得到的各种烃的混合物，其中大部分为饱和烃。

1）凡士林（vaselin）：又称软石蜡（soft paraffin），为液体烃类、半固体与固体烃类组成的半固体混合物，熔程为38~60℃，有黄、白两种，后者由前者漂白而成。凡士林化学性质稳定，无刺激性，能与多种药物配伍，尤其适用于遇水不稳定的药物。凡士林仅能吸收其重量5%的水，故不适用于有大量渗出液的患处。可在凡士林中加入适量羊毛脂、胆固醇或某些高级醇类以提高其吸水性。水溶性药物选用凡士林为基质时，还可加入适量表面活性剂，如聚山梨酯类以增加其吸水性。

2）石蜡（paraffin）与液状石蜡（liquid paraffin）：石蜡为石油或页岩油中提取的固体饱和烃混合物，熔程为50~65℃；液状石蜡为液体饱和烃混合物。两者均可用于调节凡士林及其他类型基质的稠度。

（2）类脂类　系高级脂肪酸与高级脂肪醇化合而成的酯及其混合物，其物理性质与脂肪类似，化学性质较脂肪稳定。由于具一定的表面活性作用而具有一定的吸水性，多与吸水性差的其他油脂类基质合用。常用的类脂有羊毛脂、蜂蜡、鲸蜡等。

1）羊毛脂（lanolin, wool fat）：又称无水羊毛脂，系羊毛上脂肪性物质的混合物，主要成分是胆固醇类的棕榈酸酯及游离的胆固醇类，其中游离的胆固醇和羟基胆固醇等约占7%。熔程36~42℃，具有良好的吸水性，为取用方便常使用吸收30%水分的羊毛脂，称为含水羊毛脂。羊毛脂因过于黏稠而不宜单独使用，常与凡士林合用，以改善凡士林的吸水性与渗透性。

2）蜂蜡（beeswax）与鲸蜡（spermaceti）：蜂蜡又称黄蜡，主要成分为棕榈酸蜂蜡醇酯，熔程为62~67℃；鲸蜡主要成分为棕榈酸鲸蜡醇酯，熔程为42~50℃。两者均含少量游离高级脂肪醇，具有一定的表面活性作用，为较弱的O/W型乳化剂；不易酸败，常用于调节基质的稠度或增加稳定性。

（3）硅酮类（silicones）　为一系列不同分子量的聚二甲基硅氧烷的总称，简称硅油。其通式为 $CH_3[Si(CH_3)_2 \cdot O]_n \cdot Si(CH_3)_2$。常用二甲聚硅与甲苯聚硅，均为无色或淡黄色的透明油状液体，无臭，无味，无刺激性。黏度随分子量的增加而增大，在应用温度（-40~150℃）范围内受温度影响小。本品化学性质稳定，但在强酸强碱液中降解。在非极性溶剂中易溶，溶解度随黏度的增大而下降。硅油优良的疏水性和较小的表面张力使其具有很好的润滑作用且易于涂布，又能与羊毛脂、硬脂醇、鲸蜡醇、硬脂酸甘油酯、聚山梨酯类、山梨坦类等混合，故常用于乳膏中作润滑剂（最大用量可达10%~30%），也常与其他油脂性基质合用制备防护性软膏。本品对眼有刺激性，不宜作眼膏基质。

2. 水溶性基质　水溶性基质是由天然或合成的水溶性高分子物质所组成。常见的水溶性基质有甘油明胶、淀粉甘油、纤维素衍生物及合成的聚乙二醇（PEG）类高分子物质。本类基质除 PEG 类外多数溶解后形成水凝胶，如羧甲基纤维素钠（CMC-Na）。水溶性基质释药速度较快，无油腻性，容易涂布和洗除，无刺激性，能吸收组织渗出液，适用于糜烂创面及腔道黏膜。缺点是润滑作用差，容易失水霉变，制备时需添加保湿剂与防腐剂。

聚乙二醇（polyethylene glycol，PEG）系环氧乙烷与水或乙二醇逐步加成聚合得到的水溶性聚醚，分子式为 $HOCH_2(CH_2OCH_2)_nCH_2OH$。药剂中常用的平均分子量在 300～6000 之间，平均分子量 700 以下 PEG 是液体，平均分子量 1000、1500 及 1540 的 PEG 是半固体，平均分子量 2000～6000 的 PEG 是固体。固体 PEG 与液体 PEG 以适当比例混合可得到稠度适宜的半固体的软膏基质。PEG 类易溶于水，能耐高温不易霉败，但由于其吸水性较强，久用可引起皮肤脱水干燥。此外，不宜用于遇水不稳定的药物，与季铵盐类、山梨醇及羟苯酯类有配伍变化。

例　含聚乙二醇的水溶性基质

【处方】聚乙二醇 4000 400g，聚乙二醇 400 600g。

【制备】将两种聚乙二醇混合后，在水浴上加热至 65℃，搅拌至冷凝，即得。

【注解】若需较硬基质，可适当增加处方中聚乙二醇 4000 的比例；若药物为水溶液（6%～25%），则可用 30～50g 硬脂酸代替等量聚乙二醇 4000，以调节稠度。

（二）乳膏剂基质

乳膏剂基质是一定温度时，油相、水相在乳化剂的作用下乳化，最后在室温下形成的半固体基质，按乳化剂类型可分为水包油（O/W）型和油包水（W/O）型两类。O/W 型又称为"雪花膏"，W/O 型又称为"冷霜"。乳膏剂基质形成原理与乳剂相似，不同之处在于乳膏剂基质常用的油相多为固体，如硬脂酸、石蜡、蜂蜡、高级醇（如十八醇）等，有时为调节稠度加入适量液状石蜡、凡士林或植物油等。

由于乳化剂的存在使得乳膏剂基质易于用水洗除；乳化剂的表面活性作用对水和油均有一定的亲和力，可与创面渗出物或分泌物混合，促进药物与表皮接触，因此乳膏剂中药物的释放、穿透皮肤的性能均较强；但 O/W 型乳膏基质可促使病变处分泌物反向吸收而致炎症恶化，故湿疹等分泌物较多的病变部位不宜使用；由于基质中水分的存在，增加了乳膏剂基质的润滑性，使其易于涂布。同时，O/W 型基质外相含大量水，在贮存过程中可能霉变，常需加入防腐剂；水分也易蒸发散失而使乳膏变硬，故常需加入甘油、丙二醇、山梨醇等保湿剂，一般用量为 5%～20%。此外，遇水不稳定的药物如金霉素、四环素等不宜采用乳膏剂基质制备乳膏。

乳膏剂基质常用的乳化剂如下。

1. O/W 型乳化剂

（1）一价皂　常为一价金属钠、钾、铵的氢氧化物、硼酸盐或三乙醇胺、三异丙胺等的有机碱与脂肪酸（如硬脂酸或油酸）作用生成的新生皂，HLB 值为 15～18。最常用的脂肪酸是硬脂酸，其用量一般为基质总量的 10%～25%。硬脂酸用量中仅一部分与碱反应形成新生皂，未皂化的部分被乳化形成分散相，因其凝固作用而增加基质的稠度。碱性物质的选择，对基质质量的影响较大，以钠皂为乳化剂制成的乳膏剂基质较硬；以钾皂为乳化剂制成的基质较软；以有机铵皂为乳化剂制成的基质较为细腻、光亮美观。因此后者常与前二者合用或单用作乳化剂。

一价皂作为乳化剂的基质的缺点是易被酸、碱、钙、镁离子或电解质破坏，应用时应避免用于酸、碱类药物制备乳膏。

例　含有机铵皂的乳膏剂基质

【处方】硬脂酸 130g，三乙醇胺 30g，石蜡 130g，甘油 100g，液状石蜡 200g，羟苯乙酯 1.5g，蒸馏水加至 1000g。

【制备】将硬脂酸、石蜡与液状石蜡混合，水浴加热（70～80℃）使其熔化。另取三乙醇胺、甘油、羟苯乙酯与水混匀，加热至相同温度，缓缓加入油相中，边加边搅拌直至乳化完全，放冷即得。

【注解】三乙醇胺与部分硬脂酸生成有机铵皂作为 O/W 型乳化剂，其 pH 值为 8，HLB 值为 12。石蜡、液状石蜡与未被皂化的硬脂酸作油相，甘油为保湿剂，羟苯乙酯为防腐剂。

（2）脂肪醇硫酸（酯）钠类　常用十二烷基硫酸（酯）钠（sodium lauryl sulfate）是阴离子型表面活性剂，常用量 0.5%～2%。其水溶液呈中性，对皮肤刺激性小，pH 值 4～8 内较稳定。本品与阳离子型表面活性剂作用会形成沉淀而失效，加入 1.5%～2% 氯化钠可使其丧失乳化作用。HLB 值 40，常与其他 W/O 型辅助乳化剂合用以调整至适当 HLB 值，以达到乳化油相所需范围，常用的辅助乳化剂有十六醇或十八醇、硬脂酸甘油酯、脂肪酸山梨坦类等。乳化作用的适宜 pH 值为 6～7。

例　含十二烷基硫酸钠的乳膏剂基质

【处方】硬脂醇 250g，十二烷基硫酸钠 10g，丙二醇 120g，白凡士林 250g，羟苯甲酯 0.25g，羟苯丙酯 0.15g，蒸馏水加至 1000g。

【制备】取硬脂醇与白凡士林在水浴上熔化，加热至 70～80℃；将其他成分（水相）加热至 70～80℃；将水相加至同温度的油相中，搅拌至冷凝。

【注解】处方中的十二烷基硫酸钠用作主要乳化剂；硬脂醇与白凡士林同为油相，前者起辅助乳化及稳定作用，后者防止基质水分蒸发并留下油膜，有利于角质层水合而产生润滑作用；丙二醇为保湿剂，羟苯甲酯、丙酯为防腐剂。

（3）聚山梨酯类（吐温类）　系非离子表面活性剂，HLB 值为 10.5～16.7，为 O/W 型乳化剂。各种非离子型乳化剂均可单独制备乳膏剂基质，但为调节 HLB 值常与其他乳化剂合用。非离子表面活性剂无毒，中性，对热稳定并能与酸性盐、电解质配伍，但与碱类、重金属盐、酚类及鞣质均有配伍变化。聚山梨酯类严重抑制一些消毒剂、防腐剂的效能，如与羟苯酯类、季铵盐类、苯甲酸等络合而使之部分失活，可通过适当增加防腐剂用量予以克服。

例　含聚山梨酯类的乳膏剂基质

【处方】硬脂酸 60g，聚山梨酯 80 44g，油酸山梨坦 16g，硬脂醇 60g，液状石蜡 90g，白凡士林 60g，甘油 100g，山梨酸 2g，蒸馏水加至 1000g。

【制备】将油相成分（硬脂酸、油酸山梨坦、硬脂醇、液状石蜡及凡士林）与水相成分（聚山梨酯 80、甘油、山梨酸及水）分别加热至 80℃，将油相加入水相中，边加边搅拌至冷凝。

【注解】处方中聚山梨酯 80 为主要乳化剂；油酸山梨坦（Span80）为 W/O 型乳化剂，以调节适宜的 HLB 值而形成稳定的 O/W 乳膏剂基质；硬脂醇为增稠剂，使制得的基质光亮细腻，用单硬脂酸甘油酯代替可得到同样效果。

（4）聚氧乙烯醚的衍生物类

1）平平加 O（peregol O）：即以十八（烯）醇聚乙二醇 -800 醚为主要成分的混合物，为非离子型表面活性剂，HLB 值为 15.9，具有良好的乳化、分散性能。本品性质稳定，耐酸、碱、热、耐金属盐，用量一般为油相重量的 5%～10%（一般搅拌）或 2%～5%（高速搅拌）。本品与羟基或羧基化合物可形成络合物而破坏乳膏剂基质，为提高其乳化效率，增加基质稳定性，常使用不同辅助乳化剂，按不同配比制成乳膏剂基质。

例　含平平加 O 的乳膏剂基质

【处方】十六醇 50 ~ 120g，平平加 O 25 ~ 40g，液状石蜡 125g，甘油 50g，凡士林 125g，羟苯乙酯 1g，蒸馏水加至 1000g。

【制备】将油相成分（十六醇、液状石蜡及凡士林）与水相成分（平平加 O、甘油、羟苯乙酯及蒸馏水）分别加热至 80℃，将油相加入水相中，边加边搅拌至冷凝，即得。

【注解】其他平平加类乳化剂经适当配合也可制成优良的乳膏剂基质，如平平加 A-20 与乳化剂 SE-10（聚氧乙烯 -10- 山梨醇）和柔软剂 SG（硬脂酸聚氧乙烯酯）等配合制得较好的乳膏剂基质。

2）乳化剂 OP：系烷基酚聚氧乙烯醚类，为非离子 O/W 型乳化剂，HLB 值为 14.5。可溶于水，1% 水溶液的 pH 值为 5.7，对皮肤无刺激性。本品耐酸、碱、还原剂及氧化剂，性质稳定，用量一般为油相重量的 5% ~ 10%，常与其他乳化剂合用。但本品与酚羟基类化合物，如苯酚、间苯二酚、麝香草酚、水杨酸等可形成络合物，故不宜配伍使用。

例　含乳化剂 OP 的乳膏剂基质

【处方】硬脂酸 114g，三乙醇胺 8mL，乳化剂 OP 3mL，蓖麻油 100g，甘油 160mL，羟苯乙酯 1g，液体石蜡 114g，蒸馏水 500mL。

【制备】将油相（硬脂酸、蓖麻油及液体石蜡）与水相（甘油、乳化剂 OP、三乙醇胺及蒸馏水）分别加热至 80℃；将油、水两相逐渐混合，搅拌至冷凝，即得。

【注解】处方中少量硬脂酸与三乙醇胺反应生成的有机铵皂及乳化剂 OP 均为 O/W 型乳化剂，为调节 HLB 值还可加入适量 W/O 型乳化剂，如油酸山梨坦或以单硬脂酸甘油酯取代部分硬脂酸，可制得更稳定而细腻光亮的 O/W 型乳膏剂基质。

2. W/O 型乳化剂

（1）多价皂　系由二、三价的金属（钙、镁、锌、铝）氧化物与脂肪酸作用形成的多价皂。由于多价皂在水中解离度小，亲水基的亲水性小于一价皂，而亲油基为双链或三链碳氢化物，故亲油性强于亲水端，HLB 值小于 6，为 W/O 型乳化剂。新生多价皂较易形成，且以多价皂为乳化剂制备的乳膏剂基质较一价皂为乳化剂制备的 O/W 型乳膏剂基质稳定。

例　含多价钙皂的乳膏剂基质

【处方】硬脂酸 12.5g，单硬脂酸甘油酯 17.0g，蜂蜡 5.0g，地蜡 75.0g，液状石蜡 410.0mL，白凡士林 67.0g，双硬脂酸铝 10.0g，氢氧化钙 1.0g，羟苯乙酯 1.0g，蒸馏水加至 1000g。

【制备】取硬脂酸、单硬脂酸甘油酯、蜂蜡、地蜡在水浴上加热熔化，再加入液状石蜡、白凡士林、双硬脂酸铝，加热至 85℃；另将氢氧化钙、羟苯乙酯溶于蒸馏水中，加热至 85℃，逐渐加入油相中，边加边搅，直至冷凝。

【注解】处方中氢氧化钙与部分硬脂酸作用形成的钙皂及双硬脂酸铝（铝皂）均为 W/O 型乳化剂；水相中氢氧化钙为过饱和状态，应取上清液加至油相中。

（2）脂肪酸山梨坦类　即司盘类，HLB 值为 4.3 ~ 8.6，为 W/O 型乳化剂，也可作为稳定剂用于 O/W 型基质中。司盘为非离子表面活性剂，不受硬水影响，对皮肤无刺激，对冷、热、弱酸、弱碱稳定，毒性小，无副作用。

例　含油酸山梨坦的乳膏剂基质

【处方】单硬脂酸甘油酯 120g，蜂蜡 50g，石蜡 50g，白凡士林 50g，液状石蜡 250g，油酸山梨坦 20g，聚山梨酯 80 10g，羟苯乙酯 1g，蒸馏水加至 1000g。

【制备】将油相成分（单硬脂酸甘油酯、蜂蜡、石蜡、白凡士林、液状石蜡、油酸山梨坦）与水相成分（聚山梨酯80、羟苯乙酯、蒸馏水）分别加热至80℃，将水相加入油相中，边加边搅拌至冷凝即得。

【注解】处方中油酸山梨坦与硬脂酸甘油酯同为主要乳化剂，形成W/O型乳膏剂基质；聚山梨酯80用以调节适宜的HLB值，并起稳定作用；单硬脂酸甘油酯、蜂蜡、石蜡均为固体，有增稠作用，且单硬脂酸甘油酯用量大，制得的基质光亮细腻；蜂蜡中含有蜂蜡醇也有一定的乳化作用。

（3）高级脂肪酸及多元醇酯类

1）十六醇及十八醇：十六醇，即鲸蜡醇（cetylalcohol），熔程为45~50℃；十八醇即硬脂醇（stearylalcohol），熔程为56~60℃。二者均不溶于水，但有一定的吸水能力，吸水后可形成W/O型乳膏剂基质的油相，增加基质的稳定性和稠度。新生皂为乳化剂的乳膏剂基质中，用十六醇和十八醇取代部分硬脂酸形成的基质较细腻光亮，也可将十六醇与十八醇用于O/W型乳膏剂中增加其稳定性和稠度。

2）硬脂酸甘油酯（glyceryl monostearate）：系单、双硬脂酸甘油酯的混合物，主要含单硬脂酸甘油酯不溶于水，溶于热乙醇及基质的油相中。本品分子的甘油基上有羟基存在，有一定的亲水性，但十八碳链的亲油性强于羟基的亲水性，因此本品是一种较弱的W/O型乳化剂，主要作为辅助乳化剂，与较强的O/W型乳化剂合用时，制得的基质稳定，且产品细腻润滑，用量约为15%。

例　含硬脂酸甘油酯的乳膏剂基质

【处方】单硬脂酸甘油酯35g，硬脂酸120g，液状石蜡60g，白凡士林10g，羊毛脂50g，三乙醇胺4g，羟苯乙酯1g，蒸馏水加至1000g。

【制备】将油相成分（单硬脂酸甘油酯、硬脂酸、液状石蜡、白凡士林、羊毛脂）与水相成分（三乙醇胺、羟苯乙酯溶于蒸馏水中）分别加热至80℃，将熔融的油相加入水相中，搅拌至冷凝，即得O/W型乳膏剂基质。

三、软膏剂与乳膏剂的附加剂

在软膏剂及乳膏剂中，需根据基质类型和制剂特点等添加适当的附加剂，以确保制剂质量，适应治疗要求。常用的附加剂有保湿剂、防腐剂、抗氧剂等。

（一）保湿剂

水溶性基质的软膏剂和O/W型乳膏剂，由于含水量较高，在贮存期间水分容易蒸发失散使制剂变硬，故需加入保湿剂。常用的保湿剂有甘油、山梨醇、丙二醇、透明质酸、壳聚糖及其衍生物等。一般用量为5%~20%。其中甘油能与水任意混溶，与多数药物配伍不会影响释药速度，亦不会影响主药的含量测定，在软膏剂和乳膏剂中应用广泛。

（二）防腐剂

软膏剂和乳膏剂中的基质中通常含有水性、油性物质，甚至蛋白质等营养性成分，易受细菌和真菌的侵袭，微生物的滋生不仅可以污染制剂，而且有潜在毒性，因此对于破损及炎症皮肤、局部外用制剂不含微生物尤为重要。加入的防腐剂的浓度一定要使微生物致死而不是简单的抑制作用。对防腐剂的要求：①与处方中组分无配伍禁忌；②具有热稳定性；③在较长的贮藏时间及使用环境中保持稳定；④对皮肤组织无刺激性、无毒性、无过敏性。常用的防腐剂见表10-1。

表 10-1　软膏剂及乳膏剂中常用的防腐剂

种类	举例	使用浓度（%）
醇	乙醇，异丙醇，氯丁醇，三氯甲基叔丁醇，苯基 – 对 – 氯苯丙二醇，苯氧乙醇，溴硝基丙二醇（Bronopol）	7
酸	苯甲酸，脱氢乙酸，丙酸，山梨酸，肉桂酸	0.1 ~ 0.2
芳香酸	茴香醚，香茅醛，丁子香粉，香兰酸酯	0.001 ~ 0.002
酚	苯酚，苯甲酚，麝香草酚，卤化衍生物（如对氯邻甲苯酚，对氯 – 间二甲苯酚），煤酚，氯代百里酚，水杨酸	0.1 ~ 0.2
酯	对羟基苯甲酸（乙酸、丙酸、丁酸）酯	0.01 ~ 0.5
季铵盐	苯扎氯铵，溴化烷基三甲基铵	0.002 ~ 0.01
其他	葡萄糖酸洗必泰	0.002 ~ 0.01

（三）抗氧剂

在软膏剂及乳膏剂的贮藏过程中，微量的氧会使某些活性成分氧化变质，因此，需加入抗氧剂。常用的抗氧剂分为三种：第一种是抗氧剂，它能与自由基反应从而抑制氧化反应，如维生素E、没食子酸烷酯、叔丁基对羟基茴香醚（BHA）和二丁甲苯酚（BHT）等；第二种是还原剂，其还原势能小于活性成分，更易被氧化从而保护活性成分不被氧化，如抗坏血酸、异抗坏血酸和亚硫酸盐等；第三种是抗氧剂的辅助剂，它们通常是螯合剂，本身抗氧化能力较小，但可通过优先与金属离子反应（因重金属在氧化中起催化作用），从而加强抗氧剂的作用。常用的辅助抗氧剂有枸橼酸、酒石酸、EDTA 和巯基二丙酸等。

四、软膏剂的制备

制备软膏剂必须使药物在基质中分布均匀、细腻，以保证药物剂量与药效，这与制备方法及药物加入方法关系密切。软膏剂制备工艺流程如图 10-1 所示。

（一）基质的净化与灭菌

油脂性基质一般应先加热熔融，用细布或七号筛趁热过滤以除去杂质，再加热到 150℃灭菌 1 小时后除去水分。加热忌用直火，可用反应罐夹套加热。

（二）制备方法

软膏剂的制备方法有研磨法和熔融法。

1. 研磨法　基质为油脂性的半固体时，可直接采用研磨法（水溶性基质不宜用），一般在常温下将药物细粉用等量基质研匀或用适宜液体研磨成细糊

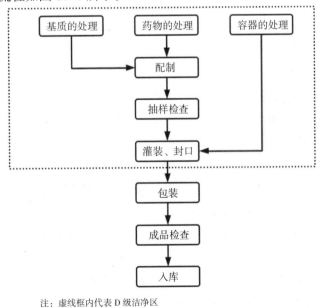

注：虚线框内代表 D 级洁净区

图 10-1　软膏剂制备工艺流程图

状，再递加其余基质研匀。此法适用于小量制备且药物不溶于基质者。少量制备时用软膏刀在陶瓷或玻璃的软膏板上调制，也可在乳钵中研匀，大量制备可用软膏机。

2.熔融法　大量制备油脂性基质的软膏时常用熔融法。熔融法还特别适用于基质由不同熔点组分组成的软膏。制备时先加热熔化高熔点基质成分，再加入其他低熔点基质成分熔合成均匀基质，最后加入液体组分和药物，搅拌均匀冷却即可。也可以先加入低熔点基质成分，再按熔点低高加入其他基质成分，使已熔化的组分可作为溶剂起到溶解其他基质的作用。如药物不溶于基质，必须先研成细粉筛入熔化或软化的基质中，搅拌混合均匀，若不够细腻，需要通过研磨机进一步研匀，使无颗粒感。常用三滚筒软膏机，使软膏受到滚辗与研磨，从而更加细腻均匀。

（三）药物加入的一般方法

1.药物不溶于基质时，必须将药物粉碎成细粉（眼膏中药粉细度应小于 75μm）。采用研磨法制备时，一般先将药粉与适量液体组分，如液状石蜡、植物油、甘油等研匀成糊状，再与其余基质混匀。

2.药物可溶于基质时，一般油溶性药物溶解于液体油中，再与油脂性基质混匀制成油脂性基质软膏剂；水溶性药物溶解于少量水中，再与水溶性基质混匀，制成水溶性基质软膏剂；水溶性药物也可用少量水溶解后，用羊毛脂等吸水性较强的油脂性基质吸收，再加入油脂性基质中制成溶液型软膏剂。

3.具特殊性质的药物，如半固体黏稠性药物（如鱼石脂或煤焦油），可直接与基质混合，必要时先与少量羊毛脂或聚山梨酯类混合，再与凡士林等油脂性基质混合。若药物与共熔性组分（如樟脑、薄荷脑、麝香草酚等）共存时，可先研磨使其共熔后再与基质混合。

4.中药浸出物为液体（如流浸膏）时，可先浓缩至稠膏状再加入基质中；固体浸膏可加少量水或稀醇等研成糊状，再与基质混合。

5.受热易破坏或挥发性药物，制备时应等基质冷却至 40℃以下再加入，以避免破坏或减小损失。

（四）举例

例1　清凉油

【处方】樟脑 160g，薄荷脑 160g，薄荷油 100g，桉叶油 100g，石蜡 210g，蜂蜡 90g，氨溶液（10%）6.0mL，凡士林 200g。

【制备】先将樟脑、薄荷脑混合研磨使其共熔，然后与薄荷油、桉叶油混合均匀；另将石蜡、蜂蜡和凡士林加热至 110℃（除去水分），必要时滤过，放冷至 70℃，加入芳香油等，搅拌，最后加入氨溶液，混匀即得。

【注解】本品较一般油脂性软膏稠度大，近于固态，熔程为 46～49℃；处方中石蜡、蜂蜡、凡士林三者用量配比应随原料的熔点不同加以调整。

例2　维A酸软膏

【处方】维 A 酸 0.5g，丙二醇 10g（9.6mL），维生素 E 0.5g，脱水山梨醇单硬脂酸酯 5g，凡士林 984g，共制 1000g。

【制备】将维 A 酸、丙二醇、维生素 E 和脱水山梨醇单硬脂酸酯共同研磨至均匀，再将凡士林少量多次加入，研匀，即得。

【注解】维 A 酸为维生素 A 的氧化产物（侧链上醇基氧化为羧酸基），不溶于水，微溶于乙醇及氯仿，溶于乙醚，易氧化或见光变质；维生素 E 在处方中起抗氧化作用，对皮肤也有营养作用；脱水山梨醇单硬脂酸酯的加入有助于维 A 酸和丙二醇分散。

五、乳膏剂的制备

乳膏剂的制备工艺流程如图 10-2 所示。

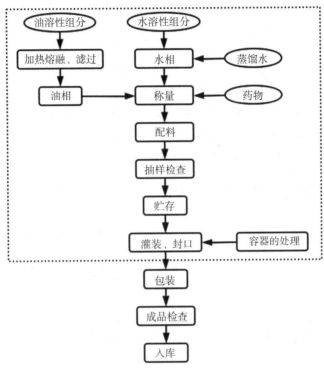

注：虚线框内代表 D 级洁净区

图 10-2 乳膏剂制备工艺流程图

（一）制法

乳膏剂常用的制备方法为乳化法，包括熔化和乳化两个过程。系将处方中的油脂性和油溶性组分一起加热至 80℃左右成油溶液（油相），用纱布过滤，保持油相温度在 80℃左右；另将水溶性组分溶于水并加热至与油相相同温度，或略高于油相温度（防止两相混合时油相组分过早析出或凝结），两相混合，边加边搅至冷凝，最后加入水、油均不溶解的组分，混匀即得。大量生产时由于油相温度不易控制使均匀冷却，或两相混合时搅拌不匀而使乳膏不够细腻，可在温度降至30℃时再通过胶体磨或研磨机使乳膏更加细腻均匀，也可使用旋转型热交换器的连续式乳膏机。

乳化法中油、水两相的混合方法有三种：①两相同时混合，适用于连续或大批量生产，需要一定的设备，如输送泵、连续混合装置等；②分散相加到连续相中，适用于含小体积分散相的乳剂系统；③连续相加到分散相中，适用于大多数乳剂系统，在混合过程中可引起乳剂的转型，从而使形成的乳剂均匀细腻。

（二）举例

例 水杨酸乳膏

【处方】水杨酸 50g，硬脂酸甘油酯 70g，硬脂酸 100g，白凡士林 120g，液状石蜡 100g，甘油 120g，十二烷基硫酸钠 10g，羟苯乙酯 1g，蒸馏水 480mL。

【制备】将水杨酸研细过 60 目筛，备用。取硬脂酸甘油酯、硬脂酸、白凡士林及液状石蜡加热熔化为油相；另将甘油及蒸馏水加热至 90℃，再加入十二烷基硫酸钠及羟苯乙酯溶解为水相；然后将水相缓缓倒入油相中，边加边搅拌，直至冷凝，即得乳膏剂基质。将水杨酸细粉加入制得的基质中，混合均匀即得。

【注解】①本品为 O/W 型乳膏，采用十二烷基硫酸钠及单硬脂酸甘油酯（1:7）为混合乳化剂，HLB 值为 11，接近本处方中油相所需的 HLB 值 12.7，制得的乳膏剂稳定性较好；②在 O/W 型乳膏剂中加入凡士林可以克服应用时干燥的缺点，有利于角质层的水合而有润滑作用；③加入水杨酸时，基质温度宜低，以免水杨酸挥发损失，此外，温度过高冷凝后常会析出粗大药物结晶，还应避免与铁或其他重金属器具接触，以防水杨酸变色。

六、软膏剂与乳膏剂的质量检查、包装与贮存

（一）质量检查

《中国药典》2020 年版四部通则（0109 和 0110）规定软膏剂、乳膏剂应检查粒度、装量、微生物限度等，用于烧伤或严重创伤的软膏剂和乳膏剂还应进行无菌检查。此外，质量评价还应包括外观性状、主药含量、物理性质、刺激性、稳定性以及软膏中药物的释放、穿透及吸收。

1.外观性状 要求色泽均匀一致，质地细腻；软膏剂、乳膏剂、糊剂应无酸败、异臭、变色、变硬，乳膏剂不得有油水分离及胀气现象。

2.主药含量测定 软膏剂和乳膏剂应采用适宜的溶剂先将药物溶解提取，再进行含量测定，测定方法必须考虑和排除基质对提取物含量测定的干扰和影响。

3.物理性质检测

（1）熔程 软膏剂的熔程以接近凡士林的熔程为宜，按《中国药典》2020 年版四部通则 0612 熔点测定法测定。

（2）黏度和流变性测定 对于牛顿流体（如液状石蜡、二甲硅油等）测定黏度即可。大多数软膏剂和乳膏剂属于非牛顿流体，除黏度外，还有屈服值、触变指数等流变性。流变性是软膏剂和乳膏剂基质的最基本的物理性质，考察半固体制剂的流变学性质，对剂型设计、处方组成及制备、制剂质量控制等具有重要意义。

常用的测定软膏剂黏度和流变性的仪器有旋转黏度计（适用范围为 $10^2 \sim 10^{14}$ mPa·s）、落球式黏度计（适用范围为 $10^{-2} \sim 10^6$ mPa·s）和插度计（penetrometer）等。

（3）酸碱度 软膏剂与乳膏剂中常用的凡士林、液体石蜡、羊毛脂等辅料，在精制过程中一般需经酸、碱处理，故一般应检查酸碱度，以免产生刺激性。检查方法为：取样品加适当溶剂（水或乙醇）振荡，用 pH 计测定溶液的 pH 值。W/O 型乳膏剂基质 pH 值不大于 8.5，O/W 型乳膏剂基质 pH 值不大于 8.3。

（4）液滴粒径 乳膏剂、乳剂产品为包含水/油两相的热力学不稳定体系，制剂的液滴粒径（globule size）指标反映了处方工艺的合理性，并可能会影响到药物的释放性能和透皮性能。需对

产品的液滴粒径需进行全面的研究，并在稳定性研究中考察液滴粒径的变化趋势。

4. 刺激性　软膏剂和乳膏剂涂于皮肤或黏膜时，不得引起疼痛、红肿或产生斑疹等不良反应。测定方法有：

（1）皮肤测定法　剃去兔背上的毛约 2.5cm^2，休息 24 小时，待剃毛产生的刺激痊愈后，取软膏 0.5g，均匀涂布于剃毛部位，24 小时后观察有无发红、起疹、水疱等现象。每次试验在三个不同部位同时进行，同时用空白基质作对照；或进行人体刺激性试验，将软膏涂敷于手部及大腿内侧等柔软的皮肤上，24 小时后观察涂敷部位皮肤的反应。

（2）黏膜测定法　在家兔眼黏膜上涂敷 0.25g 软膏，初始两小时每半小时观察一次，24 小时后再观察一次，若无黏膜充血、流泪、羞明及骚动不安等现象，说明无刺激性或刺激性很小。

5. 稳定性　根据《中国药典》2020 年版四部通则 9001 原料药物与制剂稳定性指导原则的有关规定，软膏剂应进行性状、均匀性、含量、粒度、有关物质等方面的检查；乳膏剂应进行性状、均匀性、含量、粒度、有关物质、分层现象等方面的检查，在一定的贮存期内应符合规定要求。

6. 装量　按《中国药典》2020 年版四部通则 0942 最低装量检查法检查，应符合规定。

7. 粒度　除另有规定外，混悬型软膏剂取适量的供试品，涂层面积相当于盖玻片面积，共涂三片，照《中国药典》2020 年版四部通则 0982 粒度和粒度分布测定法第一法检查，均不得检出大于 180μm 的粒子。

8. 药物释放及吸收的测定　常用方法有体外试验法和体内试验法。

（1）体外试验法　有离体皮肤法、半透膜扩散法、凝胶扩散法和微生物扩散法等，其中以离体皮肤法较为接近实际情况。

离体皮肤法是在扩散池（常用 Franz 扩散池见第十一章贴膏剂与贴剂）中将离体人或动物的皮肤固定，测定不同时间由供给池穿透皮肤扩散到接受池溶液中的药物量，计算药物对皮肤的渗透率。

（2）体内试验法　将软膏剂或乳膏剂涂于人体或动物的皮肤上，经一定时间后进行测定。测定方法有体液与组织器官中的药物含量测定法、生理反应法、放射性示踪原子法等。

（二）包装与贮存

生产单位多采用软膏管（锡管、铝管或塑料管）用机械包装（集装管、轧尾、装盒于一体）。软膏管密封性好，使用方便，不易污染。医院药剂科多采用塑料盒包装，直接用于临床或在短时间内用完。软膏剂所用容器应不与药物或基质发生反应，有些遇金属软膏管易引起化学反应者，可在管内涂一层蜂蜡与凡士林（6∶4）的熔合物或用环氧酚醛树脂作防护层隔离。

包装好的软膏剂应储于遮光密闭性容器中，在阴凉干燥处保存。储存温度应适宜，温度过高或过低可能会使基质分层及药物降解从而影响软膏或乳膏的均匀性及疗效。

第二节　凝胶剂

一、概述

凝胶剂（gels）系指原料药物与能形成凝胶的辅料制成的具凝胶特性的稠厚液体或半固体制剂。除另有规定外，凝胶剂限局部用于皮肤及体腔，如鼻腔、阴道和直肠。

按处方组成凝胶剂可分为单相凝胶和双相凝胶。双相凝胶是由小分子无机药物胶粒以网状结构形式存在于液体中，具有触变性，为两相分散体系，也称混悬凝胶剂，如氢氧化铝凝胶。局部应用的由有机化合物形成的凝胶剂为单相凝胶，又分为水性凝胶和油性凝胶。水性凝胶的基质常由西黄蓍胶、明胶、淀粉、纤维素衍生物、聚羧乙烯和海藻酸钠等加水、甘油或丙二醇制成；油性凝胶的基质常由液体石蜡与聚氧乙烯或脂肪油与胶体硅或铝皂、锌皂构成。水性凝胶剂中的药物应能溶于水分散溶剂（可加助溶剂、增溶剂等），油性凝胶剂中的药物应能溶于油分散溶剂。

乳状液型凝胶剂又称为乳胶剂。由高分子基质如西黄蓍胶制成的凝胶剂也可称为胶浆剂。小分子无机原料药物如氢氧化铝凝胶剂是由分散的药物小粒子以网状结构存在于液体中，属两相分散系统，也称混悬型凝胶剂。混悬型凝胶剂可有触变性，静止时形成半固体而搅拌或振摇时成为液体。

凝胶剂基质属单相分散系统，有水性与油性之分。水性凝胶基质一般由水、甘油或丙二醇与纤维素衍生物、卡波姆和海藻酸盐、西黄蓍胶、明胶、淀粉等构成；油性凝胶基质由液状石蜡与聚乙烯或脂肪油与胶体硅或铝皂、锌皂等构成。

凝胶剂的质量要求：①外观光滑，均匀细腻，在常温时保持胶态，不干涸或液化；②混悬型凝胶剂中胶粒应分散均匀，不应下沉结块并需在标签上注明"用前摇匀"；③根据需要可加入保湿剂、防腐剂、抗氧剂、乳化剂、增稠剂和透皮促进剂等；④凝胶剂基质不应与主药发生理化作用。

临床上应用较多的是水性凝胶剂。水性凝胶剂无油腻感，易涂展，易洗除，不妨碍皮肤正常功能，能吸收组织渗出液。还因黏度小而利于药物特别是水溶性药物的释放。缺点是润滑作用较差，易失水和霉变，需添加保湿剂和防腐剂。

二、水性凝胶剂基质

水性凝胶基质大多在水中溶胀成水性凝胶（hydrogel）而不溶解。常用的水性凝胶基质有：

1. 卡波姆（carbomer） 系丙烯酸与丙烯基蔗糖交联的高分子聚合物，商品名为卡波普（Carbopol），按黏度不同有934、940、941等规格。本品为白色松散粉末，吸湿性强，可以在水中迅速溶胀，但不溶解，且黏度较低。其分子结构中的羧酸基团使其水分散液呈酸性（1%水分散液的pH值约为3.11），当用碱中和时，迅速溶胀成高黏度半透明凝胶或溶液，在pH值6~11有最大的黏度和稠度。中和使用的碱以及卡波姆的浓度不同，其溶液的黏度亦不同。一般中和1g卡波姆约消耗1.35g三乙醇胺或400mg氢氧化钠。卡波姆制成的基质无油腻感，涂用润滑舒适，特别适宜于脂溢性皮肤病。与聚丙烯酸相似，盐类电解质可使卡波姆凝胶的黏性下降，碱土金属离子以及阳离子聚合物等均可与之结合成不溶性盐，强酸也可使卡波姆失去黏性，应避免配伍应用。

例 卡波姆基质处方

【处方】卡波姆940 10g，乙醇50g，甘油50g，聚山梨酯80 2g，羟苯乙酯1g，氢氧化钠4g，蒸馏水加至1000g。

【制备】将卡波姆与聚山梨酯80及300mL蒸馏水混合，氢氧化钠溶于100mL水后加入上液搅匀，再将羟苯乙酯溶于乙醇后逐渐加入搅匀，即得透明凝胶。

2. 纤维素衍生物 纤维素经衍生化后成为在水中可溶胀或溶解的胶性物，调节适宜的稠度可形成水溶性软膏基质。此类基质有一定的黏度，随分子量、取代度和介质的不同而具不同的稠度。因此，应用量应根据不同规格和具体条件进行相应调整。常用的品种有甲基纤维素（MC）和羧甲基纤维素钠（CMC-Na），两者常用的浓度为 2%～6%，1% 水溶液 pH 值均为 6～8。前者溶于冷水，不溶于热水和有机溶剂，后者在任何温度下均溶于水，但 pH 值低于 5 或高于 10 时黏度显著降低，与阳离子型药物有配伍禁忌。本类基质涂布于皮肤时有较强黏附性，较易失水干燥而有不适感，需加保湿剂甘油，用量为 10%～15%，并需加防腐剂，常用 0.2%～0.5% 的羟苯乙酯。在 CMC-Na 基质中不宜加硝（醋）酸苯汞或其他重金属盐作防腐剂，否则会与 CMC-Na 形成不溶性沉淀物，影响防腐效果或药效，对基质稠度也会有影响。

3. 甘油明胶　系由甘油 10%～20%、明胶 1%～3%、水 70%～80% 混合制成。本品温热后易于涂布，涂后形成一层保护膜，因本身具有弹性，故使用时较舒适。

三、水性凝胶剂的制备

水性凝胶剂的一般制法是将药物溶于水者常先将药物溶于部分水或甘油中，必要时加热，其余处方成分按基质配制方法制成水凝胶基质，再与药物溶液混匀加水至足量搅匀即得。药物不溶于水者，可先用少量水或甘油研细，分散后再与基质中混匀即得。

例　罗红霉素凝胶剂

【处方】罗红霉素 20.0g，卡波姆 934 10.0g，丙二醇 100mL，三乙醇胺 15.0g，月桂氮䓬酮 1.5g，脱水山梨醇三油酸酯 3.0g，注射用水加至 1000g。

【制备】将罗红霉素溶于注射用水；再将卡波姆、丙二醇、月桂氮䓬酮、脱水山梨醇三油酸酯和注射用水混合均匀，边搅拌边加入三乙醇胺，使成凝胶基质。在搅拌下将罗红霉素溶液加入凝胶基质中混合均匀，加水至全量，搅拌均匀，即得。

【注解】卡波姆 934 在水中分散时应注意彻底分散均匀，不能成团。卡波姆在搅拌时易产生气泡，所以胶体加热时间一般应以除尽气泡为度。

四、凝胶剂的质量检查、包装与贮存

《中国药典》2020 年版四部制剂通则项下规定，凝胶剂应进行粒度、装量、无菌或微生物限度检查。按《中国药典》2020 年版四部通则 0942 最低装量检查法和 1105、1106、1107 微生物限度检查法对凝胶剂进行装量和微生物限度检查，结果应符合规定；用于严重创伤的凝胶剂，按《中国药典》2020 年版四部通则 1101 无菌检查法检查，应符合规定。

凝胶剂所用内包装材料不应与药物或基质发生作用。除另有规定外，凝胶剂应置于避光密闭容器中，于 25℃ 以下阴凉处贮存，并应防止结冰。

第三节　眼用半固体制剂

一、概述

眼用半固体制剂系指直接用于眼部发挥治疗作用的无菌半固体制剂。可以分为眼膏剂、眼用乳膏剂、眼用凝胶剂等。眼膏剂系指由原料药物与适宜基质均匀混合，制成溶液型或混悬膏状的无菌眼用半固体制剂。眼用乳膏剂系指由原料药物与适宜基质均匀混合，制成乳膏状的无菌眼用半固体制剂。眼用凝胶剂系指原料药物与适宜辅料制成的凝胶状无菌眼用半固体制剂。

眼用半固体制剂较一般滴眼剂的疗效持久且能减轻对眼球的摩擦。

眼膏剂的原料药物与基质必须纯净。眼膏剂的基质可分为油脂性基质和水溶性基质。其中油脂性基质可使药效更持久，特别适用于剂量小且不稳定的抗生素类药物。常用基质由黄凡士林、液状石蜡、羊毛脂（8∶1∶1）混合而成。羊毛脂具有较强的吸水性和黏附性，较单用凡士林更易与药液及泪液混合和附着在眼黏膜上，促进药物渗透。基质应均匀、细腻、无刺激性，并易涂布于眼部，便于药物分散和吸收。

二、制备

眼膏剂的制备应在清洁避菌条件下进行。基质用前必须加热滤过，并于150℃干热灭菌1小时灭菌，必要时可酌加适宜抑菌剂和抗氧剂等。基质与药物的混合方法基本同软膏剂、乳膏剂或凝胶剂。制备要点：

（1）在水、液状石蜡或其他溶媒中溶解并稳定的药物可先溶于少量溶剂中，再逐渐加入其余基质混匀。

（2）不溶性药物应先粉碎成极细粉，再用液状基质逐渐递增研匀。

（3）多剂量眼用制剂一般应加适当抑菌剂，尽量选用安全风险小的抑菌剂，产品标签应标明抑菌剂种类和标示量。除另有规定外，在制剂确定处方时，该处方的抑菌效力应符合《中国药典》2020年版四部通则1121抑菌效力检查法的规定。

（4）眼用半固体制剂的基质应过滤并灭菌，不溶性原料药物应预先制成极细粉。眼膏剂、眼用乳膏剂、眼用凝胶剂应均匀、细腻、无刺激性，并易涂布于眼部，便于原料药物分散和吸收。除另有规定外，每个容器的装量应不超过5g。

（5）启用后最多可使用4周。

三、举例

例1　红霉素眼膏

【处方】乳糖酸红霉素50万单位，液体石蜡适量，眼膏基质加至100g。

【制法】取注射用乳糖酸红霉素，置灭菌乳钵中研细，加少量灭菌液体石蜡，研成细腻糊状，然后加入少量灭菌眼膏基质研匀，再分次递加剩余的基质，研磨均匀即得。

【注解】①红霉素在干燥状态时较稳定，在水溶液中易失效，故加入液体石蜡研成细腻糊状后再混悬于眼膏基质中。②红霉素遇热（60℃）易分解，故所用眼膏基质应冷却后加入。

例2　醋酸泼尼松眼膏

【处方】醋酸泼尼松5g，液体石蜡25g，无水羊毛脂100g，黄凡士林870g。

【制法】取醋酸泼尼松置研钵中，加入适量经灭菌、滤过后放冷的液体石蜡研磨成细腻糊状过6号筛，再依次加入已干热灭菌并滤过的凡士林、羊毛脂，混合均匀即得。

【注解】①本品为淡黄色软膏。②醋酸泼尼松原料药需粉碎成极细粉，备用。③羊毛脂与凡士林合用，可提高凡士林的吸水性和渗透性。

四、眼用半固体制剂的质量要求与检查

除另有规定外，眼用半固体制剂还应符合相应剂型通则项下有关规定，如眼用凝胶剂还应符合凝胶剂的规定。

1. 粒度　除另有规定外，混悬型眼用制剂照四部眼用制剂（通则 0105）项下方法操作，粒度应符合规定。

2. 金属性异物　除另有规定外，眼用半固体制剂照四部眼用制剂（通则 0105）项下方法操作，应符合规定。

3. 装量差异　除另有规定外，单剂量包装的眼用半固体制剂照四部眼用制剂（通则 0105）项下方法操作，应符合规定。

凡规定检查含量均匀度的眼用制剂，一般不再进行装量差异检查。

4. 无菌　除另有规定外，照《中国药典》2020 年版四部无菌检查法（通则 1101）项下方法操作，应符合规定。

第十一章

贴膏剂与贴剂

学习要求

1. 掌握　橡胶贴膏、凝胶贴膏、透皮贴剂的含义、特点、制法与质量要求。
2. 熟悉　经皮吸收的机理和影响因素。
3. 了解　经皮吸收制剂的研究方法。

第一节　概　述

　　贴膏剂（adhesive plasters）与贴剂（patches）指将药物与适宜的材料或基质制成的供皮肤贴敷、可产生全身性或局部作用的一种薄片状柔性制剂，属于经皮给药剂型的范畴，可用于完整皮肤表面，也可用于有疾患或不完整的皮肤表面。贴膏剂根据基质的不同，又分成凝胶贴膏和橡胶贴膏。贴剂中用于完整皮肤表面能将药物输送透过皮肤进入血液循环起全身作用的称为透皮贴剂。自1981年美国研制的东莨菪碱透皮贴剂上市以来，贴膏剂与贴剂在品种、数量上近年来发展十分迅速。已有硝酸甘油贴、可乐定贴、雌二醇贴、尼古丁贴、睾酮贴、芬太尼贴、利多卡因贴等多种贴剂上市，广泛用于晕动病、激素替代疗法、男性性腺机能减退、局部麻醉、戒烟、缓解疼痛、心血管疾病和尿失禁等多种疾病的治疗。

　　贴膏剂与贴剂为一些长期性疾病、慢性疾病的治疗与预防和局部镇痛、消炎提供了一种简单、方便、有效的给药方式，与其他制剂相比具有明显的优点：①可避免口服给药可能发生的肝脏"首过作用"及胃肠灭活，避免胃肠道刺激及吸收不良，减少个体差异，提高药物疗效，如硝酸甘油舌下用药维持时间很短，硝酸甘油贴剂可维持24小时的有效治疗；②用药方便根据病情需要，可随时贴上或撕掉，提高患者的顺应性，更适合于婴儿、老人及不宜口服病人；③可延长药物作用时间，减少用药次数，透皮贴剂贴于完整皮肤表面后，药物可在较长时间缓慢释放进入血液，作用时间长，使得给药次数大为减少，如东莨菪碱贴剂可3天用药一次；④维持较恒定的血药浓度，减少药物不良反应，透皮贴剂可使药物恒速释放，避免了其他给药方法产生的血药浓度峰谷现象，降低了治疗指数小的药物的不良反应，如东莨菪碱在较低血药浓度时就可达到抗晕、止吐作用，口服给药时常因血药浓度过高而产生口干、嗜睡、心悸等不良反应，而其透皮贴剂可将血药浓度保持抗晕止吐的坪值，避免不良反应的发生。

贴膏剂与贴剂虽有许多优点，但由于皮肤的屏障功能，在应用上亦有一定局限性：①大多数药物的皮肤透过率很低，只有作用剧烈的药物，即用药剂量很小即可产生药效的药物才适合制备该类制剂；②不适合对皮肤具有强烈刺激性、致敏性的药物；③皮肤对某些药物具有代谢作用。

第二节　药物经皮吸收机理和影响因素

一、皮肤的结构

正常人皮肤的构造如图 11-1 所示，由表皮、真皮及皮下脂肪组织三部分组成。表皮在皮肤的最外层，由外到内可分为角质层、透明层、颗粒层、棘层及基底层等，如图 11-2 所示，棘层与基底层又称为生发层。角质层的最外层细胞不断脱落，生发层细胞不断分裂增殖，向表皮推移，逐渐角化成新的角质层细胞。充满了角蛋白或纤维状蛋白的角质层细胞膜致密交联，成为防止水分蒸发及抵御外来物质进入的重要屏障。表皮内无血管，药物在表皮内不能吸收。真皮内有丰富的毛细血管、淋巴管、神经、皮脂腺、毛囊及汗腺等。皮脂腺多与毛发并存，开口于毛囊上部。汗腺导管贯穿于真皮中，开口至表皮。皮下脂肪组织在真皮之下，其中有许多血管、淋巴管及汗腺。真皮与皮下组织对药物穿透的阻力小，药物透过表皮进入真皮及皮下组织后易为血管及淋巴管所吸收。

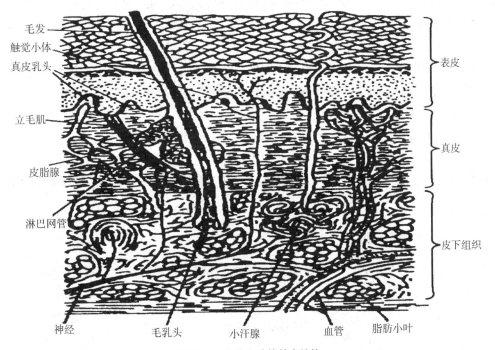

图 11-1　人体皮肤的基本结构

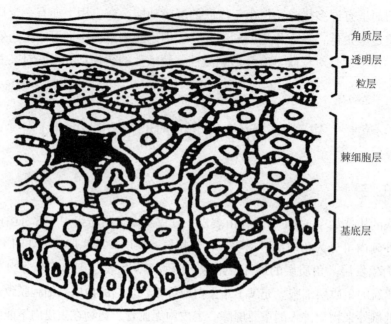

图 11-2 表皮的组成

二、经皮吸收机理

经皮吸收制剂中的药物一般均有通过皮肤进入血液的过程,包括释放、穿透及吸收进入血液循环三个阶段。释放系指药物从制剂基质中脱离出来并扩散到皮肤或黏膜表面。穿透系指药物通过表皮进入真皮、皮下组织,对局部组织和局部病灶部位起治疗作用,如治疗皮肤破损、炎症、肿痛等。吸收系指药物通过皮肤微循环或与黏膜接触后通过血管或淋巴管进入体循环而产生全身作用。

药物的经皮吸收主要有两条途径:

(1)经完整表皮途径 一般认为透过皮肤的完整表皮是药物经皮吸收的主要途径。表皮具有类脂膜性质,脂溶性药物及非解离型药物易透过表皮的角质层细胞,水溶性药物及解离型药物则较难透过。

(2)经皮肤附属器途径 即药物通过毛囊、皮脂腺和汗腺吸收。毛囊、皮脂腺开口于表皮,进入毛囊口及皮脂腺的药物能通过毛囊壁及皮脂腺到达真皮或皮下组织,继而进入体循环。该途径不是药物经皮吸收的主要途径,但极性较强的大分子药物和离子型药物,主要通过皮肤附属器途径转运。

三、影响经皮吸收的因素

经皮吸收是一个复杂过程,一般认为药物的理化性质、基质的组成、渗透促进剂、给药部位特性等为影响药物经皮吸收的主要因素。这些因素与经皮吸收的关系可用式 11-1 表示:

$$dQ/dt = KCDA/T \qquad (11-1)$$

式中,dQ/dt 为达到稳定时的药物透皮速率,K 为药物皮肤 / 基质分配系数,C 为溶于基质中的药物浓度,D 为药物在皮肤屏障中的扩散系数,A 为给药面积,T 为有效屏障厚度。

分配系数 K 是药物在皮肤与基质中相对溶解度的指数。当 A、D、T 不变时,C 是透皮药物最重要的理化性质。K、C 的乘积可代表药物的热力学活性,即药物与基质亲和力越弱,在基质中浓度越高,透皮速率越大。影响药物经皮吸收的因素如下。

1. 皮肤条件

1）皮肤的部位：各部位皮肤角质层的厚度、毛孔的多少均与药物的穿透吸收有较大关系。一般角质层厚的部位药物不易透入，毛孔多的部位则较易。不同部位的皮肤渗透性大小顺序为：阴囊＞耳后＞腋窝区＞头皮＞手臂＞腿部＞胸部。选择角质层薄、施药方便的皮肤部位，对全身作用的经皮吸收制剂的有效性尤为重要。某些经皮吸收制剂根据其功能主治选用适当的经络穴位，对发挥药效亦有促进作用。此外，人的年龄、性别、种族不同，皮肤性质也存在差异，这种差异亦会影响药物的穿透吸收。

2）皮肤的状况：若皮肤屏障功能受损（如皮肤患湿疹、溃疡或烧伤），药物吸收速度大大增加，但引起疼痛、过敏等副作用也会增加，同时应该重视毒性反应。溃疡皮肤对许多物质的渗透性为正常皮肤的 3～5 倍。某些皮肤病使角质层致密硬化，则药物的渗透性降低，如硬皮病、牛皮癣及老年角化病等。

3）皮肤的温度与水化作用：皮肤温度增加，由于血管扩张，血流量增加，吸收亦增加。皮肤湿度大，有利于角质层的水化作用而易吸收，皮肤的水化是经皮吸收的重要因素之一，角质层水化能增加药物进入皮肤的透过率，原因可能是由于表皮组织软化，孔穴直径增大而导致"海绵"现象，从而有利于药物通过。如以亲水性物质为基质制成的凝胶膏剂就有利于角质层的水化作用，从而增加药物的经皮渗透率。

4）药物与皮肤的结合：药物与皮肤蛋白质或脂质等的结合是可逆性结合，可延长药物渗透时滞，也可能在皮肤内形成药物贮库。

2. 药物性质　皮肤细胞膜具有类脂质特性，一般脂溶性药物比水溶性药物易穿透皮肤，而组织液呈极性，因此既有一定脂溶性又有一定水溶性的药物（分子具有极性基团和非极性基团）更易穿透。药物分子大小对其经皮吸收也有影响，小分子药物易在皮肤中扩散，分子量大于 600 的药物较难透过角质层。因此，经皮给药宜选用分子量小、药理作用强的小剂量药物。

3. 基质性质

1）基质的种类：基质的种类可直接影响药物在基质中的理化性质与贴敷处皮肤的生理功能。贴剂与贴膏剂中橡胶贴膏、凝胶贴膏和透皮贴剂的主要基质不同，药物吸收亦不同，一般认为吸收大小顺序为：凝胶贴膏＞橡胶贴膏＞透皮贴剂，因为凝胶贴膏的亲水性基质对皮肤产生良好的水化作用而易吸收，橡胶贴膏基质涂布较薄，而透皮贴剂则由于基质外一般含有控释层而影响吸收，但透皮贴剂维持作用时间长。另外，如果基质的组成与皮脂分泌物类似，也有利于某些药物的吸收。

2）基质的 pH：基质的 pH 影响酸性和碱性药物的解离度从而影响药物吸收，离子型药物一般不易透过角质层，非解离型药物有较高的渗透性。表皮内为弱酸性环境（pH 值为 4.2～5.6），而真皮内的 pH 值为 7.4 左右，因此可根据药物的 pK_a 值来调节贴剂中基质的 pH 值，增加非离子型的比例，提高渗透性。

3）基质对药物的亲和力：若亲和力大，药物的皮肤/基质分配系数小，药物难以从基质向皮肤转移，不利于吸收。

4）基质对皮肤的水合作用：角质层细胞有一定的吸水能力，基质对皮肤的水合作用大。角质层细胞膨胀，致密程度降低，有利于药物的穿透吸收。角质层含水量达 50% 时，药物的渗透性可增加 5～10 倍。油脂性强的基质封闭性强，有利于皮肤的水合作用。

4. 其他因素　除上述因素外，药物浓度、用药面积、应用次数及应用时间等一般与药物的吸收量成正比。其他如气温、相对湿度、局部摩擦、脱脂及促渗透的物理离子导入技术应用等均有助于药物透皮吸收。

四、促进药物经皮吸收的方法

1. 渗透促进剂 渗透促进剂（penetration enhancers）系指能加速药物穿透皮肤又不损伤任何人体活性细胞的一类物质。理想的渗透促进剂应无药理活性、无毒、无刺激性、无致敏性，与药物、基质和皮肤有良好的相容性，无嗅无味，能增加局部用药的渗透性，增加药物的经皮吸收。

常用的渗透促进剂有表面活性剂、二甲基亚砜及其类似物、月桂氮䓬酮及其类似物、醇类化合物、其他类化合物。

（1）表面活性剂 可增加药物的溶解度和皮肤的润湿性，在贴剂和贴膏剂中加入适量表面活性剂，可增加药物的吸水性，帮助药物分散，促进药物穿透；但用量高，药物被增溶在胶团中，不易释放，一般以 1%～2% 为宜。

（2）二甲基亚砜及其类似物 二甲基亚砜（dimethylsulfoxide，DMSO）是应用较早的渗透促进剂，促渗透作用较强，促渗机理主要是对药物的增溶作用及对角质层脂质的溶解性。不足之处是 DMSO 有异臭及对皮肤的刺激性，可引起皮肤发红、瘙痒、脱屑、过敏，长时间及大量使用甚至可引起肝损坏和神经毒性，故实际应用较少。

一种 DMSO 的类似物癸基甲基亚砜（decylmethylsulfoxid，DCMS）可作为新的渗透促进剂，应用低浓度即具有促渗作用，对极性药物的促渗效果大于非极性药物，DCMS 不分配进入皮肤脂质，其作用受载体性质的影响较大。

（3）月桂氮䓬酮及其类似物 月桂氮䓬酮，简称氮酮（azone），是国内批准应用的一种新型渗透促进剂，化学名为 1-十二烷基氮杂环庚烷 -2- 酮。为无色澄明液体，不溶于水，能与多数有机溶剂混溶，对皮肤、黏膜的刺激性小，毒性小。本品对亲水性药物的渗透作用强于亲脂性药物。某些辅料能影响氮酮的作用，如少量凡士林能使其促渗作用降低。氮酮的透皮作用具有浓度依赖性，有效浓度常在 1%～6%，浓度过高，则作用减弱，最佳浓度应根据实验确定。氮酮起效较慢，但一旦发生作用则能持续多日。氮酮与其他促进剂合用效果更佳，如丙二醇、油酸等。

氮酮的类似物作为促进剂还有 α- 吡咯酮、N- 甲基吡咯酮、5- 甲基吡咯酮、1,5- 二甲基吡咯酮、N- 乙基吡咯酮、5- 羧基吡咯酮等，此类促进剂用量较大时对皮肤有红肿、疼痛等刺激作用。

（4）醇类化合物 包括各种短链醇、脂肪酸及多元醇等。结构中含 2～5 个碳原子的短链醇如乙醇、丁醇等能溶胀和提取角质中的类脂，增加药物的溶解度，从而提高极性和非极性药物的经皮渗透。但短链醇只对极性类脂有较强的作用，而对大量中性类脂作用较弱。

丙二醇、甘油、聚乙二醇等多元醇也有渗透促进作用，单独应用效果较差，常与其他促进剂配伍使用。高浓度的丙二醇水溶液可能对皮肤产生刺激和损害，甘油及聚乙二醇与其他促进剂的协同作用较丙二醇弱，可能与其本身的渗透性较低有关。

（5）其他渗透促进剂 薄荷油、桉叶油、松节油等挥发油（主要成分为萜烯类化合物）可刺激皮下毛细血管的血液循环，具有较强的透皮促进能力。

氨基酸及其衍生物和一些水溶性蛋白质也能增加药物的经皮渗透，其中有些比氮酮具有更强的渗透促进效果和较低的毒性与刺激性，其作用机制可能与增加皮肤角质层脂质的流动性有关。氨基酸的渗透促进作用受介质 pH 值的影响，等电点时有最佳促渗透效果。与角质层类脂成分类似的磷脂、油酸等易渗入角质层而发挥渗透促进作用，磷脂为主要成分制成的载药脂质体亦可增加多种药物的经皮吸收。

2. 新技术的应用

（1）离子导入技术 离子导入技术是利用直流电流将离子型药物经由电极定位通过皮肤附属器导入皮肤和黏膜、肌肉局部组织或血液循环的一种生物物理方法。

一些情况下，离子导入技术亦可改善不荷电药物的渗透性，这主要是在电场作用下，增加了水对皮肤的渗透，增强皮肤的水合作用，而非电流对药物的直接作用。影响离子导入有效性的因素主要包括：①药物与介质因素，如药物的解离度、药物的浓度、介质的 pH 等；②物理因素，如电流的强度、通电时间、脉冲电流及离子电极等。

（2）其他技术　其他用于皮肤给药的新技术还包括：超声导入技术、电致孔技术、微针阵列技术和激光技术等。其中，超声导入技术是利用低频超声波影响角质层结构，以改善药物经皮吸收的渗透性，或将皮肤附属器直接作为药物的传递透过通道，从而促进药物经皮吸收的方法；电致孔技术是施加瞬时高电压脉冲电场于细胞膜等脂质双分子层，使之形成暂时可逆的亲水孔道而增加细胞及组织膜通透性的方法，该方法也被用于促进大分子药物的经皮吸收；微针阵列技术是一种采用具有微米尺度的针尖阵列的经皮给药方法，可在皮肤上创造微米级药物运送通道，穿刺深度仅通过角质层，不产生痛觉；激光技术是指通过激光诱导促进药物经皮吸收的方法，该方法主要通过光机械波对角质细胞间脂质区产生的结构变化发挥促进药物吸收作用。

第三节　橡胶贴膏

一、概述

橡胶贴膏（rubber plasters）系指药物与橡胶等基质混匀成膏状物后，涂布于背衬材料上供皮肤贴敷、可产生全身性或局部作用的一种薄片状制剂。橡胶贴膏有两种类型：不含药的如橡皮膏（胶布）、含药的如伤湿止痛膏等。

不含药橡胶贴膏用在皮肤上，可起固定敷料、保护创伤的作用。含药橡胶贴膏一方面可发挥通络止痛、驱风散寒等全身作用，用于跌打损伤、风湿痹痛等疾病的治疗；另一方面，发挥局部作用，主要用于神经性皮炎、慢性湿疹、结节性痒疹、局限性银屑病和角化性皮肤病等疾病的治疗。

橡胶贴膏是 19 世纪后发展起来的一种剂型，其优点是黏着力强，可直接贴于患部，用时无须加热软化；不易产生配伍禁忌，对机体无损害；不污染衣物，携带使用均方便；可保护伤口、防止皮肤皲裂、治疗风湿痛等疾病。但橡胶膏剂膏层薄，容纳药量少，维持时间较短。

二、橡胶贴膏的常用材料

橡胶贴膏的常用辅料由背衬材料、膏料层和保护层三部分组成。

1. 背衬材料　一般采用漂白细布。

2. 膏料层　膏料层由基质和药物组成，为橡胶贴膏的主要部分。基质主要成分包括：

（1）生橡胶　基质的主要原料，具有良好的黏性、弹性，不透气，不透水。

（2）增黏剂　常用松香，选择软化点 70～75℃（最高不超过 77℃）、酸价 170～175 者，因为松香中含有的松香酸可加速橡胶贴膏的老化。

（3）软化剂　用于生胶软化，增加可塑性，增加成品柔软性、耐寒性及黏性。常用的软化剂有凡士林、羊毛脂、液状石蜡、植物油等。

（4）填充剂　常用氧化锌，具有缓和收敛作用，并能增加膏料层与裱褙材料间的黏着性。氧化锌与松香酸生成的松香酸锌盐，能降低松香酸对皮肤的刺激性。锌钡白（俗称立德粉），常用作热压法制备橡胶贴膏的填充剂，其特点是遮盖力强，胶料硬度大。

3. 保护层　也称作膏面覆盖物，多用硬质纱布、塑料薄膜及玻璃纸等，以避免膏片互相黏着及防止挥发性成分挥散。

三、橡胶贴膏的制备

橡胶贴膏的制备方法有溶剂法和热压法两种。溶剂法制备橡胶贴膏的工艺流程，见图11-3。

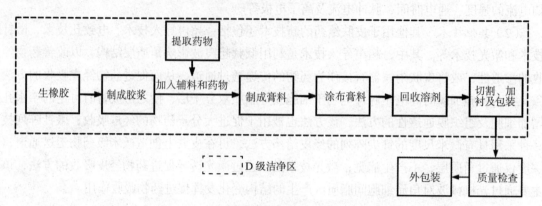

图11-3   溶剂法制备橡胶贴膏的工艺流程

1. 提取药料   常用有机溶剂以浸渍、回流、渗漉等方法提取，提取液回收溶剂后备用。能溶于橡胶基质中的药物直接加入基质中，如薄荷、冰片、樟脑等。

2. 制备胶浆   是橡胶贴膏制备的主要步骤之一，一般制法是：

（1）压胶   取生橡胶洗净，于50～60℃加热干燥或晾干，切成大小适宜的条块，在炼胶机中压成网状胶片，摊在铁丝网上去静电。

（2）浸胶   将网状胶片浸入适量汽油中，浸泡18～24小时（冬季浸泡时间宜长，夏季宜短），至完全溶胀成凝胶状，即得胶浆。浸泡时需密闭，以防汽油挥发引起火灾。

3. 制成膏料   将胶浆移入打膏机中搅匀，依次加入凡士林、羊毛脂、液状石蜡、松香、氧化锌等制成基质，再加入药料等，继续搅拌成均匀含药胶浆，在滤胶机上压过筛网，即得膏料。为了保证药物的稳定性及与基质混合的均匀性，必要时加入药料同时加入渗透促进剂、表面活性剂、稳定剂、保湿剂、防腐剂、抗过敏剂或抗氧剂等。

4. 涂布膏料   将膏料置于装好细白布的涂料机上，如图11-4所示，利用上下滚筒将膏料均匀涂布在缓慢移动的布面上，通过调节两滚筒间的距离来控制涂膏量。

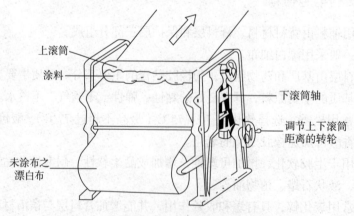

图11-4   橡胶贴膏涂料机的涂布部分示意图

5. 回收溶剂   涂了膏料的胶布，以一定速度进入封闭的溶剂回收装置，如图11-5所示，经蒸汽加热管加热使汽油蒸发，由鼓风机送入冷凝系统回收。

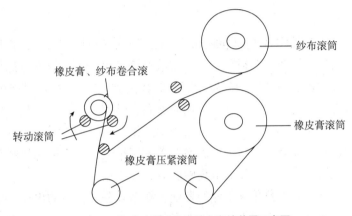

图 11-5 橡胶贴膏涂料机溶剂回收装置示意图

6. 切割加衬与包装 将干燥的橡胶膏置切割机上切成规定的宽度，再移至纱布卷筒装置上，如图 11-6 所示。使膏面覆上脱脂硬纱布或塑料薄膜等以避免黏合，最后用切割机切成一定大小后包装，即得。

热压法制备橡胶贴膏的方法是将胶片用处方中的油脂性药物等浸泡，待溶胀后再加入其他药物和立德粉或氧化锌、松香等，炼压均匀，涂膏盖衬。热压法不用汽油，无须回收装置。

图 11-6 橡胶贴膏涂料机纱布卷筒装置示意图

四、橡胶贴膏的质量检查

1. 外观 膏料应涂布均匀，膏面应光洁，厚薄均匀，色泽一致，无脱膏、失黏现象；背衬面应平整、洁净、无漏膏现象。

2. 含膏量 按《中国药典》2020 年版四部通则 0122 贴膏剂项下含膏量检查方法第一法检查，应符合有关规定。

3. 耐热性 按《中国药典》2020 年版四部通则 0123 贴膏剂项下的耐热性检查方法检查，应符合有关规定。

4. 有机溶剂残留量 涂布中若使用有机溶剂的，必要时应检查有机溶剂残留量。

5. 黏附力 除另有规定外，按《中国药典》2020 年版四部通则 0952 黏附力测定法第二法测定，均应符合规定。

6. 微生物限度 除另有规定外，按《中国药典》2020 年版四部通则 1105 微生物计数法、《中国药典》2020 年版四部通则 1106 控制菌检查法及《中国药典》2020 年版四部通则 1107 非无菌药品微生物限度标准检查，每 $10cm^2$ 不得检出金黄色葡萄球菌和铜绿假单胞菌。

五、举例

例 伤湿止痛膏

【处方】药物：伤湿止痛用流浸膏 50g，水杨酸甲酯 15g，颠茄流浸膏 30g，芸香浸膏 12.5g，薄荷脑 10g，冰片 10g，樟脑 20g。

基质：生橡胶 16kg，松香 16kg，羊毛脂 4kg，凡士林 1.5kg，液状石蜡 1kg，氧化锌 20kg，汽油 45kg。

【制备】以上 7 味，伤湿止痛用流浸膏系取生草乌、生川乌、乳香、没药、生马钱子、丁香各 1 份，肉桂、荆芥、防风、老鹳草、香加皮、积雪草、骨碎补各 2 份，白芷、山柰、干姜各 3 份，粉碎成粗粉，用 90% 乙醇制成相对密度约为 1.05 的流浸膏；按处方量称取各药，另加 3.7 ~ 4.0 倍重的由生橡胶、松香等制成的基质，制成膏料，进行涂膏，回收溶剂后，切段，盖衬，切成小块，即得。

第四节　凝胶贴膏

一、概述

凝胶贴膏（gel plasters），也称巴布剂或巴布膏剂，系指药物与适宜的亲水性基质混匀成膏状物后，涂布于背衬材料上供皮肤贴敷、可产生全身性或局部作用的一种薄片状制剂。凝胶贴膏可分为泥状凝胶贴膏和定型凝胶贴膏两类。凝胶贴膏早期称为泥罨剂，一般是将麦片等谷物与水、乳、蜡等混合成泥状，使用时涂布在纱布上，贴于患处，也称为泥状巴布剂。定型凝胶贴膏是药物与明胶、甲基纤维素、聚丙烯酸钠等良好的水溶性高分子物质为主的药膏基质混合，涂布于无纺布做的背衬材料上，表面覆盖一层聚乙烯或聚丙烯塑料薄膜保护层，按使用要求裁成不同大小规格，装入塑料袋或纸袋中而成。

随着医药化学工业的发展，新型高分子材料的出现，凝胶贴膏的基质组成更科学合理，给药剂量准确，定型凝胶贴膏在凝胶贴膏的应用及研究中占主要地位。

凝胶贴膏是一种具有广阔发展前景的贴膏剂，20 世纪 70 年代首先在日本开发成功，我国于 20 世纪 80 年代开展了中药凝胶贴膏的研究。1999 年，复方紫荆消伤膏获国内第一个凝胶贴膏新药证书。20 世纪 90 年代初，中药凝胶贴膏开始规模生产，至今已有多个产品在全国上市，如蟾乌凝胶贴膏剂等。

凝胶贴膏与橡胶贴膏的应用相似，主要特点包括：①与皮肤生物相容性好，透气，耐汗，无致敏、刺激性；②药物释放性能好，能提高皮肤的水化作用，有利于药物透皮吸收；③载药量大，使用方便，不污染衣物，反复贴敷，仍能保持原有黏性。

凝胶贴膏的质量要求有：膏料应涂布均匀，膏面应光洁，色泽一致，无脱膏、失黏现象；背衬面应平整、洁净、无漏膏现象。涂布中若使用有机溶剂的，必要时应检查有机溶剂残留量。盖衬的长度和宽度应与背衬一致。除另有规定外，凝胶贴膏应密封贮存。

二、凝胶贴膏的常用材料

凝胶贴膏主要由背衬层、药物层和保护层组成。背衬层为基质的载体，一般选用无纺布、人造棉布等。保护层，即防黏层，起保护药物膏体的作用，一般选用聚丙烯及聚乙烯薄膜、聚酯薄膜及玻璃纸等。药物层，也叫膏体层，为凝胶贴膏的主要部分，由基质和药物构成，应有适当的黏性，能与皮肤紧密接触以发挥治疗作用。基质的性能决定了凝胶贴膏的黏着性、舒适性、物理稳定性等特征。基质的原料主要有：

1. 黏合剂　黏合剂包括天然、半合成或合成的高分子材料，如海藻酸钠、西黄蓍胶、明胶、甲（乙）基纤维素、羧甲基纤维素及其钠盐、聚丙烯酸及其钠盐、聚乙烯醇、聚维酮等。

2. 保湿剂　决定基质的黏性、赋形性。凝胶贴膏的基质具亲水性且含水量大，常用聚乙二醇、山梨醇、丙二醇、甘油及其混合物。

3. 填充剂　填充剂影响凝胶贴膏的成型性，常用微粉硅胶、二氧化钛、碳酸钙、高岭土及氧化锌等。

4. 渗透促进剂　可用氮酮、二甲基亚砜、尿素等。氮酮与丙二醇合用能提高氮酮的促渗透作用。芳香挥发性物质如薄荷脑、冰片、桉叶油等也有促进渗透作用。

此外，根据药物的性质，还可加入表面活性剂等其他附加剂。

三、凝胶贴膏的制备

凝胶贴膏的制备工艺因药物性质、基质类型的不同而有差异。不同基质类型及其不同规格、基质与药物的比例、配制程序等均影响凝胶贴膏的成型。因此，应根据基质与药物性质，选择合理的制备工艺。凝胶贴膏一般制备工艺流程，见图 11-7。

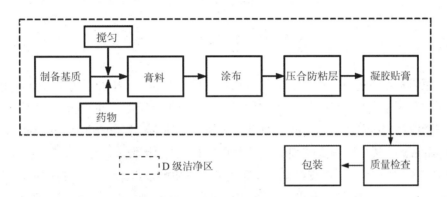

图 11-7　凝胶贴膏一般制备工艺流程

制备时一般是先将高分子物质胶溶，按一定顺序加入黏合剂等其他附加剂，制成均匀基质后，再与药物混匀，涂布，压合保护层，分割，包装，即得。如果是固体药物，应预先粉碎成细粉或溶于适宜的溶剂中，药材提取物应按各品种项下规定的方法进行提取。为了保证药物的稳定性和与基质混合的均匀性，必要时可加入透皮促进剂、表面活性剂、稳定剂、保湿剂、防腐剂、抗过敏剂或抗氧剂等。

四、凝胶贴膏的质量检查

1. 外观　膏料应涂布均匀，膏面应光洁，色泽一致，无脱膏、失黏现象；背衬面应平整、洁净、无漏膏现象。

2. 含膏量　按《中国药典》2020 年版四部通则 0122 贴膏剂项下含膏量第二法测定检查，应符合该品种项下的有关规定。

3. 赋形性　按《中国药典》2020 年版四部通则 0122 贴膏剂项下赋形性检查法检查，应符合规定。

4. 有机溶剂残留量　涂布中若使用有机溶剂的，必要时应检查有机溶剂残留量。

5. 黏附力　除另有规定外，按《中国药典》2020 年版四部通则 0952 黏附力测定法第一法测定，均应符合规定。

6. 含量均匀度　除另有规定或来源于动、植物多组分且难以建立测定方法的凝胶贴膏外，按《中国药典》2020 年版四部通则 0941 含量均匀度检查法测定，应符合规定。

7. 微生物限度　除另有规定外，按《中国药典》2020 年版四部通则 1105 微生物计数法、《中国药典》2020 年版四部通则 1106 控制菌检查法或《中国药典》2020 年版四部通则 1107 非无菌药品微生物限度标准检查，应符合规定。

五、举例

例 芳香凝胶贴膏

【处方】薰衣草油 0.6 份，柠檬油 0.2 份，聚丙烯酸钠 5 份，淀粉丙酸酯 5 份，二氧化钛 0.25 份，甘油 40 份，二氧化硅 3 份，尼泊金甲酯 0.1 份，尼泊金丙酯 0.05 份，乙醇 1 份，聚山梨酯 80 0.05 份，酒石酸 0.5 份，乙酸乙烯酯 3 份，氢氧化铝干凝胶 0.05 份，水适量。

【制备】将上述物质加水适量混匀，涂布于无纺纤维织物上，盖上防黏层，即得。

【作用与用途】具有芳香治疗作用。贴于体表后产生轻松和兴奋作用。

第五节 贴 剂

一、概述

贴剂系指原料药物与适宜的材料制成的供粘贴在皮肤上的可产生全身性或局部作用的一种薄片状柔性制剂，可用于完整皮肤表面，也可用于有疾患或不完整的皮肤表面，其中用于完整皮肤表面、能将药物以一定的速率释放并透过皮肤进入血液循环系统起全身作用的贴剂称为透皮贴剂（transdermal patches）。透皮贴剂是贴剂的一种主要应用形式，因此，本节重点讨论透皮贴剂。

自 1981 年美国上市第一个透皮贴剂——东莨菪碱透皮贴剂以来，先后有硝酸甘油、可乐定、雌二醇、烟碱等透皮贴剂在国外上市。近年来，性激素类药物、心血管类药物和镇痛药物等的透皮贴剂每年都有一定数量被各国批准应用于临床。国内于 20 世纪初对透皮贴剂进行研究开发，现已有硝酸甘油、东莨菪碱、可乐定、芬太尼等透皮贴剂获准生产，同时，对渗透促进剂的透皮促进机理、压敏胶、贴剂成型机、微孔控释膜等也开展了一定研究。目前，成膜材料、压敏胶、背衬材料和防黏材料及配套生产设备的匮乏，一定程度上制约了我国透皮贴剂的发展。

透皮贴剂的质量要求：①透皮贴剂外观应完整光洁，有均一的应用面积，冲切口应光滑、无锋利的边缘。②药物溶解在溶剂中的药物贮库不应有气泡，密封性可靠，无泄漏。药物混悬在贴剂中的必须保证混悬、涂布均匀。③压敏胶涂布需均匀，用有机溶剂涂布的应检有机溶剂残留量。采用乙醇等溶剂应在包装中注明，有过敏史者不能使用。④除另有规定外，透皮贴剂的重量差异、含量均匀度、黏附性和释放度测定等应符合《中国药典》2020 年版四部通则有关规定。

透皮贴剂使用时，应贴于完整的皮肤，皮肤应清洁、干燥、几乎无毛发，并且不油腻、不易受刺激、不发炎、无擦破或无硬块。从包装内取出时不可撕破或割破药物剂量，也不能切割使用，并按照说明书的推荐时间使用。

二、透皮贴剂的常用材料

透皮贴剂一般由背衬层、药物贮库、黏合剂及临用前需除去的保护层组成，有的在药物贮库外面还含有一层控释膜，以保证药物的恒速控制释放。药物贮库由药物、渗透促进剂、高分子聚合物组成。高分子聚合物的选择、直接影响制剂中药物控释速度、生物相容性、稳定性和外观性状，也影响产品的安全性。

（一）控释膜材料

1. 乙烯 – 醋酸乙烯共聚物（ethylene vinylacetate copolymer，EVA）　无毒，无刺激性，柔韧性好，与人体组织及黏膜有良好的相容性，性质稳定，但耐油性较差。EVA可用热熔法或溶剂法制备膜材。共聚物中醋酸乙烯成分越多，溶解性能越强。醋酸乙烯含量低则溶解性差，只能用热熔法加工膜材，且柔软性、渗透性也降低。常用溶剂有氯仿、二氯甲烷等。

2. 聚氯乙烯（polyvinyl chloride，PVC）　系热塑性材料，在一般有机溶剂中不溶，化学稳定性高，机械性能好。用于制取薄膜的聚氯乙烯中常加入30%~70%的增塑剂，称为软聚氯乙烯，耐热性较差，软化点为80℃，130℃开始分解，析出氯化氢，一般推荐使用的温度在 –15~60℃。聚氯乙烯渗透性较低，加入增塑剂如苯二甲酸酯可促进渗透。

聚氯乙烯对油性液体相容性强，膜中液体成分达到50%仍能保持稳定分散状态。若药物亲水性强且含量高时，长期贮存后可能析出，释药速度加快，加入适宜的增塑剂如二（2- 乙基己基）– 苯二甲酸酯可能减轻析出。

3. 聚丙烯（polypropylene，PP）　系结晶度和熔点均较高的热塑性材料，吸水性很低，透气性和透湿性较聚乙烯小，抗拉强度较聚乙烯高，有很高的耐化学品性能，仅在某些氯化烃和高沸点的脂肪烃中发生溶胀和表面溶蚀。聚丙烯薄膜具有优良的透明性、强度和耐热性，可耐受100℃以上的煮沸灭菌。分子量较低的聚丙烯用于一般薄膜生产，生产双向拉伸薄膜则需要更高分子量的聚丙烯。

4. 聚乙烯（polyethylene，PE）　具有优良的耐低温和耐化学腐蚀性能，较厚薄膜可耐受90℃以下热水，在烃类溶剂中需较高温度才能溶解。聚丙烯安全无毒，防水性能好，但气密性较差。由于生产压力的不同可分为高压聚乙烯（低密度PE或支化PE）和低压聚乙烯（高密度PE或线性PE），线性PE的结晶性、熔点、密度、硬度较高，渗透性较低。PE的性能也与分子量有关，高分子量的PE薄膜强度高，透明度低，低分子量的PE薄膜则更柔软、透明。

5. 聚对苯二甲酸乙二酯（polydlethyl phthalate，PET）　室温下机械性能优良，耐酸碱和多种有机溶剂，吸水性能差，有较高的熔点和玻璃化温度，采用双向拉伸工艺能得到具有适宜结晶度、透气性很小和高拉伸性能的薄膜。PET性能稳定，加工中加入的其他辅助剂很少，安全性高。

（二）压敏胶

透皮贴剂中黏合剂又称为压敏胶，系指在轻微压力下既可实现黏贴，同时又容易剥离的一类胶黏材料，起着保证释药面与皮肤紧密接触、药库形成及药物控释的作用。压敏胶应能够适合皮肤应用，无刺激性，不致敏，与药物相容性好，具防水性能。

压敏胶主要包括聚异丁烯、丙烯酸酯和硅橡胶等三种类型，分别介绍如下：

1. 聚异丁烯类压敏胶　聚异丁烯为无定形线性聚合物，在烃类溶剂中溶解，一般以溶剂型压敏胶使用。外观色浅而透明，性能稳定，耐热、耐水，用时可不加入另外的增黏树脂及防老化剂。因其非极性强，对极性膜材的黏性较弱，可加入树脂或其他增黏剂予以克服。通常与高低分子量的聚异丁烯混合使用，低分子量的聚异丁烯是黏性半流体，起增黏、改善柔韧性和润湿性的作用，高分子量聚异丁烯则有较高的剥离强度和内聚强度。

2. 丙烯酸类压敏胶　透皮贴剂中应用的丙烯酸类压敏胶有溶液型和乳剂型两类，常用的聚合单体有丙烯酸、醋酸乙烯及丙烯酸酯等。溶液型压敏胶一般由30%~50%的丙烯酸酯共聚物及有机溶剂组成，胶层无色透明，对各种膜材有较好的涂布性、剥离强度及初黏性，但黏合力和耐溶剂性较差，经交联及共聚后的丙烯酸类压敏胶，其黏合力和耐溶剂性则有较大改善。

乳剂型压敏胶是各种丙烯酸酯单体以水为分散介质经乳液聚合后加入增稠剂等得到的产品。对热、紫外线稳定，无有机溶剂污染，但耐水耐湿性差。这类压敏胶对极性高能表面基材亲和较好，对聚乙烯和聚酯等低能表面基材不能很好地湿润，加入丙二醇等润湿剂可得到改善。

3. 硅橡胶压敏胶　系低分子量硅树脂与线型聚二甲基硅氧烷流体经缩合而成的聚合物。硅树脂与硅氧烷在缩合中形成的硅氧烷键既是黏性调节成分，又是内聚强度调节成分。提高硅氧烷的含量，则压敏胶柔软性和黏性增加，增加树脂用量则产品黏性降低且易于干燥。

硅橡胶压敏胶玻璃化温度低，透气透湿，耐高温及低温，化学稳定性好，常用其烃类溶液，为一种较好的压敏胶材料，但价格相对较高。由于本品的黏着力小，生产透皮贴剂的关键是基材的表面处理及防黏纸的选择。

（三）背衬材料、防黏材料、骨架和储库材料

1. 背衬材料　是用于支持药库或压敏胶等的薄膜，应对药物、胶液、溶剂、湿气和光线等有良好的阻隔性能，同时应柔软舒适，并有一定强度。常用多层复合铝箔，即由铝箔、聚乙烯或聚丙烯等膜材复合而成的双层或三层复合膜，提高了机械强度及封闭性，同时适合热合、黏合等工艺。其他如 PET、高密度 PE、聚苯乙烯等也可用作背衬材料。

2. 防黏材料　主要用于黏胶层的保护，常用的防黏材料有聚乙烯、聚苯乙烯、聚丙烯、聚碳酸酯、聚四氟乙烯、硅化纸等。

3. 骨架和储库材料　常用骨架材料有 PVA、聚硅氧烷等高分子材料。储库材料可以用单一材料，也可用多种材料配制的软膏、材料。

三、透皮贴剂的类型与制备

根据生产及应用中的透皮贴剂结构的组成，透皮贴剂主要分为以下四类：

1. 膜控释型　膜控释型透皮贴剂（见图 11-8）由背衬层、药物贮库、控释膜层、黏胶层及防黏保护层组成。背衬层常为软铝塑材料或不透性塑料薄膜如聚乙烯、聚苯乙烯、聚酯等制备。要求封闭性强，对药物、辅料、水分和空气均无渗透性，易与控释膜复合，背面方便印刷商标及文字。药物贮库可用单一材料或多种材料调配成的油膏、乳剂、水凝胶、油液等，药物溶解或混悬其中。控释膜是由聚合物材料加工成微孔膜或无孔膜，使其对药物有一定渗透性。黏胶层可用各种压敏胶。

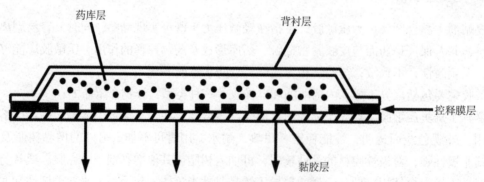

图 11-8　膜控释型透皮贴剂示意图

2. 黏胶分散型　黏胶分散型透皮贴剂（见图 11-9）是将药物直接分散于压敏胶中形成的药物贮库，上面覆盖不含药的、有控释作用的黏合材料形成的主体结构及背衬层、防黏保护层。通常先将空白压敏胶涂布在背衬层上以增强压敏胶与背衬层之间的黏结强度，然后覆含药胶，再覆有控释能力的空白压敏胶层。随释药时间延长，药物通过含药胶层的厚度不断增加，释药速度随

之下降。为了保证恒定的释药速度，可将黏胶分散型药库按照适宜浓度梯度制成多层含不同药量及致孔剂的压敏胶层。随着浓度梯度及孔隙率的增加，因厚度变化引起的速度减低可得到补偿。

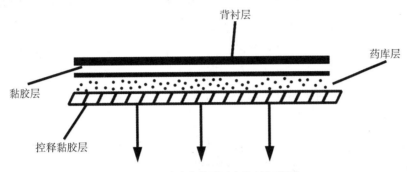

图 11-9　黏胶分散型透皮贴剂示意图

3. 骨架控释型　骨架控释型透皮贴剂（见图 11-10）指将药物均匀分散或溶解在聚合物骨架中，制成有一定面积与厚度的药物贮库，与压敏胶层、背衬层及防黏层所构成。含有药物的亲水性或疏水性聚合物骨架起控释作用，用得较多的多聚物有 PVA、PVP、聚甲基丙烯酸羟乙酯、聚丙烯酸盐、海藻酸钠和琼脂等。压敏胶可直接涂布在药膜表面，也可涂布在与药膜复合的背衬层。如"Nitro-Dur"硝酸甘油透皮贴剂用骨架分散型，其含药骨架由聚乙烯醇、聚维酮和乳糖形成的亲水性凝胶制成圆形膜片，与涂布压敏胶的背衬层黏合，加防黏保护层即得。

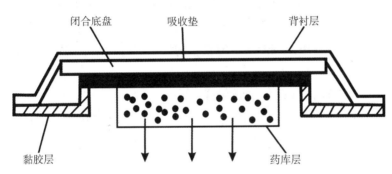

图 11-10　骨架控释型透皮贴剂示意图

4. 微贮库控释型　微贮库控释型透皮贴剂（见图 11-11）为膜控释型和骨架控释型的结合体。一般制备方法是将药物分散在亲水性聚合物（如聚乙二醇）的水溶液中，再将此混悬液均匀分散在疏水性聚合物（如有机硅聚合物）中，然后迅速交联疏水聚合，使之成为稳定的含有球形液滴的分散系统，再将分散系统药液置于备好的黏胶层中心，加上背衬材料及防黏层即得。

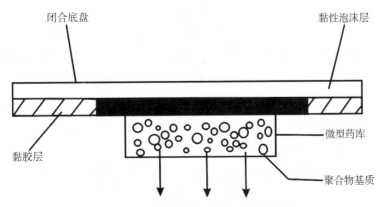

图 11-11　微贮库控释型透皮贴剂示意图

四、透皮贴剂的制备

透皮贴剂的制备工艺复杂，不同类型透皮贴剂的生产工艺各不相同。但透皮贴剂制备一般包括膜材的加工、膜材的改性和膜材的复合与成型三个步骤。

1. 膜材的加工　根据所用高分子材料的性质，膜材可分别用作控释膜、药库、防黏层及背衬层等。膜材的加工方法有两类：涂膜法和热熔法。实验室中小量制备可用涂膜法，工艺过程同膜剂。热熔法是将高分子材料加热变形，经加工制成一定尺寸膜材的方法，适合于工业生产。加工方法常用挤出法和压延法。

（1）挤出法　根据使用的方法不同分为管膜法和平膜法，管膜的生产是将高聚物熔融体经环形模头以膜管的形式连续挤出，随后吹胀到所需尺寸并同时用空气或液体冷却的方法。平膜的生产是利用平缝机头直接挤出所需尺寸薄膜并同时冷却的方法。

（2）压延法　将高聚物熔体在旋转辊筒间的缝隙中连续挤压形成薄膜的方法。由于高聚物通过辊筒间的缝隙时，沿薄膜方向在高聚物中产生了高的纵向应力，得到的薄膜较挤出法有更明显的各向异性。

2. 膜材的改性　膜材加工后，为了获得适宜大小膜孔或一定渗透性的膜材，在膜材生产过程中或对已取得的膜材还需作特殊处理使之改性。

（1）溶蚀法　取膜材，用适宜的溶剂浸泡，溶解其中的可溶性成分（如小分子增塑剂等），即可得到具有一定大小膜孔的膜材。也可在加工薄膜时加入致孔剂物质（如聚乙二醇、聚乙烯醇等），使膜发生改性。这种方法比较简便，但膜孔的大小和均匀性取决于所加入物质的用量及其与高分子聚合物的相容性。

（2）拉伸法　利用拉伸工艺制备单轴取向和双轴取向的多孔控释膜。将膜材冷却后，重新加热至取向温度，趁热迅速向单侧或双侧拉伸，重新冷却后的薄膜长度、宽度或两者均有大幅度增加，高分子聚合物结构出现裂纹样孔洞，发生改性。如东莨菪碱透皮贴剂采用了聚丙烯双向拉伸薄膜，在电镜下可见结构。

（3）核辐射法　系用荷电粒子对一般方法制得的无孔膜材在电子加速器中进行核照射，使在膜上留下敏化轨迹，然后把敏化膜浸泡在蚀刻溶液中（如强碱溶液），敏化轨迹被选择性腐蚀，形成膜孔，发生改性。膜孔的数量与辐射时间有关，膜孔的大小则取决于浸泡的时间。有些膜材在强烈的紫外线长期照射下也有类似效果。

3. 膜材的复合与成型

（1）涂布和干燥　涂布和干燥是贴剂制备的基本工艺，黏胶层的制备及某些药库、防黏层的制备和实验室膜材的制备常需采用涂布工艺。常用的涂布液有压敏胶溶液（或混悬液）、药库溶液（或混悬液）、其他成隙溶液及防黏纸上的硅油等。涂布前应确定涂布液的含固体量及涂布厚度或增重等。将涂布液涂布在铝箔、膜材或防黏材料等相应材料上，干燥，除去溶剂即得。

涂布机械主要由涂布头和干燥隧道组成。涂布头包括加液系统、转筒和刮刀三部分。涂布的均匀性和重现性取决于涂布精度，涂布精度对释药速率有很大影响。

（2）复合　把药库层、背衬层及防黏层等复合在一起即形成多层贴剂。不同类型的透皮贴剂复合方式不同，如膜控释型的硝酸甘油透皮贴剂先将涂布有压敏胶的控释膜与防黏纸黏合，然后与中心载有定量药库的铝箔通过热压法使控释膜的边缘与铝箔上的复合聚乙烯层熔合；而骨架控释型和黏胶控释型贴剂大多采用黏合方式复合，例如对多层黏胶型系统，把涂布在不同基材上的压敏胶相对压合在一起，移去一侧基材，就得到双层压敏胶的胶面，再重复此过程，压合上第三层，直至多层复合全部完成。需要注意的是移去的基材与压敏胶的黏合力必须小于压敏胶层之间以及压敏胶与另一基材的黏合力。这种多层复合工艺可在单次涂布机上分次完成或在多层复合机上一次完成。复合后得到的黏胶型贴剂再按设计要求切割成单剂量，包装即得。

五、透皮贴剂的质量检查

1. 外观　透皮贴剂外观应完整光洁，有均一的应用面积，冲切口应光滑，无锋利的边缘。

2. 残留溶剂含量　使用有机溶剂涂布的贴剂应检查有机溶剂残留量。按《中国药典》2020年版四部通则0861残留溶剂测定法测定，应符合规定。

3. 黏附力　黏附力可用初黏力、持黏力、剥离强度及黏着力四个指标衡量。初黏力系指贴剂黏性表面与皮肤在轻微压力接触时对皮肤的黏附力，即轻微压力接触情况下产生的剥离抵抗力；持黏力可反映贴剂的膏体抵抗持久性外力所引起变形或断裂的能力；剥离强度表示贴剂的膏体与皮肤的剥离抵抗力；黏着力表示贴剂的黏性表面与皮肤附着后对皮肤产生的黏附力。按《中国药典》2020年版四部通则0952黏附力测定法测定，应符合规定。

4. 释放度　按《中国药典》2020年版四部通则0931溶出度与释放度测定法第四、五法测定，应符合规定。

5. 含量均匀度　按《中国药典》2020年版四部通则0941含量均匀度检查法测定，应符合规定。

6. 微生物限度　除另有规定外，按《中国药典》2020年版四部通则1105微生物计数法和《中国药典》2020年版四部通则1106控制菌检查法及《中国药典》2020年版四部通则1107非无菌药品微生物限度标准检查，应符合规定。

六、举例

例　可乐定贴剂

【处方】处方组成见表11-1。

表11-1　可乐定贴剂的处方组成

组分	药库层（%）	粘附层（%）
聚异丁烯 MML--100	5.2	5.7
聚异丁烯 LM--MS	6.5	7
矿物油	10.4	11.4
可乐定	2.9	0.9
庚烷	75	75

【制备】按药库层处方量称取可乐定、矿物油和庚烷于匀浆机中，在5000～10000rpm条件下搅拌10min，将高、低分子量聚异丁烯加入其中，低速混合至完全溶解，药物粒子均匀混悬在胶浆中。将上述药库基质均匀铺在100μm厚的铝塑膜上，自然干燥，再在60℃下烘干15分钟，形成约50μm厚的药物贮库层；按粘附层的处方量、采用相同的方法制备粘附层基质，均匀涂布

于 125μm 厚的硅纸上，制成约 50μm 厚的粘附层；将 25μm 厚的微孔聚丙烯控释膜复合到粘附层上，再将药库层复合到控释膜的另一面，切成面积为 1.1cm² 的圆块。

第六节 经皮吸收制剂的研究方法

经皮吸收制剂的质量评价可分为体外评价及体内评价。体外评价包括含量测定、体外释放度检查、体外经皮渗透性的测定及黏着性能的检查等；体内评价主要涉及生物利用度的测定和体外相关性的研究。本节主要介绍体外经皮渗透和体内经皮吸收研究。

一、体外经皮渗透研究

（一）渗透扩散池

在 TDDS 处方和工艺研究中主要利用各种透皮扩散池模拟药物在体渗透过程，从而测定药物的释药性质、经皮渗透性质或筛选处方等。渗透扩散池应能保证整个渗透或扩散过程具有稳定的浓度梯度和温度，尽量减少溶剂扩散层的影响等。扩散池由供给室和接收室组成，在两个室之间可夹持皮肤样品、TDDS 或其他膜材料，在扩散室一般装入药物及其载体，接收室填装接收介质。常用的渗透扩散池有直立式和卧式两种，见图 11-12。

搅拌条件是保证漏槽条件的重要因素之一，速度过小，接收室体积过大或接收室过高都可能造成所测试的皮肤局部浓度过高或整体溶液药物浓度不均匀现象发生。

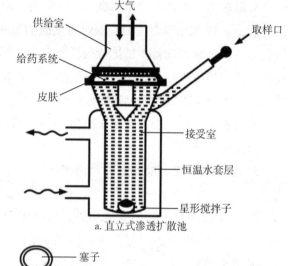

a. 直立式渗透扩散池

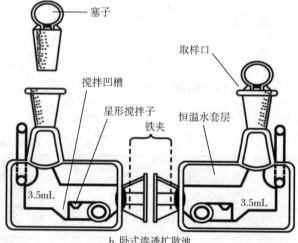

b. 卧式渗透扩散池

图 11-12 直立式（a）和卧式（b）渗透扩散池装置示意图

（二）扩散液和接收液

1. 扩散液 对于难溶性药物，一般选择其饱和水溶液作为扩散液，并加入适量固体药物以维持扩散中的饱和浓度。对于溶解度较大的药物，可以酌用一定浓度溶液，应保证扩散液浓度大于接收液浓度。

2. 接收液 常用生理盐水或磷酸盐缓冲液。若接收液对药物的溶解性能很小，很快就达到饱和浓度，为了维持有效浓度梯度，可在接收液中加入适宜浓度的 PEG400、乙醇、甲醇、异丙醇水溶液以及一些表面活性剂等。

（三）皮肤种类与皮肤分离技术

1. 皮肤种类 人体皮肤是透皮给药研究最理想的样品，在 -20℃ 以下贮存的新鲜皮肤，使用时间可维持数月以至一年。大多数动物皮肤的角质层厚度小于人体皮肤，毛孔密度高，药物渗透较人皮肤容易。不同动物差异较大，相同动物的生长周期也对渗透性有很大影响。一般认为，以家兔、小鼠、无毛小鼠皮肤的渗透性较大，其角质层厚度为人皮肤的1/8～1/2，其次为大鼠、豚鼠、猪、狗、猴、猩猩等。此外，亦可采用新鲜蛇蜕以及人工膜为透皮模型。

2.皮肤分离技术 皮肤样品如不需要立即用于实验，可真空密闭包装后置–20℃保存，临用前取出，根据研究目的分别制取全皮、表皮、角质层等。人体皮肤和无毛小鼠无须脱毛处理，其他长毛动物皮肤，根据要求，分别进行脱毛或剃毛，但必须注意不损伤角质层，去毛后动物皮肤应立即以生理盐水淋洗，置4℃生理盐水中保存备用。

二、体内经皮吸收研究

药物经皮给药后欲使机体吸收产生治疗作用，则需要明确药物被机体吸收的量，体外经皮渗透扩散试验虽能提供相关信息，但与体内吸收具有较大差异。因此，经皮给药系统的开发过程需进行体内研究，其中生物利用度测定是最常进行的体内研究，此外，经皮给药制剂的体内外相关、药动学过程等也是体内研究的重要内容。

扫一扫，查阅本章数字资源，含PPT、视频等

第十二章
膜剂、涂膜剂与糊剂

学习要求

1. 掌握　膜剂处方的一般组成及制备方法；涂膜剂的制备方法。
2. 熟悉　膜剂常用的成膜材料；涂膜剂的组成；糊剂的制备方法。
3. 了解　膜剂的分类和应用；涂膜剂及糊剂的应用。

第一节　膜　剂

一、概述

（一）膜剂的含义与特点

膜剂（films）系指原料药物与适宜的成膜材料经加工制成的膜状制剂。膜剂可供口服或黏膜用。其形状、大小、厚度视应用部位的特性、药物性质及成膜材料而定，如皮肤创伤用药，可有不同面积的多种规格；眼用药膜长度一般为 10～15mm，宽 10～15mm，且不宜太厚，以椭圆形为佳。

膜剂的特点：①质量轻、体积小，携带、使用方便，稳定性好；②根据药物性质以及临床用药的要求，采用不同成膜材料可以制成不同释药速率的膜剂；③膜剂生产工艺简单，大量生产易于连续化、自动化；在生产中无粉尘飞扬，对具刺激性或毒副作用的药物，易于生产劳动保护；④多层复方膜剂可避免药物的配伍禁忌。

膜剂也存在一些不足，突出地体现在其载药量有限，不适用于剂量较大的药物，因此在药物的选择上有局限性。

（二）膜剂的分类

1. 按膜剂的结构类型分类　①单层膜剂：系指药物直接溶解或分散在成膜材料溶液中制成的膜剂，厚度一般不超过1mm，面积可根据药量和临床需要来调整，普通膜剂多属于这一类；②多层膜剂：由多层药膜叠合而成，利于解决药物配伍禁忌，也可调整膜材层次实现缓释、控释药物；③夹心膜：指在两层不溶性的高分子膜之间，夹一层含药膜而成。含药膜中的药物溶解后，通过渗透压扩散通过半透高分子膜，缓慢或恒速释放到体液中，为一类新型的长效制剂。如

毛果芸香碱眼用缓释药膜疗效可维持 7 天左右。

2. 按给药途径分类　①内服膜剂：供口服，如安定膜剂、复方炔诺酮膜剂等；②口腔用膜剂：指口腔或舌下给药，发挥局部或全身作用，如硝酸甘油膜剂（舌下给药）、口腔溃疡膜（局部给药）；③外用膜剂：用于皮肤或黏膜的创伤或炎症，可起到治疗及保护的作用，利于创面的愈合，如止血消炎膜剂等；④其他膜剂：如眼用膜剂可用于眼结膜囊内，延长药物在眼部停留时间，并维持一定浓度。如毛果芸香碱眼用药膜、利福平眼膜等。如阴道用膜剂可用于治疗阴道疾病或用于避孕，如克霉唑药膜、烷基苯醇醚避孕药膜等。还有如牙周袋用膜剂、皮下植入膜剂等。

（三）膜剂的质量要求

1. 成膜材料及其他辅料应无毒、无刺激性，性质稳定、与原料药物相容性良好。

2. 药物如为水溶性，应与成膜材料制成具有一定黏度的溶液；如为不溶性药物，应粉碎成极细粉，并与成膜材料等混合均匀。

3. 膜剂外观应完整光洁、厚度一致、色泽均匀、无明显气泡。多剂量的膜剂，分格压痕应均匀清晰，并能按压痕撕开。

4. 膜剂所用的包装材料应无毒性、能够防止污染、方便使用，并不能与药物或成膜材料发生理化作用。

5. 除另有规定外，膜剂应密封贮存，防止受潮、发霉和变质，并应符合重量差异和微生物限度检查要求。

二、膜剂的成膜材料

膜剂一般由药物和成膜材料组成。根据不同给药途径、药物与成膜材料的性质、给药剂量及临床要求，也可加入着色剂、填充剂（如糊精、淀粉、滑石粉等）及表面活性剂、促渗剂、抗氧剂、增溶剂、抑菌剂等附加剂，同时在制膜过程中，为了便于脱膜，有时还使用脱膜剂，如甘油、液体石蜡、硬脂酸及其盐类等。其中，成膜材料是药物的载体，其性能、质量不仅影响膜剂成型，也对膜剂质量及药物释放有重要影响。

1. 成膜材料的基本要求　理想的成膜材料应具有以下特点：①对人体无毒、无刺激性、无过敏性，用于皮肤、黏膜等创面时，应不妨碍组织愈合；②性质稳定、无不良嗅味、不与药物反应、不降低药物的活性、不干扰药物的含量测定；③成膜和脱膜性能良好，成膜后应具有适宜的柔韧性；④用于口服、腔道等膜剂的成膜材料应具有良好的水溶性，能逐渐降解、吸收或排泄；外用膜剂应能迅速、完全释放药物；⑤来源丰富、价格便宜。

2. 常用的成膜材料　常用的成膜材料有天然或合成的高分子化合物。

天然高分子材料有明胶、阿拉伯胶、虫胶、琼脂、海藻酸及其盐、淀粉、糊精、壳聚糖等，多数可以降解或溶解，但成膜性能较差，故常与其他成膜材料合用。

合成的高分子材料常用的有纤维素衍生物、聚乙烯类化合物、丙烯酸树脂类等。合成的高分子材料成膜性能优良。

（1）聚乙烯醇（polyvinyl alcohol，PVA）　系聚乙酸乙烯酯的甲醇溶液中加碱液进行醇解反应制得品，分子式以（CH_2CHOH）$_n$（$CH_2CHOCOCH_3$）$_m$ 表示，其中的 m+n 代表平均聚合度。为白色至微黄色粉末或半透明状颗粒，在热水中溶解，在乙醇或丙酮中几乎不溶。其性质主要由聚合度和醇解度（醇解度为业内习称，即为《中国药典》2020 版四部药用辅料聚乙烯醇项下"水解度"）来决定。聚合度越大，分子量越大，水溶性越低，水溶液黏度大，成膜性能好。聚醋酸乙烯醇解率简称为醇解度，一般认为醇解度为 88% 时，水溶性最好，在温水中即能很快溶解；当醇解度为 99% 以上时，其在温水中只能溶胀，在沸水中才能溶解。PVA 因其聚合度和醇解度不同，有多种规格，如 PVA 05-88、PVA 17-88 等，分类原则是：聚合度 ×100- 醇解度，如 PVA 05-88 即表示其聚合度为 500 ~ 600，醇解度为 88%，其水溶性较大，在温水中能很快溶解但柔韧性差；又如 PVA 17-88 即表示其聚合度为 1700 ~ 1800，醇解度为 88%，其在水中的溶解度和溶解速度均较 PVA 05-88 下降，但柔韧性好。两者以合适的比例（如 1∶3）混合使用则能够制得性能优良的膜剂。

PVA 对眼和皮肤无毒、无刺激性，是一种安全的辅料，还具有不为微生物破坏和不滋长霉菌的特点，其水溶液对眼组织具有良好的润湿性，能在角膜表面形成保护膜，而且不影响角膜的生理活性。本品口服后在消化道吸收少，80% 的 PVA 在 48 小时后即随粪便排出体外，但长期服用可能导致心、肝、肾的损害。

（2）乙烯 – 醋酸乙烯酯共聚物（ethylene vinylacetate copolymer，EVA）　系乙烯和醋酸乙烯在过氧化物或偶氮异丁腈引发下共聚而成的水不溶性高分子材料。为透明、无色粉末或颗粒。EVA 的性能与其分子量及醋酸乙烯含量有很大关系，随着分子量增大，其玻璃化转变温度和机械强度均增加；在相同分子量时，醋酸乙烯比例越大，其溶解性、柔韧性和透明度越大。

EVA 无毒、无臭、无刺激性，对人体组织有良好的适应性；不溶于水，能溶于二氯甲烷、氯仿等有机溶剂；化学性质稳定，耐强酸和强碱，但强氧化剂可使之变性；熔点较低，成膜性能良好。

（3）丙烯酸树脂类　系由甲基丙烯酸钠、丙烯酸酯、甲基丙烯酸等单体按不同比例共聚而成的一大类高分子聚合物材料。为白色粉末。常用药用规格商品名为 Eudragit 系列，有胃溶型、肠溶型及不溶型，均具有一定的成膜性。一般丙烯酸酯的含量越高，其成膜性越好；丙烯酸酯的碳链越长和不含支链时，其柔韧性越好；含丙烯酸丁酯的树脂较含丙烯酸乙酯或甲酯的树脂有更好的成膜性。本品易溶于甲醇、乙醇、异丙醇、丙酮、氯仿等有机溶剂，在水中的溶解性取决于树脂结构中侧链基团和水溶液 pH。丙烯酸树脂是一类安全、无毒的药用高分子材料，常作为包衣材料，也可作为长效膜剂的成膜材料。

（4）壳聚糖及其衍生物　系由甲壳素经脱乙酰工艺制成。为结晶性粉末。具有良好的成膜性、柔韧性、透气性，可生物降解，且生物相容性好，是理想的成膜材料之一。

其他还有聚乙烯醇缩醛、聚维酮、聚丙烯酸及钠盐、羟丙基甲基纤维素、羟丙基纤维素、甲基纤维素、羧甲基纤维素、乙基纤维素等。

3. 增塑剂　在膜剂制备中，为改善成膜材料的成膜性能，增加其柔韧性，往往需要加入增塑剂。增塑剂通常是低分子化合物，其能够插入聚合物分子链间，削弱链间的相互作用力，增加链的柔性，从而降低高分子聚合物的玻璃化转变温度，使成膜材料的柔韧性增大，易于形成有一定柔韧度的薄膜。常用的增塑剂可分为水溶性和脂溶性两大类。水溶性增塑剂主要是低分子的多元醇类，如丙二醇、甘油、山梨醇、PEG400、PEG600 等；脂溶性增塑剂主要是有机羧酸酯类化合物，如三醋酸甘油酯、邻苯二甲酸酯等。

膜剂中增塑剂的选择取决于成膜材料性质，可通过相容性试验视增塑效率（包含抗张强度、拉伸率、滞留值等）而定，一般水溶性成膜材料选择水溶性增塑剂，脂溶性成膜材料选择脂溶性增塑剂。

三、膜剂的制备

1. 膜剂的一般组成

主药	0% ~ 70%（W/W）
成膜材料（PVA 等）	30% ~ 100%
增塑剂（丙二醇、甘油等）	0% ~ 20%
表面活性剂（聚山梨酯 80、十二烷基硫酸钠等）	1% ~ 2%
填充剂（CaCO₃、淀粉等）	0% ~ 20%
着色剂（色素、TiO₂ 等）	0% ~ 2%
脱膜剂（液体石蜡等）	适量

2. 常用的制膜方法

（1）**匀浆制膜法**　系指将成膜材料溶于适当的溶剂中，滤过，取滤液，加入药物溶液或极细粉及附加剂，充分混合成含药浆液（水溶性的药物可先溶于水中后加入；醇溶性的药物可先溶于少量乙醇中，然后再混合；不溶于水的药物可粉碎成极细粉加入，或加适量聚山梨酯 80 或甘油研匀加入），脱去气泡，然后用涂膜机涂布成所需厚度的涂层，干燥，根据药物含量计算单剂量膜的面积，剪切成单剂量的小格，用适宜的包装材料包装，即得。本法常用于以 PVA 等为载体的膜剂制备。

（2）**热塑制膜法**　系将药物（极）细粉和成膜材料混合，用橡皮滚筒混炼，热压成膜；或将热熔的成膜材料，在热熔状态下加入药物（极）细粉，使其溶解或均匀混合，在冷却过程中成膜。本法溶剂用量少，机械生产效率高，常用于以 EVA 等为载体的膜剂制备。

（3）**复合制膜法**　系指以不溶性的热塑性成膜材料（如 EVA）为外膜，制成具有凹穴的外膜带，另将水溶性的成膜材料（如 PVA）用匀浆制膜法制成含药的内膜带，剪切成单位剂量大小的小块，置于两层外膜带中，热封，即得。此法一般用来制备缓控释膜剂，如用该法制得的毛果芸香碱膜剂较单用匀浆法制得的毛果芸香碱膜剂有更好的控释作用。

此外，膜剂还可以采用吸附法、吹塑法、挤出法等方法制备。

四、膜剂的质量检查、包装与贮存

（一）质量检查

膜剂的质量检查应按《中国药典》2020 版四部（通则 0125）膜剂项下的各项规定进行。

1. 外观检查　膜剂应完整光洁、厚度一致、色泽均匀、无明显气泡。多剂量的膜剂，分格压痕应均匀清晰，并能按压痕撕开。

2. 重量差异　膜剂的重量差异检查法：除另有规定外，取供试品 20 片，精密称定总重量，求得平均重量，再分别精密称定各片的重量。每片重量与平均重量相比较，按表 12-1 规定，超出重量差异限度的不得多于 2 片，并不得有 1 片超出限度的 1 倍。

表 12-1 膜剂的重量差异限度

平均重量	重量差异限度
0.02g 及 0.02g 以下	±15%
0.02g 以上至 0.2g	±10%
0.2g 以上	±7.5%

3. 微生物限度 按《中国药典》2020 年版四部通则除另有规定外，照非无菌产品微生物限度检查，符合通则 1105 微生物计数法和通则 1106 控制菌检查法及通则 1107 非无菌药品微生物限度标准检查的规定。

（二）包装与贮存

膜剂的包装材料应无毒，易于防止污染，方便使用，并不与膜剂发生作用。除另有规定外，膜剂应密封贮存，防止受潮、发霉和变质。

五、举例

例 1　复方司帕沙星膜

【处方】司帕沙星 5.0g，谷氨酸锌 5.0g，盐酸达克罗宁 2.5g，壳聚糖 10.0g，羧甲基纤维素 5.0g，甘油 5mL，聚山梨酯 80 3mL，纯化水适量。

【制备】取纯化水适量，将壳聚糖、羧甲基纤维素撒于液体表面，使之充分溶胀，搅匀。依次加入司帕沙星、谷氨酸锌、盐酸达克罗宁搅拌溶解。再加入甘油、聚山梨酯 80 混合均匀，加纯化水至 1000g，充分搅拌均匀，成细腻稠状物，倾倒于涂有鱼肝油的玻璃板上，40～50℃干燥，起膜，分成 2cm×2cm 小片，装于聚乙烯塑料袋内密封，即得。每片含司帕沙星和谷氨酸锌各 5mg。

例 2　硝酸甘油膜

【处方】硝酸甘油 10g，聚乙烯醇 17-88 82g，聚山梨酯 80 5g，甘油 5g，二氧化钛 3g，乙醇适量，蒸馏水适量。

【制备】取聚乙烯醇，加 5～7 倍量蒸馏水，浸泡溶胀后水浴加热，使其全部溶解，过滤，得成膜材料浆液；取二氧化钛用胶体磨粉碎后，过 80 目筛，加至浆液中搅匀，然后在搅拌下逐渐加入聚山梨酯 80、甘油，搅匀，备用；另取硝酸甘油制成 10% 乙醇溶液，搅拌下缓缓加入上述浆液中，搅匀，放置过夜，除气泡，用匀浆制膜法制成膜剂，切割，即得。每张药膜含硝酸甘油 0.5mg。

【注解】硝酸甘油为无色或淡黄色油状液体，微溶于水，易溶于乙醇和甲醇，故配成 10% 乙醇溶液缓缓加至成膜材料等的浆液中，当乙醇溶液被稀释时，硝酸甘油以极细的液滴分散，聚乙烯醇将其包覆，因而硝酸甘油膜剂较其片剂更稳定；聚山梨酯 80 及甘油为稳定剂和增塑剂；二氧化钛为遮光剂，增加硝酸甘油的稳定性。

例 3　诺氟沙星眼用膜

【处方】诺氟沙星 0.3g，氯化钠 0.66g，聚乙烯醇 17-88 30g，甘油 7mL，稀盐酸 2mL，蒸馏水加至 100mL。

【制备】取聚乙烯醇 30g，加入甘油 7mL，加适量蒸馏水浸泡 24 小时，使聚乙烯醇完全湿润膨胀，于水浴上加热溶解，制成膜材料浆液，备用；另按处方量称取诺氟沙星、氯化钠，加适量蒸馏水，再加稀盐酸 2mL，水浴加热使诺氟沙星溶解，加入上述浆液中搅匀，置 60℃±5℃ 水浴保温脱气泡 30 分钟，将膜材倾倒入预先涂有少量液体石蜡的玻璃板上，手工制膜 1800cm²，70～80℃干燥 5～10 分钟后，立即成膜；在紫外灯下灭菌 30 分钟，切成 0.5cm×1cm 小块，包封，即得。

【注解】诺氟沙星为类白色至淡黄色结晶性粉末，在水和乙醇中极微溶，在醋酸、盐酸中易溶，故处方中加入稀盐酸；聚乙烯醇为成膜材料；甘油为增塑剂、润湿剂。本品供眼用制剂，应在避菌的环境下制备。

第二节 涂膜剂

一、概述

涂膜剂（plastics）系指原料药物溶解或分散于含成膜材料的溶剂中，涂搽患处后形成薄膜的外用液体制剂。涂膜剂用时涂布于患处，有机溶剂迅速挥发，形成一层高分子聚合物薄膜而保护患处，同时缓慢释放药物发挥治疗作用。涂膜剂一般用于慢性无渗出液的损害性皮肤病、过敏性皮炎、牛皮癣和神经性皮炎等，如盐酸丁卡因涂膜剂。

涂膜剂的特点：①制备工艺简单，不需要特殊设备，不需要裱褙材料；②使用方便，使用时涂于患处，形成药膜保护创面，且耐磨性能良好，不易脱落，另外，成膜大小可根据患者需要自行控制；③膜的形成减少了皮肤表面水分的蒸发，促进了皮肤水合作用，有利于药物透过角质层，更好地发挥治疗作用。

涂膜剂涂搽后，应能迅速干燥，并在患处表面形成薄膜，且形成的膜应有一定的抗撕裂强度。

涂膜剂一般由药物、成膜材料、溶剂、增塑剂等组成。涂膜剂的成膜材料与膜剂相似，但二者又有区别，涂膜剂要求成膜材料能在皮肤温度下迅速成膜，常用的成膜材料有聚乙烯醇、聚维酮、聚乙烯醇缩甲乙醛、聚乙烯醇缩丁醛、壳聚糖、乙基纤维素、羧甲基纤维素、火棉胶等；涂膜剂常用的增塑剂有甘油、丙二醇、甘露醇、山梨醇、邻苯二甲酸二丁酯等；溶剂有乙醇等。根据需要，涂膜剂中还可加入一些附加剂，如抑菌剂、抗氧剂、渗透促进剂等。

二、涂膜剂的制备

根据成膜材料的溶解性能选择适当的溶剂，一般先将高分子成膜材料充分溶胀后，加入药物及附加剂溶解，根据需要加入适量乙醇等有机溶剂，搅拌均匀，质量检查、分装、密封，即得。若药物能溶于基质溶液中，可直接加入溶解；如果不能溶解，先加入少量溶剂充分研匀后加至基质溶液中。有些用于创面的涂膜剂还需要灭菌。

涂膜剂制备时，常使用易燃、易挥发的有机溶剂，配制时应注意避火、避热，成品应分装在密闭的小瓶内，置干燥阴凉处保存。

三、涂膜剂的质量检查

涂膜剂的质量检查应按《中国药典》2020版四部通则0119涂膜剂项下的各项规定进行，除另有规定外，涂膜剂应进行装量、无菌和微生物限度检查，并应符合规定。

四、举例

例1 盐酸丁卡因涂膜剂

【处方】盐酸丁卡因30g，盐酸肾上腺素10mg，60%乙醇650mL，聚乙烯醇17-88 25g，丙二醇100mL，蒸馏水适量，共制1000mL。

【制备】取聚乙烯醇，加入蒸馏水约200mL，充分溶胀后，加热使其溶解成胶浆液；另取60%乙醇，加入丙二醇搅拌均匀，加入盐酸丁卡因、肾上腺素，搅拌，待完全溶解后，加入聚乙烯醇胶浆液，边加边搅匀，即得。

【注解】盐酸丁卡因具有表面麻醉作用，作用较迅速，1～3分钟即可见效，可维持20～40分钟。盐酸肾上腺素可增加盐酸丁卡因的局麻作用，减少手术出血。聚乙烯醇是水溶性大分子成膜材料，无毒，成膜性好。本品成膜时间为1～2分钟；pH值为5.0～6.0。

例2　复方壳聚糖涂膜剂

【处方】壳聚糖48g，氧氟沙星30g，鱼肝油90g，甘油100mL，醋酸36mL，氯化钠8.5g，聚山梨酯37g，注射用水加至1000mL。

【制备】取注射用水约150mL，加入氧氟沙星搅拌使混悬，滴加醋酸使其溶解，过滤。滤液加入甘油、聚山梨酯，混匀。另取氯化钠溶于约600mL注射用水中，将壳聚糖均匀地撒入，加入适量醋酸，搅匀，与氧氟沙星溶液混合，在搅拌下缓缓加入鱼肝油，沿同一方向搅拌至形成黄白色均相黏稠液体，100℃流通蒸汽灭菌30分钟，混匀，分装，即得。

【注解】壳聚糖有一定的抗菌、消炎、止血作用，可促进创伤组织的再生、修复和愈合。氧氟沙星为喹诺酮类药物，抗菌谱广，通过局部黏膜用药，避免了肝脏首过效应和胃肠道关卡效应，提高了生物利用度，增加了疗效。

第三节　糊　剂

一、概述

糊剂（pastes）系指大量原料药物固体粉末（一般25%以上）均匀地分散在适宜的基质中所组成的半固体外用制剂。因含粉量较大，故有较高硬度和较强的吸水能力，在体温下可软化而不熔化，在皮肤上保留较长时间。糊剂中因含大量粉末，故可吸收脓性分泌液，又可在基质中形成孔隙，可透气或散热，一般不妨碍皮肤的正常功能。糊剂适用于有渗出液的亚急性皮炎、湿疹等慢性皮肤病的治疗，具有干燥、收敛、保护等作用。

根据基质性质的不同，糊剂可分成两种类型：一类为脂肪糊剂，多以凡士林、羊毛脂、蜂蜡、液体石蜡、植物油等为基质制成，常加入淀粉、氧化锌、白陶土、滑石粉、碳酸钙等粉末辅料，该类糊剂含粉量高，一般为25%～70%；另一类为含水凝胶性糊剂，多以甘油明胶、甘油、西黄蓍胶或其他水溶性凝胶为基质制成，其中固体粉末量一般较脂肪糊剂少（25%～30%）。两种类型的糊剂可交替使用。但若在渗出液多的创面上使用脂肪糊剂，易因分泌物不易与之混合而难以洗除，甚至造成深度感染，故宜使用含水凝胶性糊剂，洁净且易于洗去。

糊剂基质应均匀、细腻，涂于皮肤上应无不良刺激，制成糊剂后应有适当的黏稠度，易涂布于皮肤上能软化而不易融化，应无酸败、异臭、变色等变质现象，必要时可以加适量防腐剂或抗氧剂使其稳定。糊剂所用的内包装材料应不与药物或基质发生作用；除另有限定外，糊剂应避光，密闭贮存（25℃以下，不得冷冻）。

二、糊剂的制备

制备糊剂时，药物在配制前应充分干燥，处方中药物及其他固体辅料应粉碎成细粉，过六号筛。糊剂的制备方法主要包括：

1.研磨法　是制备糊剂的常用方法，通常先将药物粉碎，然后加入适量润湿剂、溶剂及基质等，研磨或搅拌均匀，制成糊剂，即得。

2.热熔法　取基质，加热熔化，并保持在一定温度；加入药物细粉，搅拌均匀，冷凝，即得。若糊剂中含挥发性药物或淀粉，配制温度应在 60℃以下，以免药物挥发或淀粉糊化而降低其吸水性。

为了制成较理想的糊剂，应根据加入药物量、环境温度来控制基质的温度及首次加入量。基质温度一般不宜超过 70℃。药物量偏多或室温较低时，基质温度要适当调高。

三、糊剂的质量检查

糊剂的质量检查按《中国药典》2020 年版四部通则 0110 糊剂项下的各项规定进行，包括装量和微生物限度检查等，各项检查应符合规定。

四、举例

例 1 氧化锌糊

【处方】氧化锌 250g，淀粉 250g，凡士林 500g，共制 1000g。

【制备】取氧化锌、淀粉混合过六号筛，备用；取凡士林加热使熔化，使体系温度保持在 60℃，加入氧化锌、淀粉的混合粉，研匀，冷凝，即得。

【注解】氧化锌具有较弱的抗菌作用，并具促进组织修复、保护皮肤的作用。研究表明，氧化锌可与油脂中游离脂肪酸生成脂肪酸锌，对皮肤起保护作用；另外，氧化锌可能通过毛囊被吸收到细胞核内，促进核酸和蛋白质的合成，参与细胞能量代谢，从而起到促进组织修复作用。

例 2 达氢锌糊

【处方】盐酸达克罗宁 10g，氢化可的松 3g，氧化锌 600g，甘油 75mL，二甲基亚砜 200mL，聚山梨酯 80 适量，白凡士林加至 1000g。

【制备】取盐酸达克罗宁、氧化锌混合过六号筛，置乳钵中，边研磨边加入溶有氢化可的松的二甲基亚砜和甘油溶液，加入聚山梨酯 80 适量及白凡士林至全量，研匀成糊状物，即得。

【注解】盐酸达克罗宁为芳酮局麻药，对皮肤有止痛、止痒及杀菌作用；氢化可的松为肾上腺皮质激素，能降低毛细血管壁与细胞膜的通透性，减少炎症渗出，并能抑制组胺及其他毒性物质的形成与释放，有助于炎症的改善；二甲亚砜既作氢化可的松的溶剂，又能促其透皮吸收，且本身具有消炎抗菌止痛作用；氧化锌有收敛、抗菌作用，且能保护皮肤、修复组织；聚山梨酯 80 使制剂细腻均匀，并能增加氢化可的松的透皮吸收速率。

第十三章
气雾剂、粉雾剂与喷雾剂

扫一扫，查阅本章数字资源，含PPT、视频等

学习要求

1. 掌握　气雾剂、粉雾剂、喷雾剂的含义及特点；气雾剂的组成和制备方法。
2. 熟悉　气雾剂的分类；吸入粉雾剂的组成；气雾剂的质量要求。
3. 了解　药物经肺吸收机制及特点；喷雾剂、粉雾剂的质量要求。

第一节　概　述

气雾剂（aerosols）、粉雾剂（powder aerosols）与喷雾剂（sprays）是通过特殊装置雾化给药，作用于肺黏膜、腔道黏膜或皮肤等发挥全身或局部作用的给药系统。气雾剂、粉雾剂或喷雾剂给药动力各不相同。气雾剂是借助抛射剂产生的压力将药物从容器中喷出；粉雾剂与喷雾剂均不含抛射剂，粉雾剂由患者主动吸入或借适宜装置喷出，而喷雾剂是借助手动机械泵等将药物喷出。按给药途径不同可分为吸入剂与非吸入剂。吸入剂可经口腔或鼻腔吸入，通过上呼吸道沉积于肺部，吸收后发挥局部或全身作用，可以单剂量或多剂量给药。非吸入剂可通过口腔、鼻腔、阴道等黏膜组织给药，发挥局部或全身作用，如局部麻醉止痛、解热镇痛、止血与保护创面、清洁消毒等。

近年来，由于黏膜递药途径可有效避免肝首过效应与胃肠道降解，实现药物局部定位或发挥全身治疗作用，其临床应用逐步增加，药物应用范围包括抗哮喘药物、抗生素药物、心血管药物、抗病毒药物、镇痛药物、镇静药物、外用消炎镇痛药物、局麻药物、激素类药物气雾剂。近年来研究较为深入的是蛋白类及肽类药物的肺部给药，如胰岛素气雾剂、喷雾剂及粉雾剂。雾化吸入疫苗也已成为广泛关注的热点。

肺部吸入气雾剂、粉雾剂近年受到很大关注。其不但具有局部定位作用，是治疗呼吸系统疾病的优势给药途径，并且可以快速吸收进入全身循环用于全身治疗。这与呼吸系统的生理解剖结构特点密切相关。

呼吸系统由上呼吸道和下呼吸道构成。上呼吸道包括口、鼻和咽喉。下呼吸道包括气管、支气管、终末细支气管、呼吸细支气管、肺泡管和肺泡囊。从气管到肺泡，气道逐级分支，气道的直径和长度变小，但气道表面积大幅增加，最后通向肺泡囊。肺泡囊呈圆球形，直径约为40μm。正常人的肺部有3亿~4亿个肺泡囊，使呼吸性气道总表面积可达约100m²。肺泡囊壁由单层上

皮细胞构成，细胞间隙存在致密的毛细血管，肺泡表面至毛细血管间的距离仅 0.5 ~ 1μm，且肺泡表面的血流非常充盈。由于肺部具有巨大的可供吸收的表面积、丰富的毛细血管和极小的转运距离，以及较低的化学和酶降解反应，因此肺部给药迅速吸收，且可直接进入血液循环，不受肝脏首过效应的影响。药物经肺吸收的途径及沉降机制见图 13-1。

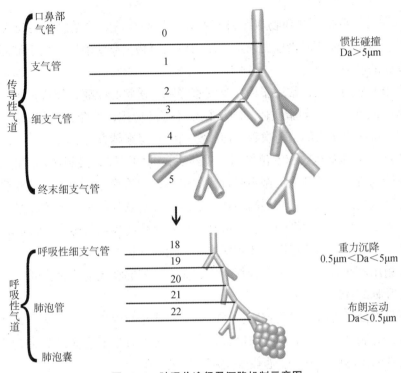

图 13-1 肺吸收途径及沉降机制示意图

药物在肺部的吸收主要与呼吸气流、微粒大小及药物理化性质相关。①呼吸气流：正常人每分钟呼吸 15 ~ 16 次，每次吸气量为 500 ~ 600cm³，其中约有 200cm³ 存在于咽、气管及支气管之间，气流常呈湍流状态，呼气时可被呼出。当空气进入支气管以下部位时，气流速度逐渐减慢，多呈层流状态，易使气体中所含药物粒子沉积。此外，呼吸频率、呼吸类型和呼吸量等也会直接影响药物粒子在肺泡中的沉积，通常药物粒子进入系统的量与呼吸量成正比，与呼吸频率成反比。短而快的吸气使药物粒子停留在呼吸道的气管部位，缓慢的深吸气可增加药物的肺部沉积率。②微粒大小：除吸入气流外，粒子的空气动力学直径（aerodynamic diameter，D_a）很大程度决定了粒子在肺部的沉降机制，如图 13-1 所示。当 D_a >5μm 时，吸入微粒主要通过惯性碰撞机制而沉降在上呼吸道和大的传导性气道处；当 0.5μm< D_a <5μm 时，吸入微粒主要通过重力沉降机制而沉积在呼吸性细支气管和肺泡处；D_a <0.5μm 时，吸入微粒主要通过布朗运动而扩散，易被呼出。通常，肺部给药微粒的 D_a 值在 0.5 ~ 5μm 较合适。③药物理化性质：在呼吸系统（如呼吸道分泌液或肺泡液）中有适当溶解度的药物吸收较好。药物从肺部吸收以被动扩散过程为主，吸收速率与药物的分子量、脂溶性、油 / 水分配系数有关，小分子药物易通过肺泡上皮细胞上的膜孔，因而吸收较快；大分子药物可通过细胞间隙或被巨噬细胞吞噬进入淋巴系统而被吸收。脂溶性药物经脂质双分子膜扩散吸收，故油 / 水分配系数较大的药物，吸收速度也快。

第二节　气雾剂

一、气雾剂的含义与特点

气雾剂（aerosols）系指原料药物或原料药物和附加剂与适宜的抛射剂共同封装于具有特制阀门系统的耐压容器中，使用时借助抛射剂的压力将内容物呈雾状喷出，用于肺部吸入或直接喷至腔道黏膜、皮肤的制剂。

气雾剂在临床上使用广泛，常用于治疗支气管哮喘、缓解心绞痛、外科止血、烧伤、骨伤科疾患等。随着新的制剂技术，如脂质体、纳米粒载体等的应用，使药物在肺部的停留时间延长，起到缓释的作用，可减少病人的用药次数，使气雾剂应用越来越方便。

气雾剂的优点：①具有速效和定位作用。用药后，药物可以直接到达作用部位或吸收部位，尤其是在呼吸道给药方面具有其他剂型不能替代的优势，如治疗哮喘的吸入气雾剂可使药物粒子直接进入肺部，吸入后迅速起效。②提高药物的稳定性。药物封装于密闭的容器中，可以保持清洁和无菌状态，减少了药物受污染的机会，可减少局部涂药的疼痛与感染，特别适用于外伤和烧伤患者，又有利于提高药物的稳定性。③使用方便，用药剂量准确。使用时一揿（吸）即可通过定量阀门准确控制用药剂量。④可避免肝脏的首过效应。肺部吸收给药后，可克服口服给药造成的胃肠道不适和肝脏的首过效应。

气雾剂的不足之处：①需要耐压容器、阀门系统和特殊的生产设备，故生产成本较高；②因抛射剂挥发性高，有制冷效应，故对受伤皮肤多次给药时可引起不适感和刺激作用；③可能因封装不严密、抛射剂的渗漏而失效；④遇热或受撞击易发生爆炸。

二、气雾剂的分类

1. 按分散系统分　气雾剂可分为溶液型、乳剂型和混悬型气雾剂。

（1）溶液型气雾剂　系指药物（液体或固体）溶解在抛射剂中形成的均相分散体系。在喷射时抛射剂挥发，药物以液体或固体微粒形式到达作用部位。

（2）乳剂型气雾剂　系指药物、抛射剂与乳化剂等形成的乳剂型分散体系。药物可溶解在水相或油相中，形成 W/O 型或 O/W 型乳剂。在喷射时随抛射剂汽化产生稳定而持久的泡沫，故又称泡沫气雾剂。

（3）混悬型气雾剂　系指固体药物以微粒形式分散在抛射剂中形成混悬型非均相分散体系，喷射时随着抛射剂挥发，药物以固体微粒状态到达作用部位。因喷出物呈细粉状，故又称粉末气雾剂。

2. 按相的组成分　气雾剂按容器中存在的相数可分为二相气雾剂和三相气雾剂。

（1）二相气雾剂　一般指溶液型气雾剂，由气液两相组成。气相是抛射剂挥发形成的气体，液相是药物与抛射剂形成的均相溶液。如沙丁胺醇气雾剂、云南白药气雾剂。

（2）三相气雾剂　一般指混悬型和乳剂型气雾剂，分别由气－液－固，气－液－液三相组成。在气－液－固中，气相是抛射剂挥发形成的气体，液相是抛射剂，固相是不溶性药物的微粒。在气－液－液中，气相是抛射剂所产生的蒸气，液液两相是两种不相混溶的液体，即抛射剂与药物水溶液构成的 W/O 型或 O/W 型乳剂。

3. 按给药途径分　气雾剂可分为吸入气雾剂、皮肤和黏膜用气雾剂、空间消毒用气雾剂。

（1）吸入气雾剂　系指使用时将内容物呈雾状喷出并经口吸入沉积于肺部的气雾剂，可发挥局部或全身治疗作用。吸入气雾剂的雾滴大小应控制在 10μm 以下，其中大多数应为 5μm 以下。

（2）皮肤和黏膜用气雾剂　皮肤用气雾剂主要起保护创面、清洁消毒、局部麻醉及止血等作用；阴道黏膜用气雾剂，主要用于治疗微生物、寄生虫等引起的阴道炎，也可用于节制生育，常用 O/W 型泡沫气雾剂；鼻黏膜用气雾剂经鼻吸入沉积于鼻腔后可用于一些多肽和蛋白质类药物的全身治疗作用。

（3）空间消毒用气雾剂　主要用于杀虫、驱蚊及室内空气消毒。喷出的粒子极细（直径不超过 50μm），一般在 10μm 以下，能在空气中悬浮较长时间。

4. 按是否采用定量阀门系统分　气雾剂可分为定量气雾剂与非定量气雾剂。

（1）定量气雾剂　采用定量阀门系统的气雾剂，包括用于口腔、鼻黏膜和吸入的气雾剂，定量吸入的气雾剂又称为定量吸入剂（metered dose inhaler，MDI）。

（2）非定量气雾剂　未采用定量阀门系统的气雾剂，主要用于局部，包括用于皮肤、阴道和直肠的气雾剂等。

三、气雾剂的组成

气雾剂由抛射剂、药物与附加剂、耐压容器和阀门系统组成。其中耐压容器和阀门系统构成了气雾剂的装置。抛射剂与药物（必要时加附加剂）一同封装在耐压容器内，器内产生压力（抛射剂汽化），若打开阀门，则药物、抛射剂一起喷出而形成气雾。雾滴中的抛射剂进一步汽化，雾滴变得更细。雾滴的大小取决于抛射剂的类型、用量、阀门和揿钮的类型以及药液的黏度等。

（一）抛射剂

抛射剂（propellants）是气雾剂喷射药物的动力，可兼作药物的溶剂或稀释剂。液化气体在常压下沸点低于室温，在高压下液化。一旦阀门系统开放时，压力突然降低，抛射剂急剧汽化产生压力，可将容器内的药液分散成极细的微粒，通过阀门系统喷射出来，到达作用部位而发挥作用。选择抛射剂时，必须考虑喷雾的状态、压力、溶解度、稳定性、安全性及成本等。理想的抛射剂要有适当的沸点，在常温下其蒸气压应大于大气压；无毒、无致敏性和刺激性；不易燃易爆，惰性，不与药物或容器发生反应；无色、无臭、无味；价廉易得。抛射剂是气雾剂的重要组成部分，直接影响气雾剂的性能。一般抛射剂用量越大，蒸气压越高，喷射动力就越强，喷出的液滴就越细，反之亦然。吸入气雾剂要求液滴比较细，需要选用蒸气压高的抛射剂；局部用气雾剂喷出的液滴粒径可较大，可选用蒸气压低的抛射剂。

1. 抛射剂分类

（1）氟氯烷烃类　历史上氟氯烷烃类（CFCs，氟利昂类）曾作为抛射剂使用，但由于其对大气臭氧层具有破坏作用，现已停止使用。目前常用的液化气体类抛射剂有氢氟烷烃类（hydrofluoroalkane，HFA）、二甲醚（DME）、烷烃类等。

（2）氟氯烷烃替代品　氢氟烷烃类由于分子中不含氯原子（由一个或多个氢取代了氯原子），降低了对大气臭氧层的破坏作用，成为了氟利昂的优良替代品。氢氟烷烃类抛射剂在低温下或高压强下呈现液体状态，在常温下饱和蒸气压较高，常用氢氟烷烃类抛射剂的理化性质见表 13-1。其中以四氟乙烷（HFA-134a）和七氟丙烷（HFA-227）应用较多。四氟乙烷和七氟丙烷无腐蚀性、无刺激性、不燃、与水不混溶，可作为氟氯烷烃的替代品用于定量吸入剂。欧盟和美国已先后于 1995 年和 1996 年批准氢氟烷烃作为氟氯烷烃的替代品用于吸入气雾剂中。二氟乙烷

（HFA-152a）无腐蚀性、无刺激性，但可燃，在美国用作局部气雾剂的抛射剂。

表 13-1 常用氢氟烷烃类抛射剂的理化性质

抛射剂	代码	蒸气压（kPa）（25℃）	沸点（℃）	密度（g·mL⁻¹）（25℃）	在水中溶解度（20℃）（%，W/W）
四氟乙烷（C₂H₂F₄）	HFA-134a	662	-26.2	1.21	1:1294
七氟丙烷（C₃HF₇）	HFA-227	297	-16.5	1.42	1:1725
二氟乙烷（C₂H₄F₂）	HFA-152a	600	-24.7	0.90	1:357.0

二甲醚（DME），常温常压下为无色气体或压缩液体，具有轻微醚香味，在高压下为液体。与其他抛射剂相比，二甲醚有很高的水溶性（水中溶解度为34%），加6%的乙醇后可与水混溶；常温下具有化学惰性，无腐蚀性、无致癌性。缺点是有易燃性，限制其广泛使用。因DME的蒸气压很高，一般不单独使用，常与烃及其他抛射剂合用，作为局部用气雾剂的抛射剂。

烷烃类，目前常用的是丙烷、正丁烷和异丁烷。烷烃类抛射剂价廉易得，无毒，化学性质稳定，密度低，但易燃、易爆。常需与其他类抛射剂混合使用，以获得适当的蒸气压和密度，并降低其可燃性。主要用于局部气雾剂。常用烷烃类抛射剂的理化性质见表13-2。

表 13-2 常用烷烃类抛射剂的理化性质

抛射剂	商品名	蒸气压（kPa）21℃	沸点（℃）	密度（g·mL⁻¹）（20℃）
丙烷	A-108	758.4	-42.1	0.50
异丁烷	A-31	209.6	-11.7	0.56
正丁烷	A-17	113.8	-0.5	0.58

（3）压缩气体　常用的压缩气体包括二氧化碳、氮气、一氧化二氮等。虽然其化学性质稳定，但常温时蒸气压过高，对容器耐压性能要求高。若仅在常温下充入低压气体，则压力易迅速降低，喷射效果不持久，应用范围有限，可作为非药用气雾剂的抛射剂使用。

2. 抛射剂的用量　抛射剂的用量及自身蒸气压会影响气雾剂的喷射能力、雾粒的大小、干湿及泡沫状态。其用量主要与气雾剂种类、用途有关。在溶液型气雾剂中，抛射剂在处方中的用量比一般为20%～70%（W/W），用量越大，雾滴粒径越小；乳剂型气雾剂的抛射剂用量一般为8%～10%（W/W），产生泡沫的性状取决于抛射剂的性质和用量；混悬型气雾剂的抛射剂用量较高，用于腔道给药的用量为30%～45%（W/W），用于吸入给药时，抛射剂用量可高达99%。此外，可根据所需粒径调节抛射剂用量，如吸入气雾剂，雾粒要求较细（以1～5μm为宜），则抛射剂用量宜多；皮肤用气雾剂的雾滴可粗些（50～200μm），抛射剂用量可较少，为6%～10%（W/W）。

实际应用中单一的抛射剂往往很难达到用药要求，故一般多采用混合抛射剂，并通过调整用量、比例来达到调整喷射能力的目的。

不同抛射剂混合后的总蒸气压由各自的蒸气压和摩尔数所决定。按照Raoult定律，在一定温度下溶质的加入会导致溶剂蒸气压下降，蒸气压的下降与溶液中溶质的摩尔分数成正比；根据Dalton气体分压定律，体系的总蒸气压等于体系中各组分的分压之和，由此可计算混合抛射剂的蒸气压：

$$P_a = N_a \times P_a^0 = \frac{n_a}{n_a + n_b} \times P_a^0 \qquad (13-1)$$

$$P_b = N_b \times P_b^0 = \frac{n_b}{n_a + n_b} \times P_b^0 \qquad (13-2)$$

$$P = P_a + P_b \qquad (13-3)$$

式中，P 为蒸气压；n 为抛射剂摩尔数；N 为抛射剂摩尔分数；P_a、P_b 分别表示抛射剂 A 和 B 的分压；P_a^0、P_b^0 分别为纯抛射剂 A、B 的饱和蒸气压。

（二）药物与附加剂

1. 药物 液体、固体药物均可制备气雾剂，应用较多的药物有呼吸道系统用药、心血管系统用药、解痉药及烧伤用药等。近年来，蛋白质、多肽类药物的气雾剂给药系统的研究也越来越多。

2. 附加剂 为制备质量稳定气雾剂常需加入适宜附加剂。

由于目前常用的抛射剂是非极性的，故制备溶液型气雾剂时，有相当一部分药物难以与之混溶，为配制澄明溶液，常需加入潜溶剂，如无水乙醇、聚乙二醇、丙二醇、丙酮等。

为增加混悬型气雾剂的物理稳定性，常需加入一些表面活性剂或分散剂，以降低药物的表面张力，有利于其在抛射剂中的均匀分散。常用的表面活性剂有聚山梨酯类、卵磷脂衍生物、油醇以及无水乙醇。局部用气雾剂可选用矿物油或豆蔻异丙酯作为分散剂。

乳剂型气雾剂除含药物和抛射剂外，一般还含有乳化剂、水性和油性介质。乳化剂多用聚山梨酯类、脂肪酸酯类和烷基苯氧基乙醇等非离子表面活性剂。除表面活性剂外，还常需加入防腐剂、香料、柔软剂、润滑剂等附加剂。

使用各种附加剂均须注意其安全性、对药物溶解度与稳定性的影响以及是否能在肺部代谢或滞留等方面。吸入气雾剂中所有附加剂均应对呼吸道黏膜和纤毛无刺激性、无毒性。非吸入气雾剂中所有附加剂均应对皮肤或黏膜无刺激性。

（三）耐压容器

气雾剂的容器应具有耐压、与内容物无理化作用、耐腐蚀、不易破碎、美观价廉等特点。目前主要有金属容器、玻璃和塑料容器。

1. 金属容器 常用的有不锈钢、铝质和马口铁。特点是耐压力强，质地较轻，携带与运输均方便，但化学稳定性较差，故常内涂环氧树脂、聚氯乙烯或聚乙烯等保护层。

2. 玻璃容器 特点是化学性质比较稳定，但耐压性和抗撞击性较差，故常在玻璃瓶的外面搪以塑料层。一般用于中等压力和容积的气雾剂。

3. 塑料容器 特点是质轻、牢固，能耐受较高的压力，具有良好的抗撞击性和耐腐蚀性，但有较高的渗透性和特殊气味，易引起药液变化。一般选用化学稳定性好、耐压和耐撞击的塑料，如热塑性聚丁烯对苯二甲酸酯树脂和缩乙醛共聚树脂等。

（四）阀门系统

阀门系统是控制药物和抛射剂从容器中喷出的关键部件。主要有吸入用的定量阀门和供腔道或皮肤等外用的泡沫阀门系统。

阀门系统一般由推动钮、阀门杆、橡胶封圈、弹簧、定量室和浸入管组成，并通过铝制封帽将阀门系统固定在耐压容器上，见图13-2。

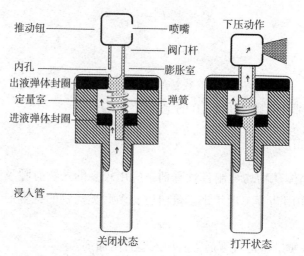

图 13-2 气雾剂阀门系统示意图

1. 推动钮 是用以开启或关闭阀门系统的装置，其上有喷嘴与阀门杆相连。一般用塑料制成。

2. 阀门杆 是阀门的轴芯部分，通常用尼龙或不锈钢制成。顶端与推动钮相接，上端有内孔与膨胀室，下端有一细槽（引液槽）供药液进入定量室。

（1）内孔 是阀门沟通容器内外的极细小孔，其孔径大小与气雾剂的喷射雾滴粗细程度直接相关。内孔位于阀门杆之旁，平常被弹性封圈封住，使容器内外不通。当揿下推动钮时，内孔与药液相通，容器的内容物立即通过阀门喷射出来。

（2）膨胀室 在阀门杆内，位于内孔之上，与上面的喷嘴相通，进入该室的内容物发生汽化。

3. 橡胶封圈 通常用丁腈橡胶制成，有进液封圈与出液封圈两种。进液封圈紧套于阀门杆下端，在弹簧之下，其作用是托住弹簧，同时随着阀门杆的上下移动而使进液槽打开或关闭，且封闭定量杯下端，使杯内药液不倒流。出液封圈紧套于阀门杆上端，位于内孔之下，弹簧之上，其作用是随着阀门杆的上下移动而使内孔打开或关闭，同时封闭定量杯的上端，使杯内药液不溢出。

4. 弹簧 为推动钮提供上升的动力，位于阀门杆的下部。常采用质量稳定的不锈钢制成。

5. 定量室（杯） 通常用塑料或金属制成，其容量决定了每揿给药剂量（一般为0.05~0.2mL）。

6. 浸入管 其作用是将内容物输送至阀门系统中，通常用聚乙烯或聚丙烯制成，连接在阀门杆的下部。如不用浸入管而仅用有引液槽的阀杆则使用时需将容器倒置。

7. 封帽 作用是把阀门封固在容器上，通常是铝制品，必要时涂以环氧树脂等薄膜。

阀门系统的工作原理：在关闭时，内孔处于定量室之上并通过出液封圈与之分隔，使定量室与容器相通，药液进入并灌满定量室；当揿下推动钮时，阀门杆向下移动，定量室与容器分隔，与此同时，阀门杆的内孔进入定量室，内容物迅速从定量室进入膨胀室，膨胀室中药液随抛射剂骤然汽化，经上部相连的喷嘴而喷射出去（见图13-2）。

四、气雾剂的制备

气雾剂应在避菌环境下配制，各种用具、容器等须用适宜方法清洁和消毒，整个制备过程应防止微生物的污染。一般制备工艺流程为：

容器与阀门系统的处理和装配→药物的配制与分装→填充抛射剂→质量检查→包装

1. 容器与阀门系统的处理和装配

（1）玻璃瓶的搪塑　将玻璃瓶洗净、烘干，并预热至125℃±5℃，趁热浸入塑料黏浆中，使瓶颈以下均匀地黏附一层塑料液，倒置，在160℃±10℃干燥15分钟，备用。塑料黏浆通常由糊状高分子材料、增塑剂（如苯二甲酸二丁酯或苯二甲酸二辛酯）、润滑剂（如硬脂酸钙或硬脂酸锌）和色素等组成。

（2）阀门系统的处理与装配　将阀门系统中的塑料和尼龙制品洗净后，浸于95%乙醇中备用；不锈钢弹簧在1%～3%的碱液中煮沸10～30分钟，用水洗至无油腻，浸泡在95%乙醇中备用；橡胶制品用75%乙醇浸泡24小时，干燥备用。上述处理后零件按阀门系统的构造进行装配。

2. 药物的配制与分装　根据药物性质和气雾剂类型进行配制。一般溶液型气雾剂应制成澄清药液；混悬型气雾剂应先将药物微粉化处理，再与其他附加剂混匀；乳剂型气雾剂应制成均匀稳定的乳剂。将配制好的药液，定量分装于容器内，装配阀门，扎紧封帽。

3. 抛射剂的填充　抛射剂的填充主要有压灌法和冷灌法。

（1）压灌法　压灌法系将药液灌入容器内后，将阀门系统安装在耐压容器上，并用封帽扎紧，然后用压装机压入定量的抛射剂。灌装时，压装机上的灌装针头插入气雾剂阀门杆的膨胀室内，阀门杆向下移动，压装机与气雾剂的阀门同时打开，过滤后的液化抛射剂在压缩气体的较大压力下定量地进入气雾剂的耐压容器内。

压灌法在室温下操作，设备简单，抛射剂的损耗较少，但抛射剂需经阀门压入容器，生产速度较慢。目前，我国气雾剂的生产主要采用高速旋转压装抛射剂工艺，产品质量稳定，生产效率高。

（2）冷灌法　冷灌法系借助冷却设备将药液冷却至低温（–20℃左右），进行药液的分装，然后将冷却至沸点以下至少5℃的抛射剂灌装到耐压容器中或将冷却的药液和抛射剂同时进行灌装，立即安装阀门系统，并用封帽扎紧。操作必须迅速完成，以减少抛射剂损失。

冷灌法速度快，对阀门系统无影响，成品压力较稳定，但需要低温设备和低温操作。由于低温下水分会结冰，所以乳剂型或含水分产品不宜用此法进行灌装。

五、气雾剂的质量检查

气雾剂的质量检查项目主要包括泄漏率、每罐总揿次、每揿主药含量、粒度、喷射速率、喷出总量、微生物限度或无菌、递送剂量均一性、装量等。

1. 泄漏率　取供试品12瓶，用乙醇将表面清洗干净，室温垂直放置24小时，分别精密称重（ω_1），再在室温放置72小时（精确至30分钟），分别精密称重（ω_2），置–4～20℃冷却后，迅速在铝盖上钻一小孔，放置在室温，待抛射剂完全气化挥尽后，将瓶与阀分离，用乙醇洗净，干燥，分别精密称重（ω_3），按式13-4计算每瓶泄漏率。平均泄漏率应小于3.5%，并不得有1瓶大于5%。

$$年泄漏率 = 365 \times 24 \times (\omega_1 - \omega_2) / [72 \times (\omega_1 - \omega_3)] \times 100\% \qquad (13\text{-}4)$$

2. 每罐总揿次　定量气雾剂按吸入制剂《中国药典》2020年版四部通则0111相关项下方法检查，每瓶总揿次应符合规定。取气雾剂1罐，揿压阀门，释放内容物到废弃池中，每次揿压间隔不少于5秒。每罐总揿次应不少于标示总揿次（此检查可与递送剂量均一性测试结合）。

3. 每揿主药含量 定量气雾剂应检查每揿主药含量。取供试品 1 罐，充分振摇，除去帽盖，按产品说明书规定弃去若干揿次，用溶剂洗净套口，充分干燥后，倒置于已加入一定量吸收液的适宜烧杯中，将套口浸入吸收液液面下（至少 25mm），喷射 10 次或 20 次（注意每次喷射间隔 5 秒并缓缓振摇），取出供试品，用吸收液洗净套口内外，合并吸收液，转移至适宜量瓶中并稀释至刻度后，按各品种含量测定项下的方法测定，所得结果除以取样喷射次数，即为平均每揿主药含量。每揿主药含量应为标示量的 80% ~ 120%。

4. 粒度 除另有规定外，混悬型气雾剂应做粒度检查。取供试品 1 罐，充分振摇，除去帽盖，试喷数次，擦干，取清洁干燥的载玻片一块，置距喷嘴垂直方向 5cm 处喷射 1 次，用约 2mL 四氯化碳或其他适宜溶剂小心冲洗载玻片上的喷射物，吸干多余的四氯化碳，待干燥，盖上盖玻片，移置具有测微尺的 400 倍或以上倍数显微镜下检视，上下左右移动，检查 25 个视野，计数，应符合各品种项下规定。

5. 喷射速率 非定量气雾剂应检查喷射速率。取供试品 4 罐，除去帽盖，分别喷射数秒后，擦净，精密称定，将其浸入恒温水浴（25℃±1℃）中 30 分钟，取出，擦干，除另有规定外，连续喷射 5 秒钟，擦净，分别精密称重，然后放入恒温水浴（25℃±1℃）中，按上法重复操作 3 次，计算每罐的平均喷射速率（g/s），均应符合各品种项下的规定。

6. 喷出总量 非定量气雾剂照下述方法检查，喷出总量应符合规定。检查法：取供试品 4 罐，除去帽盖，精密称定，在通风橱内，分别连续喷射于已加入适量吸收液的容器中，直至喷尽为止，擦净，分别精密称定，每瓶喷出量均不得少于标示装量的 85%。

7. 微生物限度 除另有规定外，按《中国药典》2020 年版四部通则 1105 微生物计数法、通则 1106 控制菌检查法及通则 1107 非无菌药品微生物限度标准检查，应符合规定。

8. 无菌 除另有规定外，用于烧伤［除程度较轻的烧伤（Ⅰ° 或浅Ⅱ° 外）］、严重创伤或临床必需无菌的气雾剂，照《中国药典》2020 年版四部通则 1101 无菌检查法检查，应符合规定。

9. 递送剂量均一性 定量气雾剂按《中国药典》2020 年版四部通则 0111 吸入气雾剂相关项下方法检查，递送剂量均一性应符合规定。

10. 每揿喷量 定量气雾剂照下述方法检查，应符合规定。检查法：取供试品 1 罐，按产品说明书规定，弃去若干揿次，擦净，精密称定，揿压阀门喷射 1 次，擦净，再精密称定。前后两次重量之差为 1 个喷量。按上法连续测定 3 个喷量；揿压阀门连续喷射，每次间隔 5 秒，弃去，至 $n/2$ 次；再按上法连续测定 4 个喷量；继续揿压阀门连续喷射，弃去，再按上法测定最后 3 个喷量。计算每瓶 10 个喷量的平均值，再重复测定 3 罐。除另有规定外，均应为标示喷量的 80% ~ 120%。

凡进行每揿递送剂量均一性检查的气雾剂，不再进行每揿喷量检查。

11. 装量 非定量气雾剂按《中国药典》2020 年版四部通则 0942 最低装量检查法检查，应符合规定。

六、举例

例 1　异丙托溴铵气雾剂

【处方】异丙托溴铵 0.374g，无水乙醇 150g，HFA-134a 844.586g，枸橼酸 0.04g，蒸馏水 5g，共制 1000g。

【制备】将异丙托溴铵、枸橼酸和水溶解在乙醇中制备成活性组分浓缩液。将该浓缩液灌装入气雾剂容器中。容器上部空间用氮气或 HFA-134a 蒸气填充并用阀门密封。最后将 HFA-134a

加压充填入密闭的容器内部即得。

【注解】本品为溶液型气雾剂，无水乙醇作为潜溶剂以增加药物和赋形剂在抛射剂中的溶解度；枸橼酸用以调节体系 pH 抑制药物分解；加入少量水可避免药物因脱水而引起的分解。

例 2　沙丁胺醇气雾剂

【处方】沙丁胺醇 1.313g，磷脂 0.368g，卖泽 -52 0.263g，HFA-134a 998.060g，共制 1000g。

【制备】将药物、磷脂、卖泽 -52 与溶剂一起混合后，超声，直到平均粒子大小达到 0.1 ~ 5μm。通过冷冻干燥或喷雾干燥得到干燥粉末，再将该粉末悬浮在 HFA-134a 中，即得。

【注解】本品为混悬型气雾剂，加入磷脂和卖泽 -52 的目的是使药物微粒具有适宜的极性和表面张力，避免微粒聚结，提高药物混悬液的稳定性。

例 3　咖啡因气雾剂

【处方】咖啡因一水合物 46.9mg，HFA-227 150mL，$F_8H_{11}DMP$ 1.5g，全氟辛基溴（PFOB）95mL，NaCl（0.9%）5mL。

【制备】取 1.5g $F_8H_{11}DMP$ 在缓慢搅拌下溶解于 95mL PFOB 中得油相；将 46.9mg 咖啡因一水合物溶于 5mL 0.9% NaCl 溶液中得水相。将水相加到油相后，依次用低压和高压进行均匀化加工处理，温度保持在 40℃，得 W/O 型乳剂。分剂量灌装，安装阀门后，每 100mL 乳剂分别压入 150mL HFA-227，即得咖啡因气雾剂。

【注解】① PFOB（全氟辛基溴）为该制剂的外油相；②由于 HFA-227 抛射剂的水溶性不好，故欲使形成的乳剂均匀稳定，须制成 W/O 型乳剂，外层的 PFOB 油相可与 HFA-227 抛射剂互溶；③ $F_8H_{11}DMP$ 是氟化的表面活性剂，为乳剂型气雾剂的稳定剂、乳化剂。

第三节　粉雾剂

一、粉雾剂的含义与特点

粉雾剂（powder aerosols）系指微粉化药物单独或与合适辅料混合后借特殊的给药装置，由患者主动吸入或喷至皮肤或腔道黏膜的制剂。按用途可分为吸入粉雾剂、非吸入粉雾剂和外用粉雾剂。吸入粉雾剂系指微粉化的药物或药物与载体以胶囊、泡囊或多剂量贮库形式，采用特制的干粉吸入装置（dry powder inhalers，DPIs），由患者主动吸入雾化药物至肺部的制剂；非吸入粉雾剂系指药物或药物与载体以胶囊或泡囊形式，采用特制的干粉给药装置，将雾化药物喷至腔道黏膜的制剂；外用粉雾剂系指药物或与适宜的附加剂灌装于特制的干粉给药器具中，使用时借助外力将药物喷至皮肤或黏膜的制剂。

作为呼吸道黏膜吸收制剂，吸入粉雾剂的特点：①无胃肠道刺激或降解作用；②药物吸收迅速起效快，无肝脏首过效应；③药物吸收后直接进入体循环，发挥全身治疗作用；④可用于胃肠道难以吸收的水溶性大的药物；⑤对于起局部作用的药物，给药剂量明显降低，毒副作用小；⑥除小分子药物外亦适用于多肽、蛋白类大分子药物。

粉雾剂处方根据其组成成分可分为：①微粉化药物；②药物与附加剂的均匀混合体；③药物与载体的均匀混合体；④药物、附加剂和载体的均匀混合体。处方组成示意图见图 13-3。微粉化的药物粉末因较大的表面自由能表现出较强的聚集倾向，粉体流动性差，贮存后易聚结。粉雾剂的附加剂可改善粉末流动性。常用附加剂包括表面活性剂、分散剂、润滑剂和抗静电剂等。除改善微粉药物流动性外，粉雾剂载体还起稀释剂作用，药物微粉吸附于载体表面，混合过程不分离;吸入时,药物最大限度地从载体表面分离,进一步沉积于肺部。乳糖是常用的载体,常用粒径为 50 ~ 100μm。

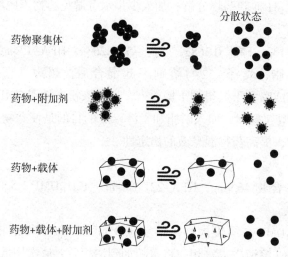

分散状态

药物聚集体

药物+附加剂

药物+载体

药物+载体+附加剂

图 13-3　吸入粉雾剂的处方组成示意图

二、粉雾剂质量要求

吸入型粉雾剂应对呼吸道黏膜和纤毛无刺激性、无毒性,非吸入粉雾剂应对皮肤或黏膜无刺激性;《中国药典》2020 年版规定,吸入型粉雾剂的药物粒子大小应控制在 10μm 以下,其中大多数应为 5μm 以下。

胶囊型和泡囊型粉雾剂(包括吸入与非吸入型)应标明每粒胶囊或泡囊中的药物含量、用法(如在吸入装置中吸入,而非吞服)、有效期和贮藏条件。多剂量贮库型吸入粉雾剂应标明每瓶的装量、主药含量、总吸次和每吸主药含量。

三、吸入粉雾剂的给药装置

吸入粉雾剂的给药装置是影响其治疗效果的重要因素。装置中各组成部件均应采用无毒、无刺激性和性质稳定的材料制备。

自 1971 年英国的 Bell 研制的第一个干粉吸入装置问世以来,已有多种不同类型的粉雾剂给药装置得到应用。按照药物的储存方式可分为胶囊型、囊泡型、贮库型吸入装置。

胶囊型吸入装置为第一代吸入装置,药物与载体灌装于胶囊。一般通过装置中的刀片或针先将装药的硬胶囊刺破,然后吸气使胶囊在装置中快速转动,药粉从刺破的孔中释出,或从分开的胶囊中释出,通过筛网使颗粒分散后进入呼吸道。胶囊型吸入装置结构简单,便于携带和清洗。不足之处有:单剂量给药,病人在急症时需自行装药;药物的防湿作用取决于储存的胶囊质量;小剂量药物需添加填充剂。

泡囊型与贮库型装置为第二代吸入装置。泡囊型吸入装置是将药物按剂量分装于铝箔上的水泡眼中,装入相应的吸入装置,用时可刺破铝箔,吸气时药粉即可释出。泡囊型吸入装置防潮性能更好,患者无须重新安装装置便可吸入多个剂量,剂量可以很小且无须使用填充剂,但需更换铝箔包装。

贮库型吸入装置能将多剂量药物储存在装置中,用时旋转装置,单剂量的药物即可释出并随吸气吸入。患者不用换药,使用方便。

第三代吸入装置采用主动吸入技术，患者在用药前，按动装置上的开关，定量药物可在雾化室中预先雾化成气溶胶，再由患者吸入呼吸道中。由于固体药物粉末经雾化处理，使得药物粒子分散均匀，药物递送与呼吸气流无关，重现性好，保证了药物在肺部的有效沉积。

四、粉雾剂的制备

粉雾剂一般制备工艺流程为：

原料药物→微粉化→与载体等附加剂混合→装入胶囊、泡囊等装置中→质检→包装

药物粒子大小会影响吸入型粉雾剂的疗效发挥，一般理想的药物粒径为 0.5 ~ 8μm。药物经微粉化后，具有较高的表面自由能，粉体流动性差，使粉粒易聚集成团。此外，粉末的荷电性和吸湿性也会对分散性造成影响，因此常需加入一些载体材料，如乳糖、葡聚糖、甘露醇和木糖醇等，以改善粉末的流动性和分散性。其中乳糖作为粉雾剂载体已获得 FDA 的批准。

五、粉雾剂的质量检查

粉雾剂的质量检查项目主要包括递送剂量均一性、多剂量吸入粉雾剂总吸次、微细粒子剂量和微生物限度等。

1. 递送剂量均一性　吸入粉雾剂按《中国药典》2020 年版四部通则 0111 吸入粉雾剂相关项下方法检查，递送剂量均一性应符合规定。

2. 多剂量吸入粉雾剂总吸次　在设定的气流下，将吸入剂撤空，记录吸次，不得低于标示的总吸次（该检查可与递送剂量均一性测定结合）。

3. 微细粒子剂量　吸入粉雾剂按《中国药典》2020 年版四部通则 0951 吸入制剂微细粒子空气动力学特性测定法检查，照各品种项下规定的装置与方法，依法测定，计算微细粒子剂量，应符合规定。除另有规定外，微细药物粒子百分比应不少于标示剂量的 10%。

4. 微生物限度　除另有规定外，吸入粉雾剂按《中国药典》2020 年版四部通则 1105 微生物计数法、通则 1106 控制菌检查法及通则 1107 非无菌药品微生物限度标准检查，应符合规定。

六、举例

例　色甘酸钠粉雾剂

【处方】色甘酸钠 20g，乳糖 20g，共制 1000 粒。

【制备】将色甘酸钠用适当方法制成极细的粉末，与处方量的乳糖充分混合均匀，分装到空心胶囊中，使每粒含色甘酸钠 20mg，即得。

【注解】本品为胶囊型粉雾剂，用时需装入相应的装置中，供患者吸入使用。本品为抗变态反应药，可用于预防各种类型哮喘的发作。色甘酸钠在胃肠道仅吸收 1% 左右，而肺部吸收较好，吸入后 10 ~ 20 分钟血药浓度即可达峰。处方中的乳糖作为载体。

第四节　喷雾剂

一、喷雾剂的含义与特点

喷雾剂（sprays）系指原料药物或与适宜辅料填充于特制的装置中，使用时借助手动泵的压力、高压气体、超声振动或其他方法将内容物呈雾状物释出，用于肺部吸入或直接喷至腔道黏膜

及皮肤等的制剂。喷雾剂按分散系统分为溶液型、乳剂型、混悬型；按用药途径可分为吸入喷雾剂、鼻用喷雾剂及用于皮肤、黏膜的非吸入喷雾剂；按给药定量与否，可分为定量喷雾剂和非定量喷雾剂。喷雾剂由于无须抛射剂作动力，无大气污染问题，且处方、生产工艺简单，产品成本较气雾剂低，因而可在一定范围内作为非吸入用气雾剂的一种替代形式。

与气雾剂相比，喷雾剂的特点：①不含抛射剂，可避免对大气层的污染，安全性好；②处方与生产设备简便，成本低；③手动泵压力喷射的雾滴粒径较大，不适用于肺部吸入，以局部应用为主。可用于鼻腔、口腔、喉部、眼部、耳部和体表等部位，其中以鼻腔和体表用喷雾剂较多。

二、喷雾剂质量要求

喷雾剂在生产与贮藏期间应符合下列有关规定：①喷雾剂应在相关品种要求的环境下配制，如一定的洁净度、灭菌条件和低温环境等。②根据需要可加入溶剂、助溶剂、抗氧剂、抑菌剂、表面活性剂等附加剂，所加的附加剂对皮肤或黏膜应无刺激性。③喷雾剂装置中的各组成部件均应采用无毒、无刺激性、性质稳定、与原料药物不起作用的材料制备。④溶液型喷雾剂的药液应澄清；乳状液型喷雾剂的液滴在液体介质中应分散均匀；混悬型喷雾剂应将原料药物细粉和附加剂充分混匀、研细，制成稳定的混悬液。经雾化器雾化后供吸入用的雾滴（粒）大小应控制在 $10\mu m$ 以下，其中大多数应为 $5\mu m$ 以下。⑤除另有规定外，喷雾剂应避光密闭贮存。

喷雾剂用于烧伤如为非无菌制剂的，应在标签上标明"非无菌制剂"；产品说明书中应注明"本品为非无菌制剂"，同时在适应证下应明确"用于程度较轻的烧伤（Ⅰ度或浅Ⅱ度）"；注意事项下规定"应遵医嘱使用"。

三、喷雾剂的装置

（一）普通喷雾装置

常用的普通喷雾剂给药装置通常由两部分构成，一部分为起喷射药物作用的喷雾装置，另一部分为盛装药液的容器。

普通喷雾剂是利用机械或电子装置制成的手动泵进行喷雾给药。手动泵系采用手压触动器产生的压力使喷雾器内药液以所需形式释放的装置，主要由泵杆、支持体、密封垫、固定杯、弹簧、活塞、泵体、弹簧帽、活动垫或舌状垫及浸入管等基本元件组成。所用材料多为聚丙烯、聚乙烯、不锈钢弹簧及钢珠等。该装置易于生产，使用方便，仅需很小的触动力即可喷出药液，适用范围广。手动泵产生的压力取决于手按压力或与之平衡的泵体弹簧的压力，远小于气雾剂中抛射剂所产生的压力，因而喷射出的雾滴粒径较大。雾滴的大小与压力、喷雾口孔径、液体黏度等有关。

普通喷雾剂常用的容器有金属容器、塑料瓶和玻璃瓶等。不锈钢容器或马口铁制的容器内壁常涂以聚乙烯树脂作底层、环氧树脂作外层的复合防护膜，以提高其耐腐蚀性；塑料瓶一般为不透明的白色塑料制成，质轻但强度较高，便于携带；玻璃瓶一般为透明的棕色玻璃制成，强度稍差。

（二）新型喷雾装置

新型喷雾装置主要有喷射雾化器（jet nebulizers）、超声雾化器（ultrasonic nebulizers）和振动筛雾化器（vibrating-mesh nebulizers）。

喷射雾化器系利用压缩空气通过喷嘴时产生的高速气流将药物溶液分散成细小的雾滴。气体的流速是决定雾滴粒径以及药物传递速度的主要因素。

超声雾化器系利用一个压电晶体高频振动产生超声波，使药液持续雾化，供吸入或喷于咽喉等患病部位。

振动筛雾化器的雾化原理是在较低的电力作用下产生超声振动，使药物混悬液通过筛孔，可产生细小的雾滴。与喷射雾化器和超声雾化器相比，振动筛雾化器雾化效果好，效率高，药液滞留体积小。

四、喷雾剂的制备

喷雾剂的一般制备工艺流程为：

药液配制→分装→安装手动泵→包装

喷雾剂药液的配制与溶液剂基本相似，配制后灌装于适当的容器中，装上手动泵即可。使用压缩气体的则应安装阀门，扎紧封帽，压入压缩气体。

配制喷雾剂时，可按药物性质和治疗需要添加适宜的溶剂、抗氧剂、表面活性剂等附加剂，所有附加剂均应对使用部位无刺激性、无毒性。

五、喷雾剂的质量检查

1. 每瓶总喷次 多剂量定量喷雾剂照下述方法检查，应符合规定。

检查法：取供试品 4 瓶，除去帽盖，充分振摇，照使用说明书操作，释放内容物至收集容器内，按压喷雾泵（注意每次喷射间隔 5 秒并缓缓振摇），直至喷尽为止，分别计算喷射次数，每瓶总喷次均不得少于其标示总喷次。

2. 每喷喷量 除另有规定外，定量喷雾剂照下述方法检查，应符合规定。取供试品 1 瓶，按产品说明书规定，弃去若干喷次，擦净，精密称定，喷射 1 次，擦净，再精密称定。前后两次重量之差为 1 个喷量。分别测定标示喷次前（初始 3 个喷量）、中（n/2 喷起 4 个喷量，n 为标示总喷次）、后（最后 3 个喷量），共 10 个喷量。计算上述 10 个喷量的平均值。再重复测试 3 瓶。除另有规定外，均应为标示喷量的 80% ~ 120%。凡规定测定每喷主药含量或递送剂量均一性的喷雾剂，不再进行每喷喷量的测定。

3. 每喷主药含量 定量喷雾剂应检查每喷主药含量。取供试品 1 瓶，按使用说明书规定，弃去若干喷次，用溶剂洗净喷口，充分干燥后，喷射 10 次或 20 次（注意喷射每次间隔 5 秒并缓缓振摇），收集于一定量的吸收溶剂中，转移至适宜量瓶中并稀释至刻度，摇匀，测定。所得结果除以 10 或 20，即为平均每喷主药含量，每喷主药含量应为标示含量的 80% ~ 120%。凡规定测定递送剂量均一性的喷雾剂，一般不再进行每喷主药含量的测定。

4. 递送剂量均一性 除另有规定外，混悬型和乳状液型定量鼻用喷雾剂应检查递送剂量均一性，按《中国药典》2020 年版四部通则 0111 吸入制剂或通则 0106 鼻用制剂相关项下方法检查，应符合规定。

5. 微细粒子剂量 除另有规定外，定量吸入喷雾剂应检查微细粒子剂量，按《中国药典》2020 年版四部通则 0951 吸入制剂微细粒子空气动力学特性测定法检查，照各品种项下规定的方法测定，计算微细粒子剂量，应符合规定。

6. 装量差异 除另有规定外，单剂量喷雾剂检查装量差异。检查法：取供试品 20 个，照各品种项下规定的方法，求出每个内容物的装量与平均装量。每个装量与平均装量相比较，超出装量差异限度的不得多于 2 个，并不得有 1 个超出限度 1 倍，见表 13-3。

表 13-3　单剂量喷雾剂装量差异限度要求

平均装量	装量差异限度
0.30g 以下	±10%
0.30g 及 0.30g 以上	±7.5%

凡规定检查递送剂量均一性的单剂量喷雾剂，一般不再进行装量差异的检查。

7. 装量　非定量喷雾剂按《中国药典》2020 年版四部通则 0942 最低装量检查法检查，应符合规定。

8. 微生物限度　除另有规定外，按《中国药典》2020 年版四部通则 1105 微生物计数法、通则 1106 控制菌检查法及通则 1107 非无菌药品微生物限度标准检查，应符合规定。

9. 无菌　除另有规定外，用于烧伤［除程度较轻的烧伤（Ⅰ° 或浅Ⅱ° 外）］、严重创伤或临床必需无菌的喷雾剂，按《中国药典》2020 年版四部通则 1101 无菌检查法检查，应符合规定。

六、举例

例　丙酸氟替卡松鼻喷雾剂

【处方】丙酸氟替卡松 8.00g，苯扎氯铵 6.21g，羧甲基纤维素钠 240.0g，苯乙烯醇 40.80g，聚山梨酯 80 800.8g，葡萄糖 800.0g，盐酸（1mol/L）适量，纯化水 14900.0g，共制 1000 瓶。

【制备】将丙酸氟替卡松原料药微粉化后备用。称取处方量的原辅料，加至 80% 处方量的水中，搅拌，使其混合均匀，加入适量盐酸，调节 pH 值至 4~5，加水定容。灌装，加泵阀，即得。

【注解】丙酸氟替卡松在水中的溶解度极低，故制成混悬性鼻喷雾剂。为提高丙酸氟替卡松的生物利用度，需要对其原料药进行微粉化处理，控制丙酸氟替卡松的粒度大小；处方中加入润湿剂聚山梨酯 80、助悬剂羧甲基纤维素钠以增加混悬剂的物理稳定性；此外，还需加入苯扎氯铵、苯乙烯醇等防腐剂、等渗调节剂葡萄糖及 pH 调节剂来保证制剂的稳定、有效、安全。

第十四章

缓释、控释和迟释制剂

扫一扫，查阅本章数字资源，含PPT、视频等

学习要求

1. 掌握　缓释、控释和迟释制剂的概念、特点及其分类。
2. 熟悉　缓释、控释制剂设计的原理、组成、常用材料及缓释、控释和迟释制剂的制备方法。
3. 了解　缓释、控释和迟释制剂的体内外释药机制及评价方法。

第一节　概　述

一、缓释、控释和迟释制剂的概念

调释制剂（modified-release preparation）系指与普通制剂相比，通过技术手段调节药物的释放速率、释放部位或释放时间的一大类制剂。调释制剂可分为缓释、控释和迟释制剂等。其中，缓释、控释制剂与普通制剂相比，药物治疗作用更持久、毒副作用可能降低、用药次数减少，可提高患者用药依从性。迟释制剂可延迟释放药物，从而发挥肠溶、结肠定位或脉冲释放等功能。现代调释制剂的研制起始于 20 世纪 50 年代末，经过几十年的发展，在辅料、成型工艺以及生物药剂学特性等方面取得了突破性进展。目前，国内外不断有缓释、控释和迟释制剂上市，已经达到数百种，其制剂和给药途径包括胶囊、片剂、透皮贴剂、植入剂、渗透泵及注射剂（例如微球、微囊、纳米粒、脂质体等载体）等，其中口服类调释制剂的发展最快。

缓释制剂（sustained-release preparations）系指在规定释放介质中，按要求缓慢地非恒速释放药物，与相应的普通制剂比较，给药频率比普通制剂减小一半或有所减小，且能显著增加患者依从性的制剂。药物释放主要符合一级方程或 Higuchi 方程。缓释制剂的本质在于能够持续、缓慢释放药物，达到缓效、长效的目的。

控释制剂（controlled-release preparations）系指在规定释放介质中，按要求缓慢地恒速释放药物，与相应的普通制剂比较，给药频率比普通制剂减小一半或有所减小，血药浓度比缓释制剂更加平稳，且能显著增加患者依从性的制剂。药物释放一般符合零级或接近零级动力学过程。控释制剂侧重于定时、匀速、定位释放药物，其剂型要求更严格，能够更全面地针对体内诸多影响因素，更符合药物充分利用规律。

缓释与控释的主要区别在于缓释制剂是按时间变化先多后少地非恒速释放，缓释制剂侧重于长效，对于注射型缓释制剂，药物释放可持续数天至数月；对于口服缓释制剂，药物释放持续时间取决于其在消化道的滞留时间，一般以小时计。控释制剂是按零级速率规律释放，即其释药

是不受时间影响的恒速释放。控释制剂使药物释放更加具有可预见性，不受胃肠道动力、pH 值、患者年龄以及是否与食物同服等因素的影响。

迟释制剂（delayed release preparations）系指给药后不立即释放药物的制剂，包括肠溶制剂、结肠定位制剂和脉冲制剂等，现也称为择时与定位制剂。肠溶制剂系指在规定的酸性介质（pH 1.0 ~ 3.0）中不释放或几乎不释放药物，而在要求的时间内，于 pH 6.8 磷酸盐缓冲液中大部分或全部释放药物的制剂。结肠定位制剂系指在胃肠道上部基本不释放、在结肠内大部分或全部释放的制剂，即一定时间内在规定的酸性介质与 pH 6.8 磷酸盐缓冲液中不释放或几乎不释放，而在要求的时间内，于 pH 7.5 ~ 8.0 磷酸盐缓冲液中大部分或全部释放的制剂。脉冲制剂系指不立即释放药物，而在某种条件下（如在体液中经过一定时间或一定 pH 或某些酶作用下）一次或多次突然释放药物的制剂。

二、缓释、控释和迟释制剂的分类

缓释、控释和迟释制剂种类繁多，可按照不同的方法进行分类。

根据释药原理，可分为骨架型制剂、膜控型制剂、渗透泵型制剂、离子交换树脂型制剂和多技术复合型制剂等。

根据释药特点，可分为定时释放制剂、定位释放制剂和定速释放制剂。定速释放制剂包括骨架型、薄膜包衣、渗透泵型、固体分散体、微囊和微球等缓、控释制剂；定位释放制剂包括胃内滞留给药系统、结肠定位给药系统；定时释放制剂包括膜控释的定时给药系统、渗透压控释定时释药系统和膨胀控释定时释药系统等。

根据给药途径，可分为口服制剂、注射用制剂、经皮吸收制剂、植入制剂等。

三、缓释、控释和迟释制剂的临床意义和特点

（一）缓释、控释制剂的特点

与普通口服制剂相比，缓、控释制剂具有药物治疗作用持久、毒副作用低、用药次数减少等临床意义，主要特点如下。

1. 血药浓度平稳，可避免峰谷现象（如图 14-1 所示），有利于降低药物的毒副作用，增加药物治疗的稳定性。特别是对于治疗指数较窄的药物，根据关系式 $\tau \leqslant t_{1/2}(\ln TI/\ln 2)$，其中 TI 为治疗指数，$t_{1/2}$ 为药物的半衰期，τ 为给药间隔时间。若药物 $t_{1/2}$ 为 3 小时，TI 为 2，服用普通制剂要求每 3 小时给药 1 次才能避免血药浓度过高或过低，若制成缓释或控释制剂，每 12 小时给药一次，就能保证药物的安全性和有效性。

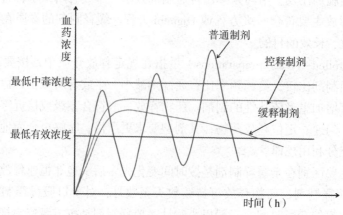

图 14-1　缓释、控释和普通制剂的血药浓度 - 时间曲线

2. 对半衰期短或需要频繁给药的药物，可以减少服药次数。如普通制剂一般每天给药 3 次，制成缓释或控释制剂可每天给药一次或数日给药一次，可显著提高患者的顺应性，特别适用于需长期服药的慢性疾病患者，如心律失常、心绞痛、高血压、哮喘等。

3. 可减少用药的总剂量，因此可用最小剂量达到高效。

尽管有上述优点，缓释、控释制剂亦有其局限性。

1. 在临床应用中对剂量调节的灵活性降低，如遇特殊情况（如出现较大副反应），往往不能立即终止治疗。可通过增加制剂品种的规格加以缓解，如将硝苯地平制备成 20mg、30mg、40mg、60mg 等规格的缓释、控释制剂。

2. 缓释、控释制剂一般是基于健康人群的平均动力学参数而设计，在疾病状态下体内药物的动力学特性有所改变时，往往不能灵活调节给药方案。

3. 缓释药物虽然减少了服药次数，但服药间隔内不能保持平稳的血药浓度，并且其药代动力学易受胃肠道环境（如胃肠道 pH、胃肠道动力与排空速度、与食物共同服用、患者年龄等）的影响，血药浓度的可预计性相对较差。

4. 制备缓释、控释制剂所涉及的设备和工艺较为复杂，成本较高。

（二）迟释制剂的特点

1. 肠溶制剂 ①防止药物对胃黏膜的刺激作用；②防止某些药物在胃释放引起的恶心反应；③增加药物的稳定性（如红霉素在胃的生理条件下不稳定）；④以小肠作为主要吸收部位的药物，可使药物在靶部位的浓度达到最高；⑤可延缓药物吸收。

2. 结肠定位制剂 ①提高结肠局部药物浓度，提高药效，有利于治疗结肠局部病变，如克罗恩病（Crohn's 病）、溃疡性结肠炎、结肠癌和便秘等；②结肠给药可避免首过效应；③结肠部位酶活性低，有利于多肽、蛋白质类大分子药物的吸收，如激素类药物、疫苗、生物技术类药物等；④固体制剂在结肠中的转运时间很长，可达 20～30 小时，因此结肠定位制剂的研究对缓释、控释制剂，特别是日服一次制剂的开发具有指导意义；⑤结肠定位制剂可延迟药物吸收时间，对于有昼夜节律的疾病，如哮喘、高血压、心律失常、心肌梗死等，是理想的治疗系统。在病人睡前给药，经过一段时间的时滞后，活性药物恰好在病人睡醒时或醒前几小时，即疾病发作频率最高时段快速释放，在疾病发作频率最高的时间达到血药峰浓度，从而提高药效，降低毒副作用。

3. 脉冲制剂 ①制成脉冲制剂的药物一般在小肠或结肠释放，可避免肝脏首过作用，提高药物生物利用度；②通过制成多剂量的脉冲制剂能减少给药次数，提高病人的依从性；③由于脉冲制剂中的药物是在疾病发作时才释放，故可避免机体因长时间处于高浓度药物状态而产生耐药性。

第二节 缓释、控释和迟释制剂的制备

一、缓释、控释制剂释药原理和方法

缓释、控释制剂主要有骨架型和贮库型两种。如药物以分子或微晶、微粒的形式均匀分散在各种载体材料中，则形成骨架型缓释、控释制剂；药物被包裹在高分子聚合物膜内，则形成贮库型缓释、控释制剂。缓释、控释制剂的释药原理与其结构特征及所用载体材料密切相关，主要有溶出、扩散、溶蚀或扩散与溶出相结合、渗透压或离子交换作用。

（一）溶出原理

因药物的释放受溶出速度的限制，故溶出速率低的药物本身就显示出缓释的性质。根据Noyes–Whitney溶出速率方程：

$$\frac{dC}{dt} = KS(D_s - C_t) \tag{14-1}$$

式中，dC/dt 为溶出速度，K 为溶出速度常数，S 为表面积，D_s 为药物饱和溶解度，C_t 为药物浓度。减小药物溶解度、增大药物粒径（减小表面积）降低药物的溶出速率，从而使药物缓慢释放，达到长效作用。具体方法如下。

1. 制成溶解度小的盐或酯　如将青霉素制成普鲁卡因盐或二苄基乙胺盐，药效比青霉素钾或钠盐显著延长。醇类药物经酯化后水溶性降低，药效延长，如睾丸素丙酸酯、环戊丙酸酯等，一般以油注射液供肌内注射，药物由油相扩散至水相（液体），然后水解为母体药物而产生治疗作用，药效较未酯化前延长 2 ~ 3 倍。

2. 与高分子化合物生成难溶性盐　鞣酸与生物碱类药物可形成难溶性盐，例如 $N–$ 甲基阿托品鞣酸盐、丙咪嗪鞣酸盐、维生素 B_{12} 鞣酸盐，其药效均较母体药物显著延长。胰岛素注射后在人体内有效时间极短（$t_{1/2}$=9 分钟），一般每日需注射四次，而与鱼精蛋白结合成溶解度小的鱼精蛋白胰岛素，加入锌盐制成鱼精蛋白锌胰岛素，药效可维持 18 ~ 24 小时或更长。

3. 控制药物粒子大小　粒径增大，总表面积减小，溶出速率就会降低，故难溶性药物的粒径增大可使其吸收减慢。如鱼精蛋白锌胰岛素中所含胰岛素锌晶粒较大（大部分超过 10μm），故其作用时间可长达 30 小时；含晶粒较小（不超过 2μm）的半慢性胰岛素锌，作用时间则只有12 ~ 14 小时。

（二）扩散原理

受扩散控制的缓释、控释制剂，药物首先需溶解成溶液后，再从制剂中缓慢扩散出来进入体液，其释药受扩散速率的限制。药物释放以扩散作用为主的有通过包衣膜及通过聚合物骨架扩散两种：

1. 通过包衣膜扩散　通过包衣膜控制的缓释、控释制剂主要有水不溶性膜和含水性孔道的膜两类。

（1）水不溶性包衣膜　这种包衣膜不溶于水和胃肠液，但水能通过。包衣膜上交联的聚合物链间存在分子大小的空隙，其渗透性不随胃肠道 pH 变化而改变，药物通过扩散作用释放。胃肠液渗透进入药芯，使药物溶解，药物溶液又渗透通过薄膜而释放。药物的释放速度由膜材的渗透性决定，选用不同渗透性能的膜材及其混合物，可调节释药速度达到设计要求。如乙基纤维素等包衣的微囊或小丸就属于这类制剂，其释放速度符合 Fick′s 第一定律：

$$\frac{dM}{dt} = \frac{ADK\Delta C}{L} \tag{14-2}$$

式中，dM/dt 为药物释放速度，A 为表面积，D 为扩散系数，K 为药物在膜与囊心之间的分配系数，L 为包衣层厚度，ΔC 为膜内外药物的浓度差。若 A、L、D、K 与 C 保持恒定，则释放速度为常数，系零级释放过程；若其中一个或多个参数改变，则为非零级过程。

（2）含水性孔道的包衣膜　这种包衣膜由水不溶性或胃肠液不溶性的成膜材料与水溶性致孔

剂混合包衣而成。该制剂进入胃肠道后，包衣膜中水溶性致孔剂被胃肠液溶解在包衣膜上形成无数肉眼不可见的微孔或弯曲小道，使衣膜具有通透性。胃肠液通过微孔渗入膜内，溶解制剂的药芯使药物溶解，被溶解的药物（溶液）经微孔向膜外扩散释放。如乙基纤维素与甲基纤维素混合组成的膜材，其中甲基纤维素起致孔作用，其释放速率可用式 14-3 表示：

$$\frac{\mathrm{d}M}{\mathrm{d}t} = \frac{AD\Delta C}{L} \tag{14-3}$$

式中，各项参数的意义同式 14-2，但较式 14-2 少了参数 K。这类药物制剂释放接近零级过程。

2. 通过聚合物骨架的扩散　药物释放机理是通过骨架中许多弯曲的孔道进行扩散。影响释放的主要因素是药物的溶解度、骨架的孔隙率、孔径和孔的弯曲程度。这类制剂在胃肠道中不崩解，药物释放后整体从粪便排出，一般适用于水溶性或较易溶于水的药物。若以下假设成立，则骨架型缓、控释制剂中药物的释放符合 Higuchi 方程，即：①药物释放时保持伪稳态（pseudo steady state）；② A>>C，即骨架中存在大量过量的药物；③理想的漏槽状态（sink condition）（释放介质的量不少于形成饱和溶液量的 3 倍，并脱气）；④药物颗粒比骨架小得多；⑤ D 保持恒定，药物与骨架材料无相互作用；⑥骨架中药物溶解速率大于药物的扩散速率，即扩散是限速步骤。

$$Q = \left[DC(p/\lambda)(2A-pC)t \right]^{\frac{1}{2}} \tag{14-4}$$

式中，Q 为单位面积在 t 时间的释放量，D 为扩散系数，p 为骨架中的孔隙率，C 为药物在释放介质中的溶解度，λ 为骨架中的弯曲因素，A 为单位体积骨架中的药物含量。

当式 14-4 右边除 t 外都保持恒定，则式 14-4 可简化为：

$$Q = k_{\mathrm{H}} t^{1/2} \tag{14-5}$$

式中，k_{H} 为常数，即药物释放量与 $t^{1/2}$ 成正比。

骨架型结构中药物的释放特点是不呈零级释放，药物首先接触介质，溶解后从骨架中扩散出来，显然，骨架中药物的溶出速度必须大于药物的扩散速度。

3. 利用扩散原理达到缓释、控释作用的主要方式

（1）包衣　将药物小丸或片剂用阻滞材料包衣，厚度不等的衣膜层可形成不同释药速度的小丸子；亦可一部分不包衣为速释部分，另一部分分别包厚度不等的衣层为缓释部分，从而达到双重效果。

（2）制成微囊　采用微囊技术制备缓释、控释制剂，微囊膜为半透膜，在胃肠道中，水分可渗透进入囊内，溶解药物，形成饱和溶液，然后扩散至囊外的消化液中而被机体吸收。药物的释放速度取决于囊膜的厚度、微孔的孔径、微孔的弯曲度等。

（3）制成不溶性骨架片剂　以水不溶性材料，如无毒聚氯乙烯、聚乙烯、聚乙烯乙酸酯、聚甲基丙烯酸酯、硅橡胶等为骨架（连续相）制备片剂。影响释药速度的因素主要有药物的溶解度、骨架的孔隙率、孔径和孔的弯曲程度。水溶性药物较适于制备不溶性骨架片，对于难溶性药物则释放太慢。药物释放完全后，骨架随粪便排出体外。

（4）增加黏度以降低扩散速度　增加溶液黏度以延长药物作用的方法主要用于注射液或其他液体制剂。例如明胶用于肝素、维生素 B_{12}、促肾上腺皮质激素（ACTH）；聚维酮（PVP）用于胰岛素、肾上腺素、皮质激素、垂体后叶激素、青霉素、局部麻醉剂、安眠药、水杨酸钠和抗组胺类药物，均有延长药效的作用；羧甲基纤维素（CMC）（1%）用于盐酸普鲁卡因注射液（3%）可使作用延长至约24小时。

（5）制成植入剂　植入剂为固体灭菌制剂。系将水不溶性药物熔融后倾入模型中制成，一般不加赋形剂，用外科手术埋藏于皮下，药效可长达数月甚至数年。例如孕激素的植入剂。

（6）制成乳剂　对于水溶性药物，制成W/O型乳剂。以精制羊毛醇和植物油为油相，临用时加入注射用水，强力振摇，即形成W/O型乳剂型注射剂。在体内（肌内），水相中的药物先向油相扩散，再由油相分配到体液，因此具有长效作用。

（7）制成经皮吸收制剂　经皮吸收制剂有贮库型和骨架型，药物以扩散的形式释放到皮肤表面，释药速率与药物浓度梯度、骨架材质、膜的孔隙率等有关。

（三）溶蚀与扩散、溶出结合

严格地讲，释药机理不可能仅为溶出或扩散某一单一机理，只是因为其某一释药机制明显占主导地位，以致可以归类于溶出控制型或扩散控制型。某些骨架型制剂，如生物溶蚀型缓释、控释制剂，不仅药物可从骨架中扩散出来，而且骨架本身也处于溶蚀的过程。当聚合物溶解时，药物扩散的路径长度改变，这一复杂性则形成移动界面扩散系统。这类制剂的优点在于材料经生物溶蚀后可不残留于体内，缺点则是由于影响因素多，释药动力学较难控制。通过化学键将药物和聚合物直接结合而制备的生物溶蚀型缓控释制剂，药物可通过水解或酶反应从聚合物中释放出来，这类系统载药量很高，而且释药速率较易控制。

溶胀型缓释、控释骨架制剂（药物溶于溶胀型聚合物中）的释药机制也为扩散和溶蚀结合。这类制剂在液体介质中不被溶蚀，但能吸收大量（30%～90%）的液体介质，自身体积膨大，形状亦可能改变，水进入骨架后药物溶解，从膨胀的骨架中扩散出来，其释药速度很大程度上取决于聚合物溶胀速率、药物溶解度和骨架中可溶部分的大小。由于药物释放前，聚合物必须先膨胀，因此这类制剂通常可减小突释效应。

（四）渗透压原理

利用渗透压原理制成的控释制剂，能均匀恒速地释放药物，较骨架型缓释制剂更为优越。这类控释制剂利用渗透压作为驱动力，故称为"渗透泵"（osmotic pump）制剂。现以口服渗透泵片为例，说明渗透泵制剂的原理和构造：片芯由水溶性药物和水溶性聚合物或其他辅料制成，外面用水不溶性的聚合物包衣，成为半渗透膜壳（水可渗进此膜但药物不能）。一端壳顶用适当方法（如激光）开一细孔。当片剂与水接触后，水即通过半渗透膜进入片芯，使药物溶解成为饱和溶液，渗透压4053～5066kPa（体液渗透压为760kPa），由于膜内外存在很大的渗透压差，药物饱和溶液由细孔持续流出，流出量与渗透进的水量相等。只要片芯中药物未被完全溶解，膜内外渗透压差保持恒定，药物的释放速度可持续不变；当片芯中药物逐渐溶解殆尽低于饱和浓度后，释药速率逐渐以抛物线式缓慢下降至零。

在药物溶液维持饱和的阶段，其释药速率主要受半透膜及渗透压差的控制，可用式14-6表示：

$$\frac{\mathrm{d}V}{\mathrm{d}t}=\frac{KA}{L}(\Delta\pi-\Delta P)\qquad\qquad(14\text{-}6)$$

式中，dV/dt 为水渗透进入膜内的流速；K、A 和 L 分别为膜的渗透系数、面积和厚度；$\Delta\pi$ 为渗透压差；ΔP 为流体静压差。

若式 14-6 右端保持不变，则可简化为：

$$\frac{dV}{dt}=K' \qquad (14-7)$$

如以 dm/dt 表示药物通过细孔释放的速率，C_s 为膜内药物饱和溶液浓度，则有：

$$\frac{dm}{dt}=C_s\frac{dV}{dt}=K'C_s \qquad (14-8)$$

即释药速率与药物在膜内的溶解度成正比，故释药速率恒定，即药物以零级速率释放。

这类制剂一般有三种类型，见图 14-2。第一种（A 型）为片芯含有固体药物与电解质，遇水即溶解，电解质可形成高渗透压差；第二种（B 型）为药物以溶液形式存在于不含药的渗透芯的弹性囊内，囊膜外周围为电解质，溶解后形成高渗透压差，使内膜产生压力而将药物溶液排出；第三种（C 型）为推拉型，属于多室渗透泵，片芯上层由药物、具渗透压活性的亲水聚合物及其他辅料组成，下层由亲水膨胀聚合物、渗透压活性物质及其他辅料组成，在外层包衣并打孔，其中药物的释放是由上层的渗透压推动力和下层聚合物吸水膨胀后产生的推动力同时作用的结果。三种类型的释药孔均可为单孔或多孔。

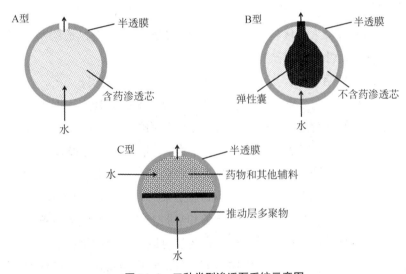

图 14-2 三种类型渗透泵系统示意图

这类制剂的优点是理论上可以实现零级释放，且药物释放与药物的性质和环境无关。缺点是成本高，另外不适用于在溶液状态下不稳定的药物。

（五）离子交换作用

由水不溶性交联聚合物组成的树脂，其聚合物链的重复单元上含有成盐基团，带电荷的药物可结合于树脂上。当带有适当电荷的离子与离子交换基团接触时，通过交换将药物游离释放出来。

$$树脂^+—药物^- + X^- \longrightarrow 树脂^+—X^- + 药物^-$$
$$树脂^-—药物^+ + Y^+ \longrightarrow 树脂^-—Y^+ + 药物^+$$

X^- 和 Y^+ 为消化道中的离子，交换后，药物从树脂中扩散出来。药物从树脂中的扩散速度受扩散面积、扩散路径长度和树脂的刚性（为树脂制备过程中交联剂用量的函数）的控制。阳离子交换树脂与有机胺类药物的盐交换，或阴离子交换树脂与有机羧酸盐或磺酸盐交换，即成药树脂。干燥的药树脂制成胶囊剂或片剂供口服用，药物在胃肠液中被交换而释放于消化液中。只有解离型的药物才适用于制成药树脂。离子交换树脂的交换容量甚少，故剂量大的药物不适于制备药树脂。

通过离子交换作用释放药物的缓释、控释制剂也可以不采用离子交换树脂，只要能产生药物离子交换即可。如阿霉素羧甲基葡聚糖微球，以 $RCOO^-NH_3^+R'$ 表示，其在水中不释放，置于NaCl溶液中，则释放出阿霉素阳离子 $R'NH_3^+$，并逐步达到平衡。因此，阿霉素羧甲基葡聚糖微球在体内可与体液中的阳离子进行交换，阿霉素缓慢释放而达到长效缓释的目的。

$$RCOO^-NH_3^+R' + Na^+Cl^- \longrightarrow R'NH_3^+Cl^- + RCOO^-Na^+$$

离子交换型缓释、控释制剂的优点是：①药物的释放速率不受胃肠 pH、酶、温度等生理因素的影响；②以多单元颗粒剂型给药，减少了胃排空对制剂体内行为的影响；③易制成较为稳定的具有缓释或控释特征的混悬剂。

二、缓释、控释制剂的设计

（一）药物的选择

虽然缓释、控释制剂有极大的优越性，但并不是所有药物都适合制成缓释、控释制剂，应根据药物的生物学性质和理化性质加以选择。

1. 根据药物的生物半衰期　生物半衰期很短（$t_{1/2} < 1$ 小时）或很长（$t_{1/2} > 24$ 小时）的药物一般不宜制成缓释、控释制剂，一般适宜制备缓释、控释制剂的药物半衰期为 2 ~ 8 小时。

2. 根据药物吸收特性及在胃肠道中的稳定性　了解药物的吸收特性对于设计口服缓释、控释制剂非常重要。如果药物吸收部位在胃与小肠，则缓释、控释制剂应设计在服药后 8 ~ 12 小时释放完全，若释放太慢，则药物尚未完全释放就离开释药部位，势必影响制剂的生物利用度。如果药物是通过主动转运吸收，或者转运局限于小肠以上某一特定部位，则制成缓释制剂不利于药物的吸收。例如硫酸亚铁主要吸收部位在十二指肠和空肠上端，若其缓释制剂在通过这一区域前释药不完全，则不利于吸收。对于胃肠吸收有限的药物可以制成胃内漂浮制剂，延长药物在胃内的滞留时间，增加药物的吸收，也可以用生物黏附材料，延长药物在胃内的滞留时间，胃内滞留5 ~ 6 小时。

此外，在胃肠道中不稳定的药物，如丙胺太林和普鲁本辛，若制成缓释制剂，生物利用度会降低，因为药物在小肠释放后就被分解。

3. 根据药物的溶解度　溶解度很低（< 0.01mg/mL）的药物，其本身就有缓释效果，因为药物在胃肠道释放过程受药物溶出的限制，如地高辛、灰黄霉素等。设计成缓释、控释制剂，一般对药物溶解度的下限要求为 0.1mg/mL。特别对扩散机制释放的缓释制剂，若溶解度低，则扩散驱动力就不足，会影响药物的释放。

4. 根据药物的剂量、药效强度和给药特性　剂量很大（> 1g）、药效剧烈、剂量需精确调节的药物，不宜制备缓释、控释制剂。通常缓释、控释制剂一次服用剂量比普通制剂大，剧毒药物制成缓释制剂，一旦出现突释，将造成严重后果；有些药物如抗凝血药、强心苷，临床用量需根据病情调节，不宜制成大剂量的缓释、控释制剂；浓度依赖性抗生素类药物，由于抗菌效果依赖于峰浓度，原则上不宜制成缓释、控释制剂；有积蓄作用且副作用大的药物，也不宜制成缓释、控释制剂。

（二）设计要求

1. 生物利用度（bioavailability） 缓释、控释制剂的相对生物利用度一般应在普通制剂 80%～120% 的范围内。若药物吸收部位主要在胃与小肠，宜设计成每 12 小时给药一次，若药物在结肠也有一定的吸收，则可考虑每 24 小时给药一次。为了保证缓释、控释制剂的生物利用度，除了根据药物在胃肠道中的吸收速度，控制适宜的制剂释放速度外，更重要的是在处方设计时选用适宜的辅料。

2. 峰浓度与谷浓度之比 缓释、控释制剂稳态时峰浓度与谷浓度之比（也可用波动百分数表示）应小于普通制剂。因此，一般半衰期短、治疗指数窄的药物，可设计每 12 小时给药一次，而半衰期长的或治疗指数宽的药物则可 24 小时给药一次。若设计零级释放的剂型，如渗透泵，其峰谷浓度比应显著小于普通制剂。

3. 缓释、控释制剂的剂量计算 缓释、控释制剂的剂量计算一般根据普通制剂的用法和剂量，例如某药物普通制剂，每日 2 次，每次 10mg，若改为缓释、控释制剂，可以每日 1 次，每次 20mg。这是根据经验考虑，也可采用药物动力学方法进行计算，但涉及因素很多，计算结果仅供参考。

4. 缓释、控释制剂的辅料 辅料是调节药物释放速度的重要物质。制备缓释和控释制剂，需要选用适宜的辅料，使制剂中药物的释放速度和释放量达到设计要求，确保药物以一定速度输送到病患部位并在组织中或体液中维持一定浓度，进而获得预期疗效，降低药物的毒副作用。

缓释、控释制剂中多以高分子化合物作为阻滞剂（retardants）控制药物的释放速度。其阻滞方式有骨架型、包衣膜型和增稠作用等。

骨架型阻滞材料包括：①溶蚀性骨架材料，常用的有动物脂肪、蜂蜡、巴西棕榈蜡、氢化植物油、硬脂醇、单硬脂酸甘油酯等，可延滞水溶性药物的溶解、释放过程；②亲水性凝胶骨架材料，有甲基纤维素（MC）、羧甲基纤维素钠（CMC-Na）、羟丙甲纤维素（HPMC）、聚维酮（PVP）、卡波姆、海藻酸盐、脱乙酰壳多糖（壳聚糖）等；③不溶性骨架材料，有乙基纤维素（EC）、聚甲基丙烯酸酯（Eu RS、Eu RL）、无毒聚氯乙烯、聚乙烯、乙烯 – 醋酸乙烯共聚物、硅橡胶等。

包衣膜阻滞材料包括：①不溶性高分子材料，如用作不溶性骨架材料的 EC 等；②肠溶性高分子材料，如邻苯二甲酸醋酸纤维素（CAP）、丙烯酸树脂 L 和 S 型、羟丙甲纤维素酞酸酯（HPMCP）和醋酸羟丙甲纤维素琥珀酸酯（HPMCAS）等。主要利用其肠液中的溶解特性，在适当部位溶解。

增稠剂是一类水溶性高分子材料，溶于水后，其溶液黏度随浓度而增大，根据药物被动扩散吸收规律，增加黏度可以减慢扩散速度，延缓其吸收，主要用于液体制剂。常用的有明胶、聚维酮（PVP）、羧甲基纤维素（CMC）、聚乙烯醇（PVA）、右旋糖酐等。

多种辅料缓释或控释制剂均可通用，但它们与药物的结合或混合的方式或制备工艺不同，可表现出不同的释药特性。应根据不同给药途径、不同释药要求，选择适宜的辅料和处方工艺。

三、缓释、控释制剂的制备

（一）骨架型缓释、控释制剂的制备

骨架型制剂主要是药物和一种或多种骨架材料通过压制或融合技术等制成片状、小粒或其他形式的制剂。

1. 骨架片

（1）亲水性凝胶骨架片　亲水性凝胶骨架片以亲水性高分子物质为骨架材料，药物的释放过程包括亲水凝胶骨架材料与溶出介质接触发生水化作用、膨胀，在片剂表面形成凝胶层，凝胶层起到控制药物释放速度和保护片芯的作用，溶解的药物通过扩散及凝胶层的溶蚀进行释放，随着时间推移，外层凝胶层不断溶解，内部再形成凝胶层，再溶解直到片芯全部溶解于溶出介质中。水溶性药物的释放速度取决于药物通过凝胶层的扩散速度，而水中溶解度小的药物，释放速度则取决于凝胶层的逐步溶蚀速度，不论何种释放机制，凝胶骨架最后可完全溶解，药物全部释放，故生物利用度高。亲水凝胶骨架片常用的骨架材料为羟丙甲纤维素（HPMC），其规格应在4000cPa·s以上，常用的为 HPMC K4M（4000cPa·s）和 HPMC K15M（15000cPa·s）。可通过调节骨架材料的规格及骨架材料在处方中的比例来调节药物的释放速度。处方中 HPMC 用量低时，片剂表面形成的凝胶层是非连续的，可导致片剂的局部膨胀甚至起到崩解剂的作用，处方中 HPMC 用量高时，药物释放速度主要由凝胶层溶蚀所决定。亲水凝胶骨架片的制备可采用直接压片或湿法制粒压片。除 HPMC 外，甲基纤维素（400cPa·s，4000cPa·s）、羟乙基纤维素、羧甲基纤维素钠、海藻酸钠等也可作为骨架材料。但应用中应注意，低分子量的甲基纤维素可使药物释放加快，因其不能形成稳定的凝胶层；阴离子型的羧甲基纤维素因与阳离子型药物相互作用而影响药物的释放。

在制备亲水凝胶骨架片时，对于一些水溶性大的药物，除应用亲水性骨架材料外，为了降低释药速率，有时可加入少量不溶性骨架材料，如乙基纤维素和聚丙烯酸树脂等。

例　盐酸二甲双胍缓释片

【处方】盐酸二甲双胍 500g，乙基纤维素（10CP）7g，羟丙甲纤维素（K15M）105g，硬脂酸镁 2g，微粉乙基纤维素（10FP）110g，滑石粉 5g，共制 1000 片。

【制备】将盐酸二甲双胍粉碎，过 100 目筛，与羟丙甲纤维素混合均匀，搅拌中加入 10% 乙基纤维素（85% 乙醇为溶剂）制粒，干燥，整粒。再将微粉乙基纤维素干粉、滑石粉和硬脂酸镁加入上述颗粒中，混匀，压片即得。

【注解】处方采用了微粉乙基纤维素。普通级乙基纤维素粒径一般为 150～500μm，若采用普通级乙基纤维素和羟丙甲纤维素及药物混合制粒压片，则所得片松散或释放速度过快，无法起到缓释作用；若增大乙基纤维素的用量则可达到适宜的药物释放速度，但片重会过大，不合要求。采用微粉乙基纤维素（平均粒径为 3～15μm），可将干粉直接加入颗粒中混合压片，可减少羟丙甲纤维素和乙基纤维素的用量，并可控制药物缓慢释放。

（2）生物溶蚀性骨架片　这类骨架片由水不溶但可溶蚀的蜡质材料制成，又称作蜡质类骨架片，如巴西棕榈蜡、硬脂醇、硬脂酸、氢化蓖麻油、聚乙二醇单硬脂酸酯、甘油三酯等。这类骨架片中药物通过孔道扩散与蚀解控制释放。

生物溶蚀性骨架片的制备工艺有三种：①溶剂蒸发技术：将药物与辅料溶液或分散体加入熔融的蜡质相中，然后将溶剂蒸发除去，干燥、混合制成团块再颗粒化；②熔融技术：将药物与辅

料直接加入熔融的蜡质中，温度控制在略高于蜡质熔点，熔融的物料铺开冷凝、固化、粉碎，或者倒入一旋转的盘中使成薄片，再磨碎过筛形成颗粒，如加入 PVP 或聚乙烯月桂醇醚，可呈表观零级释放；③高温制粒法：将药物与十六醇在 60℃ 混合，团块用玉米朊醇溶液制粒，该法制得的片剂释放性能稳定。

例　硝酸甘油缓释片

【处方】硝酸甘油 2.6g（10% 乙醇溶液 29.5mL），硬脂酸 60.0g，十六醇 66.0g，聚维酮（PVP）31.0g，微晶纤维素 58.8g，微粉硅胶 5.4g，乳糖 49.8g，滑石粉 24.9g，硬脂酸镁 1.5g，共制 1000 片。

【制备】①将 PVP 溶于硝酸甘油乙醇溶液中，加微粉硅胶混匀，加硬脂酸与十六醇，水浴加热到 60℃，使熔融。将微晶纤维素、乳糖、滑石粉的均匀混合物加入上述熔融的系统中，搅拌 1 小时；②将上述黏稠的混合物摊于盘中，室温放置 20 分钟，待成团块时，用 16 目筛制粒，30℃ 干燥，整粒，加入硬脂酸镁，压片。

【注解】本品开始 1 小时释放 23%，之后接近零级释放，12 小时释放 76%。

（3）不溶性骨架片　不溶性骨架片由水不溶性材料，如聚乙烯、聚氯乙烯、甲基丙烯酸 - 丙烯酸甲酯共聚物、乙基纤维素等制成。这类骨架片适合水溶性药物，胃肠液渗入不溶性骨架孔隙后，药物溶解并通过骨架中的极细孔径通道，缓缓向外扩散而释放，在药物的整个释放过程中，骨架几乎没有改变，随粪便排出，即出现"整吃整排"现象。

制备方法：①直接压片法：将缓释材料粉末与药物混合直接压片；②湿法制粒压片法：如用乙基纤维素为不溶性骨架材料时，可将药物和乙基纤维素及其他辅料混合，用乙醇与二氯甲烷混合溶液制粒，也可用乙醇将乙基纤维素溶解，然后依法制粒压片；③将药物溶于含聚合物的有机溶剂中，溶剂蒸发后形成药物与聚合物的固体分散体，粉碎制粒压片。

这类片剂大量药物包含在骨架中，容易出现药物释放不完全的现象，故大剂量药物不适合制成这类片剂。

例　对乙酰氨基酚缓释片

【处方】对乙酰氨基酚 10g，乙基纤维素（EC）625g，交联聚乙烯吡咯烷酮 1250g，HPMC600g，微晶纤维素 4500g，硬脂酸镁 38g，共制 1000 片。

【制备】将对乙酰氨基酚和 EC 溶于 10 倍量的异丙醇中，吸附于交联聚乙烯吡咯烷酮上，蒸去溶剂，所得物制成颗粒，与 HPMC、微晶纤维素及硬脂酸镁混匀后压片即得。

2. 缓释、控释颗粒（或小丸、微囊）压制片　缓释、控释颗粒、小丸、微囊压制片是将药物与辅料通过包衣或其他技术制成缓释或控制颗粒、小丸或微囊，然后压制成片剂，这种压制片在胃中崩解后类似于胶囊剂，具有缓释胶囊的优点，同时也保留片剂的优点。可用于制备这类产品的技术包括：

（1）不同释放速率颗粒混合压制片技术　这种方法是将几种不同释放速度的颗粒混合压片，如一种以明胶为黏合剂制备颗粒；另一种以醋酸乙烯为黏合剂制备颗粒；第三种以虫胶为黏合剂制备颗粒。药物释放受颗粒在肠液中的蚀解作用所控制，明胶为黏合剂制得的颗粒蚀解最快，其次为醋酸乙烯颗粒，虫胶颗粒最慢。

（2）微囊压制片技术　如将阿司匹林结晶以阻滞剂为囊材进行微囊化，制成微囊，然后压制成片。这种技术特别适用于处方中药物含量高的情况。

（3）缓释、控释小丸压制片技术　这种方法是将药物（全部或部分）制成小丸，然后与含药或不含药的骨架材料（亲水凝胶型或溶蚀型）粉末或颗粒混合再加入适量润滑剂压片。

例　美西律微囊片

1）美西律微囊的制备

【处方】美西律 21g，10% 乙基纤维素醇溶液 21mL，硬脂酸 15g，乙醇适量。

【制备】取硬脂酸 15g 放入小喷雾器中，在水浴上熔化，将美西律 21g、10% 乙基纤维素醇溶液 21mL 及适量乙醇的混合物加入已熔化的硬脂酸中，在水浴上继续加热，使成流动性良好的均匀液体，然后用 6.89kPa 的压缩空气，将液体喷入长筒形大塑料袋中，待冷却与沉降完全后收集，即得大小为 8～100μm 的球形微囊。

2）美西律微囊片的制备

【处方】美西律微囊 30g，乙醇适量，微晶纤维素 6g，硬脂酸镁适量，10% 乙基纤维素醇溶液 12mL。

【制备】将处方量美西律微囊与微晶纤维素充分混匀，加 10% 乙基纤维素醇溶液混合制成软材，挤压通过 18 目尼龙筛制颗粒，于 35℃ 以下干燥，再放入干燥器 24 小时，加 1%～2% 硬脂酸镁压片即得。

【注解】①采用微型包囊技术将水溶性药物美西律制成微囊骨架片，可使其在胃肠道缓慢释放，以达降低刺激、延长药效、减少口服次数的目的；②美西律微囊的芯料与衣膜比为美西律：硬脂酸：乙基纤维素 =1.4：1：0.14。为了便于喷雾，可用适量乙醇调节稠度（若用甘油或石蜡调节，则喷出的囊粒粘连于袋壁，不易收集），且喷雾口亦需保温，以免堵塞喷雾口；③微囊衣膜中有一定量的硬脂酸，故所制颗粒宜在低温下（一般不超过 35℃）干燥，而且干燥要充分，以防黏冲。

3. 骨架型小丸　采用骨架型材料与药物混合，或再加入一些其他辅料，如调节释药速率的辅料 PEG 类、表面活性剂等，采用适当方法制成光滑圆整、硬度适当、大小均一的小丸，即为骨架型小丸。骨架型小丸与骨架片所采用的材料相同，同样有三种不同类型的骨架型小丸，即亲水凝胶骨架小丸、不溶性骨架小丸、溶蚀性骨架小丸。其中亲水凝胶形成的骨架型小丸，常通过包衣以获得更好的缓释、控释效果。

骨架型小丸制备比包衣小丸简单，根据处方性质，可采用旋转滚动制丸法（泛丸法）、挤压 - 滚圆制丸法和离心 - 流化制丸法制备。

例　茶碱骨架小丸

【处方】茶碱 500g，单硬脂酸甘油酯适量，微晶纤维素适量，共制成 1000 丸。

【制备】①将单硬脂酸甘油酯分散在热蒸馏水中，加热至约 80℃，在恒定的搅拌速率下，加入茶碱，直至形成浆料；②将热浆料在行星式混合器内与微晶纤维素混合均匀制成湿软材，然后将湿软材用柱塞挤压机以 30.0cm/min 的速率挤压成直径 1mm、长 4mm 的条状物；③以 1000r/min 转速滚动 10 分钟即得圆形小丸，湿丸置流化床内于 40℃ 干燥 30 分钟，过筛，选取直径为 1.18～1.70mm 的小丸，即得。

【注解】①骨架材料主要由单硬脂酸甘油酯和微晶纤维素组成，采用挤压 - 滚圆制丸法制得；②单硬脂酸甘油酯为溶蚀性骨架材料，由于药物被包埋在疏水性骨架中，延缓了水向小丸中渗透，降低了药物的溶解速率，从而达到缓释目的；小丸的释药速率与单硬脂酸甘油酯的量有关，其用量越大，小丸释药速率越慢。

4. 胃内滞留片　胃内滞留片由药物和一种或多种亲水胶体及其他辅料制成，又称胃内漂浮片，实际上是一种不崩解的亲水性凝胶骨架片，可滞留于胃液中，延长药物在胃内的释放时间，改善药物吸收，有利于提高药物生物利用度的片剂。一般可在胃内滞留达 5～6 小时。为增强胃内滞留能力，常加入疏水性相对密度小的酯类、脂肪醇类、脂肪酸类或蜡类，如单硬脂酸甘油酯、鲸蜡酯、硬脂醇、硬脂酸、蜂蜡等。可加入乳糖、甘露糖等加快释药速率；加入聚丙烯酸酯等可减缓释药。有时还加入十二烷基硫酸钠等表面活性剂增加制剂的亲水性。

片剂大小、漂浮材料、工艺过程及压缩力等均会影响片剂的漂浮能力，在制备时应针对实际情况进行调整。

例　呋喃唑酮胃漂浮片

【处方】呋喃唑酮 100g，十六烷醇 70g，HPMC43g，丙烯酸树脂 40g，十二烷基硫酸钠适量，硬脂酸镁适量，共制 1000 片。

【制备】将药物和辅料充分混合后用 2%HPMC 水溶液制软材，18 目筛制粒，于 40℃干燥，整粒，加硬脂酸镁混匀后压片即得。

【注解】研究表明，本品以零级速度及 Higuchi 方程规律体外释药；在人胃内滞留时间为 4～6 小时，明显长于普通片（1～2 小时）；对幽门螺杆菌清除率为 70%，胃窦黏膜病理炎症的好转率 75.0%。

5. 生物黏附片　生物黏附片系采用生物黏附性聚合物（如卡波姆、羟丙基纤维素、羧甲基纤维素钠等）为辅料所制备的片剂，可黏附于生物黏膜，缓慢释放药物并由黏膜吸收以达到治疗目的。通常生物黏附性聚合物与药物混合组成片芯，然后由此聚合物围成外周，再加覆盖层而成。生物黏附片可应用于口腔、鼻腔、眼眶、阴道及胃肠道的特定区段，通过该处上皮细胞黏膜输送药物，特点是可加强药物与黏膜接触的紧密性及持续性，因而有利于药物的吸收。生物黏附片既可安全有效地用于局部治疗，也可用于全身，其中口腔、鼻腔等局部给药可使药物直接进入大循环而避免肝脏首过效应。

例　格列吡嗪生物黏附片

【处方】格列吡嗪 50g，十八醇 36g，卡波姆 934 108g，硬脂酸镁 1g，共制 1000 片。

【制备】①固体分散体的制备：称取处方量的格列吡嗪与已研磨并过 80 目筛的十八醇细粉混匀后于 70℃恒温水浴加热熔融，磁力搅拌器搅拌 60 分钟，于室温下冷却使其完全固化，再置真空干燥器中，干燥后研磨过 80 目筛，备用；②生物黏附缓释片的压制：称取处方量的卡波姆 934、硬脂酸镁与上述固体分散体粉末采用等量递增法混合，并过 40 目筛数次充分混匀，用直径 7mm 的浅凹冲压片。

【注解】采用粉末直接压片法制备片剂是因为卡波姆 934 遇水或乙醇均会产生较强的黏性，给制粒带来困难。

（二）膜控型缓释、控释制剂的制备

膜控型缓释、控释制剂是指采用一种或多种包衣材料对颗粒、片剂、小丸等进行包衣处理，以控制药物的释放速率、释放时间或释放部位的制剂。控释膜通常为半透膜或微孔膜，控释原理为扩散原理。膜控型缓释、控释制剂主要有：

1. 微孔膜包衣片　微孔膜包衣片通常使用胃肠道中不溶解的聚合物，如醋酸纤维素、乙基纤维素、乙烯－醋酸乙烯共聚物、丙烯酸树脂等作为衣膜材料，在包衣液中加入少量致孔剂，如 PEG 类、PVP、PVA、十二烷基硫酸钠、糖和盐等水溶性物质，亦有加入一些水不溶性的粉末如滑石粉、二氧化硅等，甚至将药物加在包衣膜内既作致孔剂又作为速释部分。用这样的包衣液包在普通片剂上即成微孔膜包衣片。当微孔膜包衣片与胃肠液接触时，膜上存在的致孔剂遇水部分溶解或脱落，在包衣膜上形成无数微孔或弯曲小道，使衣膜具有通透性。胃肠道中的液体通过这些微孔渗入膜内溶解片芯内的药物，到一定程度时膜内便产生一定渗透压，由于膜内外存在渗透压差，药物分子便通过这些微孔向膜外扩散释放。扩散的结果使片内的渗透压下降，水分又得以进入膜内溶解药物，如此反复，只要膜内药物维持饱和浓度且膜内外存在漏槽状态，即可获得零级或接近零级速率的药物释放速率。包衣膜在胃肠道内不被破坏，最后排出体外。

例　盐酸曲马多控释片

【处方】

片芯：盐酸曲马多 100g，乳糖 25g，乙基纤维素（5% 乙醇液）适量，硬脂酸镁适量。

包衣材料：4% 醋酸纤维素适量，3% 氯化钾适量。

共制 1000 片。

【制备】将处方量的盐酸曲马多和乳糖混匀后加入 5% 乙基纤维素乙醇液制粒，干燥过筛整粒后，与硬脂酸镁混合压片；以含 4% 醋酸纤维素、3% 氯化钾的包衣液包衣，使片剂增重 20%，即得。

【注解】本品为微孔膜包衣片。处方中乳糖为填充剂；5% 乙基纤维素乙醇液为黏合剂；硬脂酸镁为润滑剂；醋酸纤维素为包衣材料；氯化钾为致孔剂。盐酸曲马多控释包衣片可延长药物作用时间，减少给药次数。

2. 膜控释小片　膜控释小片是将药物与辅料按常规方法制粒，压制成直径为 2～3mm 的小片（minitablet），用缓释膜材料包衣后装入硬胶囊使用。每粒胶囊可装入几片至 20 片不等，同一胶囊内不同释放速度的小片可用不同缓释作用的包衣材料或不同包衣厚度控制。这类制剂无论在体内外均可获得恒定的释药速率，生产工艺也较控释小丸简便，且易于控制质量。

例　茶碱微孔膜控释胶囊

【处方】茶碱 15g，5%CMC 适量，硬脂酸镁 0.1g，乙基纤维素 0.6g，聚山梨酯 20 0.3g，Eudragit RL 100 0.3g，Eudragit RS 100 0.6g，异丙醇适量，丙酮适量，共制 1000 片。

【制备】①制小片：无水茶碱粉末用 5%CMC 浆制成颗粒，干燥后加入 0.5% 硬脂酸镁，压成直径 3mm 小片，每片含茶碱 15mg，片重为 20mg；②流化床包衣：分别用两种不同的包衣液包衣。一种包衣材料为乙基纤维素，聚山梨酯 20 为致孔剂，两者比例为 2∶1，用异丙醇和丙酮混合溶剂；另一种包衣材料为 Eudragit RL 100 和 Eudragit RS 100。最后将 20 片包衣小片装入同一硬胶囊内，即得。

【注解】体外释药试验表明，用聚丙烯酸树脂包衣的小片时滞短，释药速率恒定。犬体内试验表明，用 10 片不包衣小片和 10 片 Eudragit RL 包衣小片制成的胶囊既具有缓释作用，又具有生物利用度高的特点。

3. 肠溶膜控释片　肠溶膜控释片是药物片芯外包肠溶衣的片剂。根据需要还可以再包上含药的糖衣层。含药糖衣层在胃液中释药，当肠溶衣片芯进入肠道后，衣膜溶解，片芯中的药物释出，因而延长了释药时间。

例　盐酸青藤碱肠溶控释片

【处方】

片芯：盐酸青藤碱 60g，微晶纤维素 39.5g，乳糖 198.4g，羟丙甲纤维素溶液 30g，硬脂酸镁 5g。

包衣材料：丙烯酸树脂 RS/RL2.4g，邻苯二甲酸羟丙基甲基纤维素酯 0.8g，邻苯二甲酸二乙酯 1.6g，滑石粉 2g，80% 乙醇适量。

共制 1000 片。

【制备】取处方量的药物和辅料混匀，加入羟丙甲纤维素溶液制软材，20 目筛制粒，干燥后过 18 目筛整粒，加硬脂酸镁适量，压片，即得片芯；将丙烯酸树脂 RS/RL 及致孔剂邻苯二甲酸羟丙基甲基纤维素酯用 80% 乙醇溶解，再加入增塑剂邻苯二甲酸二乙酯、抗黏剂滑石粉，搅拌均匀过筛，得包衣液。将上述片芯置包衣锅内包衣，即得。

【注解】与普通肠溶片相比，本制剂可控制药物在 0.1mol/L 盐酸溶液中 2 小时释放小于10%，而在磷酸缓冲溶液（pH 值 6.8）中释放达到 90% 以上。

4. 膜控释小丸　膜控释小丸由丸芯与控释薄膜衣两部分组成。丸芯含药物和稀释剂、黏合剂等辅料，所用辅料与片剂的辅料基本相同，包衣膜亦有亲水薄膜衣、不溶性薄膜衣、微孔膜衣和肠溶衣。

例　硝酸异山梨酯缓释微丸

【处方】硝酸异山梨酯 200g，蔗糖颗粒（24～32 目）39.5g，乳糖 300g，乙基纤维素 65g，PEG6000 65g，16.7%HPC 水溶液 150mL。

【制备】将蔗糖颗粒放入包衣锅中，于 40℃将 16.7%HPC 水溶液以 5～7mL/min 的速率喷雾加入，同时缓慢加入硝酸异山梨酯和乳糖的混合物，干燥，制颗粒。取此颗粒置于 15r/min 转速的包衣锅中，喷入 EC/PEG6000 混合溶液（乙醇：二氯甲烷 =1：1 为溶剂），在 40℃ 10r/min 的条件下制得干燥微丸，装于胶囊即得。

【注解】本品作为缓解心绞痛的药物，每天服 2 次，每次服 1 粒。

（三）渗透泵型控释制剂

渗透泵型控释制剂由药物、半透膜材料、渗透剂或渗透压活性物质和推动剂等组成。常用的半透膜材料有醋酸纤维素、乙基纤维素等。渗透剂是产生渗透压的主要物质，其用量关系到零级释药时间的长短，常用乳糖、果糖、葡萄糖、甘露糖及其不同混合物。推动剂亦称为助渗剂，能吸水膨胀，产生推动力，将药物层的药物推出释药小孔，常用的推动剂有分子量为 20 万～500万的聚羟甲基丙烯酸烷基酯和分子量为 1 万～36 万的 PVP 等。此外，渗透泵片中还可加入助悬剂、黏合剂、润滑剂、润湿剂等。

渗透泵控释制剂（见图 14-3）有单室和多室渗透泵，以及拟渗透泵的液体渗透泵系统。单室渗透泵片是将水溶性药物与具高渗透压的助渗透剂及其他辅料压制成片芯，外面包半透膜，在膜上开一个或几个小孔，即得。双室渗透泵片的药室以聚合物膜隔成两室，上层由药物、促渗剂组成，下层由推动剂组成，在双层片外包半透膜，在上下两层激光打孔。双室渗透泵片适于制备水溶性过大或难溶于水的药物或有配伍禁忌的两种药物。而液体渗透泵系统适合于软胶囊制备渗透泵系统，是在一层坚实的不透性衣壳内设置一个受压可塌瘪的含液体药库，药库外包被一层吸水可膨胀的亲水交联聚合物（如聚羟基烷基甲基丙烯酸酯）作为渗透推动层，在体内通过吸收消化液，引起推动层膨胀产生流体压力，压缩药库内药液从释药孔输送出去。

影响渗透泵片释药的因素主要有释药孔径大小，包衣膜的渗透性、厚度与面积以及助渗剂等，应根据具体要求进行筛选和设计。

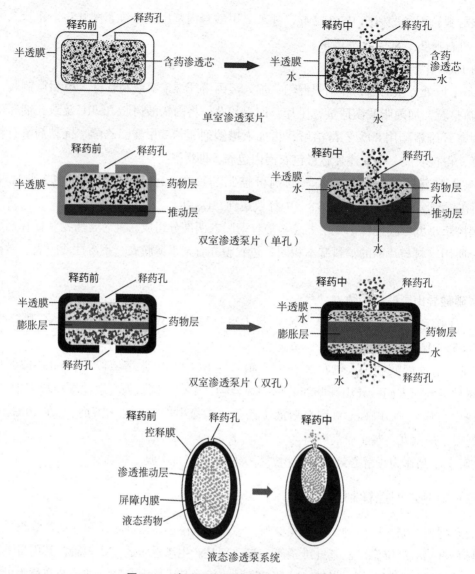

图 14-3　渗透泵型制剂的构造和释药示意图

例　维拉帕米（单室）渗透泵片

【处方】

片芯：盐酸维拉帕米（40目）120g，甘露醇（40目）120g，聚环氧乙烷（40目、分子量500万）2.53g，聚维酮5.05g，乙醇81.26mL，硬脂酸（40目）4.84g。

包衣材料：醋酸纤维素（乙酰基值39.8%）2g，羟丙基纤维素0.19g，醋酸纤维素（乙酰基值32%）0.028g，聚乙二醇3350 0.19g，二氯甲烷73.89mL，甲醇30.95mL。

共制1000片。

【制备】①片芯制备：将片芯处方中前三种组分置于混合器中，混合5分钟；将PVP溶于乙醇，缓缓加至上述混合组分中，搅拌20分钟，10目筛制粒，于50℃干燥18小时，经10目筛整粒后，加入硬脂酸混匀，压片。②包衣：用空气悬浮包衣技术包衣，进液速率为20mL/min，包至各片芯上的衣层增重为15.6mg。将包衣片置于相对湿度50%、50℃的环境中45～50小时，再在50℃干燥箱中干燥20～25小时。③打孔：在包衣片上下两面对称处各打一释药小孔，孔径为254μm。

【注解】该渗透泵片在人工胃液和人工肠液中的释药速率为7.1～7.7mg/h，可持续释药17.8～20.2小时。

（四）植入剂

植入剂系指药物与辅料制成的小块状或条状供植入体内的无菌固体制剂，一般采用特制的注射器植入，亦可用手术切开植入。主要特点：①生物活性强：为皮下植入方式给药，可避免肝脏的首过效应，药物易到达体循环，因而其生物利用度高。②血药浓度平稳且药物作用时间延长：由于释药速率均匀而缓慢，成为吸收的限速过程，吸收也较慢，故血药浓度水平较平稳且持续时间可长达数月甚至数年。③可靶向定位给药，发挥局部治疗作用，避免全身毒性。不足之处是植入时需在局部（多为前臂内侧）作一小切口，用特殊的注射器将植入剂推入，若使用非生物降解型材料，最终还需手术取出。

植入剂按其释药机制可分为膜控型、骨架型、渗透压驱动释放型，主要用于避孕、治疗关节炎、抗肿痛、胰岛素、麻醉药拮抗剂等。

常用于植入剂的材料可分为生物不降解型和生物可降解型两类。生物不降解型材料有硅橡胶、聚酰胺、乙烯－醋酸乙烯共聚物（EVAC）等。硅橡胶是生物相容性、无毒、释放速率理想的生物不降解型植入剂材料。如芬兰 Leiras 药厂生产上市的商品为 Norplant 的左旋 18– 甲基炔诺酮植入剂，用于计划生育用管型植入剂。硅橡胶材料植入剂的缺点是达到预定时间后，要用手术方法将其从植入处取出。生物降解型材料有聚己内酯、聚乳酸、壳聚糖、丙交酯－乙交酯共聚物等。

植入剂的制备方法主要有：

（1）直接灌装法　该法常用于以硅橡胶管为载体的植入式给药制剂。直接将药物灌入硅橡胶管或药物中加入赋形剂，灌装后成药。

（2）压模成型法　将药物和载体共溶于二氯甲烷形成溶液后，经喷雾干燥，形成粒度极小的固体粉末，用液压机在极高的压力下于活塞形模具内压成圆片。该法应用较为广泛，由于无须高温条件，避免了药物和聚合物之间的相互作用，适用于热不稳定药物的成型。

（3）熔融成型法　将载体与药物物理混合后，在高于聚合物熔点 10℃左右熔融，然后注入模具压模成型。该方法是通过改变模具的几何形状和规格大小来制备各种形状的剂型，这是其他制备工艺无法比拟的。

（4）溶剂挥发法　将聚合物载体和药物在惰性溶剂中形成溶液或悬浮液，然后注入特定的模具中，溶剂在常温或低温缓慢挥发，形成植入体，如地塞米松植入剂。该法可方便地控制植入体的空隙、尺寸和形态，因而受到广泛的关注。

例　胰岛素缓释双层植入剂

【处方】胰岛素（25.61u/mg）180u，聚 D, L– 乳酸 33mg（PLA，分子量 6700）。

【制备】取胰岛素和 PLA 粉末于乳钵中研磨，过 300 目筛后将 PLA 和胰岛素混合物加热至 40～50℃压成平圆片状，直径为 1.98mm，压片压力为 200kg/cm²，移去上冲后，再将加热至 40～50℃ PLA 粉末，填入冲模中，再用 1000kg/cm² 压力压成双层结构的片剂。

【注解】动物大鼠皮下单剂量植入该双层缓释剂，降血糖效果可维持约 20 天。

四、迟释制剂的制备

近年来，随着临床治疗的需要和释药控制技术的提高，迟释制剂研究较为广泛，本部分主要介绍肠溶制剂、结肠定位制剂及脉冲制剂的制备方法。

（一）肠溶制剂

人的胃肠道酸碱性呈梯度递增的趋势，胃液呈较强的酸性，pH 值一般在 1 ~ 4 之间（在空腹和有食物存在下有差异），小肠液不同肠段 pH 值不同，pH 在 5 ~ 7 之间，是药物吸收的主要部位。利用肠溶材料在不同 pH 值溶液中溶解度不相同的特性，将药物包肠溶衣后，在规定的酸性介质中不释放或基本不释放药物，而在要求的时间内，pH 值 6.8 磷酸盐缓冲盐溶液中大部分或全部释放药物，从而达到肠定位给药的目的。

肠溶制剂主要通过包肠溶衣来实现释药要求，制备时选用适宜 pH 范围溶解的聚合物；也可采用定时释药系统，通过改变制剂的时滞长短控制药物释放的时间和位置。通常由于胃排空时间的影响，仅凭借控制制剂的时滞不一定完全达到小肠定位释药的目的，可将控制释药时间的技术和采用包肠溶衣技术相结合，以保证药物仅在小肠释放。

例　奥美拉唑肠溶片

【处方】片芯：奥美拉唑 10g，乳糖 25g，HPMC 8g，羟甲淀粉钠 10g，硬脂酸镁、纯化水适量。

包衣材料：醋酸纤维素肽酸酯 8g，滑石粉 1.5g。

共制 1000 片。

【制备】取处方量的药物、辅料粉碎过 100 目筛、混匀，加入 HPMC 溶液制软材，20 目筛制粒，干燥，过 20 目筛整粒，加硬脂酸镁适量，压片，即得片芯；将醋酸纤维素肽酸酯溶于 75% 乙醇配成 10% 的溶液，得肠溶包衣液。将上述片芯置包衣锅内包衣，即得。

【注解】奥美拉唑属于质子泵抑制剂。将其制成肠溶制剂，释放部位在小肠，在小肠被吸收，对胃部没有刺激性。

（二）结肠定位制剂

结肠定位制剂系指用适当方法，使药物口服后避免在胃、十二指肠、空肠和回肠前端释放药物，运送到回盲肠部后使药物全部释放而发挥局部和全身治疗作用的一种给药系统。即在规定的酸性介质与 pH 值 6.8 磷酸盐缓冲液中不释放或几乎不释放，而在要求的时间内，于 pH 值 7.5 ~ 8.0 磷酸盐缓冲液中大部分或全部释放的制剂。

在设计结肠定位制剂时，必须考虑两个方面的因素：①必须确保释药系统在经过胃和小肠时药物不会释放或泄漏；②释药系统一旦进入结肠后，需对结肠生理环境中某种因素敏感，驱使药物释放。盲肠或升结肠被认为是释放药物的理想部位，因为该部位肠内容物的黏度较低，药物容易扩散及与肠壁接触，药物吸收也相对容易。此外，由于结肠的特殊生理环境（细菌的存在）为结肠定位制剂的设计和研发提供了基础。

根据释药原理可将结肠定位制剂分为以下几种类型。

1. 时控型结肠定位制剂　根据制剂口服后到达结肠所需时间，用适当方法制备具有一定时滞的时间控制型制剂，即口服后 5 ~ 12 小时开始释放药物，可达结肠靶向转运的目的。大多数这类结肠定位制剂由药物贮库和外包衣层或控制塞组成，此包衣或控制塞可在一定时间后溶解、溶蚀或破裂，使药物从贮库内芯中迅速释放发挥疗效。

2. pH 敏感型结肠定位制剂　利用在结肠较高 pH 环境下，溶解的 pH 依赖性高分子聚合物，如聚丙烯酸树脂、醋酸纤维素酞酸酯等，使药物在结肠部位释放发挥疗效。但有时可能因为结肠病变或细菌作用，其 pH 低于小肠，使药物在结肠不能充分释放，因此此类系统可与时控型系统结合，以提高结肠定位释药的效果。

3. 生物降解型结肠定位制剂　结肠中细菌的含量要比胃和小肠中多，生物降解型系统是利用结肠中细菌产生的酶对某些材料具有专一的降解性能制成，可分为材料降解型和前体药物型。降解材料目前研究较多的是合成的偶氮聚合物和天然的果胶、瓜尔胶、壳聚糖和 α- 淀粉等。前体药物研究最多且已有应用于临床的主要是偶氮降解型的 5- 氨基水杨酸前体药物，如奥沙拉嗪（Olsalazine）、巴柳氮（Balsalazide）等，在结肠内细菌所产生的偶氮还原酶作用下，偶氮键断开，释放 5- 氨基水杨酸发挥治疗作用。

4. 压力控制型结肠定位制剂　由于结肠内大量的水分和电解质被肠壁重吸收，导致结肠内容物的黏度增大，当肠道蠕动时对物体产生较大的压力使物体破裂。例如，压力控制型结肠控释胶囊（pressure-controlled colon delivery capsule，PCDC）将药物用聚乙二醇（PEG）溶解后注入内表面涂有乙基纤维素（EC）的明胶胶囊内，口服后明胶层立即溶解，内层的 EC 层呈球状。由于胃肠道上部蠕动均匀，含水分多，EC 球有足够的流动性，到达结肠后因肠腔内黏度增大，肠压增大，引起 EC 球崩解，药物随之释放。

此外，还有生物黏附型结肠定位制剂及综合应用几种技术制备的结肠定位制剂等。

（三）脉冲制剂

脉冲制剂系基于时辰药理学理论，以制剂手段控制药物释放的时间及给药剂量以配合生理节律的变化，达到最佳的疗效。目前，国内外正在研究的脉冲制剂主要用于哮喘、心绞痛、高血压、胃溃疡、过敏性鼻炎、心肌梗死和脑梗塞、关节炎、大小便失禁、帕金森病、失眠等疾病。

按照制备技术的不同，可将口服脉冲制剂分为渗透泵定时制剂、包衣脉冲制剂和柱塞型定时释药胶囊等。

例如美国上市的产品 Covera-HS，其主药为盐酸维拉帕米，片芯药物层选用聚氧乙烯（分子量 30 万），PVP K-29-32 等作促渗剂；渗透物质层则包括聚氧乙烯（分子量 700 万）、氯化钠、HPMC E-5 等。外层用醋酸纤维素、HPMC 和 PEG3350 包衣。用激光在靠近药物层的半透膜上打释药小孔。该维拉帕米定时控释片在服药后间隔特定的时间（5 小时）以零级形式释放药物。治疗实践表明高血压病人最佳给药时间为清晨 3 点左右。当患者醒来时体内的儿茶酚胺水平增高，因而收缩压、舒张压、心率增高，因此心血管意外事件（心肌梗死、心血管猝死）多发生于清晨。Covera-HS 晚上临睡前服用，次日清晨可释放出一个脉冲剂量的药物，恰好符合该病节律变化的需要。

例 1　尼可地尔脉冲迟释片

【处方】片芯：尼可地尔 10g，CMS-Na3.2g，CC-Na1.6g，乳糖 65.2g，硬脂酸镁 0.5%。

包衣材料：HPMC89.0g，EC46.2g，MCC57.4g，乳糖 107.4g，硬脂酸镁 0.5%。

共制 1000 片。

【制备】①片芯的制备：将主药和各辅料分别过 100 目筛，称取处方量尼可地尔及辅料，采用等量递加法在研钵中逐步研磨，充分混匀，于单冲压片机上压制成直径 6mm，片重约 80mg 的片芯，每片含尼可地尔 10mg。②包衣：将外包衣层各辅料分别过 100 目筛，称取处方量辅料，加入 0.5% 硬脂酸镁，采用等量递加法在研钵中逐步研磨，充分混匀，制得衣膜材料，备用。将半量衣膜材料置冲模中，铺平；将片芯置于模孔中央，轻压使其一半进入衣膜层中，再将半量衣膜材料加入冲模中，压片，即得直径 12mm，片重约 380mg 的尼可地尔脉冲迟释片。

【注解】按此优化处方制得的尼可地尔脉冲迟释片在 4 小时开始释药，5 小时基本释药完全，可以达到治疗冠心病及各类心绞痛预期效果。

例 2　盐酸维拉帕米口服脉冲迟释片

【处方】片芯：盐酸维拉帕米 40g，低取代羟丙纤维素 60g，硬脂酸镁适量（5%）。

包衣材料：十八醇 225g，聚乙二醇（PEG6000）90g，硬脂酸镁 5g。

共制 1000 片。

【制备】将盐酸维拉帕米与辅料过筛混匀，用 5%PVP-K30 乙醇液为黏合剂制粒，恒温干燥 3 小时，整粒，加入硬脂酸镁混匀，压制成片芯。将 PEG6000、十八醇硬脂酸镁按一定比例混匀，将每片脉冲释放片所需衣层的一半量加至冲模中，将片芯置于冲模中心，再加入另一半衣层，压片即得。

【注解】口服脉冲释放片包括片芯和包衣层两部分，片芯含有药物和高效崩解剂，不溶性包衣层内含一定量的水溶性成分，即致孔剂控制水的穿透。一旦水分接触到片芯后，高效崩解剂吸水而快速膨胀，导致片剂包衣层的崩裂，药物从片芯释放出来。在药物释放之前会产生一个明显的时滞。本处方中采用较常用的十八醇和 PEG6000 分别作为不溶性衣材和水溶性致孔剂。若增大 PEG6000 的用量，包衣层内水溶性通道就会增加，水向脉冲释放片内部的扩散速度随之加快，接触到片芯的时间缩短，从而会缩短药物释放的时滞。

第三节　缓释、控释和迟释制剂的评价

一、体外释放度试验

药物的体外释放行为受制剂本身因素和外界因素的影响。制剂本身因素包括主药的性质（如溶解度、晶型、粒度分布等）、制剂的处方与工艺等，外界因素包括释放度测定的仪器装置、释放介质、转速等。体外释放度试验是在模拟体内消化道条件下（如温度、介质的 pH 值、搅拌速率等），测定制剂的药物释放速率，并最后制定出合理的体外药物释放度标准，以监测产品的生产过程及对产品进行质量控制。结合体内外相关性研究，释放度可以在一定程度上预测产品的体内行为。对于释放度方法可靠性和限度合理性的评判，可结合体内研究数据进行综合分析。释放度试验是缓释、控释和迟释制剂体外评价方法中最基本和最重要的试验，其释药行为（包括释药速度、释药量及释药时间）与药物的体内效应（吸收、生物利用度、毒副反应）密切相关，是评价口服缓释、控释和迟释制剂的重要参数。释放度试验可用溶出度仪进行，测定法主要有 7 种：第一法（篮法）、第二法（浆法）、第三法（小杯法）、第四法（浆碟法）、第五法（转筒法）、第六法（流池法）、第七法（往复筒法），其中篮法和浆法是最基本，也是最常用的测定方法，其具体操作方法见 2020 年版《中华人民共和国药典》四部（0931 溶出度与释放度测定法）。

1. 仪器装置　仪器装置的选择，应考虑具体的剂型及可能的释药机制。缓释、控释、迟释制剂的体外药物释放度试验可采用溶出度测定仪进行。如采用其他特殊仪器装置，需提供充分的依据。贴剂可采用溶出度与释放度测定法（通则 0931）测定。

2. 温度　缓释、控释和迟释制剂的体外释放度试验应将温度控制在 37℃±0.5℃，以模拟体温；而贴剂的体外释放度试验应将温度控制在 32℃±0.5℃，以模拟表皮温度。

3. 释放介质　释放介质的选择依赖于药物的理化性质（如溶解性、稳定性、油水分配系数等）、生物药剂学性质以及吸收部位的生理环境（如胃、小肠、结肠等）。一般推荐选用水性介质，包括水、稀盐酸（0.001 ~ 0.1mol/L）或 pH 3 ~ 8 的醋酸盐或磷酸盐缓冲液等；对难溶性药物通常不宜采用有机溶剂，可加适量的表面活性剂（如十二烷基硫酸钠等）；必要时可考虑加入酶等添加物。由于不同 pH 值条件下药物的溶解度、缓控释辅料的性质（如水化、溶胀、溶蚀速度等）可能不同，建议对不同 pH 值条件下的释放行为进行考察。释放介质的体积一般应符合漏槽条件。

4. 取样时间点　除迟释制剂外，体外释放速率试验应能反映出受试制剂释药速率的变化特征，且能满足统计学处理的需要。释药全过程的时间不应低于给药的间隔时间，且累积释放百分率要求达到 90% 以上。除另有规定外，通常将释药全过程的数据作累积释放百分率 – 时间的释药曲线图，以制定出合理的释放度检查方法和限度。缓释制剂应从释药曲线图中至少选出 3 个取样时间点，第一点为开始 0.5 ~ 2 小时的取样时间点，用于考察药物是否有突释；第二点为中间的取样时间点，用于确定释药特性；最后的取样时间点，用于考察释药是否基本完全。控释制剂取样点不得少于 5 个。迟释制剂可根据临床需求设计释放度的取样时间点。

5. 转速　缓释、控释和迟释制剂在不同转速下的释放行为可能不同，故应考察不同转速对其释放行为的影响。一般不推荐过高或过低转速。

6. 释药模型的拟合　缓释制剂的释药数据可用一级方程 14–9 和 Higuchi 方程 14–10 等拟合。

$$\ln(1-M_t/M_\infty) = -kt\,（一级方程）\tag{14-9}$$

$$M_t/M_\infty = kt_{1/2}\,（Higuchi 方程）\tag{14-10}$$

控释制剂的释药数据可用零级方程 14–11 拟合。

$$M_t/M_\infty = kt\,（零级方程）\tag{14-11}$$

上式中，M_t 为 t 时间的累积释放量；M_∞ 为 ∞ 时累积释放量；M_t/M_∞ 为 t 时累积释放百分率。拟合时以相关系数（r）最大而均方误差（MSE）最小为最佳拟合结果。

7. 其他　多于一个活性成分的产品，要求对每一个活性成分均按以上要求进行释放度测定。如在同一种方法下不能有效测定每个成分的释放行为，则需针对不同成分，选择建立不同的测定方法。对于不同规格的产品，可以建立相同或不同的测定方法。

二、体内生物利用度与生物等效性试验

缓释、控释和迟释制剂体外的释药特征往往并不能反映其体内的释药特征。因此，缓释、控释和迟释制剂的体内评价十分重要。常用体内生物利用度和生物等效性试验对缓释、控释和迟释制剂的安全性和有效性进行评价。

生物利用度（bioavailability）系指活性物质从药物制剂中释放并被吸收后，在作用部位可利用的速度和程度，通常用血浆浓度 – 时间曲线来评估。生物等效性（bioequivalence）系指一种药物的不同制剂在相同的试验条件下，给予相同的剂量，反映其吸收速率和程度的主要动力学参数没有明显的统计学差异。缓释、控释和迟释制剂应按 2020 年版《中华人民共和国药典》四部通则 9011 规定在单次给药和多次给药两种条件下进行。非口服的缓释、控释和迟释制剂还需对其作用部位的刺激性和（或）过敏性等进行试验。

单次给药（双周期交叉）试验目的在于比较受试者于空腹状态下服用缓释、控释和迟释受试

制剂与参比制剂的吸收速度和吸收程度的生物等效性，并确认受试制剂的缓释、控释和迟释制剂药物动力学特征。多次给药是比较受试制剂与参比制剂多次给药达稳态时，药物的吸收速率与程度、稳态血药浓度及波动情况。

另外，主药相同的不同调释制剂可能与食物相互作用不同。因此，出于安全性和有效性考虑，应进行食物对口服调释制剂生物利用度和生物等效性影响的试验。目前，主要通过研究空腹口服受试制剂和参比制剂及高脂餐后口服受试制剂和参比制剂来考察食物对调释制剂生物利用度的影响。

对生物样品分析方法的要求、对受试者的要求和选择标准、参比制剂、试验设计、数据处理和生物利用度及生物等效性评价，详见 2020 年版《中华人民共和国药典》四部通则 9011。

三、体内 – 体外相关性

体内 – 体外相关性，指的是由制剂产生的生物学性质或由生物学性质衍生的参数（如 t_{max}、C_{max} 或 AUC），与同一制剂的物理化学性质（如体外释放行为）之间建立合理的定量关系。

缓释、控释和迟释制剂要求进行体内外相关性的试验，它应反映整个体外释放曲线与血药浓度 – 时间曲线之间的关系。只有当体内外具有相关性时，才能通过体外释放曲线预测体内情况。

体内外相关性可归纳为三种：①体外释放曲线与体内吸收曲线（即由血药浓度数据去卷积而得到的曲线）上对应的各个时间点分别相关，这种相关简称点对点相关，表明两条曲线可以重合或者通过使用时间标度重合。②应用统计矩分析原理建立体外释放的平均时间与体内平均滞留时间之间的相关。由于能产生相似的平均滞留时间可有很多不同的体内曲线，因此体内平均滞留时间不能代表体内完整的血药浓度 – 时间曲线。③一个释放时间点（$t_{50\%}$、$t_{100\%}$ 等）与一个药物动力学参数（如 AUC、C_{max} 或 t_{max}）之间单点相关，它只说明部分相关。

2020 年版《中华人民共和国药典》四部通则 9013 缓释、控释和迟释制剂指导原则中缓释、控释和迟释制剂的体内外相关性系指体内吸收相的吸收曲线与体外释放曲线之间对应的各个时间点回归，得到直线回归方程的相关系数符合要求，即可认为具有相关性。

1. 体内 – 体外相关性的建立

（1）基于体外累积释放百分率 – 时间的体外释放曲线

如果缓释、控释和迟释制剂的释放行为随体外释放度试验的条件（如装置的类型，介质的种类和浓度等）变化而变化，就应该另外再制备两种供试品（一种比原制剂释放更慢，另一种更快），研究影响其释放快慢的体外释放度试验条件，并按体外释放度试验的最佳条件，得到基于体外累积释放百分率 – 时间的体外释放曲线。

（2）基于体内吸收百分率 – 时间的体内吸收曲线

根据单剂量交叉试验所得血药浓度 – 时间曲线的数据，对体内吸收符合单室模型的药物，可获得基于体内吸收百分率 – 时间的体内吸收曲线，体内任一时间药物的吸收百分率（F_a）可按 Wagner-Nelson 方程（式 14–12）计算。

$$F_a = \frac{C_t + kAUC_{0-t}}{kAUC_{0-\infty}} \times 100\% \tag{14-12}$$

式中 C_t 为 t 时间的血药浓度，k 为由普通制剂求得的消除速率常数。

双室模型药物可用简化的 Loo-Rigelman 方程计算各时间点的吸收百分率。

可采用非模型依赖的反卷积法将血药浓度 – 时间曲线的数据换算为基于体内吸收百分率 – 时

间的体内吸收曲线。

2. 体内 – 体外相关性检验

当药物释放为体内药物吸收的限速因素时，可利用线性最小二乘法回归原理，将同批供试品体外释放曲线和体内吸收相吸收曲线上对应的各个时间点的释放百分率和吸收百分率进行回归，得直线回归方程。如直线的相关系数大于临界相关系数（$P<0.001$），可确定体内外相关。

当血药浓度（或主药代谢产物浓度）与临床治疗浓度（或有害浓度）之间的线性关系明确或可预计时，可用血药浓度测定法；反之，可用药理效应法评价缓释、控释和迟释制剂的安全性与有效性。

第十五章

靶向制剂

扫一扫，查阅本章数字资源，含PPT、视频等

学习要求

学习要求

1. **掌握** 靶向制剂的含义和种类。
2. **熟悉** 靶向制剂的靶向机制和评价指标，被动靶向制剂及主动靶向制剂的区别。
3. **了解** 新型物理化学靶向制剂。

第一节 概 述

一、靶向制剂的含义及特点

靶向制剂（targeting preparations），系指借助载体、配体或抗体将药物通过局部给药或全身血液循环而选择性地浓集定位于靶组织、靶器官、靶细胞或细胞内结构的制剂。靶向制剂的概念是 Paul Ehrlich 在 1906 年提出的。受当时对疾病认识的局限，未能在细胞水平和分子水平上了解药物的作用，未能克服靶向制剂的材料和制备工艺方面存在的困难。直到分子生物学、细胞生物学和材料科学等学科发展起来后，靶向制剂研究才得到了迅速发展。自 20 世纪 70 年代末 80 年代初，人们开始比较全面地研究靶向制剂，包括靶向制剂的制备、性质、体内分布、靶向性评价以及药效与毒理等。1993 年 Alexander T. Florence 创办 *Journal of Drug Targeting*，专门刊载靶向制剂的相关研究论文，进一步促进了医药界对靶向制剂的重视和深入研究。

非靶向普通制剂给药后，药物全身分布，大部分药物在到达作用部位之前已被降解、代谢或消除，导致作用部位的药物浓度低，作用时间短，并且药物全身分布还可引起其他组织器官的毒性反应。

与非靶向普通制剂相比，靶向制剂的优点：①药物可到达特定的组织和器官，使靶部位的药物浓度较高；②药物可以在靶部位中缓慢释放，维持相对较长的作用时间；③避免药物广泛分布所引起的疗效下降及毒性反应，并减少药物用量；④靶向制剂还可以解决药物在其他制剂给药时可能遇到的特定问题，如稳定性低或溶解度小；吸收困难或生物学、化学不稳定性（酶、pH 等）；半衰期短和分布广而缺乏特异性；治疗指数低以及解剖屏障或细胞屏障等。

靶向制剂不仅要求药物选择性地到达特定部位的靶组织、靶器官、靶细胞甚至细胞内的特定结构，而且要求有一定浓度的药物滞留相当时间，以便发挥药效，同时载体材料应具有良好的生物相容性与相对的安全性，即成功的靶向制剂应具备定位浓集、控制释药以及材料无毒可生物降

解三个要素。

二、靶向制剂的分类

按靶向制剂在体内到达的部位，可将靶向制剂分为三级：第一级系指将药物输送至特定的靶组织（如肿瘤靶向脂质体）或靶器官（如肝脏靶向纳米粒）；第二级系指将药物输送至靶部位的特定细胞（如肿瘤细胞而非正常细胞）；第三级系指将药物输送至细胞内的特定结构（如线粒体靶向制剂）。

按靶向传递机理，靶向制剂可分为被动靶向制剂、主动靶向制剂和物理化学靶向制剂。被动靶向制剂（passive targeting preparation）是利用载体的组成、粒径、电荷等特征，通过生物体内各组织细胞的内吞、融合、吸附和材料交换，通过毛细血管截留，或利用病变组织的毛细血管高通透性特征，而传递至靶区的制剂。主动靶向制剂（active targeting preparation）系指用修饰的药物载体微粒或将药物制备成前体药物，能选择性将药物转运到靶部位、靶细胞及细胞内的特定结构而发挥疗效，包括长循环脂质体、免疫脂质体和免疫纳米球等；物理化学靶向制剂系指应用某些物理化学方法可使靶向制剂在特定部位发挥药效，如磁纳米粒、pH 敏感脂质体等。

某些物理化学方法目前除注射之外，其他给药途径也以靶向的策略进行递送药物，以提高其病灶部位的药物蓄积或体内吸收，如口服靶向递送。口服靶向递送以制剂到达的部位来分，包括胃内滞留制剂和结肠靶向制剂。口服靶向递送既可靶向肠道的各类细胞，以促进药物的吸收，如 M 细胞、杯状细胞、L 细胞等的靶向，也可以靶向细胞上的某一受体或转运体，如叶酸受体、生物素受体、葡萄糖转运体等。

在口服靶向制剂中，结肠靶向给药系统（colon targeted drug delivery system，CTDDS）相对较为成熟，是一种利用制剂学手段使药物在上消化道不释放，传递到盲肠或结肠部位后开始释放，发挥局部或全身治疗作用的新型给药技术。靶向结肠释放药物的原理与较长的转运时间、更高的 pH 值、比肠道其他部位更高的压力环境及细菌（尤其是可产生偶氮还原酶的厌氧菌）等因素有关。目前已经有包衣、骨架、前药、生物黏附、纳米、固体分散及微粒技术等多种制剂方法用于结肠靶向给药系统的研究。

三、靶向性评价

靶向制剂的靶向性评价一般有以下几种方法。

1. 药动学 / 药效学（PK/PD）模型评价　药物制剂的靶向性可由药动学参数计算三个指标来评价：

（1）相对摄取率 r_e

$$r_e = (AUC_i)_p / (AUC_i)_s \qquad (15-1)$$

式中，AUC_i 为由浓度 – 时间曲线求得的第 i 个器官或组织的药时曲线下面积；脚标 p 和 s 分别表示药物制剂及药物溶液。r_e 大于 1 表示药物制剂在该器官或组织有靶向性，r_e 越大靶向效果越好，等于或小于 1 表示无靶向性。

（2）靶向效率 t_e

$$t_e = (AUC)_T / (AUC)_{NT} \qquad (15-2)$$

式中，t_e 为药物制剂或药物溶液对靶器官的选择性；AUC 为组织或器官的药物浓度 – 时间曲线下面积；T 代表靶组织或器官；NT 代表非靶组织或器官。t_e 值大于 1 表示药物制剂对靶器官较某非靶器官有选择性，t_e 值愈大，选择性越强，药物制剂的 t_e 值与药物溶液的 t_e 值相比，可说明药物制剂靶向性增强的倍数。

（3）峰浓度比 C_e

$$C_e = (C_{max})_p / (C_{max})_s \tag{15-3}$$

式中，C_{max} 为峰浓度，每个组织或器官中的 C_e 值表明药物制剂改变药物分布的效果，C_e 值越大，表明改变药物分布的效果越明显。

（4）综合靶向效率

$$T\% = (AUQ)_T / \Sigma (AUQ)_{NT} \tag{15-4}$$

式中，AUQ 为组织或器官的药量 – 时间曲线下面积，T 代表靶组织或器官，NT 代表非靶组织或器官。综合靶向效率 $T\%$ 表示某制剂相对于所有非靶组织对靶组织的选择性。$T\%$ 越大，表示制剂对靶组织或器官的靶向性越强。

2. 体外细胞评价 通过体外细胞培养，检测靶向制剂的细胞摄取率来评价靶向制剂药物传递到目标细胞的能力。方法一般可以通过选择特定的细胞，在一定条件下与靶向制剂共孵育（以与非靶向制剂共孵育为对照），采用适宜的手段分别测定细胞中所摄取的可检测信号（如药物含量、荧光或者放射性强度等）及蛋白含量，分析每单位重量的细胞蛋白中信号的强度。

3. 成像技术评价 采用上述方法评价靶向制剂只能提供药物富集于靶部位的信息，而不能给出直观的试验结果。成像技术，尤其是活体成像技术极大地弥补了这一缺陷，提供了靶向性最直观的评价方法。成像技术包括光学成像技术、核磁共振成像技术、红外成像技术、放射成像技术等，其中光学成像技术具有成熟、使用方便以及可以避免对生物体造成辐射伤害等优点，被广泛应用于靶向制剂评价研究。光学成像技术研究进展主要在双 / 多光子荧光显微镜、活体流式细胞仪、生物发光与荧光多光谱成像技术、光声成像等。

4. 动物病理模型评价 动物病理模型可以提供相似的病变生物学特性，为所测药物动力学指标的可靠性提供了保障，而理想的病理模型是验证靶向制剂的靶向性和药效学的关键。例如脑靶向的病理模型有大鼠 C6 胶质瘤动物模型、神经胶质瘤 KM 小鼠动物模型、隐球菌性脑膜炎小鼠模型、Aβ1-42 细胞损伤模型和 APP 转基因动物模型（老年性痴呆动物模型）等；肝靶向的病理模型有 SD 大鼠移植性肝癌动物模型、BALB/C 裸鼠抑制瘤模型、LacBSA 致小鼠免疫性肝损伤动物模型等；肺靶向的病理模型有小鼠植骨气囊模型、核小鼠肺癌抑制瘤动物模型、SARS-CoV 动物模型等。为进一步消除动物与人之间的种属差异，加快新药的转化，人来源的异种移植（patient-derived xenograft，PDX）模型受到广泛关注。它是将患者的肿瘤组织移植到实验动物体内，以用于研究肿瘤生物学和药物治疗的效果。PDX 模型可以更真实地反映肿瘤疾病的特征，包括生物学、遗传学和分子学特征，因此它在肿瘤研究中占有重要地位。它还可以用于评估新药的有效性和安全性，以及比较不同类型肿瘤的治疗效果。

第二节 被动靶向制剂

被动靶向制剂系应用微粒系统为载体使药物被生理过程自然吞噬或截留而实现靶向的制剂。载药微粒实现被动靶向的机理为：体内网状内皮系统（reticuloendothelial system，RES），包括肝、脾、肺和骨髓组织具有丰富的吞噬细胞，如肝脏的 Kupffer 细胞、肺部的巨噬细胞和血液循环中的单核细胞（mono-nuclear phagocytic system，MPS）等，可将一定大小的微粒作为异物摄取，较大的微粒由于不能滤过毛细血管床，而被机械截留于某些部位。

一、被动靶向制剂体内分布的影响因素

1. 制剂理化性质对靶向性的影响 被动靶向的微粒经静脉注射后，在体内的分布首先取决于微粒的粒径大小。大于 7μm 的微粒通常被肺的最小毛细血管床以机械滤过方式截留，被单核白细胞摄取进入肺组织或肺气泡；小于 7μm 时一般被肝、脾中的巨噬细胞摄取；100~200nm 的纳米粒很快被巨噬细胞吞噬，最终富集于肝 Kupffer 细胞溶酶体中，而 200~400nm 的纳米粒集中于肝后迅速被肝清除；小于 50nm 的纳米粒可进入骨髓组织。除微粒粒径外，微粒表面性质如表面电荷、表面亲水性以及载体材料、药物性质等对药物的体内分布也起着重要作用。

2. 蛋白冠对靶向性的影响 近年来有研究表明，蛋白冠也是影响纳米粒靶向的重要因素。纳米颗粒被摄入到体内后易与蛋白质相互作用。此时，蛋白质自发地吸附到纳米颗粒表面，形成纳米颗粒 – 蛋白质的核壳结构复合物，其表面蛋白质被称作"蛋白冠"。根据蛋白质与纳米颗粒表面亲和力的差异，蛋白冠分为"硬冠"和"软冠"。当蛋白质开始与纳米颗粒相互作用时，软冠借助弱相互作用吸附在纳米颗粒表面，此时溶液中蛋白质和吸附在纳米颗粒表面的蛋白质处于动态平衡状态。随后发生 Vroman 效应，即最初的高浓度及具有高迁移率但是亲和力相对低的蛋白质将逐渐以弱结合的低稳定态吸附在纳米颗粒表面，随着时间的推移，这些低亲和力的软冠蛋白会被亲和力更强的蛋白质取代，进而改变蛋白冠组成，形成硬冠。蛋白冠的形成降低了纳米颗粒的表面能，使得纳米颗粒具有新的生物学特征，蛋白冠在纳米颗粒的细胞摄入和生物分布过程中发挥重要作用，能影响纳米颗粒的生物有效性、相容性和安全性。这些特征对纳米颗粒的生物效应和靶向纳米药物的设计等都具有重要意义。

3. 增强渗透与滞留效应（enhanced permeability and retention effect，EPR effect） 被动靶向制剂靶向肿瘤组织主要依赖于肿瘤血管的 EPR 效应。肿瘤组织的血管由于生长迅速导致结构缺损，如外膜细胞缺失、基底膜不完整等，使通透性增加；同时，由于淋巴回流系统的缺损和恢复系统的损伤，导致肿瘤组织的清除能力减弱。大分子物质或微粒制剂可穿透血管内皮细胞进入肿瘤组织，并由于清除障碍而高浓度长时间滞留在肿瘤组织中的现象，被称为肿瘤组织的 EPR 效应。1986 年由熊本大学医学院的 Matsumura 和 Maeda 提出，他们首次报道了载药颗粒加载抗癌蛋白的复合体在肿瘤组织中的选择性富集，为 EPR 效应提供了首个例证。近几年来，随着越来越多研究进行，EPR 效应多次受到争议。首先是在临床试验中，利用 EPR 效应进行肿瘤的靶向治疗并非都是成功的，有些甚至没有增加人类实体瘤中的药物选择性富集，研究者认为这可能是由于 EPR 效应的强度取决于肿瘤的类型和位置，肿瘤中血液灌注的状态以及大分子抗癌药物的物理化学性质。

二、被动靶向制剂的类型及靶向性

（一）亚微乳和纳米乳

普通乳剂粒径于 1~100μm 之间，复乳的粒径一般小于 50μm，粒径小于 1μm 以下称为微乳（microemulsions，ME），其中粒径于 100~1000nm 间的乳剂为亚微乳（submicroemulsions），粒径于 10~100nm 间的乳剂为纳米乳（nanoemulsions，NE）。

具有靶向性的乳剂主要是亚微乳和纳米乳，由于乳剂中的油滴可以被巨噬细胞大量吞噬，因此将抗炎药物制成微乳或纳米乳，静脉注射后容易靶向于炎症部位。如将醋酸地塞米松制备成乳剂能够提高炎症抑制率，增加在脾、肺、炎症组织内的分布，提高抗炎活性。纳米乳具有对淋巴的亲和性，油滴经巨噬细胞吞噬后在肝、脾、肾中高度聚集，油滴中溶解的药物在这些脏器中积蓄量也高，因此可达到被动靶向的作用。微纳米乳静脉注射后在体内的分布还与乳剂的粒径相关。如大鼠注射粒径 280nm 的亚微乳后从血中快速消除，在 10 分钟内 60% 的注射剂量回到肝中；注射粒径约为 100nm 的纳米乳后，出现肝摄取和药物循环延长的现象。此外，与亚微乳相比，纳米乳的肝、脾、肺的清除率要小 8～100 倍，且血浆药–时曲线下面积（AUC）则较亚微乳增大 4 倍左右。因此，粒径小的纳米乳静脉注射后有利于实现长循环和靶向作用。

（二）脂质体

脂质体（liposomes）是由一种排列有序的脂质双分子层组成的微型泡囊，具有类似生物膜双分子层的近晶型液晶结构，大小通常为几十纳米到几十微米。按结构和粒径特点可将脂质体分为小单室脂质体（10～200nm）、大单室脂质体（0.2～1μm）和多室脂质体（1～5μm）。根据表面电荷性质，可将脂质体分为中性脂质体、正电荷脂质体（阳离子脂质体）和负电荷脂质体（阴离子脂质体）。

脂质体体内分布主要与脂质体的粒径和表面电荷有关。静脉注射的脂质体进入体内后，将主要被网状内皮系统（RES）比较丰富的肝、脾器官吸收。肝脏中除肝巨噬细胞外，肝细胞也具有较强的吞噬能力。肝窦状隙内皮细胞的孔隙（大约 150nm）决定肝脏中的脂质体能否接触到肝细胞，如果脂质体小到足以通过这个间隙时，则其可以被肝细胞摄取。但一些带负电荷的大粒径脂质体也可以被肝细胞摄取，这主要是由于肝窦状隙内皮细胞表面的清道夫受体（scavenger receptor）可以结合阴离子脂质体，使脂质体有足够的时间被挤压到间隙内皮细胞和肝细胞的空腔内（脂质体具有很好的形变能力），进而被肝细胞摄取。肝脏所特有的粒性白细胞受体优先识别阴离子脂质体，使阴离子脂质体在肝脏中的分布较多。肝脏中的 Kupffer 细胞对大粒径脂质体吞噬能力较强，且其吞噬能力随脂质体粒径（大于 200nm）的增大而增强。另外，肝脏中的 Kupffer 细胞和肝窦状隙内皮细胞的细胞膜表面有大量清道夫受体的表达，这些清道夫受体可以特异性结合带负电荷的脂质体，亦使得阴离子脂质体易于在肝脏中积聚。

脂质体对肿瘤组织的被动靶向主要应用了肿瘤血管的 EPR 效应，即增加渗透性和保留效应。脂质体欲实现对肿瘤组织的被动靶向，必须首先能逃脱体内清除机制：①RES 和单核巨噬细胞系统（MPS）；②肾脏滤过效应，是血液净化的重要部分，粒径小于 10nm 的粒子将会遭遇肾滤过效应。因此，载有药物的脂质体要准确到达肿瘤部位必须具备两个重要的能力，即在血液中有较长的循环时间和靶向特定的组织或器官。脂质体通过 EPR 效应在肿瘤组织积聚的有效粒径范围为 10～150nm。粒径为 100nm 的脂质体更适合被动靶向于肿瘤组织，原因可能为：①肿瘤毛细血管的渗透性不足以使 100nm 的脂质体从肿瘤组织间隙转运到血管间隙中；②由胶原和弹性纤维网络组成的肿瘤间质更容易捕获 100nm 的脂质体。粒径为 300nm 的脂质体大部分分布在靠近肿瘤血管处，而 100nm 的脂质体则主要分布在肿瘤组织中。但肿瘤种类、生长位点和肿瘤生长、增殖的程度等均会影响肿瘤血管的孔径，因此，100nm 的脂质体也未必一定是实现肿瘤血管和肿瘤靶向的最佳粒径。此外，阳离子脂质体与肿瘤细胞表面和肿瘤微血管组织中糖蛋白、蛋白聚糖等阴离子分子的天然静电吸引，使得阳离子脂质体成为常用的肿瘤靶向载体。

（三）微球与微囊

微球（microspheres）是将药物溶解或分散在高分子材料中形成骨架型的微小球状实体。微囊（microcapsules）系利用天然的或合成的高分子材料囊材作为囊膜，将固体药物或液体药物做囊心物包裹而成药库型微小胶囊。微球与微囊统称为微粒制剂，直径一般为 1~250μm，可用于动脉栓塞、口服或注射给药。目前，微球与微囊主要通过动脉给药方式，利用其较大粒径，实现靶部位的栓塞治疗效果，或者通过局部注射给药实现长效目的。

（四）纳米粒

纳米粒（nanoparticles，NP）是利用天然高分子或合成的化学物质为载体制成的直径 10~1000nm 的载药微粒。依据结构的不同，可分为纳米球（nanospheres）和纳米囊（nanocapsules），药物可包埋或分散在纳米粒的内部，也可吸附或偶合在其表面。纳米粒具有靶向性，能直接向靶器官、靶细胞或细胞内靶结构输送药物，同时具有缓释、保护药物、提高疗效、降低毒副作用等优点。传统的纳米粒包括纳米乳、聚合物纳米粒、脂质纳米粒、固体脂质纳米粒等，一些新型纳米粒如纳米活性炭、纳米碳管、超顺磁性纳米粒等也属于纳米粒的范畴。

纳米粒的被动靶向性主要与纳米粒的粒径有关。静脉注射后纳米粒在体内的分布首先取决于粒径大小。一般粒径 200~400nm 的纳米粒集中于肝后迅速被肝清除；粒径 100~200nm 的微粒很快被 RES 的巨噬细胞从血液中清除，最终到达肝 Kupffer 细胞溶酶体中；50~100nm 的纳米粒可以进入肝实质细胞中；小于 50nm 的纳米粒则透过肝脏内皮细胞或者通过淋巴传递到脾和骨髓中。如对不同粒径阿霉素聚氰基丙烯酸正丁酯纳米粒的肝靶向效应研究后发现，其中粒径为 100~150nm 的纳米粒肝靶向性和缓释药物的作用更佳。纳米粒能够穿透血脑屏障（blood brain barrier，BBB）从而实现脑靶向。可能的机制：①NP 保留在脑毛细管血液中的数量增加以及被吸附在毛细管壁上，可造成更高浓度梯度以促进转运跨过 BBB 进入脑组织；②表面活性剂溶解上皮细胞膜亲脂性成分的特性可导致膜流动性增加，因此可提高药物穿透 BBB 的能力；③NP 可导致上皮细胞间的致密连接开放，使药物能以游离形式或与 NP 连接的形式穿透致密连接；④NP 可能以胞吞形式进入内皮细胞然后释放药物进入脑组织；⑤载药 NP 可跨膜通过上皮细胞层；⑥被覆吐温 80 的 NP 可抑制外排泵系统尤其是 P-糖蛋白的外排作用。

纳米活性炭（activated carbon nanoparticles，ACNP）是淋巴靶向的良好载体，粒径通常为 300nm 左右，而血管上的间隙一般为 7~12nm，故 ACNP 难以通过毛细血管进入血液中；而毛细淋巴管上的空隙较大，一般在 400~800nm，故 ACNP 能透过毛细淋巴管而进入淋巴液，并可以被截留于淋巴结处实现淋巴靶向。

（五）长循环纳米制剂

脂质体或纳米粒表面经适当修饰后，可避免 MPS 吞噬，延长在体内循环系统的时间，称为长循环纳米制剂（long-circulating nano-preparations）。如脂质体用聚乙二醇（polyethylene glycol，PEG）修饰，其表面被柔顺而亲水的 PEG 链部分覆盖，使脂质体的亲水性增强，减少了血浆蛋白与脂质体膜的相互作用，降低了被 RES 的识别和吞噬的可能性，从而延长了其在循环系统的滞留时间，有利于肝脾外的组织或器官的靶向作用。

第三节 主动靶向制剂

主动靶向制剂（active targeting preparations）系用修饰的微粒载体作为"导弹"或将药物制备成前体药物，将药物定向地运送到靶区浓集发挥药效。主动靶向制剂包括修饰的微粒载体、前体药物和药物大分子复合物。

一、修饰的微粒与纳米粒载体

表面修饰改变微粒载体体内靶向性的可能机理：①改变了微粒表面性能（如疏水性或亲水性）；②改变了微粒表面的电学性能，机制主要是通过载体表面的修饰（如体内某些组织器官上特定受体的配体等）来减少被 RES 系统的清除，增加针对靶部位的滞留性和亲和性；③用表面活性剂处理时，可形成大量胶团，后者在体内可竞争性占领 RES 的吞噬细胞，甚至被吞噬细胞饱和；④用长链的化学物质修饰，微粒表面具有明显的空间位阻作用，使吞噬细胞难以识别或摄取；⑤用体内某些组织器官上特定受体的配体进行修饰后，微粒可由配体介导实现主动靶向等。修饰的微粒与纳米粒载体主要有修饰微乳、修饰脂质体、修饰微球、修饰纳米粒、免疫纳米粒等。

（一）修饰的脂质体

1. 免疫脂质体 免疫脂质体（immunoliposomes，IL）系指单克隆抗体或其片段修饰的脂质体，可借助抗体或其片段特异地识别靶细胞表面抗原或受体并与其结合，从而使药物浓集于靶器官或靶组织，并通过细胞内吞作用介导的融合或直接与细胞质膜融合而进入细胞内，起到主动靶向作用，从而减少药物在非作用部位的蓄积，达到增效减毒的作用。免疫脂质体是一种新型的药物传递系统，兼有脂质体和靶向抗体的优点。免疫脂质体与普通脂质体的主要区别是作为靶头的抗体的选择及抗体和脂质体的偶联。抗体、抗体片段、小分子多肽、糖蛋白或受体的配体等都可作为靶向分子与脂质体连接。如将抗 CD37 单克隆抗体连接到脂质体上，可制成对慢性 B 淋巴细胞白血病具有靶向性的免疫脂质体，提高对 B 淋巴细胞的治疗效果，且克服了由于非特异性摄取引起的毒副作用。以人胃癌细胞 M85 表面抗原的单克隆抗体 3G 为靶分子制备的丝裂霉素脂质体；以抗 HER2 单克隆抗体制备的多柔比星脂质体；以抗肝癌单链抗体制备的融合蛋白 hdsFv-PE38 免疫脂质体等。

2. 糖基修饰的脂质体 不同的糖基结合在脂质体表面，到体内可产生不同的分布。带有半乳糖残基时可被肝实质细胞所摄取，带有甘露糖残基时可被 K 细胞摄取，氨基甘露糖的衍生物能集中分布于肺内。如脂质体膜中若含有 10% 或 20%Gal-PEG-LIP（半乳糖连接的 PEG 长循环磷脂）的脂质体静脉注射 20 小时后，仅有 1% 的脂质体存在于血液中，大部分脂质体都浓集到肝脏，在脾中则积聚不到 1%。现已见于报道的多糖修饰的脂质体有多柔比星半乳糖化脂质体、氟尿嘧啶壳聚糖脂质体、牛血清酯化出芽短梗孢糖脂质体、八精氨酸脂质体等。

3. 受体修饰的脂质体 借助受体与配基的特异性相互作用，可将配基标记的脂质体靶向到含有配基特异性受体的器官、组织或细胞，同时受体与配基结合可促使脂质体内化进入细胞内。大致可分为两类：①蛋白和多肽修饰的脂质体，如含双铁的人转铁蛋白多柔比星脂质体；②小分子配体修饰的脂质体，如常见的叶酸脂质体。叶酸是一种维生素，通过参与嘌呤和胸腺嘧啶的合成而进一步合成 DNA 和 RNA。由于肿瘤细胞快速增殖，需要大量合成核酸，因此肿瘤细胞表面就会过表达叶酸受体。叶酸受体能够特异性地和细胞外的叶酸和叶酸衍生物作用，将叶酸和叶酸衍生物大量带入细胞中。目前已经证实叶酸受体过度表达在多种肿瘤细胞表面，如人体的乳腺癌、鼻咽癌、宫颈癌、结肠癌、卵巢癌等，因此叶酸是一种很好的大分子肿瘤药物靶向配体。近年来，利用叶酸受体对肿瘤细胞进行特异性显像和治疗逐渐成为研究的热点。如通过叶酸靶向的阿霉素 /Bmil siRNA 共传递脂质体（FA–DOX/siRNA–L）能够显著提高 siRNA 和 DOX 在肿瘤细胞部位的积累。

（二）修饰的微球

用聚合物将抗原或抗体吸附或交联形成的微球，称为免疫微球，除可用于抗癌药的靶向治疗外，还可用于标记和分离细胞作诊断和治疗。亦可使免疫微球带上磁性提高靶向性和专一性，或用免疫球蛋白处理红细胞得免疫红细胞，是一种体内免疫反应很小、靶向于肝脾的免疫载体。

（三）修饰的纳米粒

将单克隆抗体吸附或交联到载药纳米粒上，可制成抗体导向的纳米粒，即免疫纳米粒。其中单克隆抗体可与靶细胞表面受体发生特异性结合而使药物到达预定部位。如将 OX26 抗体与聚乙二醇化阳离子固体脂质纳米粒偶联所制备的 OX26–PEG–CSLN 免疫纳米粒具有良好的脑靶向性。

二、前体药物

前体药物（prodrug）系指活性药物衍生而成的药理惰性物质，能在体内经化学反应或酶反应，使活性的母体药物再生而发挥其治疗作用。目前前体药物分为两大类：载体前体药物（carrier-prodrug）和生物前体（bioprecursor）。载体前体药物是把活性药物（原药）与某种无毒性、有运输作用的（多为亲脂性的）化合物相连接而形成的，载体前药有三个特征：首先是前药应无活性或活性小于原药；其次原药与载体一般以共价键连接，但进入体内后可断裂形成原药，此过程一般是以简单的酸、碱水解或酶促转化来实现的；第三是通常要求前药在体内生成原药的速率是快速的，以确保原药在靶位有足够的浓度，但是当修饰原药的目的是为延长作用时间达到缓释的效果时则可设计代谢速度缓慢的前药。载体前药设计的核心问题是选择合适的载体，并根据体内组织的酶、受体和 pH 等条件的差异，在合理的作用部位释放原药。

生物前体药物不同于载体前体药物，活性物质不用于载体暂时性结合，而是本身的分子结构发生改变来发挥作用。生物前体药物本身没有活性，有活性的是其在生物体内的代谢物，这样避免了代谢反应使化合物失活，反而利用生物体内的反应生成活性代谢物。一些非甾体抗炎药（如舒林酸）就是基于这样的思路而合成的。前体药物在特定靶部位再生为母体药物的基本条件：①使前体药物转化的反应物或酶应仅在靶部位存在或表现出活性；②前体药物与药物的受体应充分接近；③须有足够量的酶以产生足量的活性药物；④产生的活性药物应能在靶部位滞留，而不进入循环系统产生毒副作用。

（一）肿瘤靶向前体药物

某些抗肿瘤药制成磷酸酯或酰胺类前体药物可在肿瘤细胞定位聚集，因为肿瘤细胞较正常细胞含较高浓度的磷酸酯酶和酰胺酶；某些肿瘤可产生大量的纤维蛋白溶酶原活化剂，可活化血清纤维蛋白溶酶原成为活性纤维蛋白溶酶，故将抗肿瘤药与合成肽连接，成为纤维蛋白溶酶的底物，可在肿瘤部位使抗肿瘤药再生聚集。如将 5-Fu 制成前药 5′-脱氧-5 氟尿嘧啶核苷，利用肿瘤部位的嘧啶核苷磷酸化酶的活性较高，使前药转变为 5-Fu。

（二）脑部靶向前体药物

脑部靶向释药对治疗脑部疾病有较大意义。水溶性药物一般难以透过血脑屏障进入脑内，一方面是由于其脂溶性差，不易跨膜转运；另一方面是由于水溶性药物不是脑膜中存在的特异转运系统的底物。Boder 等设计了一种在脑部定位释药的前体药物载体，其基本原理是利用药物与二氢吡啶结合，增强药物的亲脂性，使之容易进入脑内，在脑内经辅酶 I / 还原型辅酶 II（NAD⁺/NADH）系统氧化成药物的吡啶盐（一种季铵盐），亲水性增强，故不能透过血脑屏障再离开脑组织，使药物不可逆地进入脑内并滞留其中，经脑脊液的酶或化学反应水解，缓慢释放药物而延长药效；而在外围组织形成的季铵盐经胆、肾排泄机制而较快排出体外，故全身毒副作用明显降低。多巴胺的前药 L-多巴，脂溶性高，可透过血脑屏障，在纹状体脱羧酶的作用下转变为多巴胺发挥药效；碘解磷定（pralidoxime iodide）、苯乙胺及性激素等药物均可制成前体药物，利用相似的机理实现脑部靶向给药。又如将布洛芬设计为布洛芬-抗坏血酸衍生物，该前药可通过脑部的葡萄糖转运蛋白 1（GLUT1）和 Na（+）-依赖性维生素 C 转运蛋白 SVCT2，实现布洛芬的脑内有效递送。

（三）结肠靶向前体药物

主要是利用结肠 pH 及特殊菌落产生的酶的作用，在结肠释放出活性药物从而达到结肠靶向作用。大量酶和 pH 依赖性多糖如直链淀粉、瓜尔胶、果胶、壳聚糖、菊粉、环糊精、硫酸软骨素、葡聚糖等可用于结肠特异性药物释放。如可的松治疗溃疡性结肠炎效果好，但口服吸收会导致全身性毒副作用，将其制备成甲基-20-葡萄糖基吡喃泼尼松，亲水性明显增强，小肠吸收较少，毒性明显下降，母体药物大部分可到达结肠发挥药效；如地塞米松与聚门冬氨酸酯化制成前药后也具有明显的结肠靶向功能。

（四）肾靶向前体药物

肾小管细胞基底膜和上部存在糖分子介导的主动转运过程，采用可被肾小管特异摄取的糖分子与药物结合，即可制备具有肾靶向作用的前体药物。这种前体药物具有纳米尺度，能在肾小管再生为母体药物，增加其在肾脏部位的靶向作用，提高生物利用度，同时减少对其他组织的毒副作用。如以烷基糖苷（Glc-S-C8-）为载体制备的前体药物具有显著的肾靶向性，其肾靶向效果主要依赖药物的理化性质和相对分子质量，低分子量药物和中性靶向材料制备的前体药物具有极高的肾靶向效率。

三、药物大分子复合物

药物大分子复合物系指药物与聚合物、抗体、配体以共价键形成的分子复合物，主要用于肿瘤靶向的研究。肿瘤中的血管不同于正常组织，表现为血管生长迅速，外膜细胞缺乏，基底膜变形，淋巴管道回流系统缺损，大量血管渗透性调节剂生成，导致肿瘤血管对大分子物质的渗透性增加以及大分子物质滞留蓄积于肿瘤部位，即 EPR 效应。研究表明，肿瘤选择性摄取聚合物的分子量可高达 778kDa。因此，药物的大分子复合物有可能借助 EPR 效应将药物聚集到肿瘤细胞中，一旦药物大分子复合物内吞进入细胞，可能在胞内低 pH 环境或蛋白酶作用下，使药物从大分子复合物中解离出来，进而发挥治疗作用。

制备大分子复合物的聚合物主要有右旋糖苷、PEG、苯乙烯马来酸、N-（2- 羟丙基）甲基丙烯酰胺（HPMA）、血清白蛋白、多肽、核酸、聚氨基酸和胶原等。

目前已上市的大分子复合物有新致癌菌素 - 苯乙烯马来酸（styrene maleic anhydride-neocarzinostatin，SMANC）复合物、腺苷脱氨酶 - 聚乙二醇复合物等。新致癌菌素的半衰期仅为 1.9 分钟，与苯乙烯马来酸制成共聚物后，半衰期显著延长，且注射给药后主要分布在肝癌细胞中，对肝癌有特效。

若大分子复合物结合配体或抗体，则由于可被肿瘤细胞上过高表达的受体或抗原识别、结合而被肿瘤细胞摄取从而具有更强的靶向效果。如阿霉素 - 戊二醛 - 抗体（mAb425 抗体）活性为原药的 3 倍，于肿瘤接种后 4 天用药（剂量为 15μg），SCID 小鼠 M24Met 肿瘤完全抑制，癌转移抑制率达 50%。

第四节　物理化学靶向制剂

物理化学靶向制剂系指采用某些物理和化学方法使药物在特定部位发挥药效的制剂，主要包括磁性靶向制剂、栓塞靶向制剂、pH 敏感靶向制剂、热敏靶向制剂等。

一、磁性靶向制剂

磁性靶向制剂系将药物和适当的磁性成分（如 $FeO \cdot Fe_2O_3$ 或 Fe_2O_3 等）共同包裹于同一载体中制成的制剂，在足够强的外磁场作用下，渐渐地把载体定向于靶位，使其所含药物得以定位释放，使药物在病变部位发挥作用。磁性靶向制剂有磁性微球制剂、磁性脂质体制剂、磁性纳米微粒制剂等。

（一）磁性微球制剂

磁性微球制剂可用一步法或两步法制备。一步法是在成球前加入磁性物质，聚合物将磁性物质包裹成磁性微球，制成制剂；两步法是先制备微球，再将微球磁化，再制成制剂。

磁性物质通常是超细磁流体如 $FeO \cdot Fe_2O_3$ 或 Fe_2O_3。磁性微球的形态、粒径分布、溶胀能力、吸附性能、体外磁响应、载药稳定性等均有一定要求。应用磁性微球时需要有外加磁场，通常由两个可调节距离的极板组成，每个极板含多个小磁铁。如采用一步法制备的 ^{99}Tc 磁性明胶微球（粒径范围 10～30μm）经兔耳缘静脉缓慢注射给药，在兔头颈部加磁场 20 分钟后，用 γ 相机照相并计数，发现微球主要集中在头颈部靶区（为未加磁场时的 15 倍），而未加磁场时明胶微球主要集中于心、肺，加磁场后这些组织中微球可降低到未加磁场时的 1/5。

（二）磁性纳米粒制剂

载药纳米粒中加入磁性材料是增强器官靶向性的方法之一。如采用 Fe_3O_4 粉末与生物降解高分子（如聚乙烯醇、聚乳酸和聚 ε - 己内酯）制备的复合磁性纳米粒制剂，外磁场能够很好地控制体内复合磁性纳米粒的位置。又如以 PLGA 为材料，将三氧化二砷（As_2O_3）与 $MgFe_3O_4$ 共同包裹在 PLGA 纳米粒中制备成 As_2O_3 铁氧体磁性纳米粒（As_2O_3–MNPs），通过鼠尾静脉注射 As_2O_3–MNPs 混悬液，以肝区为靶区施以 0.5T 磁场 30 分钟，结果表明，As_2O_3–MNPs 在正常小鼠体内表现出良好的磁靶向性，施加磁场后肝脏中 As_2O_3 分布是不施加磁场小鼠肝脏中 As_2O_3 分布的 4.55 倍，无磁场作用下 As_2O_3 主要是通过肾脏代谢，制成磁性纳米粒后可降低肾组织中 As_2O_3 的浓度，减小其肾毒性。

二、栓塞靶向制剂

动脉栓塞靶向制剂系指通过插入动脉的导管输到靶组织或靶器官以达到阻塞血管目的的药物制剂。栓塞的目的是阻断对靶区的供血和营养，使靶区的肿瘤细胞缺血坏死，栓塞制剂若含有抗肿瘤药物，则具有栓塞和药物靶向性化疗双重作用。如动脉栓塞米托蒽醌乙基纤维素微球在犬肝脏中浓度高，平均滞留时间为注射剂的 2.45 倍。又如采用乳化 – 化学交联法制备的顺铂壳聚糖栓塞微球，犬肝动脉栓塞一个月，病理切片可见栓塞区仍有微球存在，表明该栓塞微球可起到栓塞与靶向性的化疗双重作用。

三、pH 敏感靶向制剂

（一）pH 敏感脂质体

利用肿瘤间质液的 pH 值比周围正常组织显著低的特点，可设计 pH 敏感脂质体。pH 敏感脂质体通常是具有 pH 敏感的生物高分子材料或具有 pH 敏感性的磷脂材料来制备脂质体。随着 pH 值的变化，敏感材料的电离度发生改变，能够接受或给出质子，从而显示其 pH 敏感性。如将壳聚糖经过羧甲基化后生成水溶性羧甲基壳聚糖（CMCT），为一种两性聚电解质，在不同的 pH 值下具有不同的构象，将 CMCT 修饰到脂质体的表面，不同 pH 值下 CMCT 构象不同、作用力改变促使脂质体内包裹的药物释放，达到 pH 敏感性。常用于 pH 敏感性给药系统的聚合物有壳聚糖、聚（N，N– 甲基丙烯酸二甲胺乙酯）（PDEAEMA）、聚 β– 氨基酯、丙烯酸等。聚 β– 氨基酯是近年来发展起来的 pH 敏感性聚合物，分子结构中存在仲胺基团和可水解的酯键。当 pH 值下降时，β– 氨基酯会发生疏水 – 亲水相转变，当 pH 值下降到 pK_a 以下，则 β– 氨基酯迅速溶解，致使包载的药物或基因迅速释放。

（二）pH 敏感聚合物纳米粒

系利用 pH 敏感型纳米载体的某些物理性质，例如膨胀或退胀、粒子的分散和聚集对环境条件的变化产生响应而制备的载药聚合物纳米粒。这些物理性质的改变会使纳米载体与细胞之间的相互作用发生改变，从而导致药物在低 pH 的肿瘤部位以不同速度释放。如 pH 敏感的紫杉醇多聚 β– 氨基酯［poly（β–amino ester），PbAE］纳米粒，在肿瘤部位的药物浓度较紫杉醇的非 pH 敏感的聚己内酰胺（polycaprolactam，PCL）纳米粒明显增高。

（三）pH 敏感口服结肠定位制剂

结肠定位制剂可看作是一种物理化学靶向制剂，是利用胃肠道各部位的 pH 不同，通过提高 pH 敏感聚合物开始溶解时的 pH 值而实现的。由胃到结肠 pH 逐渐升高，因此可选用在 pH 值大于 7 时溶解的 pH 依赖性材料包裹药物，保护药物通过胃和小肠，达到结肠释药的目的。这类材料以肠溶型聚丙烯酸肠溶树脂（Eudragit L/S）为主。如一种治疗便秘的口服结肠胶囊，胶囊的包衣材料组成为 1%Eudragit RS、2%Eudragit L、7%Eudragit S，70% 乙醇及 20% 丙酮，口服至结肠后，包衣材料溶解释药而发挥疗效。 目前国外已上市的 Asacol（r）和 Salofalk（r）等即是采用 Eudragit 等 pH 敏感型材料包衣制成。

四、热敏靶向制剂

热敏靶向制剂是通过外部热源对靶区进行加热，使靶区的温度稍高于周围未加热区，载体中的药物在正常体温下不释放、而温度稍高的靶区内释放的一类制剂，最主要的类型是热敏脂质体。

（一）热敏脂质体

热敏脂质体是一种新型的药物载体，能结合热疗靶向将药物输送到实体瘤部位。在人类正常体温时药物在血液循环中能安全地包封在热敏脂质体中而不释放，而当循环到加热的肿瘤部位时，由于热敏脂质体的双层膜的渗透性改变导致药物的释放。在相变温度（T_m）以下时脂质体膜呈致密排列的胶晶态，亲水性药物很难透过脂质体膜而扩散出来。当温度升到 T_m 以上时，局部高温使磷脂的脂酰链紊乱度及活动度，如旋转、移动、翻转、摆动等增加，膜的流动性也增大，这种结构的变化导致脂质体膜的通透性发生改变，原来排列整齐致密的胶晶态磷脂双分子层变成疏松混乱的液晶态。

采用相变温度不同的类脂质，如不同比例的二棕榈酸磷脂（DPPC）和二硬脂酸磷脂（DSPC），可制得不同相变温度的脂质体。在相变温度时，热敏脂质体的类脂质双分子层从胶态过渡到液晶态，使脂质体膜的通透性增加，所包封药物的释放速率增大；而偏离相变温度时则释放减慢。如将 ^{3}H 甲氨蝶呤热敏脂质体经尾静脉注入 Lewis 肺癌小鼠，然后用微波加热肿瘤部位至 42℃，4 小时后，在肿瘤部位的放射活性为对照组的 4 倍。又如抗肿瘤药顺铂的热敏脂质体静脉注射荷瘤小鼠，发现升温时脂质体选择性集中于荷瘤小鼠的肿瘤细胞，使肿瘤细胞中具有更多的顺铂，增强其抗肿瘤作用。但对热敏脂质体若加热时间过长，会造成正常结缔组织损伤。

（二）长循环热敏脂质体

系将亲水性大分子如 PEG 等镶嵌到热敏脂质体表面，既可减少网状内皮系统 RES 对载药热敏脂质体的识别和摄取，从而延长在体内的循环时间，又可在加热条件下迅速释放药物于加热部位，发挥靶向释药作用。如装载抗肿瘤药物顺铂的长循环热敏脂质体在 37℃ 条件下很稳定，而在 42℃ 时，1 分钟内可以释放出 60% 的顺铂，1 小时之内可以将脂质体包封的顺铂完全释放。

长循环热敏脂质体克服了普通脂质体虽然在肿瘤组织中有较高的分布、但药物仅少量从脂质体中释放出来并进入肿瘤细胞的不足，受到越来越广泛的关注。

（三）热敏免疫脂质体

在热敏脂质体膜上交联抗体，可制得热敏免疫脂质体。这种脂质体同时具有物理化学靶向与主动靶向的双重作用，如阿糖胞苷热敏免疫脂质体等。

（四）热敏纳米粒

如聚乳酸 / 聚异丙基丙烯酸共聚物可自组装形成核 - 壳型结构的纳米粒载体，药物从该纳米粒的释放受温度的调控。

（五）磁性热敏聚合物微球

系由磁性材料和热敏聚合物材料复合而成，其中磁性材料主要为铁氧体颗粒，热敏聚合物材料主要为聚 N-异丙基丙烯酰胺（PNI-PAM）和聚 N-乙烯基己内酰胺。这种磁性材料赋予微球以磁性，可以在外加磁场的作用下实现导向、定位和分离，也可以在交变磁场的诱导下发热升温；热敏聚合物赋予微球以热响应性能，使其在低临界溶解温度（LCST）上下实现疏水-亲水、收缩-溶胀或凝聚-分散的可逆转变。磁性热敏聚合物微球可通过化学键合、物理吸附、包埋等方式装载药物。在外加静磁场作用下，微球定位聚集于病灶部位产生栓塞，同时可以调节温度，实现药物的控制释放；或在交变磁场的作用下，磁颗粒吸收磁场能量并将其转化为热能，使微球从 LCST 以下的亲水状态转变为 LCST 以上的疏水状态，同时收缩释放出药物。2006 年，Detlef 等采用反向悬浮聚合技术合成出含有作为模型药物的亚甲基蓝或罗丹明 B 的 Fe_3O_4 和 N-异丙基酰胺热敏聚合物核-壳结构的球形微球和纳米粒子，利用磁性 Fe_3O_4 纳米粒子在交变磁场下能够产生热量的原理来使热敏聚合物受热收缩，从而达到控制药物释放的目的。

（六）热敏凝胶

热敏凝胶是一种聚 N-异丙基丙烯酰胺和聚乙二醇的嵌段共聚物，在低温下为液态，高温时凝聚，这种状态的变化随温度可逆。如去铁胺（DFO）是一种铁螯合剂，用于治疗铁过载疾病。将交联透明质酸整合到 Pluronic F127 中，再装载 DFO 制备的可注射水凝胶制剂，皮下注射后在生理体温下表现出热敏性溶胶-凝胶转变，可以延长 DFO 纳米螯合剂的释放，半衰期比单独的纳米螯合剂长 47 倍。

（七）热敏胶束

热敏胶束主要是基于聚 N-异丙基丙烯酰胺，其热响应性是在加热后在水溶液中观察到的疏水-亲水相变来反映。当外界温度低于其 LCST 时，PNI-PAM 是水溶性的；当外界温度高于 LCST 时，PNI-PAM 塌缩并形成球状结构，这种相变是快速且可逆的。

五、光敏靶向制剂

光敏靶向制剂将药物通过光敏感键连接至载体上，或者使用对光敏感的聚合物或纳米载体装载药物，待药物到达肿瘤部位时给予适当波长的光照射，使光敏感键发生断裂或者光敏聚合物载体迅速发生相变，从而释放药物。根据激发光波的波长不同，光敏靶向制剂主要分为紫外光敏感靶向制剂、可见光敏感靶向制剂及近红外光敏感靶向制剂。临床应用中优先选择具有深部组织穿透能力和低光散射性及低细胞光毒性的近红外光源（700~1000nm），如在近红外光的照射下释放药物的阿霉素金纳米颗粒在提高阿霉素抗肿瘤作用的同时降低了系统毒性。

六、超声靶向制剂

超声靶向制剂利用超声波的机械化学效应、热效应及空化效应，使含有气泡的微囊在超声部位爆破，药物可通过爆破瞬间在细胞表面产生的一过性小孔进入细胞。目前已开发出了包括微泡、脂质体、胶束、相变乳化液和负载微泡的水凝胶等多种类型的载体结构。超声波具有良好的方向性和组织穿透性，这使得药物释放更加集中和精确，并且超声不会对人体造成伤害，被视为一种安全的刺激方式。由于超声靶向制剂无定向转运能力，目前，实验研究将主动靶向功能的修饰物修饰于载体表面，以增加药物的定向运输能力。

七、氧化还原靶向制剂

氧化还原靶向制剂利用肿瘤部位高浓度的还原型谷胱甘肽破坏聚合物上的二硫键而释放药物，因此目前出现的各种氧化还原敏感的载体均含有二硫键，如 GE11 肽功能化的聚合体阿霉素。

八、靶向制剂的现状与发展趋势

靶向制剂由于生物利用度高、毒副作用小已成为药剂学及临床研究热点，但由于技术要求较高，目前上市的靶向制剂较少，且精准制导率也远没有达到理想状态。随着科技进步与交叉学科的不断融合，新型的更为高效的靶向制剂策略不断地涌现，如靶向细胞内特定细胞器（线粒体、内质网等）的新型靶向系统和靶向某段基因片段进行修饰的 CRISPR/Cas9 技术。这些靶向技术正不断成熟，有望将来在临床上得到应用。

第十六章
浸出技术与中药制剂

学习要求

1. 掌握 浸出过程及影响浸出的因素；常用浸出方法及应用特点；浸出液常用纯化方法与选用；各类常用中药制剂的制备方法。

2. 熟悉 常用浸出液分离、干燥方法的特点与选用；中药制剂的质量要求、控制方法及传递性分析。

3. 了解 浸出制剂的特点；常用浸出设备性能特点、使用及维护保养。

第一节 概 述

一、浸出技术及浸出制剂

浸出技术系指用适宜的溶剂和方法浸提中药饮片中有效成分的工艺技术，包括煎煮、回流、浸渍、水蒸气蒸馏、透析、盐析等提取技术。通常将浸出的有效成分直接制得的制剂称为浸出制剂，包括汤剂、合剂、糖浆剂、酒剂、酊剂、煎膏剂、流浸膏剂与浸膏剂等。以浸出的中药有效成分为原料，再经一定的制备工艺过程制得的中药制剂，如注射剂、颗粒剂、胶囊剂、片剂、滴丸、栓剂、软膏剂、气雾剂等，也属于广义的浸出制剂范围。凡以中药饮片为原料制备的各类制剂称为中药制剂。

浸出制剂具备以下特点：

1. 具有中药饮片各浸出成分的综合作用，符合中医药理论 浸出制剂与同一药材中提取的单体化合物相比，体现综合疗效，能发挥单体化合物所不能起到的治疗效果。例如阿片酊中含有多种生物碱，除具有镇痛作用外，还有止泻功效，但从阿片粉中提取的吗啡虽有较强的镇痛作用却无明显的止泻功效。又如芒果叶浸膏有较好的镇咳作用，但若从中分离纯化出芒果苷则其镇咳作用随纯化程度而降低。因此，不能用单成分的药理作用代替中药制剂的综合作用。

2. 作用缓和持久，毒性较低 对于中药复方制剂而言，由于多种成分的"七情"和阴阳和合配伍，不仅可以增强疗效，有的还可降低毒性。如四逆汤的强心升压疗效优于复方中各单味中药，且能减慢窦性心律，避免单味中药附子所产生的异位心律失常。这也体现"附子无干姜不热，得甘草则性缓"的传统论述。

3. 提高有效成分的浓度，减少服用量 浸出制剂由于在浸出过程中去除了部分无效成分和组织物质，再加上成分间的增助溶作用，相应地提高制剂中有效成分的浓度，故与原方药相比，减少了服用量，便于服用。同时，某些有效成分经浸出处理可增强其稳定性及疗效。

4. 部分浸出制剂可作为其他制剂的原料　浸出制剂中，除汤剂、合剂、糖浆剂、搽剂、酒剂等可直接用于临床外，流浸膏、浸膏等亦可作为原料，供进一步制备其他制剂，如中药注射剂、浸膏片剂、气雾剂等。

5. 亦药亦辅作用　浸出制剂中的某些大分子物质如多糖、蛋白质成分，既可作药用产生药理作用，又可作辅料，赋剂成型，如含黄芪的中药复方制剂，黄芪多糖具有提高免疫力作用，作药用，又可作填充剂、黏合剂，作辅料应用。

但浸出制剂也存在一些问题：某些浸出制剂，如汤剂、糖浆剂不适于贮存，久贮后易污染细菌、霉菌等；含醇浸出制剂，如酒剂、酊剂等，瓶塞若封闭不严易使乙醇挥发，有时产生浑浊或沉淀；含鞣质较多的中药制剂易氧化聚合产生鞣红，使制剂的外观性状及理化性质发生变化。浸膏剂若存放的环境或场所不当可迅速吸潮、结块，不利于制剂的制备或包装，制备其他制剂时，可影响粉碎、制粒、成型、包衣等一系列过程。因此，应有针对性地采取相应防范措施。此外，目前浸出制剂还存在怎样确定各有效成分与疗效之间的定量药理学问题，怎样选择适宜的质量控制指标（Q-Marker）也是值得深入研究的问题。

二、中药制剂

中药制剂在长期的医疗实践中形成了中医药理论特色，可在发掘、整理传统制剂的基础上，应用一些新技术与新工艺提取中药饮片中有效部位或多种有效物质，采用新辅料、新设备创制成的新制剂。近年来，随着科学技术的发展，中药制剂的有效性、可控性和安全性等方面得到显著提高，已经为海内外医药界及相关学科学者所共同青睐和关注。中药制剂的研究、生产和应用，不仅在国内取得巨大进展，而且在世界各地引起普遍关注。中药剂型也在传统剂型如丸、散、膏、丹、汤和酒等基础上得到极大的发展和丰富，一些新剂型如口服液、注射剂、颗粒剂、胶囊、片剂、滴丸、软胶囊、气雾剂等逐渐增多。

第二节　浸出技术

一、浸出过程

浸出过程系指溶剂进入中药细胞组织，溶出其有效成分后形成浸出液的全过程。实质上是溶质由中药固相转移到溶剂液相中的传质过程。由于中药多为生物体，成分浸出过程不是简单固体化合物的溶解作用，一般包括浸润与渗透、解吸与溶解、传质扩散与置换等几个相互联系的阶段，可用中药提取动力学来定量指导提取工艺的优化与控制。与固体制剂不同，中药成分存在细胞器官，成分溶出从细胞内传质扩散至细胞外，再传质到细胞间裂隙的毛细管膨胀通道，最终传质扩散至溶液。

（一）浸润与渗透阶段

溶剂能否使中药饮片表面润湿，与溶剂性质及中药饮片性质有关，取决于溶剂能否附着于中药饮片表面。若中药与溶剂之间的附着力大于溶剂分子间的内聚力，则中药易被润湿；反之，则中药不易被润湿，这一现象可用溶度参数定量表达，当溶剂溶度参数与中药的溶度参数相近时，溶剂才能润湿和渗透进中药。

　　大多中药组织中所含物质带有极性基团，如蛋白质、果胶、糖类、纤维素等，故能被水和醇等极性较强的溶剂润湿。润湿后的中药，由于液体静压力和毛细管作用，溶剂进入中药空隙和裂缝中，渗透进细胞组织内，使干瘪细胞膨胀，通透性增大，溶剂更进一步渗透入细胞内部。但是，部分如全草类中药表面存在蜡质，果实类中药中含有较高的脂肪油，亲脂性强，如果仅选择水为溶剂，中药就会不易被润湿，溶剂就很难向细胞内渗透，或中药饮片中的成分不会被浸出。所以，欲从含蜡、脂肪油较多的中药中浸出水溶性成分，应先进行炮制或脱脂处理，用乙醚、氯仿等非极性溶剂浸出蜡、脂溶性成分，同时中药须先进行干燥，因为潮湿的中药不易被非极性溶剂所润湿；为使中药易于被溶剂所润湿，可在溶剂中加入适量潜溶剂或表面活性剂，采用混合溶剂进行提取，例如采用不同浓度的醇水提取中药大部分有效成分。中药浸润过程的速度除了与溶剂性质有关外，还与中药表面状态、质地、比表面积、中药内毛细孔的大小及其分布、浸取温度、压力等因素有关。

（二）解吸与溶解阶段

　　溶剂进入细胞后，先溶解非结合型的可溶性成分。胶性物质由于胶溶作用，转入溶液中或膨胀生成凝胶。随着成分的溶解和胶溶，浸出液的浓度逐渐增大，渗透压升高，溶剂继续向细胞内透入，部分细胞壁膨胀破裂，为已溶解成分向外扩散创造了有利条件。

　　由于中药中大部成分是原植物的次生代谢产物，与所生成的代谢酶之间或与细胞器之间，存在一定的超分子"印迹模板"结合力，使有效成分不能直接溶解在溶剂中，故需要解除这种吸附作用，才能使其溶解。因此，中药浸出时需选用具有解吸作用的溶剂，如水、乙醇等对成分溶解性较大溶剂。必要时可在溶剂中加入适量的酸、碱、甘油、表面活性剂等，甚至潜溶剂以助解吸。已经解吸的各种成分就转入细胞溶剂中，这就是溶解阶段。同样成分能否被溶解，取决于成分结构和溶剂的性质，遵循"相似者相溶"规律，可用溶度参数定量表达。

　　解吸与溶解是两个紧密相连的阶段，其快慢主要取决于溶剂对有效成分的亲和力大小。因此，选择适当的溶剂对于加速这一过程十分重要。此外，亦可进行适当加热或在溶剂中加入酸、碱、甘油及表面活性剂。这是因为这些措施可加速分子的运动或增加某些有效成分的溶解度，故而有助于有效成分的解析和溶解。

（三）扩散置换阶段

　　当浸出溶剂溶解大量有效成分后，细胞内液体浓度显著增高，使细胞内外出现浓度差和渗透压差，从而产生有效成分的扩散，直至达到细胞内外渗透压平衡的浓度。因此，浓度差是渗透或扩散的推动力。浸出成分的扩散速度符合 Fick's 第一扩散定律：

$$dM = -DF \frac{dc}{dx} dt \qquad (16-1)$$

　　式中，dM 为 dt 时间内物质（溶质）扩散量；dt 为扩散时间；F 为扩散面积，代表中药的粒度和表面状态；dc/dx 为浓度梯度；D 为扩散系数；负号表示药物扩散方向与浓度梯度方向相反。

　　扩散系数 D 值随中药而变化，也与浸出溶剂的性质有关。可按式 16-2 求得：

$$D = \frac{RT}{N} \cdot \frac{1}{6\pi r\eta} \qquad (16-2)$$

式中，R 为摩尔气体常数；T 为绝对温度；N 为阿伏加德罗常数；r 为扩散物质分子半径；η 为黏度。

从式 16-1、16-2 可知，扩散速率（$\mathrm{d}M/\mathrm{d}t$）与扩散面积（F）、浓度梯度（$\mathrm{d}c/\mathrm{d}x$）、温度（T）成正比；与扩散物质分子半径（r）、液体的黏度（η）成反比。浸出的关键在于保持最大浓度梯度，若没有浓度梯度，其他因素如 D 值、F 值和 t 值都将失去作用。因此，用新鲜溶剂或浸出液随时被置换出去，创造最大的浓度梯度是提高浸出速率的关键，如索式提取和渗漉提取。

二、中药成分提取动力学数学模型

早在 20 世纪 80 年代，已经有人以 Fick's 第一扩散定律为理论基础，对溶质扩散的动力学方程进行了研究，建立了中药提取动力学数学模型。近年来国内外学者对中药提取动力学研究越来越多，分别以 Fick's 第一扩散定律、Fick's 第二扩散定律及溶解与扩散理论为基础建立了中药提取动力学数学模型。大多提取动力学模型以扩散定律为基础，考虑到中药饮片吸水膨胀，存在中药内透细胞膜传质扩散，同时兼顾中药成分消除分解的实际情况，结合固体制剂 Noyes-Whitney 溶出理论，对封闭稳态体系的中药提取过程进行研究，建立多元微分方程组数学模型，求解后获得各提取动力学模型解析式。但目前多是针对中药单成分进行的建模。常用的中药成分提取动力学模型见表 16-1。

表 16-1　提取动力学模型

建模原理	动力学模型	适用范围	效果	应用实例
溶解过程与扩散结合	$c_2=Me^{-\alpha t}+Ne^{-\beta t}+Le^{-\pi t}$ α 为快置扩散速度常数；β 为慢置消除速度常数；π 为慢置扩散速度常数。$M, N, L, \alpha, \beta, \pi$ 由 $k_1, k_2, A_1, A_2, c_0^0 (w_0/V_0)$ 决定	封闭可溶成分体系	能客观系统地描述中药及复方有效成分工艺参数与提取行为关系	左金方与黄连小檗碱型生物碱
经验曲线拟合	$y=A_1e^{(-x/t_1)}+A_2e^{(-x/t_2)}+y_0$ 采用 OriginPro7.5 软件拟合出 A_1、A_2、t_1、t_2	成分稳定，不易分解	能反应提取时间与提取液浓度的关系	夏枯草中总黄酮
二级动力学	$\dfrac{\mathrm{d}C_t}{\mathrm{d}t}=k(C_e-C_t)^2$ k 为二级提取率常数；C_e 为量大浓度	提取时间确定	能预测部分组分的浓度随时间变化的关系	蜂巢多酚
二阶传质	$\dfrac{t}{C_t}=\dfrac{1}{kC_s^2}+\dfrac{t}{C_s}$ k 为二阶浸出速率常数；C_s 为最大提取率	具有溶解与扩散二阶段	能预测任意时间和温度下的提取率	苍耳子油和薏苡仁油
边界层理论	$\ln c=\lambda+\gamma\ln t$ λ，γ 均为常数	微波等辅助提取	表征微波法提取动力学	广藿香中藿香挥发油
Fick's 第一扩散定律	$C=\left[\dfrac{\alpha t\beta}{\sigma M}\right]^{\frac{1}{1-m}}$；$\alpha=\dfrac{K(1-m)D_0A}{\beta}$ $\beta=1+b$；D_0 为扩散系数；σ 为颗粒半径；M 为液固比；m 为反应级数	中药颗粒为均匀球体，颗粒中各成分均匀分布	能表征颗粒粒径、提取时间、提取温度和液固比与提取组分浓度之间的关系	灵芝多糖
Fick's 第二扩散定律	$\ln[(C_\infty-C_0)/(C_\infty-C)]=Kt+b$ K 为表现传质系数；b 为方程系数	中药颗粒呈球形，颗粒中各成分均匀分布，传质阻力忽略不计	为一阶动力学方程，其表观速率常数与温度、粒径、溶剂倍量、扩散系数等有关	苦豆籽中总生物碱

此外，中药复方配伍对有效成分溶出的影响也可用中药提取动力学定量表达，与人体内机体对药物作用的综合效果用药物动力学表达相似，中药复方溶解规律综合效应也可应用提取动力学综合表达，中药复方多成分提取动力学曲线及参数体系能全面准确地描述中药各成分的溶出动力学轨迹，因此中药提取动力学是定量研究中药复方溶解规律和中药制剂提取工艺最有用的工具。中药复方提取动力学的整合可在单成分提取动力学的基础上进行叠加分析，也可采用匹配频数法进行"印迹模拟"成分簇整合，降低分析单元进行提取动力学研究。

三、影响浸出的因素

（一）浸出溶剂

溶剂的选择、用量、溶解性能等理化性质对浸出的影响较大。浸出溶剂应能最大限度地溶解和浸出有效成分，最小限度地溶解和浸出无效成分。溶剂的溶度参数要与溶解的有效成分相近。

1. 水 水是最常用的浸出溶剂之一，它对极性物质，如生物碱盐、苷、水溶性有机酸、鞣质、糖类、氨基酸等都有较好溶解性能。一般应用蒸馏水或离子交换水。当水质硬度大时，会影响有效成分的浸出。

2. 乙醇 乙醇也是常用溶剂之一，选用不同比例乙醇与水的混合物作浸出溶剂，有利于不同成分的浸出。一般乙醇含量在90%以上时，适用于浸出挥发油、有机酸、内酯、树脂等；乙醇含量在50%～70%时，适用于浸出生物碱、苷类等；含量在50%以下时，适于浸出蒽醌类化合物等。乙醇含量达40%时，能延缓某些苷、酯等水解作用；乙醇含量在20%以上时，具有防腐作用。

为了提高溶剂的浸出效果，或提高浸出液的稳定性，有时亦可应用一些浸出辅助剂。如适当加入一些酸，可以促进生物碱的浸出；适当加入碱可促进某些有机酸的浸出；加入 pH 调节剂有助于增加某些成分的稳定性。此外，应用适宜的表面活性剂常能提高浸出溶剂的浸出效能。

（二）中药粒度

一般说来中药饮片粉碎得越细，扩散面积 F 越大，浸出效果越好。但中药粉碎过细也不利于浸出。原因主要有：①过细的粉末对药液和成分的吸附量增加，造成有效成分的损失；②中药饮片粉碎过细，破裂的组织细胞多，使细胞内大量高分子物质（如树脂、黏液质等）易因胶溶转入浸出液中，使得浸出液的黏度增大，扩散系数降低，浸出杂质增加；③中药饮片粉碎过细给浸出操作带来困难，如浸出液滤过困难、渗漉时易堵塞等；④中药饮片粉碎过细，用乙醇回流提取时容易产生爆沸和炸瓶现象。

（三）中药成分

式 16-2 表明，扩散系数 D 与粒径 r 成反比，即小分子成分先溶解扩散。中药的有效成分多属于小分子物质，主要存在于最初部分的浸出液中。但中药有效成分的浸出速度还与其溶解度有关，对于易溶性物质，即使其分子大，也能先浸出来，但扩散速度较慢，这一影响因素由式 16-2 中的 η 反映出来。

（四）浸出温度

式 16-2 表明，温度升高，能使中药饮片组织软化，从而增加可溶性成分的溶解度和扩散速度，能促进有效成分的浸出。同时温度升高可使浸出液的黏度下降，蛋白凝固、破坏酶及杀死微生物等，有利于浸出。但浸出温度过高，一方面会使某些不耐热成分被破坏，挥发性成分挥发损失；另一方面也会使无效成分浸出增加，杂质增多。因此，浸出时可适当提高温度，但温度必须控制在中药饮片有效成分不被破坏的范围内。

（五）浸出时间

中药浸出过程的每一阶段都需要一定的时间，因此若浸出时间过短，将会使中药浸出不完全。但当扩散达到平衡后，时间不会再起作用。此外，长时间的浸出亦会使杂质增加，并能引起某些有效成分的水解失效。故浸出时间应以达到有效成分溶出度最大为宜。

（六）浓度梯度

浓度梯度系指中药组织内的浓溶液与其外部溶液的浓度差，是扩散作用的推动力。增大浓度梯度能够提高浸出效率。浸出过程中的不断搅拌、经常更换新鲜溶剂、强制浸出液循环流动或采用流动溶剂等都是为了增大浓度梯度，提高浸出效率。

（七）浸出压力

提高浸出压力有利于加速浸润渗透过程，缩短浸出时间。同时在加压下的渗透，可使部分细胞壁破裂，有助于浸出成分的扩散。但对组织松软、容易润湿的中药，加压对浸出影响不显著。

此外，近年来新技术的不断推广应用，不仅可加快浸出过程，提高浸出效率，而且有助于提高浸出制剂的质量。如用超声波浸出、流化浸出、电磁场浸出、电磁振动浸出、脉冲浸出等强化浸出方法。

四、常用浸出方法

中药饮片浸出方法的选择应根据中药性质、溶剂性质、剂型要求和生产条件等综合考虑。常用的浸出方法有煎煮法、浸渍法、渗漉法、回流法、水蒸气蒸馏法、超临界流体萃取法等。

（一）煎煮法

煎煮法系指用水作溶剂，加热煮沸浸出中药中成分的一种方法。

1. 操作方法及设备　一般是先对中药材进行前处理，然后取处方规定量饮片或粗粉，置适宜煎煮器中，加水适量，浸泡适宜时间，加热至沸，保持微沸状态一定时间，分离煎出液，药渣按规定再煎煮 1~2 次，至有效成分充分浸出，合并煎出液，滤过或沉降分离出上清液即得，或继续浓缩、干燥得浸出制剂的半成品，供进一步制备所需制剂。

煎煮法是浸出中药成分最常用方法，是中药提取动力学重点研究的方法。传统的煎煮容器采用砂罐，慎用金属器皿。小量生产常用敞口倾斜式夹层锅，也有用搪玻璃或不锈钢罐等。大批量生产用多能提取罐、球形煎煮罐等。

多能提取罐（图 16-1）是一类可调节压力、温度的密闭间歇式提取或蒸馏等的多功能设备。其特点有：可进行常压常温提取，也可以加压高温提取，或减压低温提取；无论水提、醇提，还是提取挥发油、回收药渣中溶剂等均能使用；采用气压自动排渣，操作简便，安全可靠；提取时间短，生产效率高；设有集中控制台，控制各项操作，大大减轻劳动强度，利于组织流水线生产。

2.应用特点 煎煮法适用于有效成分能溶于水,且对湿、热较稳定的中药饮片。该法浸出成分范围广,但杂质较多,给纯化带来困难,且煎出液易霉败变质。由于煎煮法符合中医用药习惯,因而对于有效成分尚未清楚的中药或方剂进行剂型改革时,通常采取煎煮法浸出。

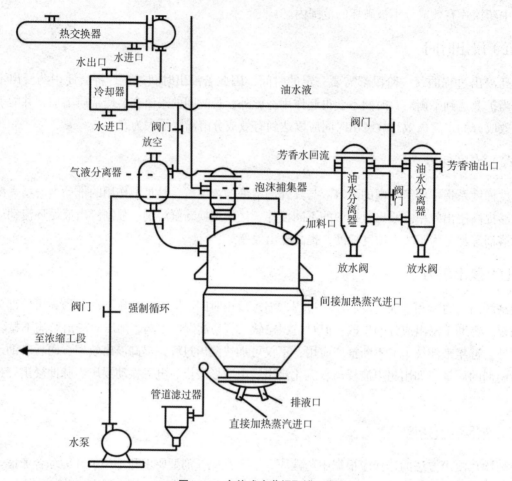

图 16-1　多能式中药提取罐示意图

(二)浸渍法

浸渍法系指用定量的溶剂,在一定温度下,将中药饮片浸泡一定时间而浸出有效成分的一种方法。

1.操作方法及设备 浸渍法是一种静态浸出方法。按提取温度和浸渍次数可分为冷浸渍法、热浸渍法和重浸渍法三种。

(1)冷浸渍法　该法是在室温下进行的操作,故又称常温浸渍法。一般取中药饮片,置有盖容器中,加入定量的溶剂,密闭,在室温下浸渍 3~5 日或至规定时间,经常振摇或搅拌,滤过,压榨药渣,将压榨液与滤液合并,静置 24 小时后,滤过,即得浸渍液。冷浸渍法可直接制备药酒和酊剂。若将浸渍液浓缩,可进一步制备流浸膏、浸膏、颗粒剂、片剂等。

(2)热浸渍法　将中药饮片置特制的罐中,加定量溶剂(如白酒或稀醇),水浴或蒸气加热,使在 40~60℃进行浸渍,以缩短浸渍时间,其他同冷浸渍法操作。制备药酒时常用此法。由于浸渍温度高于室温,故浸出液冷却后一般会有沉淀析出,应分离除去。

(3)重浸渍法　即多次浸渍法。一般将全部浸出溶剂分成几份,先用其第一份浸渍后,药渣再用第二份溶剂浸渍，如此重复 2～3 次，最后将各份浸渍液合并处理，即得。多次浸渍可极大减少药渣吸附浸出液所引起的有效成分的损失，提高浸出效果。

浸渍法常用设备有不锈钢罐、搪瓷罐、陶瓷罐等；压榨药渣常用螺旋压榨机、水压机等。

2. 应用特点　浸渍法适用于黏性中药、无组织结构的中药；新鲜及易于膨胀的中药；价格低廉的芳香性中药。不适用于贵重中药、毒性中药及有效成分含量低的中药。因溶剂的用量大，且为静态浸出，故溶剂的利用率较低，有效成分浸出不完全。即使采用重浸渍法，加强搅拌，或促进溶剂循环，只能提高浸出效果，也不能直接制得高浓度的制剂。浸渍法所需时间较长，不宜用水做溶剂，通常用不同浓度的乙醇或白酒，故浸渍过程中应密闭，防止溶剂的挥发损失。

以上两种方法属于封闭性提取方法，在提取过程中溶剂不补充也不放出，建立数学模型时不考虑提取成分从容器中迁移外出。

（三）渗漉法

渗漉法系指将中药粉碎后装入渗漉筒（见图 16-2）内，在中药粉上方添加浸出溶剂使其渗过中药粉，在流动过程中浸出中药有效成分的方法。

1. 操作方法及设备　渗漉法是一种动态浸出方法，一般有单渗漉法、重渗漉法、加压渗漉法、逆流渗漉法四种操作方法，本章主要介绍单渗漉法和重渗漉法。

（1）单渗漉法　操作过程：

中药粉碎→润湿→装筒→排气→浸渍→渗漉

粉碎：中药的粒度应适宜，过细易堵塞，吸附性增强，浸出效果差；过粗不易压紧，溶剂与中药粉的接触面小，浸出效果差，且溶剂耗量大。一般以用《中国药典》2020 年版中规定的中粉或粗粉为宜。

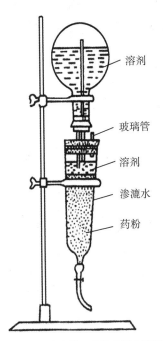

图 16-2　渗漉筒及渗漉装置示意图

溶剂

玻璃管

溶剂

渗漉水

药粉

润湿：中药粉在装渗漉筒前应先用浸出溶剂润湿，以避免其在渗漉筒中膨胀造成堵塞，影响渗漉操作的进行。一般加药粉 1 倍量的溶剂拌匀后，视中药质地密闭放置 15 分钟至 6 小时，使药粉充分地均匀润湿和膨胀。

装筒：先取适量脱脂棉，用浸出溶剂润湿后，垫铺在渗漉筒底部，然后将已润湿膨胀的药粉分次装入渗漉筒中，每次装入后均匀压平。松紧程度视中药粉及浸出溶剂而定。

排气：药粉填装完毕，先打开渗漉液出口，再添加溶剂，以利于排除气泡，防止溶剂冲动粉柱，使原有的松紧度改变，影响渗漉效果。注意加入的溶剂必须始终浸没药粉表面，否则药粉易于干涸开裂，使续加的溶剂从裂隙间流过而影响浸出。

浸渍：排除筒内剩余空气，待漉液自出口处流出时，关闭活塞，流出的漉液再倒入筒内，并继续添加溶剂至浸没药粉表面数厘米，加盖放置 24～48 小时，使溶剂充分渗透扩散。该步骤在制备高浓度制剂时尤为重要。

渗漉：渗漉速度应适当。若过快，则有效成分来不及浸出和扩散，使浸出液浓度过低；过慢则影响设备利用率和产量。一般中药 1000g 每分钟流出 1～3mL 为宜；大量生产时，每小时流出液应相当于渗漉容器被利用容积的 1/48～1/24。

渗漉液的收集与处理也需注意。若采用渗漉法制备流浸膏时，先收集药物量 85% 的初漉液另器保存，续漉液经低温浓缩后与初漉液合并，调整至规定标准；若用渗漉法制备酊剂等浓度较低的浸出制剂时，不需要另器保存初漉液，可直接收集相当于欲制备量 3/4 的漉液即停止渗漉，压榨药渣，压榨液与渗漉液合并，添加乙醇至规定浓度与容量后，静置，滤过即得。

（2）重渗漉法　系指将渗漉液重复用作新中药粉的溶剂，进行多次渗漉以提高渗漉液浓度的方法。具体操作方法为（见图 16-3）：例如欲渗漉药粉 1000g，可将其分为 500g、300g、200g 三份，分别装于 3 个渗漉筒内，将 3 个渗漉筒串联排列，先用溶剂渗漉 500g 装的中药粉，收集初漉液 200mL，另器保存；续漉液依次流入 300g 装的药粉，又收集初漉液 300mL，另器保存，继之又依次将续漉液流入 200g 装的中药粉，收集初漉液 500mL。将 3 份初漉液合并，共得 1000mL。剩余继漉液，供以后渗漉同一品种新粉时应用。

重渗漉法中一份溶剂能多次利用，使得溶剂用量较单渗漉法减少；同时渗漉液中有效成分浓度高，不经浓缩可直接得到 1:1（1g 药材:1mL 药液）的浓浸出液，避免了有效成分受热分解或挥发损失。但该法所占容器太多，操作较麻烦。

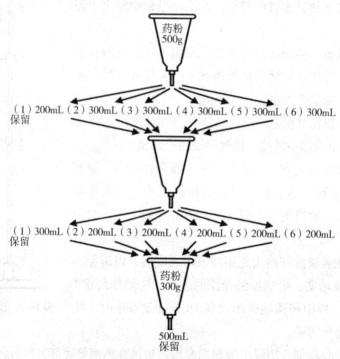

图 16-3　重渗漉法示意图

2. 应用特点　渗漉法属于动态浸出，溶剂的利用率高，有效成分浸出完全，故适用于高浓度浸出制剂的制备，亦适用于贵重中药、毒性中药及有效成分含量较低的中药。但不适用于新鲜、易膨胀的中药、无组织结构的中药。渗漉法可不经滤过处理直接收集渗漉液。但因渗漉过程所需时间较长，不宜用水做溶剂，通常用不同浓度的乙醇或白酒，故应防止溶剂的挥发损失。渗漉法属于开放提取体系，在建立数学模型时应考虑溶剂从渗漉筒中向外流出的速度。

（四）回流法

回流法系指用不同浓度乙醇等易挥发的有机溶剂提取中药成分，将浸出液加热蒸馏，其中挥发性溶剂馏出后又被冷凝，重复流回浸出器中提取，这样周而复始，直至有效成分浸出完全。

1. 操作方法及设备　回流法可分为回流热浸法和循环回流冷浸法。

（1）回流热浸法　将中药饮片或粗粉装入圆底烧瓶内，加溶剂浸没中药表面，浸泡一定时间后，于瓶口上安装冷凝管，并接通冷凝水，再将烧瓶用水浴加热，回流浸出至规定时间，将回流液滤出后，再添加新溶剂回流2~3次，合并各次回流液，回收溶剂，即得浓缩液。

（2）循环回流冷浸法　小量中药粉可用索氏提取器。大量生产时采用循环回流冷凝装置（见图16-4），其原理同索氏提取器。

2. 应用特点　因溶剂可循环使用，故回流法较渗漉法溶剂耗用量少。其中回流热浸法溶剂只能循环使用，不能不断更新；而循环回流冷浸法溶剂既可循环使用，又

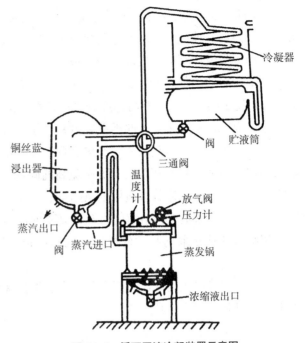

图16-4　循环回流冷凝装置示意图

能不断更新，故溶剂用量最少，浸出较完全。但回流法由于连续加热，浸出液在蒸发锅中受热时间较长，故不适用于受热易破坏的中药成分浸出。若在其装置上连接薄膜蒸发装置，则可克服此缺点。回流法既可属于开放体系，也可属于封闭体系。冷凝液再次提取中药，带走成分进入浓缩液的索氏提取器样的回流提取属开放体系；而冷凝溶剂仍然回到中药提取室与原溶剂合并再提取中药的提取系统属封闭体系，建立数学模型时不考虑溶剂的移出速度。

（五）水蒸气蒸馏法

水蒸气蒸馏法系指将含有挥发性成分的中药饮片与水共蒸馏，使挥发性成分随水蒸气一并馏出的一种浸出方法。其基本原理是根据道尔顿（Dalton）定律，相互不溶也不起化学作用的液体混合物的蒸气总压，等于该温度下各组分饱和蒸气压（即分压）之和。因此，尽管各组分本身的沸点高于混合液的沸点，但当分压总和等于大气压时，液体混合物即开始沸腾并被蒸馏出来。因为混合液的总压大于任一组分的蒸气分压，故混合液的沸点要比任一单独组分沸点低。

水蒸气蒸馏法适用于具挥发性，能随水蒸气蒸馏而不被破坏，且与水不发生反应，又难溶或不溶于水的有效成分的浸出。

生产中可采用水中蒸馏、水上蒸馏与通水蒸气蒸馏三种方法。中药中有效成分含量较高者可直接分离出挥发油；含量较低者可能仅获得芳香水，为提高馏出液的纯度或浓度，可进行重蒸馏。

水蒸气蒸馏属开放性提取，在建立数学模型时应考虑到溶剂的移出速度。

（六）超临界流体萃取法

超临界流体萃取系指利用超临界流体（supercritical fluid，SCF）的强溶解特性，对中药成分进行萃取和分离的一种方法。SCF是超过临界温度和临界压力的非凝缩性高密度流体，其性质介于气体和液体之间，既具有与气体接近的黏度及高的扩散系数，又具有与液体相近的密度。在超

临界点附近压力和温度的微小变化都会引起流体密度的很大变化，从而可有选择地溶解目标成分，而不溶解其他成分，从而达到分离纯化所需成分的目的。

用超临界流体萃取法提取中药中成分时，一般用 CO_2 作萃取剂。操作时首先将原料装入萃取釜，将加压后的超临界 CO_2 送入萃取釜进行萃取，然后在分离釜中通过调节压力、温度、萃取时间、CO_2 流量四个参数，对目标成分进行萃取分离。

超临界流体萃取主要有两类萃取过程：恒温降压过程和恒压升温过程。前者是萃取相经减压后与溶质分离；后者是萃取相经加热实现溶质与溶剂分离。与传统浸出方法如煎煮法、水蒸气蒸馏法相比，超临界 CO_2 萃取法既可避免高温破坏，又无溶剂残留，且将萃取和分离合二为一，可节能降耗。超临界流体萃取适用于亲脂性、分子量小的物质的萃取；对于分子量大、极性强的物质萃取时需加夹带剂改善溶解能力及提高萃取压力。

超临界流体萃取的数学建模思路同索氏提取器原理，不同的是将常压溶剂换成高压的 CO_2 溶剂。

此外，微波强化提取、超声强化提取、酶法辅助提取、半仿生提取法等浸出方法也越来越受到重视并且日益显示出其优越性。

五、中药浸出液的分离与纯化

（一）浸出液的分离

中药浸出液中常混有药渣、沉淀物、泥沙及其他固体杂质，需分离除去。此外，注射剂的除菌也用到分离技术。分离方法一般有三类：沉降分离法、离心分离法和滤过分离法。

1. 沉降分离法　沉降分离法系指固体物与液体介质密度相差悬殊，固体物靠自身重量自然下沉，用虹吸法吸取上层澄清液，使固体与液体分离的一种方法。中药浸出液经一定时间的静置冷藏后，固体即与液体分层界限明显，利于上清液的虹吸。该方法分离不够完全，经常还需进一步滤过或离心分离，但可去除大量杂质，利于进一步分离操作。该方法对固体物含量少，粒子细而轻的浸出液不适用。

2. 离心分离法　离心分离与沉降分离皆是利用混合液密度差进行分离的方法。不同之处在于离心分离的力为离心力而沉降分离的力为重力。离心分离操作时将待分离的浸出液置于离心机中，借助于离心机的高速旋转所产生的离心力，使浸出液中的固体与液体，或两种密度不同且不相混溶的液体混合物分开。用沉降分离法和一般的滤过分离法难以进行或不易分开时，可考虑进行离心分离。在制剂生产中遇到含水量较高、含不溶性微粒的粒径很小或黏度很大的滤浆时也可考虑选用离心分离法进行分离。

3. 滤过分离法　滤过分离法系指将固－液混悬液通过多孔介质，使固体粒子被介质截留，液体经介质孔道流出，从而实现固－液分离的方法。

滤过机理主要有过筛作用和深层滤过作用，可用泊肃叶定律（Poiseuille）解释。影响滤过速度的因素：①滤渣层两侧的压力差。压力差越大，则滤速越快，故常用加压或减压滤过。②滤器面积。在滤过初期，滤过速度与滤器面积成正比。③过滤介质或滤饼毛细管半径。滤饼半径越大，滤过速度越快。但在加压或减压时应注意避免滤渣层或滤材因受压而过于致密。常在料液中加入助滤剂以减小滤饼阻力。④过滤介质或滤饼毛细管长度。滤饼毛细管长度愈长，则滤速愈慢。常采用预滤、减小滤渣层厚度、动态滤过等加以克服，同时操作时应先滤清液后滤稠液。⑤料液黏度。黏稠性愈大，滤速愈慢。因此，常采用趁热滤过或保温滤过。另外，添加助滤剂亦可降低黏度。

滤过方法主要有常压滤过法（常用玻璃漏斗、搪瓷漏斗、金属夹层保温漏斗等滤器，用滤纸或脱脂棉作滤过介质），减压滤过法（常用布氏漏斗、垂熔玻璃滤器），加压滤过法（常用压滤器、板框压滤机）。

（二）浸出液的纯化

纯化系指采用适宜的方法和设备最大限度地将浸出液中无效成分或杂质除去而保留有效成分的操作。常用的纯化方法有水提醇沉淀法、醇提水沉淀法、酸碱法、盐析法、澄清剂法、超滤法、大孔树脂吸附法等。其中水提醇沉淀法应用最为广泛；超滤法、大孔树脂吸附法愈来愈受到重视，已在中药浸出液的纯化中得到较多的研究和应用。

1. 水提醇沉淀法（水醇法）　水提醇沉淀法是先以水为溶剂提取中药饮片有效成分，再用不同浓度的乙醇沉淀去除提取液中杂质的方法。

水醇法的基本原理是根据中药中各种成分在水和乙醇中的溶解性。通过水和不同浓度的乙醇交替处理，可保留生物碱盐类、苷类、氨基酸、有机酸盐等有效成分；去除蛋白质、糊化淀粉、黏液质、油脂、脂溶性色素、树脂、树胶、部分糖类等杂质。一般药液中含乙醇量达 50% ~ 60% 时，可去除淀粉等杂质；当含醇量达 75% 以上时，除鞣质、水溶性色素等少数无效成分外，其余大部分杂质均可沉淀而去除。

水提醇沉的操作方法是将中药饮片先用水提取，再将提取液浓缩至约 1mL 相当于原中药 1 ~ 2g，加入适量乙醇，静置冷藏适当时间，分离去除沉淀，回收乙醇，最后制得澄清的液体。操作时应注意以下问题：①药液的浓缩：水提取液应经适当浓缩后再加乙醇处理，这样可减少乙醇的用量，使沉淀完全。浓缩时最好采用减压低温，特别是经水醇反复数次沉淀处理后的药液不宜用直火加热浓缩。②药液温度：在加入乙醇时，药液的温度一般为室温或室温以下，以防乙醇挥发。③加醇方式：多次醇沉、慢加快搅有助于杂质的除去和减少有效成分的损失。④冷藏与处理：醇沉后一般于 5 ~ 10℃ 下静置 12 ~ 24 小时（加速胶体杂质凝聚），但若含醇药液降温太快，微粒碰撞机会减少，沉淀颗粒较细，难于滤过。醇沉液充分静置冷藏后，先虹吸上清液，下层稠液再慢慢抽滤。

2. 醇提水沉淀法（醇水法）　醇提水沉淀法系指先以适宜浓度的乙醇提取中药饮片成分，再用水除去提取液中杂质的方法。其原理及操作大致与水醇法相同。醇水法一方面可避免中药中大量淀粉、蛋白质、黏液质、多糖等杂质浸出，水处理后又可将醇提液中的树脂、油脂、色素等杂质沉淀除去。

水提醇沉与醇提水溶法提取过程、原理不同，导致最终成分大不一样。由于中药中存在一定量的表面活性物质，水提醇沉法可以增加脂溶性物质在水中的溶解，在用乙醇沉淀大分子亲水性物质时，因增助溶而溶解的脂溶性物质可被乙醇溶解；相反采用醇提水溶法因开始使用乙醇提取，大分子亲水性成分不能溶于乙醇，再进行水溶时由于没有表面活性剂的作用，其溶于乙醇的亲脂性物质不能再被增溶溶解，因此最终提取液中的亲脂性物质要少得多。

3. 盐析法　盐析法是在含某些高分子物质的溶液中加入大量的无机盐，破坏高分子物质水化作用，使其溶解度降低沉淀析出，而与其他成分分离的一种方法。主要适用于蛋白质的分离纯化，不至于使其变性。此外，提取挥发油时，也常用于提高中药蒸馏液中挥发油的含量及蒸馏液中微量挥发油的分离。

盐析法的原理是高浓度的盐会降低蛋白质的溶解度并使之沉淀，其原因主要有两个：①使蛋白质分子表面的电荷被中和；②使蛋白质胶体的水化层脱水，使其易于凝聚沉淀。

盐析法用于挥发油提取时通常在中药浸泡水中或蒸馏液中加入一定的氯化钠，然后蒸馏，可加速挥发油的馏出，提高馏出液（或重蒸馏液）中挥发油的含量；也可以在重蒸馏液中加入一定量的氯化钠，使油水更好的分离（或分层）。

4. 膜分离法 膜是具有选择性分离功能的材料，利用膜的选择性实现料液不同组分的分离、纯化、浓缩的过程称为膜分离。与传统过滤的不同之处在于，膜分离可以在分子范围内进行，是一种物理过程，无相态变化，具有设备简单、操作方便、高效节能、在生产过程中不产生污染等特点。依据孔径的（或称截留分子量）不同，可将膜分为微滤膜、超滤膜、纳滤膜和反渗透膜，其中用于中药浸出液纯化的主要是超滤膜。超滤膜是一种具有超级"筛分"功能的多孔膜，能截留的物质直径大小分布范围广，同时还可脱除色素等杂质。超滤法用于中药浸出液的纯化具有不存在相的转换、一般无须加热、能量消耗少、操作条件温和、不必添加化学试剂、不损坏热敏药物等优点。

5. 大孔树脂吸附法 大孔树脂吸附法系利用大孔树脂的多孔结构和选择性吸附功能将中药浸出液中的有效成分或有效部位吸附，再经洗脱回收，以除去杂质的一种纯化方法。该方法采用特殊的有机高聚物作为吸附剂，利用有机化合物与其吸附性的不同及化合物分子量的大小，通过改变吸附条件，选择性地吸附中药浸出液中的有效成分、去除无效成分，是一种新的纯化方法，具有高度富集药效成分、减小杂质、降低产品吸潮性、有效去除重金属、安全性好、再生产简单等优点。

六、中药浸出液的浓缩与干燥

中药经过浸出并分离纯化后常得到浓度较低的浸出液，既不利直接应用，也不利于制备其他剂型。因此需通过浓缩与干燥过程来获得高浓度、小体积的浓缩液或固体物。

（一）浓缩

浓缩通常是采用加热的方法，是一种使溶液中部分溶剂气化而从液体中除去得到浓缩液的工艺操作，是中药制剂原料成型前处理的重要单元操作。中药浸出液经浓缩后制成一定规格的半成品，或进一步制成成品，或浓缩成过饱和溶液使析出结晶，以获得固体物。

在实际生产中，除以水为溶剂浸出中药成分外，还经常使用乙醇或其他有机溶剂，故浓缩时常需要回收溶剂蒸气，以免污染环境或浪费溶剂，甚至造成危险。因此，浓缩设备与蒸馏设备常通用。蒸发是浓缩药液的重要手段，此外，还可以采用反渗透法、超滤法等方法来浓缩药液。

（二）干燥

干燥是利用热能将含湿固体物质中的湿分（水分或其他溶剂）除去，从而获得干燥物品的操作。在药剂生产中，新鲜中药材或饮片的除水，浸膏剂、颗粒剂及丸剂等的制备均需进行干燥操作。中药浸膏常有的干燥方法有常压干燥、减压干燥、喷雾干燥和冷冻干燥。

1. 常压干燥 系指在常压下，利用干热空气进行干燥的方法。该法适用于对热稳定的药物，简单易行，但干燥时间长，易因过热引起有效成分的破坏，干燥品较难粉碎。

2. 减压干燥 系在负压条件下而进行干燥的一种方法。其特点是干燥温度低，干燥速度快；减少了物料与空气的接触机会，避免污染或氧化变质；产品质松、易于粉碎；适用于热敏性或高温下易氧化物料，但生产能力小，劳动强度大。减压干燥效果取决于负压的高低（真空度）和被干燥物的堆积厚度。

3. 喷雾干燥　系直接将浸出液喷雾于干燥器内使之在与通入干燥器的热空气接触过程中，水分迅速汽化，从而获得粉末或颗粒的方法。该方法的最大特点是物料受热表面积大，传热传质迅速，水分蒸发极快，几秒钟内即可完成雾滴的干燥，且雾滴温度大约为热空气的湿球温度（一般为50℃左右），特别适用于热敏性物料的干燥。此外，喷雾干燥制品质地松脆，溶解性能好，且保持原来的色香味。目前该方法是浸膏液的固体化制剂制备中最常用的方法。可根据需要控制和调节产品的粗细度和含水量等质量指标。喷雾干燥不足之处是能耗较高，进风温度较低时，热效率只有30%～40%；控制不当常出现干燥物黏壁现象，且成品收率较低；设备清洗较麻烦。

4. 冷冻干燥　系将浸出液浓缩至一定浓度后预先冻结成固体，在低温减压条件下将水分直接升华除去的干燥方法。该方法的特点是物料在高度真空及低温条件下干燥，可避免成分因高热而分解变质，适用于极不耐热物品的干燥，如天花粉针、淀粉止血海绵等；干燥制品外观优良，质地多孔疏松，易于溶解，且含水量低，一般为1%～3%，利于药品长期贮存。但冷冻干燥需要高度真空及低温，设备特殊，耗能大，成本高，适用于含水量少的生物样品的干燥。

另外，薄膜干燥、沸腾干燥、微波干燥、红外干燥等方法。由于中药提取物中含有较多亲水基团的成分，不易直接干燥成浸膏，在干燥过程中特别要注意环境空气的湿度，同时还要注意浸膏中无效引湿成分的除去和有效引湿成分防潮作用研究，使浸出物的吸湿性降低到对制剂成型工艺的最低影响程度。

第三节　中药制剂

中药制剂系指以中医药理论为指导，以传统制剂技术为基础，以中药饮片为原料，吸收和借鉴现代药剂学及其分支学科的新理论、新技术，采用适宜的制剂技术制成的制剂。中药制剂的原料是中药饮片，有一些剂型需要将中药饮片粉碎成细粉，有一些则需采用适当的方法将中药饮片中的药效物质最大限度地提取出来，再进一步制成适宜的剂型。因此，中药制剂的研究内容，除与西药制剂一样，需要研究制剂的成型理论、制备工艺、质量控制及合理应用外，还包括中药饮片的粉碎、过筛、混合、提取、分离、浓缩、干燥等内容。

目前，常用的中药剂型有散剂、汤剂、合剂、糖浆剂、煎膏剂、丸剂、片剂、胶囊剂、外用膏剂、颗粒剂、注射剂、栓剂、气雾剂等40多种，本节主要介绍传统中药制剂及常用的现代中药制剂。

一、汤剂、合剂

（一）汤剂

汤剂（decoctions）系指将饮片或粗颗粒用水煎煮，去渣取汁制成的液体药剂。其中以药材粗颗粒制备的汤液又称"煮散"；以沸水浸泡药物，服用时间和剂量不定或宜冷饮者，又称"饮"。汤剂主要供内服，也可供含漱、熏蒸、洗浴之用。

汤剂于公元前1766年由伊尹首创，是中医临床应用最早、最广泛的一种剂型。汤剂以水为溶剂，吸收迅速、显效较快，组方可随症加减，适应中医临床辨证施治的需要，复方中饮片合煎能充分发挥其综合疗效，制备方法简单易行，至今仍是中医用药的常用剂型。但汤剂也存在一定缺点，如使用时需临时煎煮；携带不便；口服体积大、味苦，特别是儿童服用困难；易霉败变质，不宜久贮；难溶性、脂溶性和挥发性成分以水煎煮，提取率或保留率低等。

1. 汤剂的制法 汤剂多采用煎煮法制备。其工艺流程为：

$$饮片 \rightarrow 浸泡 \rightarrow 煎煮 \rightarrow 滤过 \rightarrow 成品$$

一般煎煮前先用适量水浸泡20～60分钟，以中药组织润湿浸透为准，然后加热至沸腾，保持微沸煎煮一定时间，趁热滤过，药渣再重复操作1～2次，合并各次煎液，即得。

汤剂煎药器具以砂锅、搪瓷、不锈钢煎器为宜。煎煮用水最好是软化水或纯化水，用量一般为饮片量的6～10倍，或没过药面2～5cm。加热方法传统采用直火加热，先"武火"，沸腾后改用"文火"保持微沸。煎煮时间根据饮片的性质、质地、投料量等确定，解表药时间短，滋补药、毒剧药时间长；饮片松泡、量少、成分易溶的时间短；饮片致密、量大、成分难溶的时间长。

2. 特殊中药的处理 汤剂以复方配伍应用较多，由于处方中的中药性质各异，为确保汤剂的疗效，降低有毒中药的毒性，煎煮时有些中药需要进行特殊处理，包括先煎、后下、包煎、烊化、另煎、冲服、榨汁等。

（1）先煎 将中药先煎煮一定时间，再加入处方中其他中药煎煮的操作。适用于质地坚硬、有效成分不易煎出的矿物类、贝壳类和甲骨类中药，如寒水石、鳖甲、水牛角等；先煎、久煎方能去毒或减毒的有毒中药和水解产物方能奏效的中药，如乌头、附子、雪上一枝蒿等；久煎才有效的中药，如石斛、天竺黄、藏青果等。

（2）后下 某些中药煎煮的时间不宜过长，可以在汤药快要煎好时加入。适用于气味芳香、含挥发油较多以及含热敏性成分、久煎降低疗效的中药，如薄荷、藿香、钩藤、杏仁、大黄等。

（3）包煎 将中药用滤过介质包裹后入煎的操作。适用于易浮于水面的花粉类、细小种子类中药和易沉于锅底的药物细粉，如松花粉、葶苈子、六一散等；煎煮过程中易糊化、粘锅焦化的含淀粉、黏液质较多的中药，如车前子、浮小麦、秫米等；附有较多绒毛的中药，如旋覆花，包煎可防止绒毛脱落进入汤剂刺激咽喉。

（4）另煎 贵重中药，如西洋参、鹿茸等，为防止其他药渣吸附导致成分损失，宜另外煎煮，取其煎液兑入煎好的汤液中服用。

（5）烊化 胶类或糖类中药若与其他中药一起煎煮，不但使煎液黏度增大，滤过困难，其本身也易被药渣吸附损失，可用开水溶化后兑入。如阿胶、鸡血藤膏、蜂蜜、饴糖等。

（6）冲服 难溶于水的贵重药物可制成极细粉兑入汤剂或用汤剂冲服。如牛黄、三七、羚羊角等。

3. 举例

例 麻杏石甘汤

【处方】麻黄6g，杏仁9g，石膏（先煎）18g，炙甘草5g。

【制备】先将石膏置煎器内，加水250mL，煎煮40分钟；加入其余3味药，煎煮30分钟，滤取药液；再加水200mL，煎煮20分钟，滤取药液；药液合并，即得。

（二）合剂

合剂（mixtures）系指饮片用水或其他溶剂，采用适宜方法提取制成的口服液体制剂，单剂量灌装者又称"口服液"。

中药合剂是汤剂的改进剂型，既保证了制剂的综合疗效，又保持了汤剂吸收快、奏效迅速的特点；经过浓缩工艺，服用量较汤剂小；可以成批生产，省去了临用煎药的麻烦；可加入矫味剂和防腐剂，改善口感，增加稳定性。

1. 制备方法　合剂一般采用煎煮法制备，含热敏性成分的中药可采用渗漉法，提取液需经过纯化、灭菌处理。合剂的制备工艺流程为：

浸提→精制→浓缩→分装→灭菌→成品

（1）浸提　一般将中药饮片或粗粉用水煎煮 2 ~ 3 次，每次 1 ~ 2 小时，滤过，合并滤液备用；或根据中药饮片有效成分的性质，采用渗漉法、回流法浸提；含挥发性成分的中药饮片宜采用"双提法"，即先提取挥发性成分，药渣再与余药共同浸提。

（2）纯化　常用静置滤过或高速离心法除去沉淀，或进一步利用水提醇沉法、吸附澄清法、酶解法等进行纯化处理。选择纯化方法时应注意对有效成分的影响。

（3）浓缩　经纯化处理的浸出液应进行适当浓缩，一般以每日服用量 30 ~ 60mL 为宜。合剂中若需要加入矫味剂、防腐剂，浓缩时应考虑附加剂的加入量对药液总量的影响。矫味剂常用单糖浆、蜂蜜、甘草甜素、甜菊苷、蛋白糖等，也可加入天然香料；防腐剂常用苯甲酸、山梨酸、对羟基苯甲酸酯类等。

（4）分装　将矫味剂、防腐剂等附加剂加入药液混匀后，滤过，灌装于无菌洁净的干燥容器中，密封。

（5）灭菌　一般采用热压灭菌法、煮沸灭菌法、流通蒸汽灭菌法进行灭菌。在严格避菌条件下制备者可不进行灭菌。

合剂一般以水为溶剂，为使药物溶解也可添加少量乙醇。含有酊剂、醑剂、流浸膏剂等的合剂，制备时应缓慢加入提取液中，以防止大量沉淀析出。

2. 质量要求　除另有规定外，合剂应澄清，在贮存期间不得有发霉、酸败、异物、变色、产生气体或其他变质现象，允许有少量摇之易散的沉淀；若加蔗糖作为附加剂，含蔗糖量应不高于 20%（W/V）；合剂应进行相对密度、pH、装量及微生物限度检查。

3. 举例

例1　四物合剂

【处方】当归 250g，川芎 250g，白芍 250g，熟地黄 250g，共制 1000mL。

【制备】以上四味，当归和川芎冷浸 0.5 小时，用水蒸气蒸馏，收集蒸馏液约 250mL，蒸馏后的水溶液另器保存；药渣与白芍、熟地黄加水煎煮三次，第一次 1 小时，第二、三次各 1.5 小时，合并煎液，滤过，滤液与上述蒸馏后的水溶液合并，浓缩至适量，加入乙醇，使含醇量达 55%，静置 24 小时，滤过，回收乙醇，浓缩至相对密度为 1.26 ~ 1.30（55 ~ 65℃）的清膏，加入上述蒸馏液、苯甲酸钠 3g 及矫味剂适量，加水至 1000mL，滤过，灌封，即得。

例2　玉屏风口服液

【处方】黄芪 600g，防风 200g，白术（炒）200g，共制 1000mL。

【制备】以上三味，将防风酌予碎断，提取挥发油，蒸馏后的水溶液另器保存；药渣与黄芪、白术加水煎煮二次，第一次 1.5 小时，第二次 1 小时，合并煎液，滤过，滤液浓缩至适量，加入适量乙醇使沉淀，取上清液减压回收乙醇，加水搅匀，静置，取上清液滤过，滤液浓缩，取蔗糖 400g 制成糖浆，与上述药液合并，再加入挥发油及蒸馏后的水溶液，调整总量至 1000mL，搅匀，滤过，灌封，灭菌，即得。

二、酒剂

酒剂（medicinal liquors）系指饮片用蒸馏酒提取制成的澄清液体制剂，俗称"药酒"。制备酒剂的蒸馏酒一般用谷物类白酒，多供内服，可加冰糖或蜂蜜矫味，也可加着色剂。酒剂是我国最早应用的剂型之一。酒辛甘大热，能行血通络、散寒，故祛风活血、止痛散瘀等方剂常制成酒剂。酒剂组方灵活，制备简便，易于保存，使用方便，但由于酒的刺激性，小儿、孕妇、心脏病及高血压患者不宜服用。

1. 制备方法 酒剂可用浸渍法、渗漉法、回流法制备。

（1）冷浸法 将饮片与规定量的白酒共置于密闭的容器内，室温浸渍规定时间，倾出上清液并与药渣压榨后的液体合并，滤过至澄清，必要时加入矫味剂与着色剂，搅拌均匀，静置沉降2周以上，精滤、灌装，即得。

（2）热浸法 将饮片与规定量酒置于适宜的容器中，同时根据需要加入糖或蜂蜜，蒸汽加热至沸后即停止加热，密闭并于室温下浸渍一至数月，吸取上清液并合并药渣压榨液，滤过，滤液密闭静置1~2周，精滤，灌装，即得。

（3）渗漉法 饮片与规定量的白酒按渗漉法操作，收集渗漉液。必要时加糖或蜂蜜，搅匀，密闭静置一定时间，粗滤、精滤、灌装，即得。

（4）回流热浸法 饮片与规定量的白酒按回流热浸法提取，合并回流提取液，加入蔗糖或炼蜜，搅拌溶解后，密闭静置一定时间，滤过，分装，即得。

2. 质量要求 酒剂应澄清，在贮存期间允许有少量摇之易散的沉淀，应进行乙醇量、总固体、甲醇量、装量及微生物限度检查。

3. 举例

例1 胡蜂酒

【处方】鲜胡蜂 100g，制 1000mL。

【制备】取鲜胡蜂，加白酒 1000mL，浸泡 15 天，滤过，分装，即得。

例2 三两半药酒

【处方】当归 100g，牛膝 100g，炙黄芪 100g，防风 50g。

【制备】以上四味，粉碎成粗颗粒，用白酒 2400mL 与黄酒 8000mL 的混合液作溶剂，浸渍48 小时后，缓缓渗漉，收集渗漉液，加入蔗糖 840g，搅拌使溶解后静置，滤过，即得。

三、煎膏剂（膏滋）

煎膏剂（electuaries）系指饮片用水煎煮，取煎煮液浓缩，加炼蜜或糖（或转化糖）制成的半流体制剂，也称膏滋。煎膏剂因含有蜂蜜、蔗糖而味美适口，且效用以滋补为主，兼有缓和的治疗作用。煎膏剂的药物浓度高，体积小，便于服用；但制备时需经长时间加热浓缩，成分易挥发或被破坏，因而热敏性药物及挥发性成分为主的中药不宜制成煎膏剂。

1. 制备方法 煎膏剂用煎煮法制备。其一般制备工艺流程为：

饮片→煎煮→浓缩→加炼蜜或炼糖→收膏→分装→成品

（1）煎煮 将中药饮片加水煎煮 2~3 次，每次 2~3 小时，滤过。

（2）浓缩 滤液浓缩至规定的相对密度，即得清膏。清膏的相对密度视品种而定，一般1.21~1.25（80℃）。传统的清膏判断方法是趁热取浓缩液滴于桑皮纸上，以液滴周围无渗出水迹为度。

（3）加炼糖（炼蜜） 煎膏剂中的蔗糖和蜂蜜须经炼制，其目的是去除杂质，杀灭微生物，减少水分，炼糖还可以使蔗糖晶体转化成无定形蔗糖以防止膏滋"返砂"（煎膏剂贮藏一定时间后析出糖结晶的现象）。除另有规定外，加炼糖或炼蜜的用量一般不超过清膏量的 3 倍。

炼糖方法：煎膏剂可以加入多种糖，如蔗糖（白糖、冰糖、红糖）、饴糖等。炼制白糖时，加入糖量50%的水和0.1%酒石酸，加热溶解保持微沸，炼至"滴水成珠，脆不粘牙，色泽金黄"，糖转化率达到40%～50%，即得。冰糖含水量较小，炼制时加水量适当增加以防焦化，炼制时间相对较短。饴糖含水量较大，炼制时可不加水或少加水，炼制时间相对较长。

炼蜜方法：详见本章中药丸剂内容。

（4）收膏 于清膏中加炼糖或炼蜜后继续加热熬炼，不断搅拌（并捞除液面上的泡沫）至规定稠度，传统称为收膏。收膏时随着稠度的增加，加热温度可相应降低，以防焦糊。收膏稠度视品种而定，一般相对密度1.4左右。亦可采取经验判断方法：①沸腾的膏滋表面出现"龟背纹理"，用细棒或膏滋板趁热挑起膏滋，出现"挂旗"现象；②将膏液蘸于食指上与拇指共捻，能拉出约2cm的白丝（俗称"打白丝"）。

处方中若有胶类物质，如阿胶、鹿角胶等，应烊化后在收膏时加入。若需加药材细粉，待冷却后加入，搅拌均匀。

（5）分装 煎膏剂应分装在洁净干燥灭菌的大口容器中，待充分冷却后加盖密闭，或加盖密闭后倒置至室温后再正向放置，以免水蒸气冷凝回流到膏滋表面而产生霉败现象。

2. 质量要求 煎膏剂应无焦臭、异味，无糖的结晶析出；除另有规定外，加炼蜜或糖（或转化糖）的量，一般不超过清膏量的3倍；煎膏剂应进行相对密度、不溶物、装量及微生物限度检查。

3. 举例

例 益母草膏

【处方】益母草2500g，红糖适量。

【制备】取益母草，切碎，加水煎煮2次，每次2小时，合并煎液，滤过，滤液浓缩成相对密度1.21～1.25（80～85℃）的清膏。清膏每100g加红糖200g，加热溶化，混匀，浓缩至规定的相对密度，即得。

四、流浸膏剂与浸膏剂

流浸膏剂（fluid extracts）、浸膏剂（extracts）系指饮片用适宜的溶剂提取，蒸去部分或全部溶剂，调整至规定浓度而制成的制剂。蒸去部分溶剂呈液状者为流浸膏剂；蒸去全部或大部分溶剂呈粉状或稠膏状者为浸膏剂。除另有规定外，流浸膏剂每1mL相当于饮片1g；浸膏剂每1g相当于饮片2～5g。浸膏剂分为稠浸膏与干浸膏，稠浸膏为半固体状，含水量为15%～20%，干浸膏为粉末状，含水量约为5%。除少数品种直接用于临床外，流浸膏剂多作为配制酒剂、酊剂、糖浆剂的原料，浸膏剂多作为制备酊剂、流浸膏剂、片剂、丸剂、软膏剂、栓剂的原料。流浸膏剂和浸膏剂大多以适宜浓度的乙醇为溶剂，少数以水为溶剂，以水为溶剂的成品中应酌加20%～25%的乙醇以防腐。

1. 制备方法

（1）流浸膏剂的制法 除另有规定外，流浸膏剂用渗漉法制备，其工艺流程为：

饮片→浸渍→渗漉→浓缩→成品

除另有规定外，渗漉时应先收集饮片量85%的渗漉液另器保存，续漉液经减压回收乙醇并低温浓缩至稠膏状，与初漉液合并，调整至规定的量。对有效成分明确者进行含量测定和含醇量测定，并调整至规定标准。流浸膏剂也可用浸膏剂稀释制成，或用煎煮法、溶解法制备。

（2）浸膏剂的制法 浸膏剂用煎煮法和渗漉法制备，全部煎煮液或渗漉液应低温浓缩至稠膏状，加稀释剂或继续浓缩至规定标准。采用喷雾干燥法可以将提取液直接制得干燥浸膏粉。采用煎煮法制备时，必要时水煎液可用水提醇沉法进行纯化处理。

2. 质量要求 流浸膏剂应符合该制剂含药量规定要求，成品中至少含 20% 的乙醇。流浸膏剂久置若产生沉淀时，在乙醇和有效成分含量符合各品种项下规定的情况下，可滤过除去沉淀；《中国药典》2020 版四部通则 0189 流浸膏剂与浸膏剂规定，除另有规定外，含乙醇的流浸膏照通则 0711 乙醇量测定法、通则 0871 甲醇量检查法分别测定乙醇和甲醇含量，应符合各品种项下的规定。此外，最低装量及微生物限度检查也应符合规定。

3. 举例

例 1 远志流浸膏

【处方】远志（中粉）1000g，60% 乙醇适量，共制 1000mL。

【制备】取远志按渗漉法，用 60% 乙醇作溶剂，浸渍 24 小时后，以每分钟 1～3mL 的速度缓缓渗漉，收集初漉液 850mL，另器保存，继续渗漉，至有效成分完全漉出，收集渗漉液，在 60℃ 以下浓缩至稠膏状，加入初漉液，混匀，滴加浓氨试液使微显碱性，并有氨臭，用 60% 乙醇稀释成 1000mL，静置，俟澄清，滤过，即得。

例 2 刺五加浸膏

【处方】刺五加 1000g。

【制备】取刺五加 1000g，粉碎成粗粉，加水煎煮二次，每次 3 小时，合并煎液，滤过，滤液浓缩成浸膏 50g（水浸膏），即得；或取刺五加 1000g，粉碎成粗粉，加 75% 乙醇，回流提取 12 小时，滤过，滤液回收乙醇至无醇味，浓缩成浸膏 40g（醇浸膏），即得。

五、中药丸剂

（一）中药丸剂的含义

中药丸剂（traditional Chinese medicine pills）系指饮片细粉或（和）饮片提取物加适宜的黏合剂或其他辅料制成的球形或类球形制剂，主要供内服。

中药丸剂是中药传统剂型之一，具有悠久的历史，早在《五十二病方》中已有记载。20 世纪 80 年代以来，中药丸剂的生产机械化和自动化水平有了较大发展，并研制出了浓缩丸、滴丸等新型丸剂。目前，丸剂仍是中药制剂的主要剂型之一，2020 年版《中国药典》一部收载丸剂约占制剂总数四分之一，包括水丸、蜜丸、水蜜丸、浓缩丸、糊丸、蜡丸等，其中水丸、蜜丸、浓缩丸三种剂型最常见。

（二）中药丸剂的特点与分类

1. 中药丸剂的特点 ①传统丸剂一般释药缓慢，显效迟缓，但作用持久，并可缓和某些药物的毒副作用。如蜜丸等多用于慢性病的治疗，毒剧、刺激性药物可制成糊丸、蜡丸。②某些新型丸剂释药快，奏效迅速，可用于急救。如苏冰滴丸、复方丹参滴丸等。③丸剂可容纳固体、半固体及液体药物。④采用泛制法制备时，可将药粉分层泛入，以避免药物相互作用，掩盖药物的不良气味，防止挥发性成分损失。

但中药丸剂的服用量较大、小儿服用困难。此外，丸剂在制备过程中易引起微生物污染、易出现溶散时限不合格等问题，应根据具体情况采取相应的措施克服。

2. 中药丸剂的分类

（1）按赋形剂　可分为水丸、蜜丸、水蜜丸、浓缩丸、糊丸及蜡丸等。

水丸系指饮片细粉以水（或根据制法用黄酒、醋、稀药汁、糖液、含5%以下炼蜜的水溶液等）为润湿剂或黏合剂制成的丸剂。

蜜丸系指饮片细粉以蜂蜜为黏合剂制成的丸剂。其中每丸重量在0.5g（含0.5g）以上的称为大蜜丸；每丸重量在0.5g以下的称为小蜜丸。

水蜜丸系指饮片细粉以蜂蜜和水为黏合剂制成的丸剂。

浓缩丸系指饮片或部分饮片提取浓缩后，与适宜的辅料或其余饮片细粉，以水、炼蜜或炼蜜和水为黏合剂制成的丸剂。根据所用黏合剂的不同，分为浓缩水丸、浓缩蜜丸和浓缩水蜜丸等。

糊丸系指饮片细粉以米粉、米糊或面糊为黏合剂制成的丸剂。

蜡丸系指饮片细粉以蜂蜡为黏合剂制成的丸剂。

（2）按制法　可分为泛制丸、塑制丸和滴制丸。

泛制丸系指用泛制法制备的丸剂。泛制法系指在转动的适宜圆底设备中，将饮片细粉与赋形剂交替润湿、撒布、不断翻滚，黏结成粒，逐渐增大的制丸方法。主要用于水丸的制备，水蜜丸、糊丸、浓缩丸也可用此法制备。

塑制丸系指用塑制法制备的丸剂。塑制法系指饮片细粉加适宜的黏合剂或润湿剂，混合均匀，制成软硬适宜、可塑性好的丸块，再依次制丸条、分粒、搓圆而成丸粒的一种制丸方法。多用于蜜丸的制备，水蜜丸、浓缩丸、糊丸和蜡丸也可用此法制备。

滴制丸系指用滴制法制备的丸剂。滴制丸为现代中药制剂，滴制法见第七章第二节滴丸剂的相关内容。

（三）中药丸剂的赋形剂

1. 润湿剂　主要用于水丸的制备。

水：一般采用蒸馏水、冷沸水或离子交换水。水本身无黏性，但能使饮片中某些成分如黏液质、胶类、糖、淀粉等润湿后产生黏性，使饮片细粉可泛制成丸。

酒：常用白酒、黄酒。酒润湿细粉后产生的黏性比水弱，若用水为润湿剂致黏性太强而泛丸困难者或舒筋活血之类的处方常以酒作赋形剂泛丸。

醋：常用米醋，含乙酸为3%～5%。醋能散瘀血、消肿痛，入肝经散瘀止痛的处方制丸常以醋作赋形剂。

药汁：处方中含有液体、鲜药或某些不易制粉的饮片，可取其煎汁或加水溶化物作润湿剂或黏合剂泛丸。

2. 黏合剂　主要用于蜜丸、水蜜丸、浓缩丸、糊丸和蜡丸的制备。

蜂蜜：制备蜜丸、水蜜丸的黏合剂。蜂蜜的质量优劣直接影响蜜丸的制备，应选用半透明、带光泽乳白色或淡黄色，稠厚糖浆状液体或凝脂状半流体，久置或遇冷渐有白色颗粒状结晶析出，有香气，味纯甜而不酸、不涩、不麻，清洁而无杂质，25℃时相对密度在1.349以上，还原糖不少于64.0%、不含淀粉和糊精的蜂蜜。蜂蜜在制丸前须加热熬炼，其目的是除去死蜂、蜡质、花粉等杂质，破坏酶类，杀死微生物，降低水分含量，增加黏合力。传统炼蜜法系在蜂蜜中加水稀释溶化，过三至四号筛以滤除杂质，滤液加热，并不断去沫、搅拌，炼至需要程度。大生产常采用减压炼制，即先将蜂蜜经稀释滤过除去杂质后，置减压浓缩罐内，炼至需要程度。根据炼制程度不同，可将炼制过的蜂蜜分成嫩蜜、中蜜、老蜜三种规格，见表16-2。

表 16-2　炼蜜的规格

规格	炼蜜温度（℃）	含水量（%）	相对密度（g/mL）	外观性状	黏性特点及应用
嫩蜜	105～115	17～20	1.35 左右	色泽无明显变化	黏性弱，适用于黏性较强的药粉制丸
中蜜	116～118	14～16	1.37 左右	出现均匀浅黄色细气泡（"鱼眼泡"），手捻之有一定黏性，但两指分开无长白丝	黏性适中，适用于黏性中等的药粉制丸
老蜜	119～122	10 以下	1.40 左右	出现较大红棕色气泡（"牛眼泡"），手捻之黏性强，两指分开有长白丝（"打白丝"）；滴入冷水中呈球形而不散（"滴水成珠"）	黏合力强，适用于黏性差的药粉制丸

其他黏合剂：米糊、面糊、淀粉糊主要用于糊丸的制备；蜂蜡主要用于蜡丸的制备。

3. 稀释剂、吸收剂、崩解剂　片剂中常用的稀释剂、吸收剂、崩解剂亦可用于丸剂，稀释剂主要用于调节丸剂重量或利于丸剂成型；吸收剂主要用于含液体药物如饮片提取液、挥发油的丸剂；崩解剂可加速丸剂的崩解，详见第六章第二节片剂的常用辅料。

（四）中药丸剂的制备

1. 水丸的制备　水丸一般用泛制法制备，也可以用塑制法。

（1）泛制法　泛制法制备水丸的工艺流程为：

物料的准备→起模→成型→盖面→干燥→选丸→包装→成品

小量制备可用涂桐油或漆的光滑不漏水的竹制泛丸匾手工泛制，大生产多用包衣锅。

物料的准备：饮片一般先经净选、洗涤、干燥处理，然后粉碎成细粉或最细粉。起模和盖面工序一般用过七号筛的细粉，也可以选用方中特定饮片的细粉；成型工序可用过五至六号筛的药粉。用于水丸起模、盖面、包衣的药粉，应选用处方中黏性适中的饮片细粉。若处方中需用药汁，则按规定制备。

起模：是制备丸粒基本母核的操作。丸模通常为直径约为 1mm 的球形粒子。起模有两种方法，第一种方法为粉末直接起模，是传统的起模方法，系在包衣锅内喷适量水使之润湿，撒布少量药粉，转动泛丸锅，使药粉均匀地黏在泛丸锅上，然后刷下附着的粉末小点，再喷水、撒粉，反复多次，使粉粒逐渐增大至直径 0.5～1mm，筛去过大、过小的粉粒，即得丸模。第二种方法为湿颗粒起模，系将药粉与水混合，制成软材，压过二号筛，将制成的小颗粒置包衣锅中，旋转摩擦，撞去棱角，取出，过筛分等，即得丸模。

起模是泛制法制丸的关键环节，模子的形状直接影响着成品的圆整度，模子的粒度差和数目也影响成型过程中筛选的次数、丸粒规格及药物含量均匀度。

起模用粉量应根据药粉性质和丸粒的规格控制，以保证各批次及每批丸模数量、大小符合要求，手工泛制一般为药粉总量的 1%～5%，大生产按式 16-3 计算：

$$X = \frac{0.625 \times D}{C}$$

（16-3）

式中，C 为成品水丸 100 粒干重（g）；0.625 为 100 粒标准模子的湿重；D 为药粉总量（kg）；X 为起模用粉量（kg）。

成型：将已筛选均匀的模子逐渐加大至接近成品，成型方法与起模相似，即在丸模上反复加水润湿，撒粉，滚圆。如有必要，可根据饮片性质不同，采用分层泛入的方法。在成型过程中，应控制丸粒的粒度和圆整度。每次加水、加粉量应适宜，分布应均匀，滚动时间应适当，使丸粒坚实致密，均匀长大。

盖面：将已经增大、筛选合格的丸粒用中药细粉或清水、清浆继续操作使丸粒表面致密、光洁、色泽一致。根据盖面用的材料不同，分别称为干粉盖面、清水盖面、清浆盖面。

干燥：泛制丸含水量大，易引起发霉，盖面后应及时干燥。一般干燥温度在80℃以下，含有挥发性及热敏性成分的丸剂，干燥温度不应超过60℃。

选丸：丸粒干燥后，采用手摇筛、振动筛、滚筒筛、检丸器及立式检丸器等进行筛选，以保证丸粒圆整、大小均匀、剂量准确。

（2）塑制法　塑制法制备水丸的工艺流程为：

物料的准备→制软材→制丸→干燥→选丸→盖面→包装→成品

原料的准备：饮片一般先经洗涤、干燥、灭菌、粉碎，制成能通过五号筛的细粉，混合均匀。

制软材：称取药粉置搅拌机内，按照一定比例加水，搅拌混合均匀，制成软材。

制丸：一般用中药水丸机进行制丸。将软材均匀地投入制丸机料斗内，调整推料与切丸速度，制丸。制丸操作过程中，应喷洒适量95%乙醇防止丸粒粘连。将制得的药丸通过传送带送至滚筒筛内，进行筛选。中药水丸机的构造和工作原理参见蜜丸项下中药自动制丸机内容。

干燥：将筛选合格的湿药丸用适当的干燥设备，控制适当温度干燥。

选丸：将干燥后的药丸送入选丸机中，筛选除去不合格药丸。

盖面：将检验合格的药丸置包衣锅中，转动包衣锅，加入药丸6%左右的乙醇溶液（纯水与等量的95%乙醇混合液），撒入预留的药粉盖面，取出烘干即得。

2. 蜜丸的制备　蜜丸的制备一般用塑制法。塑制法的工艺流程为：

原辅料的准备→制丸块→制丸条→分粒及搓圆→干燥→整丸→包装

（1）原辅料的准备　饮片处理同泛制法要求。蜂蜜按处方中饮片性质，炼制成适宜程度的炼蜜。在制丸过程中尚需使用润滑剂，以防止丸块、丸条等与机器、工具粘连，并使丸粒表面光滑。机器制丸多用药用乙醇；手工制丸多用麻油与蜂蜡（7:3）制成的融合物，可根据气温变化适当调节油蜡比例，以保持半固体状。

（2）制丸块　又称和药，系将已混匀的饮片细粉加入适量炼蜜，混匀，制成软硬适宜、可塑性较大的丸块。大量生产采用捏和机，小量制备可在盆内进行。

制丸块是塑制法的关键工序，丸块的软硬程度直接影响丸粒成型及在贮存中是否变形。丸块质量一般凭经验掌握，以能随意塑形而不开裂、手搓捏而不黏手、不黏附器壁为宜。影响丸块质量的主要因素有炼蜜的程度、和药的蜜温、用蜜量。

炼蜜的程度主要根据处方中原料药物性质、粉末的粗细及含水量等进行选择，炼蜜过嫩则粉末黏合不好，丸粒搓不光滑；过老则丸块发硬，难以搓丸。此外，制丸季节、气温亦有影响，一般冬季用稍嫩蜜，夏季用稍老蜜。

和药一般用热蜜。若处方中含黏性较强且遇热易熔化的药粉，或含芳香挥发性药物，应以60~80℃的温蜜为宜；若处方中含有黏性小的饮片细粉，则须用老蜜，并趁热加入。

药粉和炼蜜的用量比例一般为1:1~1:1.5。含糖类、胶质等黏性强的药粉用蜜量宜少，含纤维较多、黏性较差的药粉，用蜜量宜多，可高达1:2以上；夏季用蜜量宜少，冬季用蜜量宜多；手工和药用蜜量较多，机械和药用蜜量较少。

（3）制丸条、分粒与搓圆　先将丸块制成粗细适宜的条型，再切割成小段并搓成光圆的丸粒，小量和实验室制备时可用搓丸板辅助制备；大生产多采用中药自动制丸机、大蜜丸机、滚筒式制丸机、光电自动控制制丸机等。

中药自动制丸机主要部件有加料斗、推进器、导轮及一对刀具等，见图16-5。药料在加料斗内经推进器的挤压作用通过出条嘴制成丸条，丸条经导轮递至刀具切、搓，制成丸粒。中药自动制丸剂可一机多用，用于制备水丸、蜜丸、水蜜丸、浓缩丸。

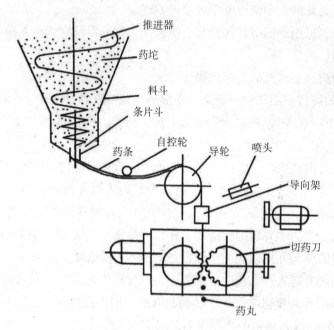

图 16-5　ZW-80A 型中药自动制丸机工作原理示意图

（4）干燥　若蜜丸的含水量超过15%，应进行干燥，干燥温度同水丸。干燥后加少许蜜水或丸药油，在泛丸锅中滚动一定时间，使丸粒光滑、滋润。此外，也可用微波干燥、远红外辐射干燥，在干燥的同时起到一定的灭菌作用。

（五）中药丸剂的包衣

在丸剂的表面上包裹一层物质，使之与外界环境隔绝的操作称为包衣或上衣。包衣后的丸剂称为包衣丸剂。

中药丸剂多用处方中适宜的饮片细粉作为包衣材料，称为药物衣，既可首先发挥药效，又可保护丸粒、增加美观。常用的药物衣有朱砂衣、甘草衣等。

1. 包衣原材料的准备　除蜜丸外，水丸、水蜜丸等均应充分干燥；包衣材料粉碎成极细粉；除蜜丸外，其他丸剂包衣时需使用黏合剂，常用10%～20%的阿拉伯胶浆或桃胶浆、10%～12%的糯米粉糊、单糖浆、胶糖混合浆等。

2. 包衣方法　以蜜丸和水丸为例，介绍朱砂衣的包衣方法。

蜜丸包朱砂衣：将蜜丸置包衣锅内，转动锅体，加入适量朱砂极细粉，使均匀分布于丸剂表面，利用蜜丸表面的滋润性将朱砂极细粉黏着而成衣。朱砂的用量一般为干丸重量的5%～17%。

水丸包朱砂衣：将水丸置包衣锅内，转动锅体，加入黏合剂使丸粒表面均匀润湿后，加入朱砂极细粉适量，继续滚转，使朱砂全部紧密附着于丸粒表面，重复5～6次，至将规定量的朱砂全部用完，取出，低温干燥（一般风干即可）。再放入包衣锅内，转动包衣锅，撒入虫蜡粉适量，转动摩擦，至丸粒表面光亮，取出，分装。朱砂的用量一般为干丸重量的 10% 左右。

此外，丸剂也可包糖衣、薄膜衣、肠溶衣，包衣方法与片剂包衣相似，详见第六章片剂第四节。

（六）中药丸剂的质量检查、包装与贮藏

1. 丸剂的质量检查

（1）外观　除另有规定外，丸剂外观应圆整，大小、色泽应均匀，无粘连现象。蜜丸应细腻滋润，软硬适中。

（2）水分　按《中国药典》2020 年版四部通则 0832 水分测定法测定。除另有规定外，蜜丸和浓缩蜜丸中所含水分不得超过 15.0%；水蜜丸和浓缩水蜜丸不得超过 12.0%，水丸、糊丸、浓缩水丸不得超过 9.0%。蜡丸不检查水分。

（3）重量差异　按《中国药典》2020 年版四部通则 0108 丸剂项下规定，以 10 丸为 1 份（丸重 1.5g 及 1.5g 以上的以 1 丸为 1 份），取供试品 10 份，分别称定重量，再与每份标示重量（每丸标示量 × 称取丸数）相比较（无标示重量的丸剂，与平均重量比较），超出重量差异限度的不得多于 2 份，并不得有 1 份超出限度 1 倍。

包糖衣丸剂应检查丸芯的重量差异并符合规定，包糖衣后不再检查重量差异，其他包衣丸剂应在包衣后检查重量差异并符合规定；凡进行装量差异检查的单剂量包装丸剂及进行含量均匀度检查的丸剂，一般不再进行重量差异检查。

（4）装量差异　单剂量包装的丸剂，按《中国药典》2020 年版四部通则 0108 丸剂项下检查，每袋（或瓶）装量与标示装量相比较，超出装量差异限度的不得多于 2 袋（或瓶），并不得有 1 袋（或瓶）超出限度 1 倍。

（5）装量　多剂量分装的丸剂，按《中国药典》2020 年版四部通则 0108 丸剂项下检查法检查，应符合规定。

（6）溶散时限　除另有规定外，取供试品 6 丸，选择适当孔径筛网的吊篮（丸剂直径在 2.5mm 以下的用孔径约 0.42mm 的筛网；在 2.5～3.5mm 之间的用孔径约 1.0mm 的筛网；在 3.5mm 以上的用孔径约 2.0mm 的筛网），照《中国药典》2020 年版四部通则 0921 崩解时限检查法片剂项下的方法加挡板进行检查。小蜜丸、水蜜丸和水丸应在 1 小时内全部溶散；浓缩丸和糊丸应在 2 小时内全部溶散。操作过程中如供试品黏附挡板妨碍检查时，应另取供试品 6 丸，以不加挡板进行检查。上述检查，应在规定时间内全部通过筛网。如有细小颗粒状物未通过筛网，但已软化且无硬心者可按符合规定论。蜡丸照《中国药典》2020 年版四部通则 0921 崩解时限检查法片剂项下的肠溶衣片检查法检查，应符合规定。除另有规定外，大蜜丸及研碎、嚼碎后或用开水、黄酒等分散后服用的丸剂不检查溶散时限。

（7）微生物限度　以动物、植物、矿物质来源的非单体成分制成的丸剂，生物制品丸剂，照非无菌产品微生物限度检查，应符合规定。生物制品规定检查杂菌的，可不进行微生物限度检查。

2. 丸剂的包装与贮藏　一般小丸常用玻璃瓶、塑料瓶、瓷瓶等包装；大蜜丸、小蜜丸、浓缩丸常用纸盒、蜡壳、塑料小圆盒、铝塑泡罩等材料包装。

丸剂应密封贮藏。蜡丸应密封并置阴凉干燥处贮藏。

（七）举例

例1 开胸顺气丸（水丸）

【处方】槟榔 300g，陈皮 100g，姜厚朴 100g，醋三棱 100g，炒牵牛子 400g，木香 75g，醋莪术 100g，猪牙皂 50g。

【制备】以上八味，粉碎成细粉，过筛，混匀，用水泛丸。

例2 五子衍宗丸（蜜丸）

【处方】枸杞子 400g，菟丝子（炒）400g，覆盆子 200g，五味子（蒸）50g，盐车前子 100g。

【制法】以上五味，粉碎成细粉，过筛，混匀。每 100g 粉末加炼蜜 80～90g 制成小蜜丸或大蜜丸，即得。

六、膏药

（一）膏药的含义与特点

膏药（plaster）系指饮片、食用植物油与红丹（铅丹）或宫粉（铅粉）炼制成膏料，摊涂于裱褙材料上制成的供皮肤贴敷的外用制剂。前者称为黑膏药，后者称为白膏药，近年来以黑膏药较为常用。

膏药为中药传统剂型，清代《理瀹骈文》为膏药专著，全面论述了膏药的应用与制备。膏药在常温下为坚韧固体，用前须烘热，软化后贴于皮肤上，一般一天或数天更换一次，药效较软膏剂、橡胶贴膏持久，并可随时终止给药，安全可靠。膏药可发挥局部或全身治疗作用，外治可消肿、拔毒、生肌，主治肌肤红肿、痈疽、疮疡等症；内治可活血通络、祛风止痛、消痞，主治跌打损伤、风湿痹痛等。

（二）黑膏药的基质

膏药的基质为植物油与红丹在高温下反应生成的脂肪酸铅盐。

1. 植物油 以麻油为最佳，制成品外观光润；棉籽油、豆油、菜油、花生油、混合油等亦可应用，但炼制时较易产生泡沫。

2. 红丹 亦称铅丹、章丹、黄丹、陶丹等，为橘红色粉末，主要成分为四氧化三铅（Pb_3O_4），含量要求在 95% 以上，使用前应加热炒除水分，过五号筛。

3. 其他 黑膏药易污染衣物，使用不便，并有铅存在。近年来，有采用聚氯乙烯和苯二甲酸二丁酯制成类似橡胶的弹性体，再加入松香、樟脑、氧化锌等制成新基质。

（三）黑膏药的制备

一般黑膏药的制备流程为：

提取药料→炼油→下丹成膏→去火毒→摊涂

1. 提取药料 饮片应适当碎断，用植物油炸枯，油温控制在 200～220℃；质地疏松不耐油炸的饮片，宜待其他饮片炸至枯黄（饮片表面呈深褐色而内部焦黄色）后再加入；含挥发性成分的饮片、矿物药及贵重药应研成细粉，于摊涂前加入已熔化的膏药中混匀或摊涂后撒布于膏药表面，温度不应超过 70℃。大生产用膏药提取与炼油器，少量制备可用铁锅。

近年来，为减少或避免药物成分在高温熬炼时的分解损失，有将饮片用水煎煮，浓缩成稠膏，再与膏药基质混匀；或根据饮片成分性质，综合采用水蒸气蒸馏、水煎煮或乙醇提取等方法，将饮片提取物与膏药基质混合制备膏药。

2. 炼油　将去渣后的药油于 270～320℃继续加热熬炼，使油脂在高温条件下氧化、聚合、增稠。炼油程度应老嫩适宜，一般炼至"滴水成珠"，鉴别时可取药油少量，滴于水中，以能聚结成珠而不散为度。

炼油为制备膏药的关键工序，炼油过嫩则形成的膏药基质偏软，贴于皮肤后容易移动；炼油过老则形成的膏药松脆，黏着力小，贴于皮肤时易脱落。

3. 下丹成膏　当油温达到约 300℃时，在不断搅拌下，缓缓加入红丹，使红丹与油充分反应，生成脂肪酸铅盐，铅盐又可进一步促使油脂氧化、聚合、增稠而成膏状。一般每 500g 植物油用红丹 150～210g。

传统以经验法鉴别膏药的老、嫩程度：取少量样品滴入水中，数秒钟后取出，若膏黏手、拉之带丝表示膏太嫩，应继续熬炼；拉之发脆表示膏过老；膏不黏手、稠度适中表示合格。黑膏药的老嫩程度与软化点直接相关，因此也可用软化点测定仪测定膏药的软化点，作为膏药老、嫩程度的参考标准。

炼油及下丹成膏过程中有大量刺激性浓烟产生，需通过废气排出管排入洗水池中，经水洗后再排出，并应注意通风、防火。

4. 去"火毒"　将炼成的膏药以细流倾入冷水中并剧烈搅拌，待冷却凝结后取出。再经反复揉搓，制成团块并浸入冷水中，以除净"火毒"。

油丹炼合而制成的膏药若直接应用，常对皮肤产生局部刺激作用，轻者出现红斑、瘙痒，重者发疱、溃疡。传统认为，这种刺激系因膏药经高温熬炼后产生的"燥性"所致，俗称"火毒"，在水中浸泡或久置阴凉处可以除去。现代认为，"火毒"系油在高温下氧化、聚合反应中生成的具有刺激性的低分子分解产物，如醛、酮、低级脂肪酸等。此外，药物成分本身也可能产生刺激作用，膏药贴敷日久，也会对皮肤产生刺激作用。

5. 摊涂药膏　将去"火毒"的膏药团块微温熔化，在 70℃左右加入挥发性及贵重药物细粉，混匀，人工或机械按规定量涂于皮革、布或多层韧皮纸等裱褙材料上。

膏面可衬纸或稍冷后折合，密闭包装，置纸盒或袋内，阴凉处贮藏。

白膏药与黑膏药制法相似，但下丹时宜将油温冷至 100℃左右时缓缓加入宫粉，宫粉的用量较铅丹多，与油的比例为 1∶1～1.5。宫粉的氧化作用不如铅丹剧烈，有部分过量的宫粉皂化或分解，因此，白膏药的软化点比黑膏药低，刺激性也比黑膏药小。

（四）膏药的质量检查

1. 外观　膏药的膏体应油润细腻、光亮、老嫩适度，摊涂均匀、无飞边缺口，加温后能黏贴于皮肤上且不移动。黑膏药应乌黑光亮，无红斑；白膏药应无白点。

2. 软化点　照《中国药典》2020 版四部通则 2102 膏药软化点测定法测定，应符合各品种项下的有关规定。

3. 重量差异　取供试品 5 张，分别测定每张总重量，剪取单位面积（cm²）的裱褙，称定重量，换算出裱褙重量，总重量减去裱褙重量，即为膏药重量，与标示重量相比较，应符合规定。

（五）举例

例　狗皮膏

【处方】生川乌 80g，独活 20g，防风 30g，蛇床子 20g，小茴香 20g，赤芍 30g，大黄 30g，川芎 30g，没药 34g，丁香 17g，生草乌 40g，青风藤 30g，铁丝威灵仙 30g，麻黄 30g，官桂 10g，木瓜 30g，油松节 30g，白芷 30g，冰片 17g，肉桂 11g，羌活 20g，香加皮 30g，苍术 20g，高良姜 9g，当归 20g，苏木 30g，续断 40g，乳香 34g，樟脑 34g。

【制备】以上二十九味，乳香、没药、丁香、肉桂分别研成粉末，与樟脑、冰片粉末配研，过筛，混匀；其余生川乌等二十三味酌予碎断，与食用植物油 3495g 同置锅内炸枯，去渣。滤过，炼至滴水成珠。另取红丹 1040～1140g，加入油内，搅匀，收膏，将膏浸泡于水中。取膏，用文火熔化，加入上述粉末，搅匀，分摊于兽皮或布上，即得。

七、茶剂

（一）茶剂的含义与特点

茶剂（medicinal tea）系指饮片或提取物（液）与茶叶或其他辅料混合制成的内服制剂，可分为块状茶剂、袋装茶剂和煎煮茶剂。茶剂是一种传统剂型，早在唐代王焘的《外台秘要》中就有"茶饭方"的记载。传统茶剂多用于治疗食积停滞、感冒咳嗽等症，如神曲茶、午时茶等。目前除治疗以外，作为保健用茶剂也较为常见，如人参茶。

块状茶剂可分为不含糖块状茶剂和含糖块状茶剂。不含糖块状茶剂系指饮片粗粉、碎片与茶叶或适宜的黏合剂压制成块状的茶剂；含糖块状茶剂系指饮片提取物、饮片细粉与蔗糖等辅料压制成块状的茶剂。

袋装茶剂系指茶叶、饮片粗粉或部分饮片粗粉吸收提取液经干燥后，装入袋的茶剂，其中装入饮用茶袋的又称袋泡茶剂。袋装茶剂是在中药煮散的基础上发展起来的，具有体积小、便于携带贮存、使用方便等特点。

煎煮茶剂系指将饮片适当碎断后，装入袋中，供煎服的茶剂。

（二）茶剂的制备

1. 块状茶剂 将处方中的饮片粉碎成粗粉或碎片，以面粉糊为黏合剂混匀，也可将部分饮片进行提取制成稠浸膏作为黏合剂，与其余药物的粗末混匀，制成适宜的软材或颗粒，以模具或压茶机压制成型，低温干燥。

2. 袋装茶剂 根据制备工艺可分为全生药型与半生药型两种。全生药型系将处方中饮片粉碎成粗粉，经干燥、灭菌后分装入茶袋即得。半生药型系将处方中部分饮片粉碎成粗粉，部分饮片提取，浓缩成浸膏后吸收到中药饮片粗末中，经干燥、灭菌后，分装入茶袋即得。

3. 煎煮茶 将饮片加工制成片、快、段、丝或粗粉后，分装入袋，供煎煮后取汁服用。

（三）茶剂的质量检查

1. 水分 照《中国药典》2020 年版四部通则 0832 水分测定法测定，除另有规定外，不含糖块状茶剂水分不得过 12.0%；含糖块状茶剂水分不得过 3.0%；袋装茶剂与煎煮茶剂不得过 12.0%。

2. 溶化性 含糖块状茶剂取供试品 1 块，加 20 倍量的热水，搅拌 5 分钟，应全部溶化，可有轻微浑浊，不得有焦屑等。

3. 重量差异 块状茶剂，取供试品 10 块，分别称定重量，每块的重量与标示重量相比较，超出重量差异限度的不得多于 2 块，并不得有 1 块超出限度 1 倍。重量差异限度参见《中国药典》2020 年版四部通则 0188 茶剂项下有关规定。

4. 装量差异　取袋装茶剂或煎煮茶剂供试品 10 袋（盒），分别称定每袋（盒）内容物的重量，每袋（盒）装量与标示装量相比较，超出装量差异限度的不得多于 2 袋（盒），并不得有 1 袋（盒）超出限度 1 倍。装量差异限度参见《中国药典》2020 年版四部通则 0188 茶剂项下有关规定。

5. 微生物限度　除煎煮茶剂外，照《中国药典》2020 版四部通则 1105 微生物计数法和通则 1106 控制菌检查及通则 1107 非无菌药品微生物限度标准检查，应符合规定。

（四）举例

例 1　玉屏风袋泡茶

【处方】黄芪 1000g，防风 333g，白术（炒）333g，制成 1000g。

【制备】以上三味，白术粉碎成粗粉；黄芪、防风加水煎煮两次，第一次 1.5 小时，第二次 1 小时，滤过，合并滤液，浓缩成稠膏；另取甜叶菊 16.7g 粉碎成粗粉，与上述白术粗粉及辅料适量混合，加入上述稠膏中，混匀，干燥，粉碎成粗粉，制成 1000g，分装，即得。

例 2　罗布麻茶

【处方】罗布麻叶 3000g。

【制法】取罗布麻叶，除去杂质，杀青、揉捻、炒干，分装，制成 1000 袋，即得。

八、中药片剂

（一）中药片剂的含义与特点

中药片剂系指药材细粉或药材提取物加药材细粉，再加赋形剂压制而成的片状剂型。中药片剂是现代中药制剂，是中药剂型改革中最重要、最常见的现代剂型。

中药片剂原料有药粉、稠浸膏和干浸膏三类。可制成提纯片、全浸膏片、半浸膏片及全粉片。

1. 提纯片　将处方中药材经过提取，得到单体或有效部位，以此提纯物为原料，加适宜的赋形剂制成的片剂。

2. 全浸膏片　将药材用适宜的溶剂和方法提取制得浸膏，以全浸膏量制成的片剂。

3. 半浸膏片　将部分药材细粉与稠浸膏混合制成的片剂。

4. 全粉末片　将处方中全部药材粉碎成细粉为原料，加适宜赋形剂制成的片剂。

（二）中药片剂的赋形剂

除了常规片剂的辅料外，中药片剂可用原中药材中的多糖、蛋白质等大分子作为辅料，再加附加剂制成中药片剂。

（三）中药片剂的制备方法

中药片剂的制法与常规片剂的制备方法大致相同，分为颗粒压片法和直接压片法两大类。与常规片剂不同的是压片前药料的处理方法。①药材中纤维多、动物角质类药量大或矿物类药量多，易引起松片。这时需调整黏合剂，增加黏合性强的黏合剂；含挥发油、脂肪油等亲脂性药材制片易出现松片，可加入吸收剂吸收分散挥发油、脂肪油进行制片，也可制成微囊、包合物；若挥发油、脂肪油是无效成分，可采用压榨或脱脂除去。②含吸湿性成分较多，易粘冲，可通过控制环境的湿度或降低黏合剂的黏度解决；③浸膏过硬影响混匀产生色斑，或挥发油吸收不充分而产生油斑，可通过用全浸膏粉制粒、润滑剂过细筛后再与颗粒混合，或将挥发油制成包合物或微囊后使用。若上述方法未能解决而影响到片剂的外观、药物的稳定性及吸湿性等，可通过片剂的包衣解决。

（四）中药片剂的包衣

片剂包衣的种类有糖衣、薄膜衣、半薄膜衣、肠溶衣 4 种。包衣用的衣料与常规的片剂包衣衣料相同，应注意中药裸片引湿强，在包隔离层时需层层干透，以免内存水分造成膨胀而松片。

（五）举例

例　银翘解毒片

【处方】金银花 200g，连翘 200g，薄荷油 1.2mL，淡豆豉 100g，牛蒡子 120g，桔梗 120g，淡竹叶 80g，荆芥 80g，芦根 120g，甘草 100g。共制 1000 片。

【制法】以上 10 味药，将桔梗粉碎成细粉。连翘、荆芥提取挥发油后，再与金银花、淡竹叶、芦根、淡豆豉加水煎煮 2 次，每次 2 小时，过滤，滤液合并。牛蒡子以 60% 乙醇提 2 次，每次 4 小时，过滤，滤液合并，回收乙醇。甘草以水渗漉，收集漉液，煮沸 5 分钟后，静置，沉淀，取上清液过滤。合并以上各药液，浓缩成稠膏，加桔梗粉末及辅料，混匀，制成颗粒，干燥，放冷，喷加薄荷油等挥发油，混匀，密闭放置数小时后，压制成 1000 片即得。

九、中药胶囊剂

（一）中药胶囊剂的含义与特点

中药胶囊剂是指将中药饮片采用适宜的方法加工后，加适宜辅料，盛装于硬质空胶囊或有弹性的软质胶囊中制成的固体制剂。分为硬胶囊剂、软胶囊剂和肠溶胶囊剂。硬胶囊剂是指将一定量的药材提取物与药粉或辅料制成均匀的粉末或颗粒充填于空心胶囊中或将药材粉末直接充填于空心胶囊中制成的剂型。软胶囊剂是指将一定量的药物、药材提取物加适宜的辅料密封于球形、椭圆形或其他形状的软质囊材中制成的剂型。肠溶胶囊剂是指将中药药物装于不溶于胃液而溶于肠液的硬胶囊剂或软胶囊剂。

中药胶囊剂具有掩盖药物不良气味、弥补其他固体剂型的不足、增加药物的稳定性和精确给药的优点。

（二）中药胶囊剂的制法

硬胶囊剂、软胶囊剂和肠溶胶囊剂的制备同通用的软胶囊剂。中药胶囊剂的制法主要关注各种性质中药药物的处理、填充、压制和滴制方法。填充小剂量药物，尤其是麻醉、剧毒药物，应先用适宜的稀释剂稀释，混合后填充；易引湿或药物混合后发生共熔者，需加入吸收剂吸收后再填充，也可通过改进制粒、包衣等工艺，采用双铝箔包装和铝塑包装等方法解决。中药药粉须保持干燥才能装入胶囊；挥发油需用吸收剂或用中药药粉吸收装入胶囊。软胶囊制备时需将中药药物加入植物油制成混悬液通过压制法制备；滴丸剂制备时需将中药药物加入基质中采用滴制法制备。

（三）举例

例1　牛黄解毒胶囊

【处方】人工牛黄 5g，雄黄 50g，石膏 200g，大黄 200g，黄芩 150g，桔梗 100g，冰片 25g，甘草 50g。

【制法】以上 8 味，雄黄水飞成极细粉，大黄粉碎成细粉，人工牛黄研细；冰片研细，或用 β– 环糊精包合；其余黄芩等 4 味加水煎煮两次，每次两小时，煎液滤过，滤液合并，浓缩至适量，加入雄黄和大黄粉末，或加入雄黄、大黄粉末及适量淀粉，混匀，制颗粒，干燥，或粉碎成细粉，再加入人工牛黄、冰片或冰片包合物，混匀，装入胶囊，制成 1000 粒或 1500 粒，即得。

例2　牛黄解毒软胶囊

【处方】人工牛黄 2.5g，雄黄 25g，石膏 100g，大黄 100g，黄芩 75g，桔梗 50g，冰片 12.5g，甘草 25g。

【制法】以上 8 味，除人工牛黄外，冰片研细，雄黄水飞成极细粉，大黄粉碎成细粉，其余黄芩等 4 味加水煎煮两次，每次两小时，合并煎液，滤过，滤液浓缩成稠膏，加入雄黄、大黄粉末，混匀，干燥，粉碎成细粉，加入人工牛黄、冰片及大豆油，混匀，装入胶囊，制成 1000 粒，即得。

十、中药注射剂

（一）中药注射剂的含义与特点

中药注射剂指将中药成分制成供注入体内的灭菌溶液、乳状液或混悬液，以及供临用前配成溶液或混悬液的灭菌粉末或浓缩液。中药注射剂具有普通注射剂的剂型特点，但也有自己独特的之处。

最早的中药注射剂是柴胡注射液，始创于 1941 年太行根据地八路军总后利华制药厂。中华人民共和国建立后，中药注射剂即开始研制。20 世纪 50 年代中期到 60 年代初，共研制出"抗 601 注射液""201–（板蓝根）注射液"等 20 多个品种用于临床。70 年代，全国各地试制的中药注射剂品种骤增，有资料报道的就有 700 多种。80 年代，在适用于急症治疗的中药制剂中，注射剂已占很大比重。2005 年因鱼腥草注射剂产生了较大免疫毒性而被停用，对中药注射剂的研究、使用造成了较大影响。近年来，特别是在抗击新冠疫情的过程中，大量重症患者使用中药注射剂并取得了良好的治疗效果，中药注射剂又重新受到广大医药工作者的重视。

（二）注射剂的制备

中药注射剂的生产过程包括原辅料的准备、配制、灌封、灭菌、质量检查和包装等步骤。其应达到普通注射剂的质量要求。

1. 饮片的炮制　按 2020 版《中国药典》要求，确定药材的品种和来源，再进行挑选、洗涤、切制、干燥及炮制等工序，必要时还需进行粉碎或灭菌。

2. 注射用原液的制备　可采用水蒸气蒸馏法、水醇法、醇水法、透析法、超滤法进行提取，获得有效成分。其中鞣质的除去非常重要，关系到注射剂的安全性。除去中药提取药液中鞣质的方法有明胶沉淀法、醇溶液调 pH 法、聚酰胺吸附法等。明胶沉淀法是利用蛋白质可与鞣质在水溶液中形成不溶性鞣酸蛋白而沉淀除去的方法；醇溶液调 pH 法是利用鞣质可与碱成盐，可在高浓度乙醇中沉淀而除去的方法；聚酰胺吸附法是采用带氢键的聚酰胺吸附除去鞣质。已除去鞣质的中药注射用原液经配液、滤过、灌封、灭菌、质检、印字与包装就完成了中药注射剂的生产工序。

由于中药注射剂成分复杂，特别是鞣质类多酚羟基易与其他有效成分形成超分子物质，增加免疫原性，产生（类）致敏毒性，因此中药注射剂的（类）致敏原筛查是中药注射剂安全性控制的重要内容。

（三）中药注射剂容易存在的问题

1.（类）致敏毒性　由于中药注射剂的杂质、赋形剂及成分本身为（类）致敏原或生成超分子体，增强了免疫原性而产生免疫毒性，因此，中药注射剂中成分的（类）致敏性及存在状态分析在安全性控制中占有重要地位。

2. 澄明度问题　注射剂往往在灭菌后或在贮藏过程中产生浑浊、沉淀或乳光等现象。其产生的原因主要有杂质相互作用、pH 不当、热处理冷藏影响、增溶剂、助溶剂与助滤剂选用不当等原因，导致一些超分子化合物、胶体、挥发油产生沉淀或乳光，改变溶液的颜色。因此，加入合适的增溶剂或助溶剂可使澄明度有所改善；加入助滤剂（活性炭、滑石粉、滤纸浆等）亦可消除乳光；采用超滤能够定额地除去药液中超分子杂质，因此，用 1 万 ~ 3 万分子量的超滤膜超滤，可除去大分子，保留黄酮类、生物碱类、总苷类等分子量在 1000 以下的有效成分。

3. 刺激性问题　主要由药物本身、鞣质、渗透压和 pH 不适引起，因此中药注射剂要调节好溶液的渗透压和 pH，除掉鞣质，同时控制药物的刺激性，加入减轻疼痛的附加剂。

4. 疗效问题　影响中药注射液疗效的因素有很多。除原药材的质量差异外，组方的配伍、用药剂量、提取与纯化方法、制备工艺的合理与否都与中药注射剂的疗效密切相关，可能造成中药注射剂疗效的不稳定性。

（四）举例

例　参附注射液
【处方】红参 93.7g，附片 156.25g，丹参 156.25g，注射用水加至 1000mL。
【制法】①人参提取物：将人参粗粉用 75％乙醇回流提取 3 次，每次 2 小时，合并取液，滤过，回收乙醇，浓缩液加 6 ~ 7 倍量乙醇搅拌，冷藏 24 小时，滤过，灭菌，冷藏备用；②附片、丹参提取物：二药加水煎煮三次，每次 1.5 小时，合并煎液，浓缩至糖浆状，3 ~ 4 倍量乙醇，冷藏 24 小时，滤过，回收乙醇，浓缩液加 5 ~ 6 倍量乙醇，冷藏 24 小时，滤过回收乙醇，浓缩液再加 7 ~ 8 倍量乙醇，冷藏 24 小时，滤过，回收乙醇至无醇味，加生理盐水稀释，滤过，灭菌，备用；③注射液配制：合并上两种备用药液，滤过，加生理盐水至 1000mL。加无水碳酸钠调 pH 值为 6.5，精滤，分装，热压灭菌 105℃ 45 分钟。

【注解】①人参提取物的精制，若用 LD_{601} 型大孔树脂吸附，水和 20％乙醇洗涤吸附脂，55％乙醇解吸，解吸后的人参提取液中人参总皂苷的含量明显高于乙醇回流提取法制得的提取液。②附片中含主成分乌头碱，若在水醇法处理中，增加二次碱性醇沉，提高药液澄明度，而主药含量不低于原工艺。③本品为静脉滴注药液，尽可能不加吐温为好。

第四节　中药制剂的质量控制与评价

一、中药制剂质量特征

中药制剂质量控制是以中医药理论为指导，应用现代分析手段和方法研究分析中药制剂的质量，对保障临床用药安全、合理、有效具有重要意义。

传统的中药质量控制多凭感观经验判断，强调使用道地药材。现代中药制剂质量控制与评价发展到对特征成分的理化鉴别和定量分析；主要方法有色谱分析、指纹图谱、多指标定量分析、生物效应分析等方法。这些质量控制方法较之前更准确、有效、实用。但是，目前我国中药制剂质量控制方法仍面临着模式西化、整体水平偏低、创新性不足等诸多问题，其核心则是中药质量控制标准不能准确反映制剂质量疗效，制约了我国中药制剂的发展，严重影响我国中药现代化和国际化进程。中药制剂还存在化学成分复杂，有效成分不清楚，分离纯化困难，原药材质量不稳定、加工炮制方法不规范等现象。因此，应采取适当措施提高中药制剂的质量，保证制剂的有效性、安全性和稳定性。

2018年以来，国家中医药管理局发布了首批100个古代经典名方目录，有力地推动了中药复方制剂的开发。但由于中药古代经典名方制剂的注册申报上市可免申报药效研究及临床试验资料，因此怎样控制中药经典名方制剂的质量就显得极为重要，为此提出了明确质量概貌和质量属性特征，阐明传递性规律，控制物质基准的中药经典名方制剂的质量研究策略。

质量概貌系指对药品质量属性的总体描述，它综合考虑药品的安全性和有效性，并在理论上能够确保药品达到预期的质量要求，也就是所有质量属性的集合。质量属性系指那些影响药品安全性、有效性或一致性的物理、化学、生物活性等特性；而关键质量属性系指对药品有效性与安全性会产生较大影响的质量属性，可受到原药材、炮制与制剂工艺的影响，存在内在的传递性规律。

质量属性的传递性规律是指与中药制剂生产全过程相关的关键质量属性的传递规律，包括从药材种植到饮片炮制，再到制剂制备过程关键环节，对制剂的有效性与安全性产生重大影响的传递规律，也就是从药材中的成分簇到制剂中的成分簇的种类及含量的变化规律。

物质基准是指以古代医籍中记载的古代经典名方制备方法为依据制备而得的中药药用标准物质，除成型工艺外，其余制备方法应与古代医籍记载基本一致。同样广大中药复方制剂的基准物质可以定义为除成型工艺外，其余制备方法应与制剂制备工艺基本一致。

怎样保证中药制剂物质基准的稳定性、均一性，明确其传递性规律是中药制剂质量控制的重要研究内容，其中中药制剂质量属性的传递性规律阐明尤为重要。

二、中药制剂质量控制的原理及存在的缺陷

中药复方质量评价方法包括感观、化学和生物效应方法。由于感观评价多凭经验，可靠性差，而生物效应评价步骤繁琐复杂，干扰因素多，使用较少。化学评价稳定、可靠，仍为主流评价方法。化学评价的原理是基于化学成分的生物等效原理：相同构成比的化学成分和含量的药品具有相同生物等效性，即相同的疗效，这是进行中药制剂生物等效性研究的基础。然而该原理应用于中药复方制剂质量控制却遇到困境：为什么不同构成比的化学成分和含量的中药复方却具有相同或相似的临床疗效？譬如金银花与山银花"异原等效"，不同地域鱼腥草注射剂的"成分异

而效应似"等都出现了不同于经典的成分生物等效性评价情况，也就是说中药复方中的"成分群变化与疗效变化并不一定对等"，成分构成比与含量相同的中药复方其临床疗效固然相同，但成分构成比或含量不同的中药复方其临床疗效不一定不同，这就卡住了中药复方质量控制与评价的"脖子"。大量试验表明，中药复方质量控制与评价方法除了经典的单成分含量控制模式外，还存在自己独有的评价模式，这是由其多成分按"分子社会"的超分子"印迹模板"自主作用决定的。

"印迹模板"是超分子化学上的概念，是指主客体分子间有效作用的原子基团的空间点阵。人体与中药可以看成是一个由单分子、超分子、聚合超分子及巨复超分子构成的复杂体系。在由小分子构成整个人体有序化的超分子过程中，超分子主体保留了客体小分子的"印迹模板"，形成经络脏腑的孔穴通道结构。中药成分吸收入血与组织器官主体分子的孔穴通道产生生物超分子印迹作用，体现出共"印迹模板"特征和"气析"作用，宏观上表现出中医的经络脏象，产生理、法、方、药基础理论，具有与之相同或相似的"印迹模板"中药分子便构成了中药有效成分；中药有效成分与经络脏腑的印迹作用便形成了中药药性理论和功效，中药复方配伍又能显著性地改变这一超分子印迹作用规律。据此可阐释中医药基础理论，实现中医药现代化。

因此，中药制剂质量需控制中药成分簇的"印迹模板"的印迹性，也就是要控制众多成分簇结构基团的整体空间有效作用能力，而非具体某一个成分的有无和含量，这是中药制剂质量控制与评价的生物超分子化学原理。

三、中药制剂质量控制环节、质量属性与控制方法

1. 中药材质量属性与质量控制 "药材好，药才好。"药材的来源、产地、采收、加工对中药制剂的质量影响很大。中药制剂物质基准的稳定、均一必然要求处方用药材质量稳定、均一，故首先需确定药材基原。药材质量属性受遗传多态、产地、气候、年降雨量、病虫害、农残留、生长年限、采收时间、入药部位、产地加工方法等多种因素影响。由于上述诸因素最终会反映到药材质量上，亦反映到中药材指纹图谱特征属性之中，包括诸成分簇数目和含量。然而中药入药存在"异原等效"现象，亦不同基原的药材具有相同或相似的药效；也存在"同原异效"现象，亦相同基原的药材的不同入药部位产生不同的药效；但更多的是存在"同原同效"和"异原异效"，因此单控制中药制剂成分簇的数目和含量也不能完全控制住中药制剂的质量，而应控制其整体成分簇的"印迹模板"印迹性，可采用平均分子连接性指数、信息熵与信息量、一次投料量等综合方法控制中药材质量，实现遗传统计学上和超分子"印迹模板"印迹特征上的稳定均一。

因此，应建立药材质量标准，包括指纹图谱整体的相似度、信息熵与信息量、一次投料量和总量统计矩等参数评价体系。

2. 炮制过程的质量属性与质量控制 物质基准制备用饮片需炮制才能使用，然炮制方法粗放，大多原理不明，没有定量表征火候控制炮制程度，且对于同一来源中药的不同炮制品，也存在差异，不好确定炮制时间点，如生姜、干姜、炮姜与姜炭质量变化，应从超分子"印迹模板"客体化学变化的角度来研究炮制机理，阐明质量属性变化规律。因此，炮制的质量属性包括火候的定量表征参数、炮制方法、辅料、工艺参数就成了关键，通过建立炮制饮片的指纹图谱、信息熵与信息量、一次投料量和总量统计矩等参数可以控制饮片的质量。

3. 制剂制备过程的质量属性与质量控制

（1）控制浸出、纯化、浓缩、干燥过程 饮片的浸出、纯化、浓缩及干燥过程与中药制剂的质量密切相关，应根据中药制剂的剂型、饮片和有效成分的性质，选择适宜的浸出、纯化、浓缩

及干燥方法，并优选合理的工艺参数作质量属性，如溶剂的种类和用量、浸出时间、浸出次数、浸出液蒸发浓缩的温度、精制时所用乙醇的浓度、干燥的温度等，使有效成分充分浸出，并防止有效成分纯化、浓缩、干燥过程中损失，以保证每一批提取物具有相同的质量和药效。

　　除此之外，还应建立中药复方一次投料量、大均匀表配料设计、提取动力学、溶度参数等方法实现中药制剂成分簇质量遗传统计稳定均一、波动性控制和精细化提取、分离的目标。

　　（2）选择适当的辅料　中药制剂大多需要加入辅料，辅料的质量会直接影响中药制剂的质量。选择辅料首先要考虑其安全性，是否会与主药发生化学反应生成有害物质或使有效成分失去活性；其次，要考虑辅料对制剂中成分的含量测定、溶出与释放是否有影响；同时，由于中药制剂中提取物存在易吸潮、黏性大、服用量大等问题，因此辅料的选择应充分考虑其对防潮、崩解、抗黏及流动性的要求，易于赋剂成型。

　　（3）中药制剂质量评价方法

　　1）理化鉴别：根据处方组成选择鉴别药味，采用专属性强、无干扰、灵敏快速便捷的鉴别方法，以判断制剂的真实性。一般采用特征化学反应检验、TLC法或GC法鉴别，近年来，中药注射剂要求采用指纹图谱鉴别。

　　2）含量控制：①饮片比量法：系指中药制剂若干容量或重量相当于饮片多少重量的测定方法；②化学测定法：系指用化学手段测定中药制剂的有效成分或指标成分含量的方法，应首选君药、贵重药、毒性饮片进行含量测定，并制定含量限度；③生物测定法：系用饮片浸出成分对动物机体或离体组织所发生的反应，确定中药制剂含量（效价）标准的方法，适用于尚无适当化学测定方法的中药制剂，特别是含毒性饮片制剂。④指纹图谱分析法：2000年后兴起了以指纹图谱为基础的多成分评价方法，先后建立了多种指纹图谱评价方法用于评价中药多成分簇的稳定性与均一性，能从成分整体上控制中药成分的变化，评价中药内在质量。

　　3）检查：主要用于控制饮片或制剂中可能引入的杂质或与制剂质量有关的项目。如澄明度检查、异物检查、水分检查、不挥发性残渣、灰分、微生物限度等。近年来，重金属、砷盐、有机溶剂残留及农残的检查普遍受到重视。

四、中药制剂指纹图谱的分析方法与传递性分析

1. 中药指纹图谱的分析方法　包括相关系数法、聚类分析法、夹角余弦法、模糊尖T-分布法、欧氏距离法、超信息特征数字化评价、总量统计矩（相似度）法等。除总量统计矩（相似度）法，这些方法都着眼成分簇及含量的变化，而较少关注成分簇印迹性的变化，这与中药制剂按"印迹模板"产生印迹生物效应不符，更不能用于传递性研究。

2. 总量统计矩法　将中药指纹图谱看成多成分一定特性变量以响应值表达的曲线函数，按统计矩原理建立了计算数学模型及参数体系，包括四个定性定量参数：①总量零阶矩 AUC_T，亦曲线下的总面积；②总响应率 $AUCPW_T$，亦单位浓度下的总面积；③总量一阶矩 $MCRT_T$，亦诸色谱峰保留时间的均值；④总量二阶矩 $VCRT_T$，亦诸色谱峰离平均保留时间的方差。其中 AUC_T 可用来对中药成分组进行定量分析。$AUCPW_T$、$MCRT_T$、$VCRT_T$ 三参数可用于中药指纹图谱的定性分析，反映成分簇在色谱柱的印迹性，四个参数就能定性定量分析一张指纹图谱。总量统计矩相似度法的数学模型及参数表达体系是进一步与统计学关联，将总量统计矩参数转变成正态概率密度函数曲线，并定义两指纹图谱概率密度函数曲线下的重叠面积为其总量统计矩相似度，建立总量统计矩相似度数学模型及四个参数体系：①相似度，概率密度函数曲线下的重叠面积；②总离均度 D_T，重叠面积投影到正态分布概率密度函数曲线下面积的区间值大小；③总变异度 $1-S_u$，

非重叠面积；④总变异把握性度（1-β）_α与总肯定把握性度 $β_{(1-α)}$，作出否认与肯定判断时可能存在的错误置信临界值。据此，可进行两两指纹图谱相似度的判断，从统计学上可给出这种判断可能存在的错误概率，为中药质量的均一、稳定评价奠定基础理论体系。总量统计矩法具有统计、加合、偶联、抗干扰性、段带的分析特性，可用于药材－饮片－物质基准（复方制剂）指纹图谱的可溯源性分析，获得各饮片制剂制备工艺段的质量属性特征及传递性规律，因此，总量统计矩（相似度）法是进行中药质量评价最宜的方法。

3. 中药制剂质量属性的传递性规律分析 采用指纹图谱总量统计矩法进行质量属性的传递性规律研究，寻找到产生质量属性变化的制剂制备过程。

对于 m 味中药的复方，每味中药的指纹图谱可以获得 AUC_{Tj}、$MCRT_{Tj}$、$VCRT_{Tj}$ 三参数，其中药复方也能获得复方 $AUC_{T复}$、$MCRT_{T复}$、$VCRT_{T复}$ 三参数。其中：

$$AUC_{T复} = \sum_{j=1}^{m} AUC_{Tj} \qquad (16-4)$$

$$MCRT_{T复} \cdot AUC_{T复} = \sum_{j=1}^{m} AUC_{Tj} \cdot MRCT_{Ti} \qquad (16-5)$$

$$VCRT_{T复} \cdot AUC_{T复} + MCRT_{T复}^{2} \cdot AUC_{T复} = \sum_{j=1}^{m} AUC_{Tj} \left(VCRT_{Tj} + MCRT_{Tj}^{2} \right) \qquad (16-6)$$

式中单味药材 AUC_{Tj} 需按复方比例进行校正。式 16-4、16-5、16-6 是单味中药与复方配伍后总量统计矩参数的传递关系。若成立，则表明由药材到炮制成饮片，再到中药复方制剂过程中的成分和"印迹模板"没有变化，质量属性得到了传递；若产生了明显的变化，则上式不成立。因此，总量统计矩法的统计、加合、偶联、抗干扰性、段带的分析的特征，可用于药材－饮片－物质基准的指纹图谱的可溯源性分析，获得各饮片制剂制备工艺段的质量属性特征及传递性规律。

第十七章

生物技术药物制剂

扫一扫，查阅本章数字资源，含PPT、视频等

学习要求

1. 掌握　生物技术药物的概念、结构特点与不稳定性，蛋白质、多肽类药物注射给药系统。
2. 熟悉　蛋白质、多肽类药物非注射给药系统；生物技术药物制剂的质量评价方法。
3. 了解　蛋白质类药物的新型给药系统，寡核苷酸及基因类药物制剂、疫苗制剂和细胞治疗制剂。

第一节　概　述

一、基本概念

生物技术（biotechnology）又称生物工程，是利用生物有机体（动物、植物或微生物）或其组成部分（包括器官、组织、细胞或细胞器等）发展各种生物新产品或新工艺的一种技术体系。生物技术一般包括基因工程（含蛋白质工程）、细胞工程、发酵工程和酶工程。其中以基因工程为核心以及具备基因工程和细胞工程内涵的发酵工程和酶工程被称为现代生物技术，以示与传统的生物技术相区别。

生物技术药物（biotechnological drugs）是指采用现代生物技术，借助某些微生物、植物或动物生产的用于疾病预后、诊断和治疗的药品。生物技术药物包括运用DNA重组技术和单克隆抗体技术生产的蛋白质、多肽、酶、激素、疫苗、基因药物、细胞制剂、单克隆抗体和细胞生长因子等。

生物技术药物通常是生物大分子内源性物质，即蛋白质或多肽类药物，具有临床使用剂量小、药理活性高、特异性强、副作用少、过敏反应少的特点。通常来说大多数生物技术药物的物理和化学性质不稳定，在酸碱环境或体内酶存在下极易失活；由于相对分子量大，结构复杂，常以多聚体形式存在，很难透过胃肠道黏膜的上皮细胞层，因此大部分生物技术药物均须采用注射方式给药以保证足够的生物利用度，这给长期用药的病人造成了不便。此外，这类药物的体内生物半衰期多数较短，通常需要采取一日多次注射的给药方案，这极大地限制了病人的顺应性（如引起疼痛、脓肿等），并大大提高了使用成本。

二、生物技术药物的研究概况

近年来，随着生物技术的飞速发展，以重组蛋白质药物、治疗性抗体、生物技术疫苗、基因

药物及基因治疗、细胞及干细胞治疗等为代表的生物技术药物成为当今新药研发的新宠。目前，已上市生物技术药物主要用于癌症、人类免疫缺陷病毒性疾病、心血管疾病、糖尿病、贫血、自身免疫性疾病、基因缺陷病症和遗传疾病等的治疗，表 17-1 列举了已上市的部分生物技术药物。生物技术药物突破了化学技术难以逾越的瓶颈，为许多"绝症"患者带来希望，成为医药市场上的重磅炸弹。

表 17-1 已上市的部分生物技术药物

药品名称	缩写	作用和用途
1. 重组细胞因子类		
干扰素 α2b	IFN α2b	病毒性肝炎、白血病、淋巴瘤、AIDS
干扰素 β1a	IFN β1a	多发性硬化症
促红细胞生成素	EPO	各种原因所致贫血
粒细胞 - 集落刺激因子	G-CSF	中性粒细胞减少症
粒细胞 - 巨噬细胞 - 集落刺激因子	GM-CSF	白细胞减少症
白细胞介素 -2	IL-2	肾癌等恶性肿瘤、免疫缺陷
白细胞介素 -11	IL-11	化疗所致血小板减少症
表皮生长因子	EGF	烧伤、溃疡创面
碱性成纤维细胞生长因子	bFGF	促进创面愈合
2. 多肽类激素		
胰岛素	INS	1 型糖尿病
艾塞那肽 / 利拉鲁肽	GLP-1	2 型糖尿病
胸腺肽	TP	细胞免疫功能低下
生长抑素	SS	消化道出血
亮丙瑞林	Leuplin	前列腺癌、绝经后乳腺癌
生长激素	hGH	生长激素缺乏所致儿童生长缓慢
降钙素	CT	骨质疏松症
甲状旁腺激素	PTH	绝经后妇女骨质疏松
加压素	VP	尿崩症
3. 单克隆抗体		
托珠单抗	IL-6R-MAb	自身免疫性疾病
帕母单抗	PD-1-MAb	晚期黑色素瘤、非小细胞肺癌
纳武单抗	PD-1-MAb	晚期黑色素瘤、非小细胞肺癌
阿特珠单抗	PD-L1-MAb	晚期尿路上皮癌
阿维单抗	PD-L1-MAb	转移 Merkel 细胞癌
伊匹单抗	CTLA-4-MAb	晚期黑色素瘤、肾细胞癌
依洛尤单抗	PCSK9-MAb	高胆固醇血症

续表

药品名称	缩写	作用和用途
4. 基因药物		
Gendicine	P53	头颈部鳞状细胞癌
Voretigene Neparvovec-rzyl	RPE65	雷柏氏先天性黑蒙 2 型
Patisiran	ATTR-siRNA	遗传性转甲状腺素蛋白淀粉样变性
Givosiran	ALAS1-siRNA	急性肝性卟啉病
Lumasiran	HAO1-siRNA	罕见遗传肝病 1 型原发性高草酸尿症
Leqvio	PCSK9-siRNA	原发性高胆固醇血症
5. 疫苗		
EV71 型手足口病疫苗	EV71	预防 EV71 感染所致的手足口病
轮状病毒疫苗	RV5 或 LLR	预防轮状病毒腹泻
肺炎球菌 20 价结合疫苗	20vPnC	预防由疫苗中肺炎链球菌血清型引起的侵袭性疾病和肺炎
宫颈癌疫苗	HPV	预防 HPV 病毒感染
新冠 BNT162b2	BNT162b2 mRNA	预防严重急性呼吸综合征冠状病毒 2 感染
新冠 mRNA-1273	mRNA-1273	预防严重急性呼吸综合征冠状病毒 2 感染
带状疱疹疫苗	VZV	预防带状疱疹
甲肝灭活疫苗	HepA-L	预防甲型病毒性肝炎
乙肝疫苗	Heplisav-B	预防乙肝病毒感染
6. 其他		
人凝血因子Ⅶ a/Ⅷ/Ⅸ	rFⅦ a/Ⅷ/Ⅸ	纠正或预防出血、血友病
葡激酶、链激酶	Sak、Sk	急性心肌梗死静脉溶栓
细胞色素 C	CytC	各种组织缺氧急救的辅助治疗
L-门冬酰胺酶	L-Asp	白血病、淋巴瘤等恶性肿瘤

第二节　蛋白质、多肽药物的结构与稳定性

生物技术药物多为蛋白质和多肽类药物，这类药物的化学结构相当复杂，理化性质也有它的特殊性，因此在设计与评价这类药物的给药系统时必须首先了解其结构特性与理化性质。

一、蛋白质、多肽类药物的组成与结构

蛋白质和多肽是由许多氨基酸按一定顺序排列，通过肽键相连而成的多聚缩合物，其组成氨基酸又称为残基。蛋白质和多肽的区别主要有两个方面：①分子量。多肽中氨基酸残基数较蛋白质少，一般少于 50 个；蛋白质大多由 100 个以上氨基酸残基组成，目前对蛋白质和多肽的区分还不十分明确。②结构形式。多肽仅仅是蛋白质的初级结构形式，而天然蛋白质有其特有的空间

结构，即蛋白质的构象。一个蛋白质分子可由一条肽链组成（如高等动物的细胞色素 C 是由含 104 个氨基酸残基的一条肽链组成），也可由多条肽链通过二硫键等连接而成（如胰岛素由 2 条肽链组成、胰凝乳蛋白酶由 3 条肽链组成、免疫球蛋白由 4 条肽链组成等）。是否具有一定的空间结构是蛋白质和多肽的主要区别，也是多肽不具备蛋白质生理功能的根本原因。

组成蛋白质、多肽的氨基酸有 20 多种，氨基酸之间通过酰胺键（又称肽键）链接，每种蛋白质都有特定的氨基酸排列顺序。蛋白质的分子结构可划分为四级（见图 17-1），其中一级结构为初级结构，是指组成多肽链的线性氨基酸序列；二级结构为依靠不同氨基酸之间的 C=O 和 N—H 基团间的氢键形成的稳定结构，主要为 α- 螺旋和 β- 折叠；三级结构为通过多个二级结构元素在三维空间的排列所形成的一个蛋白质分子的三维结构；四级结构是指由不同多肽链（亚基）间相互作用形成具有功能的蛋白质复合物。二、三、四级结构为高级结构或空间结构，高级结构和二硫键对蛋白质的生物活性有重要影响。

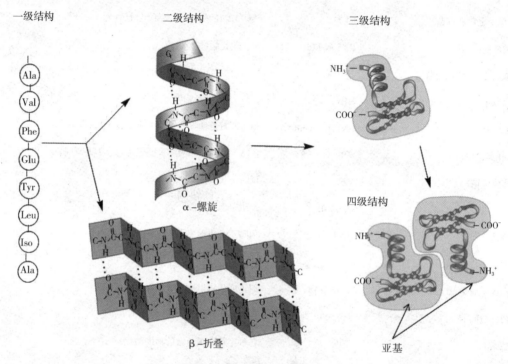

图 17-1 蛋白质的结构示意图

蛋白质分子只有在其立体结构呈特定的构象时才有生物活性，形成稳定的蛋白质分子构象的作用力有氢键、疏水作用力、离子键、范德华力、二硫键与配位键。除二硫键为共价键外，其余都是非共价键，维持蛋白质构象的是弱作用力。蛋白质分子二级结构中 α- 螺旋、β- 折叠的形成依靠氢键，可以说蛋白质分子内部布满了氢键。疏水作用力也称疏水键，疏水键是两个疏水基为了避开水相而相互聚集在一起的作用力，在维持蛋白质三级结构方面起重要作用，也是形成生物膜的主要作用力。范德华力对稳定和维持三级、四级结构十分重要。

二、蛋白质、多肽类药物的不稳定性

蛋白质、多肽类药物的不稳定主要表现在两个方面：化学不稳定和物理不稳定。化学不稳定系指蛋白质分子通过共价键的形成或断裂生成新的化学实体。物理不稳定则是指蛋白质分子中高级结构的物理转变，无共价键改变，包括变性、表面吸附、聚集和沉淀。

（一）化学不稳定性

1. 水解和脱酰胺化　一般肽键在生理条件下相当稳定，但可被酸、碱或蛋白酶催化水解，使蛋白质分子断裂，分子量减小。由天冬氨酸参与形成的肽键比其他肽键更易断裂，尤其是天冬氨酸 – 脯氨酸肽键和天冬氨酸 – 甘氨酸肽键。脱酰胺化系指天冬酰胺或谷氨酰胺残基水解形成游离羧酸。非酶催化的脱酰胺反应与环境条件和药物结构有关，提高 pH、升高温度均有利于脱酰胺化的进行。在天冬酰胺 – 甘氨酸结构中的酰胺基团更易水解，位于分子表面的酰胺基团也比分子内部的酰胺基团易水解。

2. 氧化　蛋白质的组氨酸、甲硫氨酸、半胱氨酸、色氨酸和酪氨酸残基是主要的氧化部位。影响氧化的因素有氧气、温度、pH、缓冲介质、催化剂的种类和光照等。

3. 硫键断裂或交换　巯基和二硫键及其相互关系是影响蛋白质性质的重要因素。二硫键之间或二硫键与巯基之间发生交换可形成错误的二硫键，导致三级结构改变和活性丧失。

4. 消旋　除甘氨酸外所有氨基酸残基的 α 碳原子都是手性的，易在碱催化下发生消旋反应。其中天冬氨酸残基最易发生消旋反应。蛋白质内氨基酸的消旋可产生非代谢型氨基酸（D– 对映体），从而改变蛋白质的生物活性。

5. β– 消除　系指氨基酸残基中 β 碳原子上基团的消除。半胱氨酸、丝氨酸、苏氨酸、苯丙氨酸、酪氨酸等残基都可通过 β– 消除降解。在碱性 pH 下易发生 β– 消除，温度和金属离子对其也有影响。

（二）物理不稳定性

1. 变性　变性一般都与蛋白质分子高级结构的破坏有关，引起蛋白质生物活性的损失和理化性能的改变。影响蛋白质变性的因素有温度、pH、盐类、有机溶剂、表面活性剂、机械应力、超声波、光照等。

2. 吸附　表面吸附可导致蛋白质构象的改变，使蛋白质分子变性，活性丧失。同时由于蛋白质多肽类药物有效剂量小，吸附作用使制剂中药物含量显著降低，疗效降低。使用表面活性剂、加入载体蛋白如血清白蛋白可减少其表面吸附。

3. 聚集　蛋白质溶液是一种稳定亲水胶体，但在外界因素（pH、溶剂、离子强度、溶剂介电常数）的影响下暴露于水性环境，形成热力学不稳定体系，使暴露的疏水区分子间相互聚集形成聚集体。

4. 沉淀　蛋白质沉淀通常与变性同时发生。蛋白质溶液中加入大量中性盐、重金属、有机溶剂或者加热均可导致蛋白质的沉淀。

（三）改善蛋白质、多肽类药物不稳定性的方法

1. 定点突变　通过基因工程手段替换引起蛋白质、多肽不稳定的残基或引入能增加蛋白质、多肽稳定性的残基，可提高蛋白质、多肽的稳定性。

2. 化学修饰　蛋白质、多肽的化学修饰方法有很多，研究最多的是 PEG 化共价修饰。PEG 是一种水溶性高分子化合物，无毒。PEG 与蛋白质、多肽结合后能提高热稳定性，抵抗蛋白酶的降解，降低抗原性，延长体内半衰期。选择合适的修饰方法和控制修饰程度可保持或提高原生物活性。

3. 添加剂　通过加入添加剂，如糖类、多元醇、明胶、氨基酸和某些盐类，可以提高蛋白

质、多肽的稳定性。糖和多元醇在低浓度下迫使更多水分子围绕在蛋白质、多肽周围，因而提高了蛋白质、多肽的稳定性。在冻干过程中，上述物质还可以取代水与蛋白质、多肽形成氢键来稳定蛋白质、多肽的天然构象，而且还可以提高冻干制品的玻璃化温度。此外，表面活性剂如十二烷基硫酸钠、吐温、泊洛沙姆等能防止蛋白质、多肽表面吸附、聚集和沉淀。

4. 冻干　蛋白质、多肽发生的一系列化学反应如脱酰胺、β- 消除等都需要水参与，水还可以作为其他反应物的溶剂。另外，水含量降低可使蛋白质、多肽的变性温度升高。因此，冻干可提高蛋白质、多肽的稳定性。

第三节　蛋白质、多肽类药物注射给药剂型

与一般的小分子化学药物不同，蛋白质多肽类药物由于其自身的特点，给制剂研究人员带来了巨大的挑战。蛋白质多肽类药物对制剂生产、贮存、分装和使用过程中的许多因素都很敏感，因此，它们通常被制备成溶液型注射剂或注射用冻干粉针制剂。溶液型注射剂相对更易于制备，但是稳定性差；注射用冻干粉针稳定性较好，但是制备工艺较复杂。

一、溶液型注射剂

（一）处方前研究的特殊考虑

药物制剂处方前研究（pharmaceutical prefomulation study）是指在设计制剂处方前对药物的一系列基本的物理性质、化学性质和制剂性质的了解、分析、利用或改进。其目的是使药物稳定、有效，并适合工业化生产中制剂处方和制剂工艺的要求。与普通小分子化学药物不同，蛋白质和多肽类药物的给药系统的设计取决于药物的理化性质和生物学性质。包括分子大小、生物半衰期、免疫原性、构象稳定性、剂量要求、给药部位和频率及药物动力学和药效学性质，生理、药理和毒理研究也很关键，还必须考虑任何杂质或药物本身潜在的免疫原性。

处方前研究的几个关键内容是：药物的稳定性，在常用溶剂中的溶解度，对光、热、温度、pH 以及对其他可能降解药物的因素的敏感性，赋形剂（如防腐剂、抗氧剂、稳定剂和分散剂）对多肽和蛋白质类药物稳定性和配伍性的影响。许多蛋白质和多肽类药物没有很强的结晶趋势，常常以无定形粉末的形式存在，所以差示热分析可能无法提供相关信息，而无定形粉末则可能会大量吸收水分，造成批次之间水分含量不同。多肽和蛋白质类药物具有两性电离和等电点的性质，药物在等电点时的溶解度最低等问题都是处方设计应考虑的问题。

（二）处方设计的特殊考虑

1. 药物的自身聚集　蛋白质分子例如胰岛素自身可以形成二聚体、六聚体甚至是多聚体。胰岛素分子的自身聚集作用是输注泵系统长期使用的主要障碍。许多研究者发现，合适的附加剂可以减少胰岛素的自身聚集，这些物质包括尿素、酸性氨基酸类（如天冬氨酸和谷氨酸）、丙三醇、EDTA、赖氨酸、Tris 缓冲液及碳酸盐缓冲液等。此外，对 60 种附加剂和 1125 个处方的深入研究表明，非离子型表面活性剂泊洛沙姆（poloxamer 188）也能有效地阻止胰岛素的自身聚集。也有研究认为人胰岛素比猪或牛胰岛素更容易聚集，酚类防腐剂加速胰岛素的聚集，锌胰岛素比不含锌的胰岛素更稳定。

2.药物在容器表面的吸附 蛋白质和多肽类药物具有吸附在玻璃或塑料等容器表面的趋势。浓度低时药物活性损失尤其严重。如果吸附是由于肽类分子与玻璃表面的硅烷醇基之间发生离子相互作用产生的，那么可以将玻璃进行甲硅烷基化。其他办法包括加入载体蛋白如明胶，表面活性剂如月桂醇硫酸钠、氨基酸以及氯化钠等，但大量电解质的存在，又有可能使蛋白质沉淀和失活。

3.药物对制备条件的敏感性 蛋白质、多肽类药物的生产过程可能会对其稳定性和制剂质量产生影响，这些因素包括 pH、热处理环节、冻干环节和剪切力、压力等，需注意对影响多肽药物稳定性的生产过程因素进行深入的研究。由于蛋白质、多肽类药物特殊的理化性质，无菌制剂一般不采用终产品热压灭菌的生产工艺，多数情况下采用膜过滤的无菌生产工艺。

（三）蛋白质、多肽类药物的稳定化方法

蛋白质、多肽类药物处方筛选及工艺研究的重点是通过选择适宜的处方和工艺条件，保证药物的物理化学稳定性和生物学稳定性。通过前期的研究工作，详细了解外界条件（如 pH、温度、光照、氧浓度等）对药物稳定性的影响，基本可以确定引起某一蛋白质、多肽类药物不稳定的主要因素。在处方设计中，通过选择适宜的辅料来提高药物制剂的稳定性是目前的主要方法。添加剂提高蛋白质、多肽类药物稳定性的机制目前还不明确。若蛋白质、多肽类药物的二级或三级结构可能对药物生物活性产生直接影响，选择适宜的辅料可能会保证药物空间结构更加稳定。

蛋白质、多肽类药物的稳定剂主要有以下 8 类。

1.缓冲液 蛋白质的物理化学稳定性与 pH 有关，通常蛋白质的稳定 pH 范围很窄，应采用适当的缓冲系统，以提高蛋白质在溶液中的稳定性。例如红细胞生成素采用枸橼酸钠－枸橼酸缓冲液，而干扰素则用磷酸盐缓冲系统、人生长激素在 5mmol/L 的磷酸盐缓冲液可减少聚集。缓冲盐类除了影响蛋白质的稳定性外，其浓度对蛋白质的溶解度与聚集均有很大影响。组织溶纤酶原激活剂在最稳定的 pH 条件下，药物的溶解度不足以产生治疗效果，因此加入带正电荷的精氨酸以增加蛋白质在所需 pH 下的溶解度。

2.表面活性剂 由于离子型表面活性剂会引起蛋白质的变性，所以在蛋白质药物，如 α-2b 干扰素、粒细胞集落刺激因子（G-CSF）、组织溶纤酶原激活剂等制剂中均加入少量非离子表面活性剂，如吐温 80 来抑制蛋白质的聚集，其机制可能是因为表面活性剂倾向于排列在气－液界面，从而使蛋白质离开界面来抑制蛋白质的变性。

3.糖和多元醇 糖和多元醇属于非特异性蛋白质稳定剂。蔗糖、海藻糖、甘油、甘露醇、山梨醇（浓度 1%～10%）最常用。糖和多元醇的稳定作用与其浓度密切相关，不同糖和多元醇的稳定程度取决于蛋白质的种类。还原糖与氨基酸有相互作用，因此应避免使用。

4.盐类 盐可以起到稳定蛋白质的作用，有时也可以破坏蛋白质的稳定性，这主要取决于盐的种类、浓度、离子相互作用的性质及蛋白质的电荷。低浓度的盐通过非特异性静电作用提高蛋白质的稳定性。如 SO_4^{2-}、HPO_4^{2-}、$CHCOO^-$、$(CH_3)N^+$、NH_4^+、K^+、Na^+ 等能增加溶液的离子强度，提高疏水作用，降低疏水基团的溶解度，使蛋白质发生盐析。此外它们使水分子聚集在蛋白质周围被优先水化，这些都使蛋白质更加紧密稳定。经常使用的盐 NaCl 在稳定蛋白质中起关键作用，试验表明它能提高牛血清白蛋白的变性温度和热熵。

5.PEG 类 高浓度的 PEG 类常作为蛋白质的低温保护剂和沉淀结晶剂。研究表明不同分子量的 PEG 作用不同，如 PEG300 浓度 0.5% 或 2% 可抑制重组人角化细胞生长因子（rhKGF）的聚集；PEG200、400、600 和 1000，可稳定 BSA 和溶菌酶。

6. 大分子化合物 研究表明很多大分子化合物具有稳定蛋白质的作用。其机制可能是通过大分子的表面活性、蛋白质 – 蛋白质相互作用的空间隐蔽及提高黏度以限制蛋白质运动或蛋白质优先吸附于大分子化合物，如血清白蛋白已在许多蛋白质类药物制剂中用作稳定剂。

7. 氨基酸 组氨酸、甘氨酸、谷氨酸和赖氨酸的盐酸盐等可不同程度地抑制 45℃、10mM 磷酸盐缓冲液中 rhKGF 的聚集。

8. 金属离子 一些金属离子，如钙、镁、锌与蛋白质结合，使整个蛋白质结构更加紧密、结实、稳定。不同金属离子的稳定作用视离子的种类、浓度不同而不同，应通过稳定性试验选择金属离子的种类和浓度。

二、注射用冻干粉针剂

由于冻干制剂呈疏松多孔状、能长时间稳定贮存，并易重新复水而恢复活性，因此被广泛应用于制备蛋白质及多肽类药物。目前国内已有注射用重组人粒细胞巨噬细胞集落刺激因子、注射用重组人干扰素 α–2b、冻干鼠表皮生长因子、外用冻干重组人表皮生长因子、注射用重组链激酶、注射用重组人白介素 –2、注射用重组人生长激素、注射用 A 群链球菌、冻干人凝血因子Ⅷ等冻干药品获准上市。

冷冻干燥是一个复杂的相变过程，其过程中产生冻结应力（包括枝状冰晶的形成、离子浓度的增加、pH 的改变和相分离等）和干燥应力（主要是指移去多肽分子表面单层水分子）等都直接或间接导致制品中蛋白质变性。为了防止药物变性，通常都在其制剂配方中添加了不同的保护剂。加入的保护剂一般应具有吸水性差、玻璃转变温度高、结晶率低和不含还原性基团等特性。

保护剂可改变生物样品冷冻干燥时的物理、化学环境，减轻或防止冷冻干燥或复水对样品的损害，尽可能保持原有的生理生化特性和生物活性。根据其化学性质，保护剂可分为以下几类。

1. 糖 / 多元醇类 单糖（葡萄糖、半乳糖）、低聚糖（蔗糖、海藻糖）以及多元醇（甘露醇、山梨醇、丙三醇）与生物制品活性组分的分子形成氢键而代替了原有水的位置，起保护作用。尤其是海藻糖具有相对较高的玻璃化转变温度，而且能与蛋白质表面残余水分子结合，使分子结构更紧密，构象更稳定，有利于抵御冷冻干燥对蛋白质的损害。浓度低于 2% 的海藻糖就能非常有效地保护蛋白质和生物大分子的冻干活性。

2. 氨基酸类 氨基酸是蛋白质的基本构成单位，其中最主要的是 α– 氨基酸。常用的氨基酸类保护剂有甘氨酸、谷氨酸、精氨酸和组氨酸。低浓度甘氨酸可通过抑制 10 ~ 100mmol/L 磷酸缓冲盐结晶所致 pH 的改变而阻止蛋白质药物变性，并且能升高成品的塌陷温度，阻止因塌陷而引起的蛋白质药物的破坏。

3. 聚合物类 一些聚合物可以通过空间位阻防止蛋白质间相互作用，增加溶液黏度，限制蛋白质结构变形，如 PEG、右旋糖苷等。

4. 其他添加剂类 包括抗氧化剂、缓冲剂。

（1）抗氧化剂 一种是抗氧化剂通过自身氧化，消耗冻干样品内部和环境中的氧，使冻干样品物料不被氧化；另一种是抗氧化剂给出电子或氢离子，阻断冻干样品中的氧化链式反应。还有一种方式是抗氧化剂通过抑制氧化酶的活性而防止冻干样品的氧化变质，如维生素 E、维生素 C、硫代硫酸钠、硫脲。

（2）缓冲剂 蛋白质属于两性电解质，既能和酸作用又能和碱作用。在中性环境中，大多数蛋白质是稳定的，由于蛋白质溶液在冻结过程中溶液的浓度是逐渐升高的，所以在高浓度时可改变溶液的 pH。pH 值变化 4 个单位会导致蛋白质变性，使生物制品失活。因此在冻干保护剂配方中，需添加适量缓冲剂，如磷酸二氢钾、磷酸二氢钠等。

三、新型注射给药系统

（一）生物可降解微球

目前，生物技术类药物大多以溶液型注射剂或注射用冻干粉针制剂应用于临床，但常需要频繁给药，致使病人的顺应性较差，且治疗费用较高。而将大分子药物通过可生物降解微球系统给药，不仅能有效防止生物大分子在体内快速被降解，还能将药物定向送达体内有效部位，并通过可生物降解聚合物的降解达到缓释长效目的。

可生物降解聚合物中应用最广泛、研究最多的是 PLGA，它不仅具有生物相容性好、无免疫应答和降解产物毒性小的优点，而且可通过调节两个单体比例（LA∶GA）及聚合条件改变聚合物在体内降解速度，但其亲脂性强，对水溶性药物（包括多肽、蛋白质及疫苗）的亲和力不高。聚乳酸聚氧乙烯嵌段共聚物（PELA）是一种新型的可生物降解聚合物，由 PLA 和 PEG（5%～50%）通过开环聚合反应制得。将亲水性的 PEG 链接到疏水性的 PLA 结构表面，提高了 PLA 对亲水性物质如多肽蛋白质等的亲和力，从而提高了这类物质的包封率，降低了药物的突释效应，获得稳定而持续的释放效果。

近年来，蛋白质、多肽类药物长效微球注射给药系统的研究取得了较大进展。世界上首例多肽缓释微球制剂是曲普瑞林微球注射剂，可缓释一个月。其后，亮丙瑞林、布舍瑞林的微球制剂纷纷上市，其生物活性及释放效果都比曲普瑞林微球有较大改善。随着材料科学及制剂学的发展，制备生物大分子微球的可选材料越来越多，制备方法也趋于多样化，药物从生物可降解微球中的释放机制已逐渐阐释清晰。但生物大分子药物的释放仍有其特殊性。首先，由于制备工艺的局限性，导致许多大分子药物镶嵌在微球表面，无法被完全包裹，从而造成突释。其次，受生物大分子药物相对分子量及结构的影响，药物难以规则地从微球骨架结构中释放出来；最后，由于蛋白类药物的结构不稳定，成球工艺中影响药物结构稳定性的因素很多，易使蛋白药物失活。随着研究的深入和新技术的应用，相信上述问题都能逐一解决，从而使蛋白质、多肽类药物长效制剂造福人类。

（二）多囊脂质体

多囊脂质体（multi vesicular liposomes，MVLs）是不同于单室和多室脂质体的一种非同心大型脂质体。多囊脂质体的粒径一般为几微米至几十微米，内部由许多水性的囊状腔室构成（图17-2）。这些腔室以脂质双分子层相隔，交接点处则分布有中性脂质，可稳定多囊状的膜骨架。多囊脂质体整体呈泡沫状，有牢固的拓扑结构，性质稳定。内部的水性腔室体积巨大，可占到整体体积的 95% 以上，因此格外适合包载水溶性药物。药物载入多囊后，整个脂质体成为一个药物储库，给药后可随着多囊的逐渐降解、破裂，缓慢释放药物。由于单个腔室的体积较小，且降解时呈泡沫状逐步破裂，多囊脂质体尤其适合需要低剂量持续释放的药物，且从根本上大大减少了药物突释的隐患。

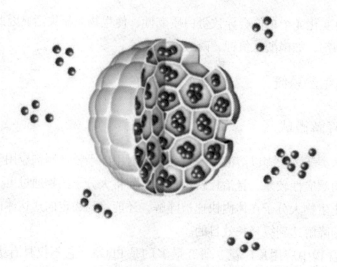

图 17-2 多囊脂质体结构示意图

在多囊脂质体制备中，以甘油三酯为代表的中性脂质是形成稳定多囊脂质体的关键成分。由于多囊脂质体的结构特殊性，目前复乳法是制备多囊脂质体最主要的方法。多囊脂质体主要用于制备缓释注射剂，如干扰素、酪丝亮肽、重组人表皮生长因子等。多囊脂质体不仅具有良好的生物相容性、生物可降解性和较好的缓释效果，与普通脂质体相比，还具有包封率高、包封容积大、药物渗漏少、突释少等优点，可以弥补现有技术难以实现的对水溶性药物的高包封和低渗漏，同时保证药物以原型贮存和释放。

（三）PEG 修饰

PEG 是一种中性、无毒、无免疫原性、有良好的生物相容性的高分子聚合物，具有高度的亲水性，在水溶液中有较大的水动力学体积（图 17-3）。当偶联到药物分子表面时，PEG 可改变其生物分配行为和溶解性，产生空间屏障，减少药物的酶解，避免药物在肾脏中被快速消除。将蛋白质、多肽类药物进行 PEG 修饰，一方面分子量增加，肾小球的滤过减少；另一方面可作为一种屏障挡住蛋白质分子表面的抗原决定簇，保护蛋白质不易被蛋白酶水解，同时避免抗体的产生，或者阻止抗原与抗体的结合而抑制免疫反应的发生。这些均有助于蛋白质、多肽类药物体内稳定性的提高以及体内半衰期的延长，因而被广泛用于蛋白质、多肽类药物的修饰。当然，PEG 修饰也会影响到蛋白质的生物学活性，这种影响的大小与修饰剂、修饰条件及蛋白质本身的性质等有关。

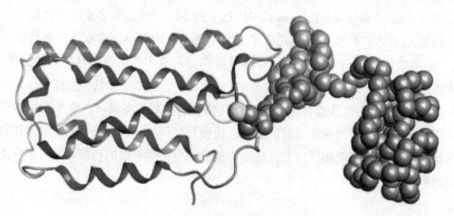

图 17-3 聚乙二醇修饰蛋白质示意图

蛋白质、多肽类药物的 PEG 化通常以其分子中的氨基、羧基和巯基等官能团为活性位点选择相应类型的 PEG 进行修饰。蛋白质、多肽类药物在 PEG 修饰时要根据蛋白质、多肽类的构效关系，选择不与受体结合的残基作为修饰位点，以保证修饰后的生物活性。自 1991 年第一种用 PEG 修饰的蛋白药物 PEG-腺苷脱氨酶被美国 FDA 批准上市后，近几年上市的 PEG 修饰的药物也层出不穷。如 PEG 化干扰素，这种新型干扰素制剂每周只需注射 1 次，而普通干扰素注射剂的药效仅能维持 24 小时，用于治疗包括乙型肝炎在内的各种病毒性感染疾病。目前，国内外对 PEG 修饰蛋白质、多肽类药物的研究主要集中于天冬酰胺酶、腺苷脱氨酶、干扰素、粒细胞集落刺激因子、白细胞介素、肿瘤坏死因子、超氧化物歧化酶、水蛭素、尿激酶、血红蛋白、单克隆抗体等。

第四节　蛋白质、多肽类药物的非注射给药剂型

蛋白质、多肽类药物与传统化学合成药物相比，其药效和特异性强、毒副作用小、很少引起过敏反应。然而，蛋白质、多肽自身的特点也限制了其药物研究的进展。首先，蛋白质、多肽类药物的分子量大、稳定性差，易被生物体中存在的各种蛋白酶降解；其次，蛋白质、多肽类药物的生物半衰期短、生物利用度不高，不易通过生物屏障。因此，蛋白质、多肽类药物临床应用的剂型主要为注射剂（包括冻干粉针剂）。但是对注射剂，尤其是胰岛素等需频繁给药的药物来说，不仅患者的依从性差，并且副作用也大。为减轻由此给患者带来的身体、心理和经济负担，人们一直致力于寻找蛋白质、多肽类药物的非侵袭性给药方式，如口服、呼吸道、皮肤或黏膜给药。

一、口服给药

在诸多给药途径中，口服给药因其简便、患者顺应性好、可接受程度高，尤为引人关注。但该类药物口服生物利用度较低，大量研究表明一般蛋白质、多肽药物的直接吸收率均低于 0.5%。阻止这些大分子口服吸收进入的主要因素是：分子量较大、脂溶性小，难以通过胃肠道生物黏膜，易被消化道中的各种蛋白水解酶降解而失去生物活性。

1. 应用吸收促进剂及酶抑制剂 吸收促进剂可以非特异性地暂时打破小肠屏障、改变细胞紧密连接的完整性及扩大细胞间隙，或者通过干扰膜磷脂双分子层稳定性使其形成小孔，从而提高生物膜通透性，增强生物大分子药物经胃肠道吸收入血。传统的吸收促进剂如胆酸盐类、表面活性剂、水杨酸类、氨基酸类衍生物和金属螯合剂等长期使用后具有一定的不良反应，制约其应用。近年研制的一些不良反应小的新型吸收促进剂，如细胞膜穿透肽，可以介导药物分子跨膜进入不同组织和细胞，可促进胰岛素、降钙素等经小肠黏膜的吸收。

应用蛋白酶抑制剂可阻止胃肠消化酶对胰岛素等的破坏。常用的酶抑制剂有甘胆酸钠、卡莫司他、杆菌肽、抑肽酶、大豆胰酶抑制剂等，前 3 种效果较佳，主要影响蛋白酶集中的大肠段的吸收。结合应用促吸剂能取得更好的效果。例如同时服用 12IU 的胰岛素、10mg/mL 胆酸钠和抑肽酶，禁食大鼠的血糖下降达 70%，而只与胆酸钠或与抑肽酶合用，血糖只下降 30%。

2. 微粒载体 近年来以聚酯、多糖等高分子为载体的纳米粒递药系统越来越引起人们的关注。在人和动物小肠中存在与免疫有关的特定组织区域，称 Peyer 结，该区域占整个肠道黏膜的 25% 左右，其特点是能让淋巴因子和一些颗粒进入血液循环系统。研究表明在小肠 Peyer 结的囊泡中有一种 M 细胞，溶酶体相对较少，它通过囊性转运方式为肠道黏膜上皮屏障提供了一个局部的功能性入口，构成了颗粒性物质非受体转运的主要生理途径。M 细胞的游离面下方有丰富

的吞饮小泡和微管，这是内吞颗粒转运的结构基础。纳米粒由于粒径较小，表面积增大，与生物膜的黏着性提高，进入肠道后便会大量聚集于 Peyer 结，携带生物大分子以完整形式透过生物黏膜，从而提高口服药物的生物利用度。

目前，可用于纳米药物载体研究的生物可降解聚合物有 PLA、PLGA、聚己内酯（polycaprolactone，PCL）、聚氰基丙烯酸烷基酯（polyalkylcyanoacrylate，PACA）、聚羟基丁酸、聚原酸酯和聚酐等。这些聚合物一般应满足如下条件：①良好的生物降解性；②良好的生物相容性，无毒、不致畸，且降解反应生成的低聚物和最后产物对细胞无毒害作用；③控释体系可与大多数药物稳定共存。其中 PLA 是经 FDA 批准的极少数可用于人体的可降解聚合物材料之一。

3. 微乳、脂质体　乳剂中的油相可增加口服药物的膜通透性及淋巴转运，从而提高生物利用度。国外已有环孢素微乳软胶囊上市。用脂质体作为口服蛋白质和多肽药物的载体至今仍在研究，包括胰岛素、葡萄糖氧化酶、凝血因子Ⅷ、各种细胞因子类药物等。脂质体的结构与细胞膜双层脂膜结构类似，可通过肠黏膜细胞的吸附、脂质交换、融合和内吞等作用机制，增强细胞摄取药物，特别是促进了 Peyer 结对药物的摄取。但脂质体用于口服载体存在两个问题：①脂质体在制备过程中，水溶性蛋白的包封率较低；②脂质体的不稳定性，因为胃肠道存在的胆盐会破坏脂质体的双分子层结构，使脂质流失，导致脂质体的稳定性比较差。

二、肺部给药

肺部作为药物的有效吸收部位，具有巨大的表面积（约 $100m^2$），可高效递送分子量较大的蛋白质和多肽类药物；肺泡囊壁由单层上皮细胞所构成，这些细胞紧靠着致密的毛细血管网（毛细血管总面积约为 $90m^2$，且血流量大），气血屏障较小（约 $0.5\mu m$），药物通过空气血液途径交换的距离很短，速度也很快；肽类水解酶的活性也很低，能避开胃肠道对药物的不利影响。因此，运用肺部给药手段提高蛋白质、多肽类药物的生物利用度及患者使用的顺应性、用药安全性，具有潜在的研究价值和广阔的应用前景。

吸入粉雾剂（又称干粉吸入剂）是蛋白质、多肽类药物肺部给药的主要剂型。目前用于全身治疗的蛋白质、多肽类药物有胰岛素、重组人生长激素、醋酸亮丙瑞林、鲑降钙素、干扰素等，其中胰岛素粉雾剂的研究一直是该领域的热点。

肺吸入给药的限制是其吸收和有效的重现性问题以及长期给药可能带来的临床副作用。选择合适的给药装置是解决肺部给药的关键。微粉化是干粉吸入剂取得成功的另一关键。根据不同给药沉积部位要求，粉末粒子大小应在几微米范围。

三、经皮给药

经皮给药系统不仅可避免胃肠环境对药物分子的破坏和肝脏的"首过效应"，有效解决生物大分子在体内易失活导致生物利用度低及半衰期短等问题，能长期维持稳定的给药速率和血药浓度，降低药物的毒副作用；还可以避免大分子药物的注射或植入给药途径的缺点，患者使用方便。亲水性生物大分子由于其低渗透性、高亲水性及生理结构障碍，穿过皮肤或黏膜困难。克服皮肤及黏膜的屏障作用、提高药物渗透速率是解决生物大分子亲水药物通过皮肤及黏膜障碍的关键问题之一。近年来，促进亲水生物大分子药物透过皮肤及黏膜方法，如离子导入技术、电致孔、微针等物理促渗透方法，得到了快速发展，取得了丰硕的成果，为生物大分子药物的经皮及黏膜给药提供了良好的研究和应用前景。

1. 离子导入（iontophoresis）　是指在电场的作用下，将带电荷的化合物导入皮肤的一种方法。特别适于离子型和大分子蛋白质、多肽类药物的透皮给药；可通过调节电流的大小来控制药物经皮导入的速率，维持药效，适用于个体给药，且装置较小，方便携带。目前离子导入法应用得最多的是蛋白质和多肽类的经皮给药，如胰岛素、促甲状腺激素释放激素、促黄体生成素释放激素、精氨酸加压素等。

2. 电致孔（electroporation） 是采用瞬时的高电压脉冲电场在细胞膜等脂质双分子层中形成暂时的、可逆的亲水性孔道，增加膜渗透性的过程。正在进行试验和已进入临床的采用电致孔法促进经皮吸收的药物有促黄体生成释放激素、肝素、白喉类毒素、葡聚糖、反寡义核苷酸等，证实了大分子药物电致孔经皮给药的可行性。

3. 微针（microneedles） 是一种类似注射针头的微米级空心或实心针，具有给药意义的装置是微针阵列。该技术的促渗机制为通过微针的穿刺作用在皮肤角质层上形成微米级的孔洞阵列，从而实现药物导入。近几年来在采用微针进行局部疫苗给药方面引起很大关注，许多制药公司都已开发出了适合的微针经皮给药系统。

4. 激光（laser） 是指利用激光诱导产生的光机械波作用于皮肤，使角质层脂质区结构发生变化，脂质的亲水区受到压力发生膨胀，形成暂时的连续通道，从而有利于生物大分子药物渗透。这种激光辅助的经皮给药方式，尺寸和深度高度可控，但对皮肤存在一定的创伤，需要后续修复。目前，采用激光促进经皮吸收的药物有胰岛素、干扰素、促红细胞生成素、肝素和破伤风类毒素疫苗等。

5. 超声波导入（ultrasonic） 是指生物大分子药物在超声波的作用下穿过皮肤进入组织及血液循环。其促渗作用可能与其产生的热效应、空化效应和机械效应有关。正在进行试验或已进入临床的采用超声波促进经皮吸收的药物有胰岛素、寡核苷酸和疫苗等。

6. 纳米载体（nanocarriers） 是借助纳米载体的被动透皮给药方式。具有不改变皮肤角质层结构，避免破坏皮肤屏障功能等优势。常利用的纳米载体包括囊泡、醇质体、微乳和聚合物纳米粒等。纳米载体的促渗机制主要包括增加皮肤水合作用、增强角质层流动性、溶解角质层蛋白或脂溶性成分等。纳米载体在经皮给药中的应用基本处于研究阶段。

四、鼻腔给药

人鼻腔黏膜的表面积为 $150cm^2$，不仅在其黏膜表面上皮细胞上有许多微绒毛，与小肠绒毛相似，可增加药物吸收的有效面积，而且在鼻黏膜上皮下层具有丰富的毛细血管及毛细淋巴管，能使药物迅速吸收进入体循环。与口服给药相比，鼻腔给药可避免药物在胃肠液中降解和肝脏首过效应，生物利用度高。胃肠道中容易破坏的药物、极性大而胃肠道难于吸收的药物，鼻黏膜都能很好地吸收，蛋白质、多肽类药物也能在吸收促进剂的存在下较好地吸收。制备蛋白质、多肽类药物鼻腔制剂的关键在于克服鼻腔纤毛的清除作用、鼻黏膜中 3 种氨肽酶（氨基肽酶 N、氨基肽酶 A、氨基肽酶 B）对蛋白质、多肽类药物的降解作用以及选择何种剂型以使药物在鼻腔内合理的分布。促进蛋白质、多肽类药物鼻黏膜吸收的方法包括应用吸收促进剂、酶抑制剂，对蛋白质、多肽类药物进行化学修饰或制成前体药物，以及使用大分子载体促进药物吸收。

五、口腔黏膜给药

口腔黏膜血管丰富，颊或舌下给药时药物直接进入循环系统，避免了肝脏的首过效应，避开了胃肠道消化液的降解，而且药物的吸收不受食物和胃排空作用的影响，有利于蛋白质、多肽类药物吸收。口腔黏膜具有保护功能，具有同皮肤一样的多层上皮细胞，但人口腔黏膜没有角质层而且保持湿润，比皮肤更易于渗透。比起单层上皮细胞的胃肠道黏膜和鼻腔黏膜，口腔黏膜的渗透性要差一些。

第五节　寡核苷酸及基因类药物制剂

一、寡核苷酸及基因类药物的结构和性质

将脱氧核糖核酸（DNA）和核糖核酸（RNA）等作为药物治疗疾病的概念是在 20 世纪 70 年代首次被提出并尝试的，被称为基因治疗（gene therapy）。基因治疗是一种从基因层次干预疾病发生源头的全新治疗方法，具有巨大的应用潜力。随着人类基因组学研究和分子生物学研究的不断深入，发现了越来越多的与人类疾病的发生、发展密切相关的基因及其调控机制，为应用基因药物干预和治疗疾病打下了扎实的基础。

广义的基因药物包括 cDNA 表达系统（plasmid DNA 等各种表达系统）、反义寡核苷酸（antisense oligonucleotide）、核酶（ribozyme）、小干扰 RNA（small interfering RNA，siRNA）、微小 RNA（microRNA）及信使 RNA（mRNA）等，都是通过磷酸二酯键连接起来的多核苷酸或寡核苷酸，以基因或基因表达通路为作用靶点，通过调节靶细胞中基因表达，从而实现药效作用的。21 世纪以来，有两款质粒 DNA 上市药物，重组人 p53 腺病毒注射液（Gendicine）于 2003 年在中国获批上市，主要用于治疗头颈部鳞状细胞癌，是全球首个抗肿瘤基因治疗产品。Glybera 于 2014 年上市，是首款在欧盟获得批准的基因疗法，用于治疗罕见遗传病脂蛋白脂肪酶缺乏症（LPLD），但是由于 LPLD 仅发生在极少数患者中（发病率为百万分之一），且售价高昂，因此于 2017 年退市。此外，2018 年，新药 patisiran（Onpattro）获美国和欧盟批准，用于由遗传性甲状旁腺素介导淀粉样变性（hATTR）引起的成人周围神经病的输注治疗。这是美国和欧盟首个批准的用于治疗由 hATTR 引起的多发性神经病变的药物，也是全球第一个小干扰核糖核酸（siRNA）疗法。2019 年美国批准的 RNAi 药物 givosiran（Givlaari）可治疗急性肝卟啉症（AHP）成人患者，2020 年欧盟和美国批准的 lumasiran（Oxlumo）治疗原发性高草酸尿症 1 型（PH1）以及 2020 年欧盟批准的 inclisiran（Leqvio）治疗成人高胆固醇血症及混合性血脂异常。

从药物分子的物理化学性质的角度分析，表达 plasmid DNA 的 cDNA 和 siRNA 都是双链结构，而 mRNA 是单键结构。DNA 分子为脱氧核苷酸的聚合物，RNA 分子为核苷酸的聚合物，此外还有硫代聚核苷酸结构，比 RNA 分子具有更好的稳定性。其中 cDNA 表达的质粒等分子常常包含有几千个碱基对，相对分子质量可能到百万以上，mRNA 含有约 800 个碱基，相对分子量达到 30 万左右，而反义寡核苷酸和 siRNA 等的相对分子质量相对小，一般为 2000 ~ 10000。在体内环境中，DNA 和 RNA 分子都非常容易被核酸酶降解，稳定性较差。而且由于它们分子量大，还带有大量负电荷，水溶性好，所以与传统的小分子药物相比，在体内的吸收、分布、代谢的机制完全不同。更特殊的是，由于基因药物的作用靶点都是在细胞内甚至细胞核内，所以基因药物的递送还必须跨越细胞膜和核膜的壁垒。除了一些有限的局部给药外，基因药物的体内应用必须借助基因递送载体，基因药物递送载体的研究是基因药物成功的关键。

二、寡核苷酸及基因类药物的递送载体设计

目前基因治疗领域主要有 3 类不同的药物递送技术体系，即物理转染技术、病毒载体系统和

非病毒载体系统。其中物理转染技术，包括电脉冲导入和粒子轰击导入等，主要是通过物理作用将 DNA、RNA 分子等导入细胞和组织中，一般局限于体表组织使用。病毒载体系统，包括反转录病毒、腺病毒和腺相关病毒等。病毒载体的细胞转染活性较高，但其体内应用受病毒天然感染趋向性（tropism）的影响和人体免疫系统的干扰，造成静脉注射后转染的靶组织特异性不高，而且还有一定的安全隐患，如免疫应激反应、基因随机整合的致癌性和潜在内源病毒重组等问题。非病毒载体系统的研究与药剂学理论最为契合，即采用高分子聚合物、脂质分子等一系列药用辅料制备成颗粒状的载体系统，如图 17-4 所示的常用基因药物载体分子，装载 DNA、RNA 等活性分子，并将其递送到体内病灶或药物作用靶点部位。

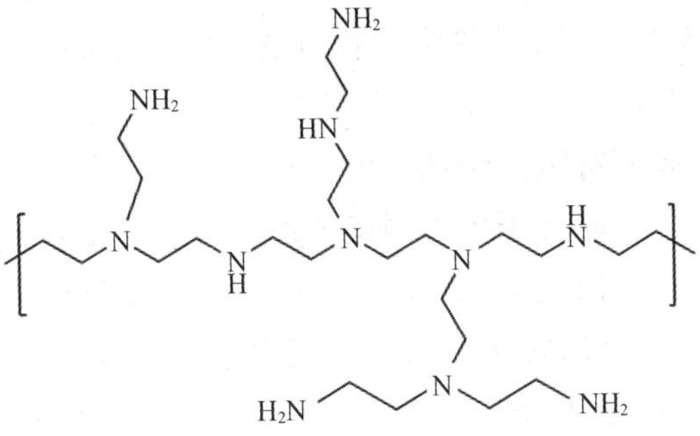

聚乙烯亚胺

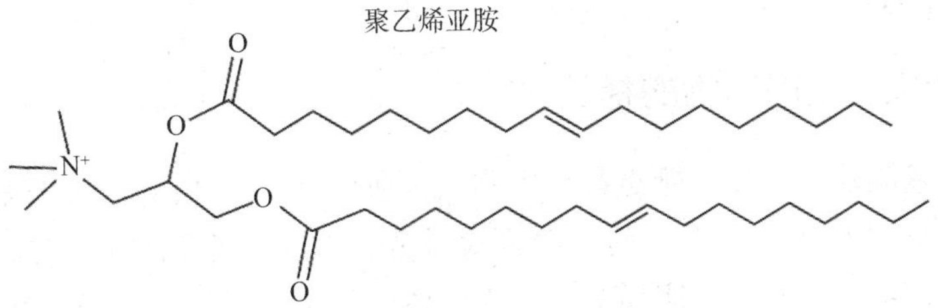

（2,3-二油酰基–丙基）–三甲基氯化铵

图 17-4　两种常见的基因药物载体分子

　　基因药物载体的研究，与小分子药物递送载体的研究有很多相似之处，都需要密切关注载体的构建和表征、稳定性、载体的体内递送特性等关键环节。除此之外，由于基因药物的作用靶点在细胞内，所以有关基因药物的载体研究还必须包括药物的跨细胞膜递送，也被称为细胞转染（cell transfection）。

（一）非病毒载体的构建和表征

　　由于 DNA、RNA 分子等带有大量的负电荷，所以能够与带正电的载体材料相互复合，形成复合物（complex）。其中阳离子脂质体与 DNA 形成的复合物称脂质复合物（lipoplex）；阳离子聚合物与 DNA 形成的复合物称聚阳离子复合物（polyplex）。

　　电荷相互作用形成复合物的过程，与载体的电荷电离状态、密度、载体的空间结构以及 DNA 与阳离子聚合物之间的电荷比密切相关，也受电荷相互作用条件的影响，如浓度、混合速度、溶液的离子强度等。对于这一复合过程的控制以及对于形成的复合物的表征，是非病毒载体制剂研究的关键。

　　目前研究中使用的大部分阳离子聚合物和阳离子脂质具有相对分子质量分布广，有时批和批之间质量指标略有相差，造成复合物的各种物理化学性质也不稳定，一般只能测定统计意义上的平均粒径、表面电位以及电子显微镜下的形貌等，但对于具体每个载体的分子组成，物理化学性质及其生物活性，都很难确定。所以急需发展新的分离分析技术，明确质量标准，才能有效地保证基因药物载体的安全、有效、可控。

（二）非病毒载体的体内递送过程

除了部分局部给药的应用外，大部分基因药物采用静脉注射给药，所以必须重视载体在递送过程中的稳定性。一些研究表明，很多非病毒载体系统在体内环境中不稳定。一般为了保证较好的 DNA 装载效率，大部分载体带有过量正电荷，而血浆中的蛋白质大多带有一定的表面负电，所以很容易吸附在载体表面形成聚集，在肝和脾组织，甚至被肺毛细血管截留，或者激活补体系统而被免疫细胞清除。针对这一问题，最常见的思路是在载体分子表面上用 PEG 修饰，但过多的 PEG 修饰一方面会影响基因药物在载体中的载药量，另一方面也会影响载体与靶细胞的相互作用以及药物在细胞内的释放。

此外，为了将基因药物导入特定的靶细胞中，在研究中还常常需要在载体表面连接靶向分子。虽然在细胞实验中，很多靶向分子可以明确地通过特异性结合，或受体介导的内吞作用使转染效率得到较大提高，但在体内复杂的环境中，靶向作用不仅取决于靶向分子与靶细胞间的相互作用，其他条件如载体复合物粒子的大小、表面电荷以及稳定性等，也会影响载体在体内的循环和分布，影响最终到达靶组织的载体数量。加上细胞外基质中的很多糖胺聚糖结构（glycosaminoglycan，GAG），也可以与表面带有正电的载体相互作用，从而破坏载体的结构。

（三）细胞转染和基因药物的释放

由于几乎所有基因药物的作用靶点都在细胞内，所以基因载体的作用应该包括将药物送入细胞后，从内涵体中释放出来。为此，科学家们设计并检验了一系列载体结构。对于阳离子脂质载体，其作用机制可能是：阳离子脂质分子与内涵体中的阴离子脂质分子相互作用，影响了内涵体的膜结构，而将 DNA、RNA 分子释放到细胞质中。而对于阳离子聚合物，最高效的作用机理则是依靠聚阳离子的"质子海绵"作用，最终导致内涵体破裂，使载体进入细胞质。对于 siRNA 和 mRNA 等药物，其作用靶点主要在细胞质中，但对于 DNA 质粒等，由于作用靶点在细胞核，所以还需要进一步提高跨越核膜进入细胞核的效率。应该说，目前已经有一系列的聚阳离子和阳离子脂质载体，在细胞实验中达到了较好的转染效率，但在体内应用中还不尽如人意。

第六节　疫苗制剂

疫苗（vaccines）由抗原组成，它可以激活免疫系统，使其产生抗体来对抗抗原，并诱导机体免疫记忆，使免疫系统在第二次遇到该病原体（抗原）时可以将其识别并破坏。因此，疫苗接种是对抗感染性疾病的一种预防性措施。人类疫苗的问世大大降低了感染性疾病的死亡率和致残率，对全球人类的健康产生了深远影响。在过去的 200 年里，疫苗已经被用于多种疾病的预防，天花的根除也应归功于天花疫苗的广泛使用。疫苗是迄今为止临床治疗效率最高、治疗成本最低的公众健康防御手段。

一、疫苗的分类

现有的人用疫苗主要可以分为三类：减毒活性病原体疫苗（attenuated live organism vaccine）、失活疫苗（inactivated vaccine）、亚单位疫苗（subunit vaccine）。其中，减毒的活性病原体是传统的疫苗，这种疫苗通过模拟自然条件下病原体对机体的感染过程，因此很有效。而失活疫苗与减毒的活性病原体疫苗相比，最大的优势是其安全性。与失活疫苗相比，亚单位疫苗的免疫炎症反应更少，这是因为病原体的大部分致病性组分都还保存在失活疫苗中。

除上述三种疫苗外，还有一类核酸疫苗。核酸疫苗可分为 DNA 疫苗（DNA vaccine）和 mNRA 疫苗（mRNA vaccine）。DNA 疫苗是通过短暂转染含编码抗原的质粒 DNA 的宿主细胞来诱导免疫反应的。DNA 疫苗接种后，宿主细胞合成质粒 DNA 编码的蛋白质——抗原，从而诱导针对这一抗原的特异免疫反应。目前，有一些 DNA 疫苗，如抗肿瘤和艾滋病的 DNA 疫苗已经在进行临床研究。相比于 DNA 疫苗，mRNA 可以直接在细胞质内翻译表达抗原，无须进入细胞核，可以更快速、更稳定地表达目标蛋白质。目前已有两款 mRNA 疫苗 BNT162b2 和 mRNA-1273 相继获 FDA 批准上市，均为用于新型冠状病毒疫苗。

二、疫苗的递送

疫苗最常用的给药途径是肌内或皮下注射，因此疫苗通常被制成液体注射剂。如果需要多次使用，通常会在液体制剂处方中加入防腐剂。为了防止抗原降解并保证其效能，在运输疫苗的过程中通常需要使用昂贵的冷藏链。一种避免使用冷藏链的方法是将疫苗与一些糖类（如海藻糖或蔗糖）一起冻干，制成固体制剂，以保留运输过程中疫苗的效价。

亚单位疫苗与其他两种人用疫苗相比，结构相对简单而且更安全。然而，亚单位疫苗处方中通常需要加入佐剂，这是因为亚单位疫苗利用的高纯度抗原降低了它本身的免疫原性。铝盐是目前应用最广泛的佐剂，它的作用机制被认为是作为抗原递送的载体，以及在注射部位形成储库，使抗原从注射部位逐步持续释放。其他广泛研究的佐剂多是一些微粒型给药系统，例如病毒颗粒（virosome）和脂质体等。病毒是常用疫苗载体之一，病毒通常可以高效侵染宿主细胞，将自身的基因组递送至细胞内，以寄生形式完成自身繁殖，因此病毒可通过去除致病基因、携带指定基因的方式成为递送载体。疫苗病毒载体一般具有低毒性、高效性和大容量的特点，同时也具有控制基因转导和表达的能力。目前痘病毒（poxvirus）、腺病毒（adenovirus）和疱疹病毒（herpes simples virus，HSV）等多种病毒载体已用于疫苗的研究。而已经上市的疫苗和正在进行临床试验的疫苗中，重组腺病毒和痘病毒的运用最为广泛。此外，脂质体是目前基础研究和临床应用最多的非病毒载体之一。其结构与细胞膜相似，由磷脂双分子层构成，具有携带量大、易于与生物膜融合等优点。目前已上市的脂质体疫苗有流感疫苗 Inflexal V、甲肝疫苗 Epaxal 等。此外，Shingrix 作为葛兰素史克开发的脂质体 VADS 基新型亚单位疫苗，于 2017 年 10 月获得 FDA 批准，用于预防 50 岁及以上的带状疱疹。这些佐剂使亚单位疫苗以微粒的形式被抗原递呈细胞摄取。

在过去的几十年中，微针透皮给药方式越来越受到关注，微针给药是 20 世纪 90 年代发展的一种新型给药系统。疫苗一般以内嵌或涂层的方式装载在微针递药系统里，微针表面包含了多列微米级别的针状复杂结构，材料一般为硅、金属、聚合物等。将其贴在皮肤上后微针穿过角质层到达活性表皮层而不触碰真皮层的神经末梢，更重要的是其到达的皮肤层富含抗原提呈细胞（antigen-presenting cell，APC），因此相对于其他传统疫苗肌内注射或皮下注射等方式，微针给药既减少了人体的痛感也能产生更好的免疫效果。此外，疫苗的非侵入性给药方式，如经鼻给药、肺部给药、经皮给药、口服给药和舌下或口腔给药也得到了广泛研究。

目前疫苗研发的一个热点是 mRNA 疫苗的开发。mRNA 是把遗传信息从 DNA 传递到蛋白质的信使，为人体细胞提供指令，产生靶标蛋白（即抗原），从而激活人体免疫反应，抵抗相应的病毒。跟传统疫苗相比，mRNA 疫苗具有研发周期短、生产成本低、安全性更好、药效更突出等特点。然而，mRNA 自身不稳定，极容易分解，对储藏运输条件要求较高。脂质体是 mRNA 疫苗最常用的递送载体。上市的 mRNA 疫苗的递送载体是由可电离脂质、辅助脂质、胆固醇及 PEG2000-DMG 等脂质成分组成，其组成结构如图 17-5 所示，通过微流控技术制备得到。

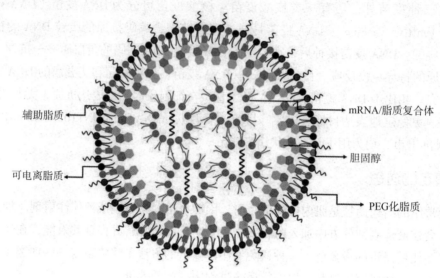

辅助脂质
可电离脂质
mRNA/脂质复合体
胆固醇
PEG化脂质

图 17-5 mRNA 脂质体的结构示意图

第七节 细胞治疗制剂

随着医学的不断发展，当代医学领域逐渐从分子治疗迈入细胞治疗。细胞治疗（cell therapy）是指将正常或生物工程改造过的人自体 / 异体细胞移植或输入患者体内，使新输入的细胞能够替代原有受损细胞或发挥更强的免疫杀伤功能，以恢复患病细胞的功能或增强免疫细胞对抗特定疾病的能力。相比于传统的药物治疗，细胞治疗具有选择性强、局部浓度高和可个性化定制等诸多优势。根据供体来源，即供体与患者的关系，细胞治疗可分为自体细胞、同种异体细胞、同基因细胞和异种细胞；根据分化潜能分类，可分为干细胞和体细胞治疗等（表 17-2）。

表 17-2 全球获批细胞治疗产品一览

药品名	细胞 / 来源	适应症	获批时间 / 地点
瑞基奥仑赛注射液	CAR-T	复发或难治性滤泡淋巴瘤	2022/ 中国
西达基奥仑赛	CAR-T	复发或难治性多发性骨髓瘤	2022/ 中国
阿基仑赛注射液	CAR-T	复发或难治性大 B 细胞淋巴瘤	2021/ 中国
Abecma	CAR-T	多发性骨髓瘤	2021/ 美国
Stempeucel	MSCs	严重肢体缺血	2020/ 印度
Zynteglo	HSC	β- 地中海贫血	2019/ 欧盟
Kymriah	CAR-T	急性淋巴细胞白血病	2017/ 美国
Yescarta	CAR-T	复发难治性成人大 B 细胞淋巴瘤	2017/ 美国
Cellgram	MSCs	急性心肌梗死	2011/ 韩国
Hemacord	HSC	造血干细胞移植	2011/ 美国

干细胞治疗（stem-cell therapy）是指应用人自体或异体来源的干细胞经体外操作后输入（或植入）人体，用于疾病治疗的过程。可用于临床治疗的干细胞种类十分丰富，包括多能干细胞、神经干细胞、角膜缘干细胞、内皮祖细胞、间充质干细胞（mesenchymal stem cell，MSC）等。干细胞凭借其多向分化、免疫调节及分泌细胞因子等功能，成为细胞治疗研究的核心领域之一。可用于脊髓损伤、肿瘤、组织移植和心血管疾病等研究或治疗，在生命科学、新药研发和疾病治疗等领域中具有巨大研究价值和应用潜力。目前，干细胞治疗的临床研究主要集中在角膜缘干细胞、神经干细胞和 MSC 等。其中，针对 MSC 的研究最多，应用最广。MSC 具有归巢迁移能力、造血支持能力、免疫调节能力、多向分化能力等，被广泛应用于免疫系统疾病、心脑血管疾病、骨关节炎、脊髓损伤、糖尿病等多种疾病的治疗，也可作为癌症治疗的组成部分来抑制或增强免疫应答。

免疫细胞治疗（cell immunotherapy）是指源自人体（自体/异体）细胞或人源细胞系的细胞，经过体外操作，包括但不限于分离、纯化、培养、扩增、诱导分化、活化、遗传修饰、细胞库（系）的建立、冻存复苏等，再输入或植入到患者体内，通过诱导、增强或抑制机体的免疫功能而治疗疾病的细胞治疗。免疫细胞疗法主要包括自然杀伤细胞治疗、T 细胞治疗和巨噬细胞治疗等。目前，已发展出多种针对肿瘤特异抗原的 T 细胞疗法，如肿瘤浸润淋巴细胞（tumor infiltrating lymphocytes，TIL）、T 细胞受体嵌合型 T 细胞（T-cell receptor，TCR）、细胞因子诱导杀伤细胞（cytokine-induced killer，CIK）及嵌合抗原受体 T 细胞（chimeric antigen receptor T cell，CAR-T）。其中，CAR-T 是近年来癌症免疫治疗领域的重大突破之一，在血液系统恶性肿瘤的治疗中体现了巨大优势，并逐步在肺癌、乳腺癌和结肠癌等实体瘤中得到应用，具有广阔的发展前景。

干细胞治疗和免疫细胞治疗是细胞治疗的两大核心，而其他细胞治疗也在蓬勃发展中。红细胞治疗（red-cell therapeutics）可以根据患者的疾病类型，在体外通过基因技术改造该患者的干细胞，使其能够表达针对该疾病的"药物蛋白"，进一步诱导干细胞转变成为无细胞核的红细胞，有效避免回输患者体内时的异体排斥现象。相较于其他药物载体，红细胞在体内能够停留时间长达 4 个月，且能被机体清除，应用的局限性相对较低，前景更加广阔。

随着越来越多的细胞疗法由临床试验走向临床应用，个性化的细胞治疗有望为更多的患者提供有效的治疗方案。

第八节　生物技术药物制剂的质量评价

生物技术药物制剂多由不耐热的活性成分组成，工艺过程中微小的变化可以导致制品性状参数发生明显改变，制品的安全性、有效性很大程度上依赖于生产工艺的耐受性和全过程的质量监控，与一般药品标准相比生物技术药物制剂的质量标准具有相对的特殊性。

1. 强调生产全过程的质量控制。为保证生物制品的安全、有效、可控，必须从原材料（包括菌种、细胞株）、生产工艺、半成品到成品进行全程的质量控制。原材料和工艺的不同直接影响产品的性质和可能的污染范围。

2. 以活性单位定含量（个别情况除外）。一般化学药品是以重量单位定含量，因其药理作用的强弱是与质量数相当的。但生物制品不同，某一物质的绝对含量与制品中有效成分的含量是两个概念，并无绝对的相关性。如重组人白介素 -2（IL-2），同是 95% 以上纯度的制品，其比活性可相差十倍之多，活性低的产品说明其中相当一部分蛋白分子是无活性的。所以，必须十分重视制品的活性检定，并以活性单位标定含量。

3. 通常不能以原料药存在。生物技术药物因其性质的不稳定性，在整个生产环节都很注重各种处理和环境条件的影响。如纯化的原液一般都不太稳定，易于聚合、分解或失活，所以需尽快加入保护剂进行分装（冻干）。因此，生物制品有中间半成品的形式，并有相应的质控标准，一般不以原料药的形式批准上市。目前唯一例外的是胰岛素，因其可形成结晶状态，在一定条件下可稳定保存。

4. 成品通常需低温保存。与化学药品相比，生物制品对温度较敏感，高温条件下易失活，所以成品通常也需低温存放。绝大多数生物制品需于 2~8℃冰箱储存，特殊的生物制品保存于 -20℃，甚至 -80℃冰箱。

一般生物技术药物制剂的研究是从原液开始，经半成品到成品。原液是指最后一步纯化的收集液，已经调整到合适的浓度，还没有配制成成品的液体；半成品是指已经加了赋形剂或保护剂等，还没有分装或冻干的液体；成品是指已经完成分装或冻干制成品。

蛋白质、多肽类药物剂型的质量控制即标准与化学药品基本一致。下面以基因工程药物重组人白介素 -2 注射液的质量控制标准为例说明。关于原材料的质量控制、培养工程控制、纯化过程的质量控制请参阅有关专著。

1. 原液检定

（1）生物学活性用 CTLL-2 细胞 /MTT 比色法，依据在不同白介素 -2（IL-2）的浓度下，其细胞依赖株 CTLL-2 细胞存活率不同，以此检测 IL-2 的生物学活性。

（2）蛋白质含量用 Lowry 法测定。蛋白质在碱性溶液中可形成铜 - 蛋白质复合物，此复合物加入酚试剂后，产生蓝色化合物，该蓝色化合物在波长 650nm 处的吸光度与蛋白质含量成正比，根据供试品的吸光度，计算供试品的蛋白质含量。

（3）比活性为生物学活性与蛋白质含量之比，每 1mg 蛋白质应不低于 1.0×10^7 IU。

（4）纯度电泳法，用非还原型 SDS- 聚丙烯酰胺凝胶电泳法测定，纯度应不低于 95.0%。高效液相色谱法，按面积归一化法计算，人白介素 -2 主峰面积应不低于总面积的 95.0%。

（5）分子量用还原型 SDS- 聚丙烯酰胺凝胶电泳法测定，制品的分子质量应为 15.5kD±1.6kD。

（6）外源性 DNA 残留量应用 DNA 探针杂交法测定，每 1 支 / 瓶应不高于 10ng。

（7）宿主菌蛋白质残留量，利用酶联免疫法测定大肠杆菌表达系统生产的重组制品中菌体蛋白质残留量，应不高于蛋白质总量的 0.10%。

（8）残余抗生素活性依据在琼脂培养基内抗生素对微生物的抑制作用，比较对照品与供试品对接种的试验菌产生的抑菌圈的大小，检查供试品中抗生素的残留量，不应有残余氨苄西林或其他抗生素活性。

（9）细菌内毒素检查凝胶限度试验法检测，每 100 万 IU 应小于 10EU。

（10）等电点凝胶电泳法测定，主区带应为 6.5~7.5，且供试品的等电点图谱应与对照品的一致。

（11）紫外光谱用水或生理氯化钠溶液将供试品稀释至 100~500μg/mL，在光路 1cm、波长 230~360nm 下进行扫描，最大吸收峰波长应为 277nm±3nm。

（12）肽图通过蛋白酶或化学物质裂解蛋白质后，采用适宜的分析方法鉴定蛋白质一级结构的完整性和准确性，应与对照品图形一致。

（13）N 端氨基酸序列（至少每年测定 1 次）用氨基酸序列分析仪测定，N 端序列应为：（Met）-Ala-Pro-Thr-Ser-Ser-Ser-Thr-Lys-Lys-Thr-Gln-Leu-Gln-Leu-Glu。

2. 半成品检定

（1）细菌内毒素检查凝胶限度试验法检测，每 100 万 IU 应小于 10EU。

（2）无菌检查依法检测（《中国药典》2020 年版四部通则 1101 无菌检查法），应符合规定。

3. 成品检定

（1）鉴别试验按免疫印迹法或免疫斑点法测定，应为阳性。

（2）物理检查　①外观：应为无色或微黄色澄明液体；②可见异物：灯检法检查，应符合规定；③装量：依法检查（《中国药典》2020 年版四部通则 0102 注射剂），应不低于标示量。

（3）化学检定　①pH 值：应为 3.5 ~ 4.5；②渗透压摩尔浓度：依法测定（《中国药典》2020 年版四部通则 0632），应符合批准的要求；③生物学活性：同原液测定，应为标示量的 80% ~ 150%；④残余抗生素活性：同原液测定，不应有残余氨苄西林或其他抗生素活性；⑤无菌检查：无菌检查依法检测（《中国药典》2020 年版四部通则 1101 无菌检查法），应符合规定；⑥细菌内毒素检查：每 1 支应小于 10EU（《中国药典》2020 年版四部通则 1143 凝胶限度试验）；⑦异常毒性试验：小鼠试验法除另有规定外，每批供试品用 5 只小鼠，注射前每只小鼠称体重，应为 18 ~ 22g。每只小鼠腹腔注射供试品 0.5mL，观察 7 天。观察期内，小鼠应全部健存，且无异常反应，到期时每只小鼠体重应增加，供试品判为合格。如不符合上述要求，可用 10 只小鼠复试一次，判定标准同前。依法检查（《中国药典》2020 年版四部通则 1141 异常毒性检查法），应符合规定；⑧残余乙腈含量：如工艺中采用乙腈，则照气相色谱法进行。通过比较标准溶液和供试品溶液的峰面积判定供试品溶液乙腈含量。乙腈含量不高于 0.0004%。

第十八章

药物制剂新技术

扫一扫，查阅本章数字资源，含PPT、视频等

学习要求

1. **掌握** 固体分散体的概念、特点、常用载体材料和制备方法；包合物的概念、特点、包合材料和制备方法；脂质体的概念、构成、特点和制备技术；微囊和微球的概念，单凝聚法、复凝聚法、液中干燥法制备微囊技术。

2. **熟悉** 固体分散体、包合物、脂质体、微囊和微球的质量评价。

3. **了解** 聚合物胶束、纳米乳与亚微乳、树枝状大分子、纳米粒、聚合物偶联药物、抗体偶联药物的制备技术及质量评价。

第一节　固体分散体制备技术

一、概述

固体分散体（solid dispersions）系指药物以分子、胶体、微晶或无定型等状态高度分散在某一固态载体材料中所形成的固体分散体系。将药物制成固体分散体所采用的制剂技术称为固体分散体制备技术。固体分散体多作为中间体，可根据需要进一步制成胶囊剂、片剂、软膏剂、栓剂以及注射剂等。目前利用固体分散技术生产的上市产品有联苯双酯滴丸、复方炔诺孕酮滴丸、尼群地平片、伊曲康唑片等。

固体分散体中药物的分散状态不同、载体材料不同，可达到不同目的。如增加难溶性药物的溶解度和溶出速率以提高药物的生物利用度；延缓或控制药物释放；利用载体的包蔽作用，提高药物的稳定性；掩盖药物的不良臭味和刺激性；使液体药物固体化等。但固体分散体存在药物分散状态的稳定性不高，久贮易产生老化现象等不足。

Sekiguchi 等人最早提出固体分散体的概念，并以尿素为载体，用熔融法制备了磺胺噻唑固体分散体，口服后吸收和排泄均比口服纯磺胺噻唑明显加快。此后，又有研究人员用 PEG、PVP、尿素等水溶性载体材料将难溶性药物制成固体分散体，进一步证实了将难溶性药物制成固体分散体，可增加难溶性药物溶解度和溶出速率，从而提高药物生物利用度。采用水不溶性及肠溶性材料、脂质材料等为载体制备固体分散体还可实现缓释、控释的目的。

固体分散体按分散状态主要分为简单低共熔混合物、固态溶液、共沉淀物三种类型。

1. 简单低共熔混合物 又称为共晶混合物，系由药物和载体以适当的比例熔融，得到完全混

溶的液体后骤冷固化而成。在该体系中，药物以微晶形式均匀分散在固体载体中，为物理混合物。为了最大限度地获得均匀的微晶分散体系，药物与载体的用量比一般为低共熔组分比（最低共熔点时药物与载体之比）。此时，两组分在低共熔温度下同时从熔融态转变成晶核，并最终以微晶形式析出。

2. 固态溶液　药物以分子状态在固态载体材料中均匀分散称为固态溶液，为一均相系统。按药物与载体材料的互溶情况，分为完全互溶或部分互溶的固态溶液两类；按晶体结构，分为置换型与填充型两类。固态溶液中药物以分子状态存在，分散程度高，表面积大，较低共熔混合物具有更好的增加溶解度和溶出速率的效果。

3. 共沉淀物　共沉淀物（也称共蒸发物）系药物与载体材料以恰当比例形成的非结晶性无定型物。如磺胺噻唑与 PVP（1∶2）共沉淀物中磺胺噻唑分子进入 PVP 分子的网状骨架中，药物结晶受到 PVP 的抑制而形成非结晶性无定型物。

药物在载体中的分散状态类型一般情况下并不单独存在，往往是多种类型的混合体。

二、载体材料

固体分散体中药物的溶出特征在很大程度上取决于选用的载体材料。常用的载体材料可分为水溶性、水不溶性和肠溶性三大类。几种载体材料可联合应用，以达到要求的速释或缓释效果。

（一）水溶性载体材料

常用的有高分子聚合物、表面活性剂、有机酸类以及糖类等。

1. 聚乙二醇类（polyethylene glycol，PEG）　是最常用的水溶性载体材料之一，具有良好的水溶性（1∶2～3），在多种有机溶剂中也有良好的溶解性，且对难溶性药物有良好的分散作用。最常用的是 PEG4000 和 PEG6000，熔点较低（55～63℃），毒性小，化学性质稳定（180℃以上分解），能与多种药物配伍。当药物为油类液体时，宜采用分子量较高的 PEG 类为载体，并加入硬脂酸等调节其熔点，以免固体分散体变软。聚乙烯己内酰胺 – 聚乙酸乙烯酯 – 聚乙二醇接枝共聚物（soluplus）是一种新型的含有 PEG 链段的两亲性非离子型药用高分子材料，玻璃转化温度较低（约70℃），安全性高，具有增溶、抑晶、空间稳定、助悬、热敏、成膜等作用，是一种较理想的速效载体材料。

2. 聚维酮类（polyvinyl pyrrolidone，PVP）　为无定型高分子聚合物，无毒，易溶于水和乙醇等多种有机溶剂，包括聚乙烯吡咯烷酮（povidone）和共聚维酮（copovidone，PVP/VA），是常用的载体材料之一。PVP 对多种药物有较强的抑制结晶作用，但制成的固体分散体在贮存过程中易吸湿而析出药物结晶。共聚维酮为 N– 乙烯基吡咯烷酮（NVP）与醋酸乙烯酯（VA）的线性共聚物，为水溶性高分子材料，其保留了 PVP 良好的水溶性、黏结性和成膜性，同时降低了 PVP 吸湿性，可作为固体分散体的良好载体。

3. 表面活性剂类　作为载体材料的表面活性剂大多含聚氧乙烯基，其特点是溶于水或有机溶剂，载药量大，在蒸发过程中可阻滞药物产生结晶，是较理想的速效载体材料。常用的有泊洛沙姆 188 等。

4. 有机酸类　常用的有枸橼酸、琥珀酸、酒石酸、胆酸、去氧胆酸等。此类载体材料的分子量较小，易溶于水，不溶于有机溶剂，本类载体不适合于对酸敏感的药物。

5. 糖类与醇类　糖类常用的有壳聚糖、右旋糖酐、半乳糖和蔗糖等，醇类有甘露醇、山梨醇、木糖醇等。这些载体材料的特点是水溶性强，毒性小，分子中有多个羟基，可与药物以氢键结合生成固体分散体。适用于剂量小、熔点高的药物，尤以甘露醇为最佳。

6. 其他亲水性材料 一些亲水性聚合物如改性淀粉、微晶纤维素、聚乙烯醇、淀粉、HPC、HPMC、醋酸羟丙甲纤维素琥珀酸酯（HPMCAS）、胃溶性聚丙烯酸树脂及微粉硅胶等经常用作固体分散体的载体。这些材料有良好的亲水性，是固体制剂的优良辅料，除起到分散作用外，本身还是优良的润湿剂、分散剂、助流剂或崩解剂。

（二）水不溶性载体材料

1. 乙基纤维素（ethyl cellulose，EC） 无毒，无药理活性，能溶于乙醇、丙酮等有机溶剂，有较大的黏性，稳定性好，不易老化，是一种理想的不溶性载体材料，广泛应用于缓释固体分散体。

2. 聚丙烯酸树脂类 系指含季铵基的聚丙烯酸树脂 Eudragit，包括 E、RL 和 RS 等几种，此类载体材料在胃液中溶胀，肠液中不溶，不被吸收，对人体无害，广泛用于制备缓释固体分散体。

3. 其他类 常用的有胆固醇、β- 谷甾醇、棕榈酸甘油酯、胆固醇硬脂酸酯、巴西棕榈蜡及蓖麻油蜡等脂质材料，均可作为载体制备缓释固体分散体。可加入表面活性剂、糖类、PVP 等水溶性材料，以适当提高其释药速率。

（三）肠溶性载体材料

1. 纤维素类 常用的纤维素法酯（又称为醋酸纤维素酞酸酯，cellulose acetate phthalate，CAP）、羟丙甲纤维素酞酸酯（hydroxypropylmethylcellulose phthalate，HPMCP）、羧甲基纤维素（carboxymethyl cellulose，CMEC）等。它们均能溶于肠液中，可用于制备胃中不稳定的药物在肠道释放和吸收、生物利用度高的固体分散体。

2. 聚丙烯酸树脂类 常用 Eudragit L-100 及 Eudragit S-100，分别相当于国产 II 号与 III 号聚丙烯酸树酯，前者在 pH 值 6 以上的介质中溶解，后者在 pH 值 7 以上的介质中溶解。通常用乙醇溶解，采用溶剂法制备固体分散体。二者联合使用，可制成缓释速率较理想的固体分散体。

三、固体分散体的制备方法

固体分散体的制备常采用熔融法、溶剂法、溶剂 – 熔融法、溶剂 – 喷雾（冷冻）干燥法、研磨法等。

（一）熔融法

将药物与载体材料混匀，加热至熔融（也可先将载体加热熔融再加入已粉碎的药物），然后将熔融物在剧烈搅拌下迅速冷却成固体。再将此固体在一定温度下放置使变脆，放置的温度及时间视不同品种而定。如药物 -PEG 类固体分散体，只需室温放置；而灰黄霉素 – 枸橼酸固体分散体则需 37℃甚至更高温度下放置。熔融法操作的关键是迅速冷却，以达到较高的过饱和状态，使多个胶态晶核迅速形成，而不至析出粗晶。本法较简便、经济，适用于对热稳定的药物和载体，多用熔点低、不溶于有机溶剂的载体材料。也可将熔融物滴入冷凝液中使之迅速收缩、凝固，直接制成滴丸。

为了克服传统熔融法的局限性，热熔挤出法（又称为熔融挤出法）被开发出来并迅速发展，成为目前固体分散体最常用的工业化制备方法。该法将药物与载体材料的混合物置于双螺旋挤出机内，靠双螺旋的作用将其进一步混合并往前推移和挤压，在挤出机夹层加热下药物和载体材料软化并捏制混合，挤出的熔融物经冷凝形成固体分散体。该法的优点是药物－载体混合物受热时间短，可用于对热稍敏感的药物。

（二）溶剂法

溶剂法分为共沉淀法和溶剂分散法两种。

共沉淀法系指将药物与载体材料共同溶于有机溶剂中，蒸去有机溶剂后使药物与载体材料同时析出，干燥即得。蒸发溶剂时，宜先用较高温度蒸发至黏稠状，再突然冷冻固化；也可将药物和载体溶于溶剂中，然后喷雾干燥或冷冻干燥，除尽溶剂即得。共沉淀法适用于熔点较高或对热不稳定的药物和载体制备固体分散体。制得的固体分散体分散性好，但需使用有机溶剂，用量大，成本高，且有时难于除尽。

溶剂分散法系指药物溶于有机溶剂中，将不溶于此溶剂的载体材料分散于其中，与药物混匀，蒸去有机溶剂，干燥即得。也可采用喷雾干燥或冷冻干燥得到。

（三）溶剂－熔融法

将药物用适当的溶剂溶解后，再与熔融的载体混合均匀，蒸去有机溶剂，冷却固化而得。该法可用于液态药物，如鱼肝油、维生素 A、D、E 等，但只适用于剂量小于 50mg 的药物。凡适用熔融法的载体材料皆可采用，但应注意选用毒性小、易与载体材料混合的溶剂。

（四）喷雾（冷冻）干燥法

将药物与载体材料共溶于溶剂中，然后喷雾或冷冻干燥，除尽溶剂即得固体分散体。喷雾（冷冻）干燥法可连续生产，制备工艺简单，适于产品的工业化大生产。目前 FDA 批准的固体分散产品多采用喷雾干燥法制备，溶剂常用 C1～C2 的低级醇或其混合物。而溶剂－冷冻干燥法适用于易分解或氧化、对热不稳定的药物，如红霉素、酮洛芬等。该法污染少，产品含水量可低于0.5%。常用的载体材料为纤维素类、PVP 类、聚丙烯酸树脂类等。热熔喷雾制粒机可用于热熔喷雾法或冷冻喷雾干燥法制备各类固体分散体及相关产品。

（五）研磨法

将药物与较大比例的载体材料混合后，强力持久地研磨一定时间，借助机械力降低药物的粒度，或使药物与载体材料以氢键相结合，形成固体分散体。常用的载体材料有微晶纤维素、乳糖、PVP 类、PEG 类等。

此外还有很多其他方法制备固体分散体，如超临界流体技术、静电旋压法等。

采用固体分散技术制备固体分散体应注意：①适用于剂量小的药物，即固体分散体中药物含量不应太高，一般载体材料的重量应大于药物的 5～20 倍。液体药物在固体分散体中所占比例一般不宜超过 10%，否则不易固化成坚脆物，难以进一步粉碎。②固体分散体在贮存过程中会逐渐老化（贮存使固体分散体的硬度变大、析出晶体或结晶粗化，从而降低药物的生物利用的现象称为老化）。老化与药物浓度、贮存条件及载体材料的性质有关，因此需选择适宜的药物浓度，应用混合载体材料以弥补单一载体材料的不足；选择合适的贮存条件，如避免较高的温度与湿度等，以防止或延缓老化。固体分散体在胃肠道内溶出后快速转晶，会降低难溶性药物的生物利用度，因此需要选择适宜的载体材料，使固体分散体在溶出时具有"弹簧-降落伞"性质，即可通过无定型等形式增加其溶解度与溶出速率。同时，溶出时以一定形式和机制避免化合物的快速转晶，在较长时间内维持在胃肠道吸收部位的过饱和浓度，提高药物的吸收窗。

四、固体分散体的质量评价

（一）固体分散体的验证

固体分散体中药物的分散状态决定药物的溶出释放行为，同时药物与载体的相互作用也会影响药物在固体分散体中的稳定性，因此固体分散体中药物的分散状态是决定其质量的关键，固体分散体的物相鉴别是质量检查的首要项目。固体分散体的验证方法包括：

1. 热分析法　常用差示热分析法与差示扫描量热法。差示热分析法（differential thermal analysis，DTA）又称差热分析，是使试样和参比物在程序升温或降温的相同环境中，测量二者的温度差随温度（或时间）的变化关系，所得曲线称为差示热分析曲线或差热曲线。通常通过判断差热曲线中是否存在药物晶体的吸热峰来判断固体分散体的形成。差示扫描量热法（differential scanning calorimetery，DSC）又称为差动分析，是使试样和参比物在程序升温或降温的相同环境中，用补偿器测量使两者的温度差保持为零所必须的热量对温度（或时间）的依赖关系。固体分散体中若有药物晶体存在，则有吸热峰存在；药物晶体存在越多，吸热峰面积越大。如鸢尾苷元的 DSC 曲线（见图 18-1）显示在 230.98℃有一个特征吸热峰；采用 PEG4000-PVP K29/32（1：6，W/W）为载体将鸢尾苷元制成固体分散体后，DSC 扫描图中的吸热特征峰消失，表明固体分散体中不存在药物结晶。

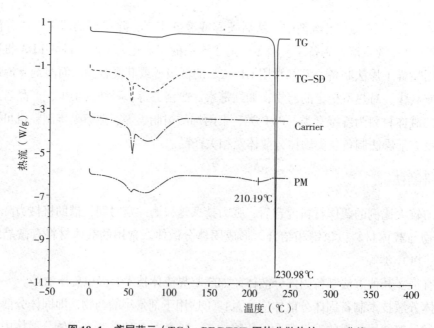

图 18-1　鸢尾苷元（TG）-PEG/PVP 固体分散体的 DSC 曲线
TG：鸢尾苷元；TG-SD：鸢尾苷元固体分散体；Carrier：载体（PEG4000-PVP K29/32=1：6）；
PM：鸢尾苷元与载体的物理混合物

2. X 射线衍射法（X-ray diffraction，XRD）　通过比较药物、载体、药物与载体物理混合物和固体分散体的 X 射线衍射图谱，可确切了解固体分散体中药物的分散状态。如鸢尾苷元固体分散体的 X 射线衍射图（见图 18-2）显示鸢尾苷元有多个尖锐而强的特征衍射峰，鸢尾苷元 -PEG/PVP 固体分散体的 X 射线衍射图中鸢尾苷元的衍射特征峰消失，表明固体分散体中不存在药物结晶。需要注意的是，结晶度在 5% ~ 10% 或以下的晶体是无法用 X 射线衍射法测出的。

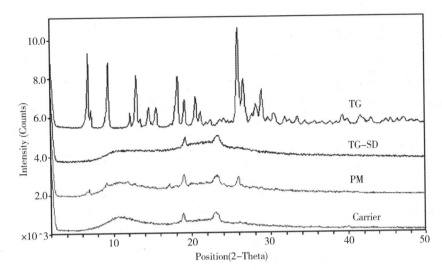

图 18-2　鸢尾苷元（TG）-PEG/PVP 固体分散体的 X 射线衍射图
TG：鸢尾苷元；TG-SD：鸢尾苷元固体分散体；Carrier：PEG4000-PVP K29/32（1 : 6，w/w）;
PM：鸢尾苷元与载体的物理混合物

3. 红外光谱法　物质结构中不同的官能团有不同的特征吸收峰，由于药物与载体间发生某种反应而使药物吸收峰发生位移或强度改变等现象。红外光谱法主要用于确定固体分散体中有无复合物形成或其他相互作用。拉曼光谱是一种源自非弹性光散射的分子振动光谱，分析原理与红外光谱类似，具有快速、简单及可重复的特点，可无损伤地进行定性定量分析，样品无需前处理。将拉曼光谱与红外光谱结果合并分析，可更全面地分析和阐述固体分散体中的分子间相互作用。

4. 核磁共振谱法　从核磁共振谱上氢原子或碳原子的化学位移变化，确定固体分散体中有无分子间或分子内相互作用，进而可确定是否形成了固体分散体。

5. 扫描电子显微镜法　药物分子与载体材料在制成固体分散体后，其晶型等发生改变，可以直接通过扫描电子显微镜观察固体分散体与药物、载体材料及物理混合物之间外观形态的变化判断固体分散体的形成。

此外，随着仪器分析技术的进步，一些新的方法，如红外光谱成像法、高速差示扫描量热法等也逐步应用于固体分散体的验证中。通常仅采用 DSC 或 XRD 等一种方法不能准确地判断固体分散体中药物的分散状态，因此需要联合多种手段来进行确证。

（二）溶出速率、生物利用度测定

制成固体分散体后，药物在载体中高度分散，溶出速率会发生改变。如难溶性药物制成固体分散体后，可以增大溶出速率，提高生物利用度。因此，测定固体分散体制剂中药物溶出速率和生物利用度，是评价固体分散体质量的重要方面。

（三）稳定性

固体分散体中药物以分子、胶体、微晶、无定型等状态高度分散，药物处于高能状态，具有向稳定状态转化的趋势，在长期贮存后会出现硬度增加、析出晶体或结晶粗化等老化现象，从而导致药物生物利用度降低。老化的原因包括药物浓度较大时结晶变大；载体材料的晶型变化；药物的水解和氧化；载体材料与药物发生相互作用等。

五、举例

例1　联苯双酯固体分散体

【处方】联苯双酯 20g，共聚维酮 PVP（S630）80g。

【制备】称取处方量的联苯双酯、S630，混匀，备用。设定同向双螺杆挤出机各区段至机头一至四区的温度均为 180℃，平衡 20 分钟后，设定螺杆转速为 25r/min，将上述混合物投入加料斗中。1 分钟后，物料由机头模孔以条状挤出，盛接于不锈钢盘中。室温条件下放置 24 小时后，粉碎，过筛，即得。

【注解】联苯双酯是合成的五味子丙素类似物，化学名称 4,4'- 二甲氧基 -5,6,5',6'- 二次甲氧基 -2,2'- 二甲氧羰基联苯，为治疗慢性迁延性肝炎的常用药物。但联苯双酯的水溶性很差，口服后在胃肠道中破坏很少，吸收不良，70% 经粪便排泄，从而导致联苯双酯的生物利用度低。由于联苯双酯为晶体，制成固体分散体可提高其生物利用度。

例2　依曲韦林固体分散体

【处方】依曲韦林 8.64kg，HPMC 2910 25.0kg。

【制备】准确称取处方量的依曲韦林、HPMC 2910，溶于 600kg 二氯甲烷 - 乙醇混合溶剂（由540kg 二氯甲烷与 60kg 无水乙醇按 9∶1 混制而成）中，然后将该液体通过高压喷嘴在同流模式下输入 Niro SD-12.5 喷雾干燥机的封闭循环喷雾干燥室中，喷嘴直径 1.4mm，喷雾压力为 23bar，干燥气体为氮气，进气温度为 115℃，出气温度 49℃，气体流速 1250kg/h，液体流速 202kg/h，冷凝器温度 -12℃。收集旋风分离器中的固体，进一步真空干燥除去残留的溶剂，即得。

【注解】依曲韦林是一种非核苷类逆转录酶抑制剂，具有抗 HIV 作用，但由于它难溶于水，因此制成固体分散体可提高其生物利用度。

第二节　包合物制备技术

一、概述

包合物（inclusion compounds）系指一种分子被全部或部分包藏于另一种分子的空穴结构内形成的络合物。制备包合物所采用的技术称为包合物制备技术。目前应用该技术制备的上市产品有伊曲康唑胶囊、双氯芬酸钠注射剂等。包合物由主分子（host molecules）和客分子（guest molecules）组成，具有包合作用的外层分子称为主分子，即包合材料；被包合在主分子空穴内的物质称为客分子。客分子的大小及分子形状应与主分子提供的空穴相适应，才能使主分子容纳客分子，并与之产生足够的范德华力，形成稳定的包合物。

将药物制成包合物后，可以达到增加药物稳定性、增加难溶性药物溶解度和生物利用度、减少药物的副作用和刺激性、使液态药物粉末化、掩盖药物不良臭味、防止药物挥发等目的。

二、包合材料

目前药物制剂中常用的包合材料为环糊精及其衍生物。

（一）环糊精

环糊精（cyclodextrin，CD）系淀粉用嗜碱性芽孢杆菌经培养得到的环糊精葡萄糖转位酶作用后形成的产物，由6~12个D-葡萄糖分子以1,4-糖苷键连接而成的环状低聚糖化合物，为水溶性白色结晶性粉末。环糊精具有上窄下宽两端开口的环状中空圆筒形立体结构。常见的环糊精有α、β、γ三种，分别由6、7、8个葡萄糖分子构成。其中β-CD最为常用，其环状构型和立体结构见图18-3和18-4。CD的筒状立体结构的开口处连有伯醇基和仲醇基，因此呈亲水性；空穴的内部由碳–氢键和醚键构成，故呈疏水性。

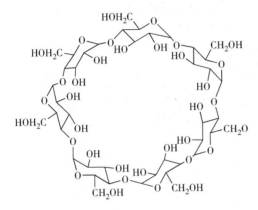
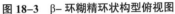
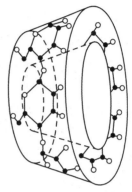

图 18-3 β-环糊精环状构型俯视图　　图 18-4 环糊精的立体结构图

环糊精的一般性质见表18-1。三种环糊精中，以β-CD的空穴大小最为适中，水中溶解度最小，易从水中析出结晶；随着温度升高β-CD的溶解度增大，温度为25、40、60、80、100℃时，溶解度分别为18.5、37、80、183、256g/L。

表 18-1　三种环糊精的一般性质

项目	α-CD	β-CD	γ-CD
葡萄糖单体数	6	7	8
相对分子质量	973	1135	1297
分子空穴内径（nm）	0.45~0.6	0.7~0.8	0.85~1.0
空洞深度（nm）	0.7~0.8	0.7~0.8	0.7~0.8
$[\alpha]_D^{25}$（H_2O）	+150.5°±0.5°	+162.5°±0.5°	+177.4°±0.5°
溶解度（20℃）（g/L）	145	18.5	232
结晶性状（从水中得到）	针状	棱柱状	棱柱状

（二）环糊精衍生物

为改善环糊精的性质，如增加或减小水溶性，可对其进行衍生化。近年来，主要对β-CD的衍生物进行了研究。

1. 水溶性环糊精衍生物 主要有葡萄糖基衍生物、羟丙基衍生物、甲基衍生物及磺酸基衍生物等。

在 β–CD 分子中引入葡萄糖基（G）后其水溶性显著提高，如 G–β–CD、2G–β–CD 在 25℃的溶解度分别为 970g/L 和 1400g/L，为常用的环糊精衍生物，作为包合材料可提高难溶性药物的溶解度，且溶血性低，还可作为注射用的包合材料。

2– 羟丙基 –β–CD（2HP–β–CD）极易溶于水，作为包合材料可增加难溶性药物的溶解度。2HP–β–CD 溶血性较低，安全性较高，可用于注射剂。

2,6– 二甲基 –β–CD（DM–β–CD）和 2,3,6– 三甲基 –β–CD（TM–β–CD）既溶于水又溶于有机溶剂，用作包合材料可增加难溶性药物的溶解度，提高药物的稳定性。但二者有溶血性且对黏膜有刺激性。

磺丁基 –β– 环糊精（SBE–β–CD），是一种新型药用辅料，属于阴离子型高水溶性环糊精的一种磺酸基衍生物。不溶于丙酮、甲醇、氯仿，用作包合材料可以增加难溶性药物的溶解度，提高药物的稳定性，其溶血作用小、肾毒性低，安全性较高，可用于注射剂。

2. 疏水性环糊精衍生物 常用作水溶性药物的包合材料，以降低药物的溶解度，使其具有缓释性。疏水性 –β–CD 衍生物目前主要为乙基化 β–CD。乙基化 β–CD 微溶于水，较 β–CD 吸湿性更小，具有表面活性，在酸性条件下比 β–CD 更稳定。

三、包合物的制备方法

包合物的制备方法主要有饱和水溶液法、超声波法、研磨法、冷冻干燥法和喷雾干燥法等。

1. 饱和水溶液法 系先将环糊精配成饱和水溶液，加入药物（难溶性药物可先溶于少量有机溶剂中）搅拌混合 30 分钟以上，使药物与 CD 形成包合物后析出。过滤，用适当溶剂洗净，干燥即得。本法适用于水中溶解度小的 β–CD。

2. 超声波法 系将客分子药物溶解后加入环糊精饱和水溶液中，混合后用超声波处理，其余操作与饱和水溶液法相同。

3. 研磨法 取环糊精加入 2 ~ 5 倍量水研匀，加入药物，在研磨机中充分研磨成糊状，经低温干燥后再用溶剂洗涤，干燥即得包合物。

4. 冷冻干燥法和喷雾干燥法 饱和水溶液法或超声波法制备包合物，在收取包合物时采用冷冻干燥或喷雾干燥的方法得到干燥的包合物。对于一些热敏性的药物，在干燥过程中用冷冻干燥法，所得产品疏松、溶解度好，可制成注射用粉针，而喷雾干燥法受热时间短，生产量大，适合于大生产应用。

四、包合物的质量评价

（一）包合物的验证

包合物是否形成可根据包合物的性质选用适当方法进行验证。

1. X 射线衍射法 如吡罗昔康 β–CD 包合物的 X 射线衍射图（图 18–5）中，吡罗昔康和 β–CD 的 X 射线衍射图出现明显的结晶衍射峰，物理混合物的图谱为吡罗昔康和 β–CD 衍射峰的叠加。而两种包合物的结晶衍射峰均已消失，呈现典型的无定型衍射图，表明吡罗昔康与 β–CD 以无定型粉末或分子形式包合。

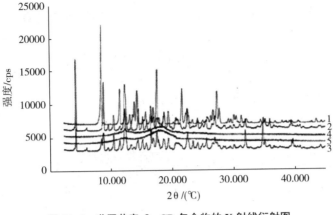

图 18-5　吡罗昔康 β−CD 包合物的 X 射线衍射图
1. 吡罗昔康原药；2. β−CD；3. 物理混合物；
4. 包合物 A（冷冻干燥法）；5. 包合物 B（喷雾干燥法）

2. 红外光谱法　红外光谱可提供分子振动能级的跃迁，这种信息直接和分子结构相关。如应用研磨法、喷雾干燥法制备的布洛芬 HP-β-CD 包合物的 IR 图谱中，布洛芬的羰基特征峰 $1720cm^{-1}$ 强度明显减弱，且苯环特征峰 779.23 和 $667.64cm^{-1}$ 峰消失，表明分子中羰基和苯环已进入环糊精内腔。

3. 核磁共振谱法　如磷酸苯丙哌林 β−CD 包合物的核磁共振谱，以 D_2O 为溶剂测定 ^1H-NMR 谱，包合物的图谱是 β−CD 与磷酸苯丙哌林图谱的重叠，而与磷酸苯丙哌林图谱相比较，芳环结构（即苄基酚的质子）有明显的不同。

4. 荧光光谱法　系指比较药物与包合物的荧光光谱，从曲线与吸收峰的位置和高度来判断是否形成包合物的方法。荧光法虽简便易行，但局限于有荧光的物质。

5. 圆二色谱法　当平面偏振光在非对称有机药物中传播时，通常它的左旋和右旋圆偏振光的吸收系数不同，这一性质被称为"圆二色性"。在一定波长范围内（200~700nm），记录左旋和右旋圆偏振光的摩尔椭圆度的连续变化并对波长作图，可得到该药物的圆二色谱。圆二色谱是研究具有光学活性化合物结构的有效方法。分别绘制药物、环糊精、二者物理混合物和包合物的圆二色谱，并进行比较，从曲线形状可判断包合物形成与否。

6. 热分析法　包括差示热分析法（DTA）和差示扫描量热法（DSC）。例如对吡罗昔康制备的包合物采用 DSC 进行鉴定，吡罗昔康和 β−CD 分别在 203.8℃和 128.5℃处有一明显的吸热峰，两者物理混合物的 DSC 图谱则是吡罗昔康和 β−CD 图谱的叠加，而二者形成的包合物的热分析中两处吸热峰都消失了，说明包合物形成了新的物相。

7. 薄层色谱法　薄层色谱法是选择适当的溶剂系统，对药物和包合物在同样条件下进行展开，观察色谱展开后的斑点位置，若药物与 β−CD 已形成包合物，则无展开斑点。

8. 紫外－可见分光光度法　测定药物、β−CD、包合物和混合物各自的紫外－可见光吸收曲线，比较紫外可见光曲线吸收峰的位置和高度差异，来判断包合物是否形成。

9. 溶出度法　分别测定药物和包合物的溶出度，若包合物中药物的溶出度增大则表明形成包合物。

（二）包合率和收得率

1.包合率　包合物中药物的包合率（inclusion rate）可由式 18-1 计算。

$$包合率（\%） = \frac{W_1}{W_0} \times 100\%$$
（18-1）

式中，W_0 为药物的投入量，W_1 为包合物中的药量。

2.包合物收得率　包合物的收得率可由式 18-2 计算。

$$包合物收得率（\%） = \frac{包合物收得量}{药物量+包合材料量} \times 100\%$$
（18-2）

五、举例

例　双氯芬酸钠 HP-β-CD 包合物

【处方】双氯芬酸钠 37.5g，羟丙基 β- 环糊精 337g。

【制备】分别精密称取双氯芬酸钠、羟丙基 β- 环糊精，溶于水中制成溶液（双氯芬酸钠浓度为 37.5mg/mL，HP-β-CD 浓度为 337mg/mL）。将该溶液灌装于玻璃安瓿中（每安瓿 1mL），在干冰丙酮浴中放置 10 分钟使之快速冷冻，然后置于冷冻干燥机中在 -52℃冷冻干燥 24 小时，即得。

第三节　脂质体制备技术

一、概述

脂质体（liposomes）系指将药物包封于类脂质双分子层内而形成的微型泡囊（vesicles）。目前上市的产品有紫杉醇脂质体、阿霉素脂质体、柔红霉素脂质体、布比卡因脂质体等。

脂质体根据其结构可分为单层脂质体、多层脂质体和多囊脂质体。单层脂质体由一层双分子层磷脂膜构成，可分为大单层脂质体（large unilamellar vesicles，LUVs，粒径为 100 ~ 1000nm）和小单层脂质体 [small unilamellar vesicles，SUVs，粒径一般为 20 ~ 80nm，也称为纳米脂质体（nanoliposomes）]。多层脂质体（multilamellar vesicles，MLVs，粒径为 1 ~ 5μm）由同心的多层双分子层磷脂膜构成。单层与多层脂质体的结构示意图见图 18-6。多囊脂质体（multivesicular liposomes，MVLs）由非同心的脂质双分子层囊泡紧密堆积而成的泡沫状球形聚集体。

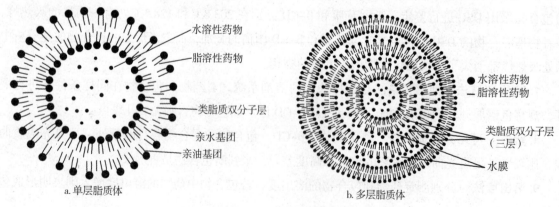

图 18-6　脂质体结构示意图

根据性能不同，脂质体可分为普通脂质体、长循环脂质体和特殊功能脂质体。普通脂质体由一般脂质组成。长循环脂质体也称为隐形脂质体，是在脂质体表面用聚乙二醇等亲水基修饰，可阻止脂质体被血液中的调理素识别，降低网状内皮系统的快速吞噬，使脂质体的清除速率变慢，延长其在血液中的滞留时间，从而延长药物的作用时间。上市产品有多柔比量脂质体（Doxil）和伊立替康脂质体（Onviyde）等。特殊功能脂质体是利用特殊的脂质膜材使脂质体具有某些特殊性能，如热敏脂质体、pH 敏感脂质体、配体修饰脂质体和免疫脂质体等。

在脂质体中，水溶性药物被类脂质双分子层所包封，脂溶性药物则分散在双分子层中，一些荷负电的药物如核酸类可以通过静电相互作用吸附于荷正电的脂质体表面。大单层脂质体具有较高稳定性，对水溶性药物的包封率较脂溶性药物高；多层脂质体由于具有多层脂质膜，对脂溶性药物包封总量较高。多囊脂质体由于具有巨大的水性腔室适合于包载水溶性药物。凡经超声波分散的脂质体混悬液，大部分为单层脂质体；大单层脂质体通过膜滤后也可得到小单层脂质体。

囊泡（niosomes，或称类脂质体、非磷脂脂质体），系指以非离子型表面活性剂与胆固醇构成的一种单层或多层囊泡状物。聚合物囊泡（polymersomes，或称为聚合物体），系由两亲性嵌段共聚物在溶液中自组装形成的囊泡。胆汁体（bilosomes）是一种类似于脂质体的脂质囊泡，特点为脂质双层膜中含有胆盐。

前体脂质体系指脂质体的前体形式，磷脂通常以薄膜形式吸附在骨架粒子表面形成的粉末或以分子状态分散在适宜溶剂中形成的溶液，应用前与稀释剂水合即可溶解或分散重组成脂质体。

（一）脂质体的组成与结构

脂质体膜材主要由磷脂和胆固醇构成。磷脂为两亲性物质，其结构上有亲水基团（磷酸基团和含氨的碱基）及疏水基团（两条较长的烃链）。胆固醇也为两亲物质，其结构上亦具有亲水和疏水两种基团，疏水性较亲水性强。胆固醇嵌在磷脂形成的双分子膜中间（见图 18-7），可以调节双分子膜的流动性、通透性等。

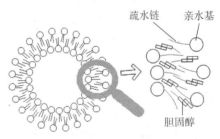

图 18-7　磷脂与胆固醇在脂质体双分子层中的排列示意图

（二）脂质体的理化性质

1. 相变温度及膜的流动性　脂质体膜的物理性质与介质温度密切相关。当温度升高时脂质双分子层中酰基侧链从有序排列变为无序排列，这种变化会引起脂膜物理性质的一系列变化，如由"胶晶"态变为"液晶"态、膜的横切面增加、双分子层厚度减小、膜流动性增加等。发生转变时的温度称为相变温度（phase transition temperature）。相变温度的高低取决于磷脂的种类。在相变温度时由于膜的流动性增加，被包裹在脂质体内的物质可发生泄漏，脂质体的稳定性受影响。

2. 荷电性　含磷脂酸（PA）和磷脂酰丝氨酸（PS）等酸性脂质的脂质体荷负电；含碱基（胺基）脂质如十八胺等的脂质体荷正电；不含离子的脂质体呈电中性。脂质体表面电性对其包封率、稳定性、靶器官分布及对靶细胞作用均有影响。

3. 膜的通透性　脂质体膜是半透膜，不同离子、分子扩散跨膜的速率有很大差异。在水和有机溶剂中具有较好溶解性的分子和电中性小分子（如水和尿素）易于跨膜；而对于极性分子的跨膜则相对较难。

（三）脂质体的作用特点

脂质体可以包封脂溶性或水溶性药物，是具有多种功能的药物载体，其主要特点为：

1. 细胞亲和性和靶向性 因为脂质体是类似生物膜结构的囊泡，具有细胞亲和性与组织相容性，对正常细胞和组织无损害和抑制作用，并可长时间吸附于靶细胞周围，使药物能充分向靶细胞、靶组织渗透，脂质体也可通过融合进入细胞内，经溶酶体消化释放药物。脂质体通过肌肉或皮下途径给药时，到达淋巴系统，因此脂质体可以用于疫苗类药物递送，上市产品有甲肝疫苗 Epaxal 和流感疫苗 Inflexal 等。

2. 降低药物毒性 药物被普通脂质体包封后，经静脉给药后主要由网状内皮系统的吞噬细胞所摄取，在肝、脾、骨髓等网状内皮细胞较丰富的器官浓集，而在心脏和肾脏中的累积量比游离药物低得多。因此，将对心、肾有毒性的药物或对正常细胞有毒性的抗肿瘤药物包封成脂质体、可降低药物的毒性。

3. 提高药物稳定性 将不稳定的药物包封于脂质体中，因脂质体双层膜的保护而使其稳定性得以提高。

二、载体材料

制备脂质体的载体材料主要为类脂成分，有磷脂和胆固醇等。很多类脂可用于制备脂质体，其中磷脂最常用。

1. 磷脂（phospholipid） 根据来源不同，有天然磷脂（如卵磷脂、脑磷脂、大豆卵磷脂等）、合成磷脂（如二棕榈酰磷脂酰胆碱、二硬脂酰磷脂酰胆碱）和聚乙二醇化磷脂（如 PEG2000-DSPE、PEG2000-DMG）。根据荷电性不同，有中性磷脂（如磷脂酰胆碱、二棕榈酰磷脂酰胆碱、二硬脂酰磷脂酰胆碱、二肉豆蔻酰磷脂酰胆碱等）、负电荷磷脂（如磷脂酸、磷脂酰甘油、磷脂酰丝氨酸等）和正电荷脂质（如硬脂酰胺、DOTAP 和 DOTMA 等油酰基脂肪胺衍生物、胆固醇衍生物 DC-CHOL 等）。

2. 胆固醇（cholesterol） 胆固醇是一种中性脂质，为两亲性分子，但亲油性强于亲水性，具有调节膜流动性的作用。高于相变温度时胆固醇可增加膜的有序排列而减少膜的流动性。

三、脂质体的制备方法

（一）薄膜分散法

薄膜分散法是研究最早且至今仍常用的方法。该法系将磷脂、胆固醇等类脂物质及脂溶性药物溶于适量三氯甲烷或其他有机溶剂中，然后在减压旋蒸下除去溶剂，使脂质在器壁形成薄膜，再加入含有水溶性药物的缓冲溶液，进行振摇，则可形成大多层脂质体。所形成的脂质体可用超声法、过膜挤压法、French 挤压法等进一步分散，制成粒径较小且较均匀的脂质体。

（二）逆相蒸发法

系将磷脂等膜材溶于有机溶剂（如三氯甲烷、乙醚等），加入待包封药物的水溶液（水溶液：有机溶剂 =1：3～6）进行短时超声，直至形成稳定的 W/O 型乳剂。然后减压蒸发除去有机溶剂，达到胶态后，滴加缓冲液，旋转，加快器壁上的凝胶脱落，然后在减压下继续蒸发，制得脂质体。该法制得的为大单层脂质体。此法适用于包裹水溶性药物、大分子生物活性物质，如各种抗生素、胰岛素、免疫球蛋白、核酸等。

（三）冷冻干燥法

系将类脂质高度分散在缓冲溶液中，加入冻干保护剂（如甘露醇等）经冷冻干燥后再将干燥物分散到含药的水性介质中，即形成脂质体。该法适用于对热敏感的药物。

（四）超声波分散法

系将水溶性药物溶于缓冲液后，加至磷脂、胆固醇等膜材与脂溶性药物共同溶于有机溶剂所形成的溶液中，搅拌蒸发除去有机溶剂，残液经超声波处理，然后分离出脂质体，再将其混悬于缓冲液中，即得。

（五）化学梯度法

该法是一种主动包封法，可制得高包封率的脂质体。但主动包封技术的应用与药物的结构密切相关，因而受到一定限制。对于弱碱性药物可采用 pH 梯度法、硫酸铵梯度法，对于弱酸性药物可采用醋酸钙梯度法。

以 pH 梯度法包封阿霉素为例，具体过程如下：首先制备空白脂质体（脂质体囊泡内部 pH 值为 4），然后用氢氧化钠或碳酸钠溶液调节空白脂质体混悬液的 pH 值至 7.8；将阿霉素溶于 pH 值 7.8 缓冲液，于 60℃孵育；最后，在 60℃孵育条件下，将脂质体混悬液与该阿霉素溶液混合并轻摇，孵育 10 ~ 15 分钟即得。

（六）注入法

系将磷脂、胆固醇等类脂质及脂溶性药物共同溶于乙醚等有机溶剂中，然后将此药液缓缓注射到不断搅拌的恒温缓冲液（含水溶性药物）中，然后搅拌挥尽有机溶剂，即得大多室脂质体，再经高压乳匀或超声得到单室脂质体。

此外，还有很多其他方法制备脂质体，包括熔融法、复乳法、钙融合法等，其中复乳法又称为 DepoFoam™ 技术平台，是目前上市的多囊脂质体产品的主要制备方法。

上述各种方法制得的脂质体混悬液，可采用凝胶柱层析法、透析法、超速离心法等分离除去其中未包封的药物。

四、脂质体的质量评价

1. 形态、粒径及其分布　脂质体为封闭的多层囊状或多层圆球。根据粒径不同，可用光学显微镜、扫描或透射电子显微镜等观察脂质体的形态，应提供照片，并提供粒径的平均值及其分布的数据或图形。粒径测定有多种方法，如光学显微镜法、电子显微镜法、电感应法、光感应法和激光散射法等，粒径分布可用粒径分布直方图或粒径分布曲线表示，也可用跨距或多分散指数表示。

2. 载药量与包封率　脂质体的载药量（loading efficiency，LE）系指脂质体中所含药物的重量百分率，即单位重量或体积所负载的药量。可按式 18-3 计算载药量：

$$载药量 = \frac{脂质体中含药重量}{脂质体的总重量} \times 100\% \qquad (18\text{-}3)$$

包封率（encapsulation efficiency，EE）系指脂质体中的药量占投药量的百分率，可用于评价脂质体的质量与制备工艺。若得到的是分散在液体介质中的脂质体，应通过适当方法（如凝胶柱色谱法、离心法或透析法）将游离药物与被包封药物进行分离，按式18-4计算包封率：

$$包封率 = \frac{脂质体中包封的药量}{脂质体中包封与未包封的总药量} \times 100\%$$

（18-4）

3. 突释效应或渗漏率测定 药物在脂质体中的情况一般有三种，即吸附、包入和嵌入。在体外释放试验时，表面吸附的药物会快速释放，称为突释效应。开始0.5小时内的释放量要求低于40%。渗漏率系指脂质体产品在贮藏期间包封率的变化情况，是脂质体不稳定性的重要指标。若脂质体产品分散在液体介质中贮藏，应检查渗漏率，可按式18-5计算渗漏率。

$$渗漏率 = \frac{产品在贮藏一定时间后渗漏到介质中的药量}{产品在贮藏前包封的药量} \times 100\%$$

（18-5）

4. 磷脂的氧化程度 脂质体含有的磷脂容易氧化，从而影响脂质体的稳定性。在含有不饱和脂肪酸的脂质混合物中，磷脂的氧化分为三个阶段：单个双键的偶合、氧化产物的形成、乙醛的形成及键断裂。因为各阶段产物不同，氧化程度很难用一种试验方法评价。

通常用氧化指数作为检测双键偶合的指标。氧化偶合的磷脂在230nm处有紫外吸收而区别于未氧化的磷脂。因此将磷脂溶于无水乙醇配成一定浓度的澄明溶液，分别测定其在233nm及215nm的吸光度，计算两者比值得到氧化指数。磷脂的氧化指数一般应低于0.2。

也可通过测定磷脂氧化产物丙二醛来反映磷脂的氧化程度，丙二醛在酸性条件下可与硫巴比妥酸反应，生产红色产物，该化合物在535nm处有特异性吸收，吸收值的大小即反映磷脂的氧化程度。

5. 有害有机溶剂残留量 生产过程引入有害有机溶剂时，应照《中国药典》2020年版四部（通则0861）残留溶剂测定法测定。

6. 稳定性 脂质体制剂稳定性研究应包括药品物理和化学稳定性以及脂质体完整性等，并应符合原料药物与制剂稳定性试验指导原则（指导原则9001）要求。同时还应注意相变温度对药品状态的变化、不同内包装形式的脂质体药品的稳定性试验条件，以及标签和说明书上合理使用等内容。

此外，脂质体制剂还应符合有关制剂通则（如片剂、注射剂、气雾剂等）的规定，制成缓释、控释、迟释制剂的，应符合缓释、控释、迟释制剂的有关规定；制成靶向制剂的，应进行靶向性评价，如进行药物体内分布及体内分布动力学测定等。

五、举例

例1 盐酸多柔比星脂质体

【处方】PEG化二硬脂酰磷脂酰乙醇胺（PEG-DSPE）79.75mg，氢化大豆卵磷脂（HSPC）239.5mg，胆固醇79.75mg，盐酸阿霉素50mg，硫酸铵约15mg，葡萄糖适量。

【制备】首先应用薄膜分散法，将HSPC、胆固醇、PEG-DSPE溶于一定量的三氯甲烷中，在减压下旋转蒸发除去三氯甲烷，烧瓶内壁形成脂质薄膜，再加入一定量的0.12mol/L硫酸铵溶液，振摇后形成大多层脂质体，将此脂质体高压下挤过0.2μm滤膜，即得空白脂质体。将此空白脂质体在5%葡萄糖溶液中透析除去脂质体外部的硫酸铵，使脂质体外部与内部的硫酸铵浓度梯度（$C_{外}/C_{内}$）为1:1000。然后将该空白脂质体悬液与等体积的10mg/mL盐酸多柔比星水溶液混合，60℃孵育10~15分钟，过柱分离除去游离药物，即得载药脂质体。

例2 两性霉素B脂质体

【处方】氢化大豆卵磷脂（HSPC）1704mg，二硬脂酰磷脂酰甘油钠（DSPG）672mg，胆固醇 416mg，两性霉素 B 400mg，缓冲液（含 9% 乳糖、10mmol/L 琥珀酸钠 pH 值 5.5）适量。

【制备】称取处方量的 DSPG，加入一定量的三氯甲烷 – 甲醇（1∶1，*V/V*），在 65℃水浴中搅拌使溶解，滴加适量 2.5mol/L 盐酸溶液。另取处方量的两性霉素 B，均匀分散于一定量的三氯甲烷 – 甲醇（1∶1，*V/V*）中，加到上述酸化的 DSPG 溶液中，65℃水浴中加热，形成橙色的两性霉素 B 脂质复合物（pH 值约 1.5）。称取处方量的 HSPC、胆固醇，分别溶于一定量的三氯甲烷 – 甲醇（1∶1，*V/V*）中，在 65℃水浴中搅拌至澄清。将 HSPC 和胆固醇溶液混匀后，加到上述两性霉素 B 脂质复合物中，形成半透明的橙色溶液。滴加适量 2.5mol/L 氢氧化钠溶液，使溶液 pH 值约为 4.5，固含量为 15%～20%。再将此脂质溶液喷雾干燥，进口温度为 45℃，得浅橙色粉末。收集粉末，–20℃下保存备用。取 1.5g 喷雾干燥的粉末，加 75mL 缓冲液，65℃水化40～60 分钟。然后高速剪切 10 分钟形成小单室脂质体，过 0.22μm 滤膜除菌，冷冻干燥，即得。

例 3　紫杉醇脂质体

【处方】紫杉醇 5mmol，大豆卵磷脂 100mmol，mPEG 化磷脂酰乙醇胺 0.5mmol，10% 蔗糖水溶液适量。

【制备】将大豆卵磷脂、mPEG 化磷脂酰乙醇胺及紫杉醇（摩尔比 100∶0.5∶5）混合并溶解于氯仿中制得油相溶液。将适量 10% 蔗糖水溶液加入胶体磨中，开启研磨，将上述油相溶液缓缓滴入其中，控制油水相比为 2%，继续研磨数分钟。将得到的乳剂通过高压挤出仪挤过 0.22μm滤膜，得到粒径均一的脂质体。将脂质体在 30～40℃水浴下旋转蒸发除尽氯仿。最后将紫杉醇脂质体浓缩后分装于西林瓶中，即得。

第四节　聚合物胶束、纳米乳与亚微乳、树枝状大分子制备技术

一、聚合物胶束

（一）概述

聚合物胶束（polymeric micelles）系指两亲性聚合物在水中自组装形成的具有核 – 壳结构的纳米胶束。粒径一般在 1μm 以下，多为 10～100nm。两亲性聚合物分子中含有疏水链和亲水链，与小分子表面活性剂相似，低浓度时在水中独立存在；当浓度超过一定值（临界胶束浓度）后，疏水链通过疏水作用、静电作用、氢键等相互吸引，缔合在一起，形成胶束。

聚合物胶束具有以下特点：结构稳定；CMC 低，即浓度很低时解缔合速率也较低，在体循环中较为稳定；载药范围广，对疏水性和难溶性药物的包封率高；具有优良的组织透过性，可通过增强透过和滞留效应（EPR）聚集于肿瘤、炎症等部位，达到被动靶向作用；通过对聚合物胶束外壳进行修饰（如抗体或配体等）可达到主动靶向作用，也可通过选择温度敏感、pH 敏感、磁敏感等材料制备环境响应性胶束。

（二）常用的载体材料

目前最常用的载体材料是两亲性嵌段共聚物。构成两亲性嵌段共聚物亲水链段的主要是聚乙

二醇或聚氧乙烯，构成疏水链段的主要有聚氧丙烯、聚乳酸、乳酸－羟基乙酸共聚物、聚氨基酸、聚己内酯、短链磷脂、长链脂肪酸等。疏水链段与亲水链段一起构成各种二嵌段（AB）或三嵌段（ABA 或 BAB）两性共聚物，可形成多种胶束。

（三）聚合物胶束的制备

聚合物胶束的制备方法分为物理法、化学结合法和静电作用法。可根据载体材料以及药物的性质进行选择。

1. 物理法　应用物理方法处理药物与聚合物，可将药物直接包载到胶束中。该法操作简单，载药范围广。物理法包括直接溶解法、透析法、乳化－溶剂挥发法、自组装溶剂挥发法、溶剂蒸发－固体熔融分散法。

（1）直接溶解法　该法适用于水溶性较好的两亲性聚合物材料。将载体材料直接溶解在水或其他适宜的介质中，当浓度大于 CMC 时，即可形成聚合物胶束溶液。

（2）透析法　当载体材料在水中的溶解度较差时，采用透析法。将两亲性聚合物溶解在二甲基亚砜（DMSO）、N, N－二甲基甲酰胺（DMF）等有机溶剂中，然后加入药物搅拌一定时间，再将混合液置透析袋中，用蒸馏水透析除去有机溶剂，透析液经冷冻干燥，即得载药胶束。

（3）乳化－溶剂挥发法　将难溶性药物溶于三氯甲烷、二氯甲烷等有机溶剂（油相），另将载体材料用适宜的方法制成澄清的胶束水溶液（水相），然后在剧烈搅拌下，将油相滴入水相中，形成 O/W 型乳状液，继续搅拌，使有机溶剂挥发，滤除游离药物及小分子杂质，冷冻干燥，即得。

（4）自组装溶剂挥发法　将载体材料与药物溶于有机溶剂中，搅拌下缓缓加入水中形成胶束后，加热除去有机溶剂，即得。

（5）溶剂蒸发－固体熔融分散法　先将载体材料与药物溶于易挥发的有机溶剂中，再减压蒸发除去有机溶剂，在容器底部形成透明胶状基质，然后在一定温度的水浴中使基质熔化，加入双蒸水搅拌，即得。

2. 化学结合法　利用药物分子与两亲性聚合物疏水链上的活性基团发生化学反应，将药物共价结合在聚合物上，制得载药聚合物胶束。如阿霉素的氨基与嵌段共聚物聚乙二醇－聚天冬氨酸的羧基在一定条件下发生缩合反应，制得药物与聚合物共价结合的胶束。该法需要有合适的官能团才能进行反应，因而应用上受到限制。

3. 静电作用　利用药物与带相反电荷的聚合物胶束的疏水区通过静电作用紧密结合而将药物载入胶束。如 DNA 包载入带正电的两亲性聚合物胶束中。

（四）聚合物胶束的质量评价

聚合物胶束的质量评价包括形态，粒径及分布，CMC 的测定，载药量和包封率，有机溶剂残留量。

聚合物胶束的 CMC 测定多采用荧光探针法。芘为最常用的荧光探针，在水中的溶解度很小。当聚合物在溶液中的浓度低于 CMC 时，没有胶束形成，芘存在于水相中；而当聚合物在溶液中的浓度高于 CMC 时，胶束开始形成，芘被增溶进入胶束内核的疏水性区域，这两种环境的极性相差很大，导致芘的荧光发射光谱中第一个和第三个振动峰的比值发生显著变化，由此可测得聚合物胶束的 CMC。

（五）举例

例　紫杉醇聚合物胶束

【处方】紫杉醇 100mg，mPEG-PLA 适量。

【制备】将处方量的紫杉醇、mPEG-PLA 溶于一定量的乙腈中，然后在氮气流下于 60℃减压蒸发 2 小时，以除去有机溶剂，得固体状紫杉醇 /mPEG-PLA 基质。将此基质在 60℃水浴中预热使呈透明胶状，然后加入 60℃的水适量，搅拌，即得澄清胶束溶液。

二、纳米乳与亚微乳

（一）概述

纳米乳（nanoemulsions）是粒径为 10 ~ 100nm 的乳滴分散在另一种液体中形成的胶体分散体系，属热力学稳定体系。纳米乳呈透明或半透明，乳滴多为球形，大小较均匀，经热压灭菌仍不分层。纳米乳可自发形成，或仅需轻度震荡即可形成。亚微乳（submicroemulsions）的乳滴粒径在 100 ~ 1000nm 之间，外观不透明，呈浑浊或乳状，稳定性介于纳米乳和普通乳之间，热压灭菌时间过长或多次灭菌会使其分层，属于热力学不稳定系统。亚微乳通常作为胃肠外给药载体（如静脉注射脂肪乳），具有提高药物稳定性，降低毒副作用，使药物缓释、控释或具有靶向性等特点。制备亚微乳需提供较强的机械分散力，如使用高压乳匀机。

（二）常用乳化剂与助乳化剂

1.乳化剂　①天然乳化剂：阿拉伯胶、明胶、白蛋白、大豆磷脂、卵磷脂等。②合成乳化剂：分为离子型和非离子型两大类，常用非离子型乳化剂，如脂肪酸山梨坦类（商品名 Span）、聚山梨酯类（商品名 Tween）、聚氧乙烯脂肪酸酯类（商品名 Myrj）、聚氧乙烯脂肪醇醚类（商品名 Brij）、聚氧乙烯聚氧丙烯共聚物类（poloxamer，商品名 Pluronic）、蔗糖脂肪酸酯类和单硬脂酸甘油酯等。

2.助乳化剂　助乳化剂可插入到乳化剂的界面膜中，形成复合凝聚膜，提高膜的牢固性和柔顺性，有助于纳米乳的形成与稳定。通常为短链醇（如正丁醇、乙二醇、乙醇、丙二醇、甘油等），也可以是中短链醇、低分子量的聚乙二醇等。

（三）纳米乳的制备

1.纳米乳形成的条件　纳米乳的形成需要大量乳化剂，乳化剂的用量一般为油量的 20% ~ 30%。形成纳米乳需要极低的界面张力 γ，通常其 $γ<10^{-2}$mN/m，大于该值则形成普通乳。乳化剂因溶解度的限制，一般难以使 γ 降到 10^{-2}mN/m 以下，助乳化剂的加入可增大其溶解度，进一步降低 γ，甚至出现负值，同时还可提高膜的牢固性和柔顺性，使纳米乳稳定。

2.纳米乳的制备　纳米乳一般由水相、油相、乳化剂、助乳化剂组成。油相、乳化剂、助乳化剂确定后，可通过绘制伪三元相图寻找纳米乳区域，从而确定最佳配比。处方确定之后，将各组分混合以制备纳米乳。

3.自乳化纳米乳　系指口服后在胃肠液中能自发乳化形成纳米乳的制剂。自乳化的发生需要较低的油水界面张力，此时，外部仅需提供很小的能量（如胃肠蠕动），乳剂就可自发形成。

此外，还可对纳米乳进行修饰，如经 PEG 修饰的纳米乳可延长在血液循环系统中滞留的时间。

（四）亚微乳的制备

亚微乳一般由油相、乳化剂、注射用水和附加剂组成，为 O/W 型乳剂，常作为胃肠外给药的载体。临床常用的静脉注射脂肪乳大多以大豆油为油相。可加入调节生理环境所需的 pH 和张力的附加剂，以提高亚微乳的稳定性；几乎所有的静脉注射亚微乳都需加入等张调节剂，最常用的是甘油。此外，有时还需加入稳定剂，如防止主药和辅料氧化的抗氧剂，提高膜稳定性的稳定剂（如油酸等）。亚微乳的制备可采用以下方法。

1. 高压乳匀法 系指在轻微加热下将药物溶解或分散在油相中，乳化剂、等渗调节剂等溶解或分散在水相中，将油、水两相分别加热至 70 ~ 80℃，然后两相混合，高速剪切分散制得粗乳，将粗乳迅速冷却至低于 20℃，经高压乳匀机或微射流机乳化，即得亚微乳；最后，调节 pH 值至 7 ~ 8，过滤除去大粒子，分装，热压灭菌，即得。所有操作均在氮气流下进行。高压乳匀法适合大批量生产。

2. SolEmul 技术 该法用于在油水两相中溶解度都很小的难溶性药物亚微乳的制备。将难溶性药物以微粉或纳米晶体悬液的形式加至预先制备的空白乳剂中，经高压乳匀，得到含药亚微乳。

3. 干乳制备技术 静脉注射亚微乳属于热力学不稳定体系，在灭菌、贮存和运输过程中易发生分层、破裂，且药物在溶液中易降解，乳化剂等辅料也易发生氧化分解，将其制成干乳即可解决这些问题。干乳的制备方法主要有冷冻干燥法、喷雾干燥法、减压蒸馏法、吸干法等，其中冷冻干燥法应用最多。

（五）纳米乳和亚微乳的质量评价

纳米乳和亚微乳的质量评价包括乳滴粒径及其分布、理化性质（黏度、折光率和电导率）、稳定性（包括物理稳定性、化学稳定性）。粒径及其分布是评价纳米乳和亚微乳的重要质量指标。黏度的要求因给药途径而异。黏度和折光率可检查纳米乳的纯杂程度。电导率是鉴别乳剂类型的重要方法。

（六）举例

例1 环孢素 A 纳米乳浓液胶丸

【处方】环孢素 A 100mg，聚氧乙烯（40）氢化蓖麻油 405mg，无水乙醇 11.8%（V/V），1,2-丙二醇 100mg，α- 生育酚适量，精制玉米油适量。

【制备】将环孢素 A 溶于无水乙醇中，加入 α- 生育酚、聚氧乙烯（40）氢化蓖麻油、1,2-丙二醇，混匀，得澄明液体，加入精制玉米油混匀，得透明油状液体。由胶皮轧丸机制得环孢素 A 纳米乳浓液胶丸。

例2 丙泊酚亚微乳注射液

【处方】丙泊酚 10g，注射用大豆油 100g，注射用甘油 22.5g，注射用蛋黄卵磷脂 12g，注射用水加至 1000mL。

【制备】将加热到 80℃的卵磷脂和丙泊酚溶于大豆油中，用 0.2μm 滤膜过滤，作为油相，将此油相加到用 0.2μm 滤膜过滤的 80℃甘油水溶液中，制成初乳，用 NaOH 调 pH 值至 6.5 ~ 8.5，用高压乳匀机乳匀 5 次后，除去 1μm 以上的乳滴，分装于 20mL（内含丙泊酚 200mg）安瓿中，充氮，熔封，用旋转高压灭菌器于 120℃，$F_0=20$ 分钟条件下灭菌。

三、树枝状大分子

树枝状大分子（dendrimers）是一类具有多分支和拓扑结构的纳米级球形聚合物，通常由三部分组成：单个原子或原子团组成的中心核；从核心出发共价连接的重复单元，称为"代"（G1、G2 等）；末端化学结构形成的多功能外表面，称为"末端基团"或"表面基团"。其中，核心结构决定了整个分子的对称性和分支数量。随着代数的增加，树枝状大分子逐渐从开放结构转变为近球形和高密度结构。树枝状大分子相较于聚合物、偶联物或传统线性材料的优势在于其良好的单分散性和高负载能力，这是由于其具有庞大的内部空隙和表面活性基团。药物载入树枝状大分子空腔的过程主要通过物理包裹或非共价相互作用，负载后能避免被快速降解；而树枝状大分子内部疏水、外部亲水的两亲性质类似于单分子胶束，可以提高难溶性药物的溶解性。此外，药物还可通过静电相互作用或化学键合负载在聚合物表面。除了能结合药物，树枝状大分子表面基团可与靶向配体或显像剂等结合，从而赋予其治疗、靶向、示踪、诊断等多重功能。目前合成的树枝状大分子已有数百种，最常见的有聚酰胺 – 胺（polyamidoamine，PAMAM）、聚丙烯亚胺 [poly(propylene imine)，PPI]、聚赖氨酸 [poly(L-lysine)，PLL]、聚乙烯亚胺（polyethylenimine，PEI）等。除了作为载体使用，某些树枝状大分子本身也具有活性。例如 Starpharma 研发的 VivaGel® 是一种阴离子型四代聚赖氨酸树枝状大分子，其表面有 32 个萘二磺酸基，能够与病毒等微生物结合从而阻断感染。目前 VivaGel® BV 已获得欧盟批准用于细菌性阴道病的治疗。

第五节　微囊、微球制备技术

一、概述

微囊（microcapsules）系指用天然或合成高分子材料（称为囊材），将固态药物或液态药物（称为囊心物）包裹成直径 1～250μm 的微小胶囊。将药物制成微囊的制备技术称为微囊化（microencapsulation）。目前已上市的微囊产品有红霉素微囊、双氯芬酸钠微囊等。随着药用高分子材料的不断开发，微囊化技术的应用领域不断扩展。近年来，蛋白质、酶、激素、肽类等生物技术药物显示出良好的应用前景。微球（microspheres）系指药物溶解或分散在高分子材料基质中，形成的骨架型微小球状实体。目前已上市的微球产品有亮丙瑞林微球、生长激素微球、纳曲酮微球、菲诺贝特微球等。微囊和微球可统称为微粒（microparticles）。

药物微囊化的目的：①靶向作用，使药物浓集于靶区，提高疗效，降低毒副作用；②使药物缓释，达到长效作用，如左炔诺孕酮控释微囊等；③防止药物在胃内失活或减少对胃的刺激性，如胰岛素、吲哚美辛等；④提高药物的稳定性，如 β– 胡萝卜素微囊等；⑤掩盖药物的不良气味；⑥使液态药物固态化，便于应用与贮存；⑦减少复方药物的配伍变化。

二、载体材料

载体材料决定微囊和微球的理化性质、释药性能等。对载体材料的一般要求有：无毒、无刺激性；性质稳定，能与药物配伍，不影响药物的药理作用及含量测定；有适宜的释药速率，或兼有定位释药性能；有一定的强度、弹性及可塑性，能完全包封药物；具有符合要求的黏度、渗透性、亲水性、溶解性、生物相容性、可降解性等特性。

常用的载体材料按来源可分为天然、半合成、合成高分子材料。

1. 天然高分子材料 此类材料无毒、稳定、成膜性或成球性好，是最常用的载体材料。

（1）明胶（gelatin） 平均分子量在 15000 ~ 25000 之间，可生物降解，几乎无抗原性。因制备时水解方法不同，分为酸法明胶（A 型）和碱法明胶（B 型）。A 型明胶等电点为 7 ~ 9，10g/L 溶液 25℃的 pH 值为 3.8 ~ 6.0，B 型明胶等电点为 4.7 ~ 5.0，10g/L 溶液 25℃的 pH 值为 5.0 ~ 7.4。两者的成囊性无明显差别，可根据药物不同进行选用。制备微囊时的用量为 20 ~ 100g/L，制备微球时用量可达 200g/L 以上。

（2）阿拉伯胶（acacia，gum acacia） 主要成分为阿拉伯酸的钙盐、镁盐、钾盐的混合物（约含 80%），分子量在 24 万 ~ 58 万。不溶于乙醇，能溶于水、甘油或丙二醇。一般常与明胶等量配合使用，用作微囊的囊材时，用量为 20 ~ 100g/L。

（3）海藻酸钠（sodium alginate） 为多糖类化合物，分子量约为 24 万。可溶于水，不溶于乙醇、乙醚及其他有机溶剂。可与甲壳素或聚赖氨酸合用作复合材料。因海藻酸钙不溶于水，故海藻酸钠可用 $CaCl_2$ 固化成囊或成球。

（4）壳聚糖（chitosan） 为甲壳素脱乙酰化后制得的一种天然聚阳离子型多糖，可溶于酸或酸性水溶液，无毒、无抗原性，在体内能被溶菌酶等酶解，具有优良的生物降解性和成膜性。

（5）蛋白类 常用的有（人或牛）血清蛋白、玉米蛋白、鸡蛋白、酪蛋白等蛋白，无明显抗原性、可生物降解，可通过加热交联固化或加化学交联剂固化。

（6）其他 淀粉及其衍生物，如羟乙淀粉、羧甲淀粉等；葡聚糖及其衍生物。

2. 半合成高分子材料 多是纤维素衍生物，具有毒性小、黏度大、成盐后溶解度增大的特点。

（1）羧甲基纤维素盐 属于阴离子型高分子电解质。如羧甲基纤维素钠（CMC-Na），常与明胶配合作复合材料。CMC-Na 在酸性环境中不溶，水溶液黏度大，有抗盐能力和一定的热稳定性。

（2）纤维醋法酯（cellacefate） 由部分乙酰化的纤维素与苯二甲酸酐缩合而成。不溶于水、乙醇，溶于丙酮，可溶于 pH 值大于 6 的水溶液。可单独使用（用量一般为 30g/L），也可与明胶配合使用。

（3）乙基纤维素（ethylcellulose，EC） 化学稳定性高，适于作为多种药物的囊材，不溶于水、甘油、丙二醇，可溶于乙醇，易溶于乙醚，遇强酸易水解，故不适于强酸性药物。

（4）甲基纤维素（methylcellulose，MC） 在冷水中溶胀成澄清或微浑浊的胶体溶液，在热水中不溶，不溶于无水乙醇、三氯甲烷、乙醚。可与明胶、CMC-Na、聚维酮（PVP）等配合使用。

（5）羟丙甲纤维素（hydroxypropyl methylcellulose，HPMC） 溶于冷水中成为澄清或微浑浊的胶体溶液，不溶于热水，在无水乙醇、乙醚、丙酮中几乎不溶。多与其他材料配合使用。

3. 合成高分子材料 分为生物不降解和生物降解两类。

（1）聚酯类 聚酯类作为一类可生物降解材料，近年来得到广泛应用，基本上都是羟基酸或其内酯的聚合物。常用的有聚乳酸（polylactic acid，PLA）和乳酸 – 羟基乙酸共聚物（lactic acid-glycolic acid，PLGA）。

PLA 不溶于水、乙醇，可溶于二氯甲烷、三氯甲烷、丙酮。常作为缓释骨架材料、微囊和微球的载体材料。在体内降解为乳酸，最后成为水和二氧化碳。PLGA 不溶于水，可溶于二氯甲烷、三氯甲烷、丙酮、乙酸乙酯等有机溶剂。

此外，还有聚碳酸酯、ε- 己内酯与丙交酯共聚物、聚氰基丙烯酸烷酯类等。

（2）聚酸酐 如脂肪族聚酸酐、芳香族聚酸酐、不饱和聚酸酐、可交联聚酸酐等。可生物降解，不溶于水，可溶于二氯甲烷、三氯甲烷等。

（3）聚酰胺 无毒，安全，在体内不可生物降解，不吸收。可溶于苯酚、甲酚、甲酸等，不溶于醇类、酯类、酮类，在酸性溶液中易破坏。

三、微囊与微球的制备方法

（一）微囊的制备

微囊的制备方法包括物理化学法、物理机械法和化学法三大类。

1. 物理化学法 该法在液相中进行，囊心物与囊材在一定条件下形成新相析出，故又称为相分离法。相分离法所用的设备简单，高分子材料来源广泛，可用于多种类别药物微囊的制备。相分离法又分为单凝聚法、复凝聚法、溶剂－非溶剂法、改变温度法和液中干燥法。

（1）单凝聚法 系在高分子囊材溶液中加入凝聚剂，使囊材的溶解度降低而凝聚成囊。该法适用于水不溶性药物微囊的制备。

1）基本原理：将药物分散在一种囊材的水溶液中，然后加入凝聚剂（硫酸钠溶液、硫酸铵溶液等强亲水性电解质，或乙醇、丙酮等强亲水性非电解质），由于囊材分子水合膜的水分子与凝聚剂结合，使囊材的溶解度降低，分子间形成氢键，最后从溶液中析出而凝聚形成微囊。这种凝聚是可逆的，一旦解除促进凝聚的条件（如加水稀释），微囊会瓦解。因此凝聚成囊后，还需加入固化剂以形成不可逆的微囊。

2）制备工艺流程：以明胶为囊材的单凝聚法制备微囊的工艺流程，见图18-8。

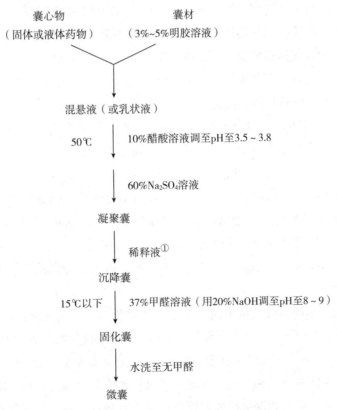

图18-8 单凝聚法制备微囊的工艺流程

①稀释液：即 Na_2SO_4 溶液，其浓度由凝聚囊系统中的 Na_2SO_4 浓度（如为 a%）加 1.5%［得（a+1.5）%］，稀释液体积为凝聚囊系统总体积的 3 倍，稀释液温度为 15℃。所用稀释液浓度过高或过低，可使凝聚囊粘连成团或溶解。

3）影响成囊的因素

①凝聚系统的组成：可用三元相图来寻找成囊系统产生凝聚的组成范围。如明胶－水－硫酸钠系统的单凝聚三元相图（见图18-9）。

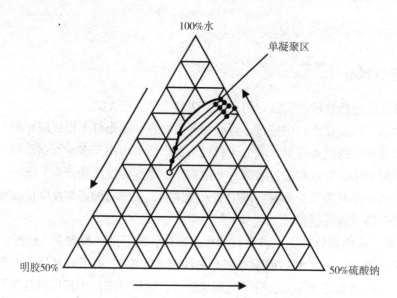

图18-9 明胶－水－硫酸钠系统的单凝聚三元相图

②囊材溶液的浓度与温度：增加囊材的浓度可加速胶凝，但浓度降低到一定程度则不能胶凝。同一浓度时温度愈低愈易胶凝，而高过某温度则不能胶凝，浓度愈高可胶凝的温度上限愈高。如5%明胶溶液在18℃以下即胶凝，而15%明胶可在23℃以下胶凝。

③药物及凝聚相的性质：单凝聚法要求药物在水中不溶，微囊化的难易还取决于药物与囊材的亲和力，亲和力强的易被包裹成囊。囊心物过于疏水或亲水均不利于包裹成囊。这是由于囊心物易溶于水或亲水性很强时，只能存在于水相而不能混悬于凝聚相中成囊；若囊心物过分疏水，因凝聚相中含大量的水，则药物既不能混悬于水相中，也不能混悬于凝聚相中，同样不能成囊。

④交联剂的影响：为防止微囊重新溶解或粘连，须加入交联剂固化微囊。常用甲醛作交联剂，可与明胶发生胺醛缩合反应而使明胶分子相互交联，反应的最佳pH值为8～9。若药物在碱性环境中不稳定，可改用戊二醛，在中性介质使明胶交联。

⑤凝聚囊的流动性及其与水相间的界面张力：为了得到良好的球形微囊，凝聚囊应有一定的流动性。如A型明胶制备微囊时，通常保持溶液pH值在3.2～3.8，明胶分子中有较多的NH_4^+，可吸附较多的水分子，降低凝聚囊－水间的界面张力，凝聚囊的流动性可得到改善，以利囊成球形。若pH值为10.0～11.0则不能成囊，因接近等电点，有大量的黏稠块状物析出。而B型明胶则不调pH也能成囊。

⑥凝聚剂的影响：明胶的分子量不同，使用的凝聚剂不同，其成囊pH也不同。如甲醇作凝聚剂，仅分子量（M_r）$3×10^4～5×10^4$明胶在pH值6.0～8.0能凝聚成囊，而用硫酸钠作凝聚剂，分子量（M_r）$3×10^4～6×10^4$明胶在pH值2.0～12.0均能凝聚成囊。

（2）复凝聚法 系用两种带相反电荷的高分子材料作为复合囊材，在一定条件下，溶解度降低而自溶液中析出，且与囊心物凝聚成囊。该法适用于难溶性药物微囊的制备。可选用明胶－阿拉伯胶、明胶－CMC、明胶－CAP、明胶－海藻酸盐、海藻酸盐－聚赖氨酸、海藻酸盐－壳聚糖、海藻酸－白蛋白、白蛋白－阿拉伯胶等作复合囊材。

1）基本原理：以明胶 – 阿拉伯胶囊材为例。将溶液 pH 调至明胶的等电点以下（如 pH 值 4.0 ~ 4.5）使之带正电，而阿拉伯胶带负电，由于电荷相互吸引形成不溶性复合物，溶解度降低而凝聚成囊。

2）制备工艺流程：以明胶 – 阿拉伯胶为囊材的复凝聚法制备微囊的工艺流程，见图 18-10。

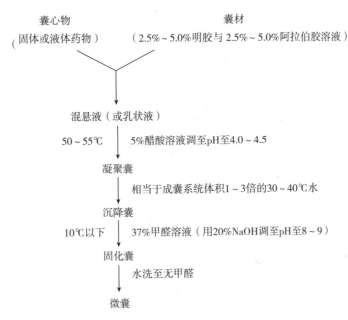

图 18-10　复凝聚法制备微囊的工艺流程

如以明胶与阿拉伯胶为复合囊材制备的左炔诺孕酮 – 戊酸雌二醇微囊（图 18-11），粒径小于 10μm 的占 3.1%，粒径大于 130μm 的占 0.22%，粒径 10 ~ 60μm 的占 82.6%。微囊化后，药物有显著的缓释作用。

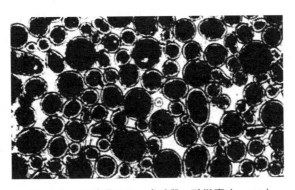

图 18-11　左炔诺孕酮 – 戊酸雌二醇微囊（×100）

用明胶及阿拉伯胶为复合囊材，水、明胶、阿拉伯胶三者的组成与凝聚现象的关系见图 18-12。图中 K 为复凝聚区，即可形成微囊的区域；P 为曲线以下两相分离区，两溶液不能混溶亦不能形成微囊；H 为曲线以上两溶液可混溶形成均相的溶液区。A 点代表 10% 明胶、10% 阿拉伯胶和 80% 水的混合液，必须加水稀释，沿 A → B 虚线进入凝聚区 K 才能发生凝聚。相图说明，两溶液发生复凝聚时，除 pH 为主要条件外，浓度也是重要条件。

与单凝聚法相似，复凝聚法制备微囊时也要求药物表面必须能为囊材凝聚相所润湿，从而使药物能混悬或乳化于该凝聚相中，才能随凝聚相分散而成囊。此外还应使凝聚相保持一定流动性（如控制温度或加水稀释等），这是保证囊形良好的必要条件。

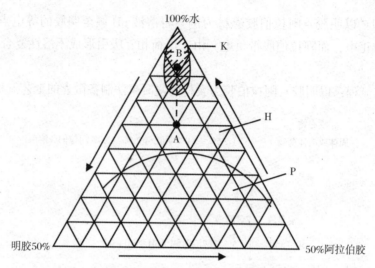

图 18-12　明胶 - 阿拉伯胶 - 水的三元相图（pH 值 4.5）

（3）溶剂 - 非溶剂法　系在囊材溶液中加入一种对囊材不溶的溶剂（非溶剂），引起相分离，而将药物包裹成囊。药物可以是固体或液体，但必须对溶剂和非溶剂均不溶解，也不起反应。

（4）改变温度法　系应用溶解度随温度变化显著的高分子材料作为囊材，通过改变体系的温度引起囊材产生相分离而制备微囊。该法制备微囊不需加凝聚剂，而通过控制温度成囊。如以乙基纤维素（EC）作囊材时，可先在高温溶解，后降温成囊。

（5）液中干燥法　也称为乳化 - 溶剂挥发法。系从乳状液中除去分散相中的挥发性溶剂以制备微囊（球）。本法不需调节 pH、较高的加热条件或采用特殊的反应剂，因此可用于易失活或不稳定药物微囊（球）的制备。液中干燥法制备微囊（球）的基本工艺流程为：首先将载体材料溶解在易挥发的溶剂中，并将药物分散在此溶液中，然后加入连续相及乳化剂混合乳化，制成乳状液。蒸发除去材料的溶剂，若药物不溶于载体材料的溶剂，制得的是微囊，反之则是微球。

液中干燥法的工艺包括两个基本过程：溶剂萃取过程（两液相之间）和溶剂挥发过程（液相和气相之间）。按连续相不同，可分为水中干燥法和油中干燥法；按操作方法不同，可分为连续干燥法、间歇干燥法和复乳法。其中连续干燥法工艺较简单，且成囊（球）性好。连续干燥法制备微囊（球）时，若材料的溶剂与水不相混溶，多选用水作连续相，加入亲水性乳化剂，制成 O/W 型乳状液；也可用高沸点的非极性液体（如液状石蜡）作连续相，制成 O/O 型乳状液。若材料的溶剂能与水混溶，则用液状石蜡作连续相，加入油溶性乳化剂，制成 W/O 型乳状液。应注意材料溶剂在连续相中应有一定的溶解度，否则，萃取过程无法实现。此外，还可制成 W/O/W、O/W/O 型复乳。W/O/W 型复乳 - 溶剂挥发法是制备多肽、蛋白类药物微囊（球）最常用的方法。

如利培酮微球的制备：将利培酮与 PLGA（3∶4, W/W）溶于二氯甲烷中，将此溶液分散到二氯甲烷饱和的 1%PVA 水溶液中，用均质器均质（3400r/min，2 分钟）制成 O/W 型乳状液，再通过溶剂萃取、室温下搅拌 3 小时蒸发以及减压蒸发除净有机溶剂，蒸馏水洗后离心收集微球，过 25μm 和 212μm 筛除去细粒子和大粒子，然后冷冻干燥，即得利培酮微球（图 18-13）。

2. 物理机械法　物理机械法主要有喷雾干燥法、喷雾冷凝法、空气悬浮法、超临界流体法等，其中以喷雾干燥法最常用。

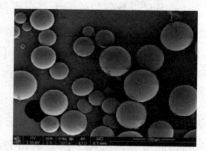

图 18-13　利培酮微球扫描电镜图

（1）喷雾干燥法 系指先将药物分散或溶解在载体材料的溶液中，再将此混合液经由喷嘴以雾滴的形式喷入惰性热气流中，溶剂快速蒸发，液滴收缩成球形，即得。若药物不溶于材料溶液，可得到微囊；若药物能溶解于材料溶液，则得微球。

喷雾干燥法的影响因素包括混合液的黏度、药物及载体材料的浓度、喷雾的方法和速率、干燥速率等。

（2）喷雾冷凝法 系将药物分散于熔融的载体材料中，再喷于冷气流中凝结成囊。常用的载体材料有蜡类、脂肪酸和脂肪醇等，它们在室温下均为固体，而在较高温度下能熔融。

（3）空气悬浮法 又称为流化床包衣法，系利用强的热气流使囊心物悬浮在包衣室中，囊材溶液通过喷嘴射散于囊心物表面，热气流将溶剂快速挥干，囊材在囊心物表面形成薄膜而得微囊。在悬浮成囊的过程中，尽管药物已微粉化，但仍可能粘结，因此常加入滑石粉或硬脂酸镁加以克服。

（4）超临界流体法 系利用超临界流体的溶解 – 分散能力制备微球。通常应用二氧化碳，它不仅无毒、价廉、不燃烧、液态时溶解能力强，而且临界温度（31.3℃）和临界压力（7.38MPa）较低，临界温度低有利于处理热敏感药物，临界压力低可增加安全性、降低设备成本。

3. 化学法 系利用溶液中单体或高分子的聚合反应或缩合反应制备微囊。该法不加凝聚剂，通常先制成 W/O 型乳状液，再利用界面缩聚或射线辐照进行交联固化。

（1）界面缩聚法 又称为界面聚合法，系在分散相（水相）与连续相（有机相）的界面上发生单体的聚合反应生产聚合物，将囊心物包裹成微囊。

如水相中含有 1,6- 己二胺和碱（硼砂），有机相为含对苯二甲酰氯的环己烷、三氯甲烷溶液，将上述两相混合搅拌，在油水界面上发生缩聚反应，生成聚酰胺，反应式为：

$$n H_2N （CH_2）_6 NH_2 + n ClCOC_6H_4COCl \longrightarrow Cl [COC_6H_4CONH （CH_2）_6 NH]_n H + 2n HCl$$

$$Na_2B_4O_7 + HCl + 7H_2O \longrightarrow 4H_3BO_3 + NaCl + NaCl + NaOH + H_2O$$

由于缩聚反应的速率超过 1,6- 己二胺向有机相扩散的速率，故反应生成的聚酰胺几乎完全沉积于界面成为囊材。

例如，门冬酰胺酶微囊：取门冬酰胺酶及门冬酸溶于人 O 型血红蛋白液（比酶更易与二甲酰氯反应并且结合到壁膜中）和 pH 值 8.4 硼酸盐缓冲溶液中，加 1,6- 己二胺碱性硼酸钠溶液，置反应瓶中，再加混合试剂（环己烷、三氯甲烷、脂肪酸山梨坦 85 混匀组成），置冰浴搅拌，加对苯二甲酰氯，继续搅拌，最后加入混合溶剂再搅拌，显微镜下观察已形成微囊。此囊立即转入离心管中，离心、倾去上清液，加入分散液（聚山梨酯 20 加蒸馏水），搅拌，加入蒸馏水再搅拌，倾去上清液，将微囊混悬于生理盐水中，4℃保存。

（2）辐射化学法 系利用 ^{60}Co 产生 γ 射线的能量，使聚合物（明胶或 PVA）交联固化，形成微囊。该法工艺简单，但一般仅适于水溶性药物，并需有辐射条件。例如，两步法制备门冬酰胺酶明胶微囊：将 5% 明胶溶液与液状石蜡（含乳化剂硬脂酸钙）搅拌乳化，形成 W/O 型乳状液，通入氮气驱氧，用 ^{60}Co 源照射使明胶交联成囊，超速离心，倾去液状石蜡，将所得微囊依次用乙醚和乙醇洗涤，真空低温干燥，得粉末状空白微囊。将此空白微囊浸入门冬酰胺酶水溶液中吸附药物，然后置干燥器中充分脱水，即得。

（二）微球的制备

微球的制备方法与微囊制备大体相似，根据材料和药物的性质不同可采用不同的成球技术，常用的方法有乳化分散法、凝聚法、聚合法、喷雾干燥法等。乳化分散法包括加热固化法、乳化交联法、乳化－溶剂挥发法。凝聚法与微囊制备中的相分离－凝聚法基本一致。

　　乳化交联法系将含药物和载体材料（如明胶、白蛋白、聚乙烯醇等）的水相，与含乳化剂的油相搅拌乳化，形成 W/O 型或 O/W 型乳状液，然后加入化学交联剂（发生胺醛缩合或醇醛缩合反应）固化，制得微球。油相可使用蓖麻油、橄榄油或液状石蜡等。也可用两步法制备微球，即先采用乳化交联法制备空白微球，再选择既能溶解药物又能浸入空白微球的适当溶剂系统，用药物溶液浸泡空白微球后干燥即得。两步法适用于对水相和油相都有一定溶解度的药物，优点是药物溶液可反复用于浸泡，从而提高药物收率。

　　加热固化法系利用蛋白质遇热变性凝固的性质，固化、分离制备的微球。常用的载体材料为血清白蛋白，药物须溶于水。将药物与白蛋白水溶液混合，加入含乳化剂油相中，制成 W/O 型初乳；另取适量油加热至 100～180℃，在恒定速度搅拌下加入初乳，维持一定时间，使白蛋白乳滴固化形成微球，然后用适宜的溶剂洗除微球表面的油，干燥即得。

四、影响微囊和微球粒径的因素

　　粒径直接影响药物的释放、生物利用度、载药量、有机溶剂残留量以及体内分布与靶向性等，是衡量微囊、微球质量的重要指标。

　　影响微囊粒径的因素：①囊心物大小：微囊的粒径及分布主要取决于囊心物大小，可通过先乳化再微囊化，制得粒径均匀的微囊。②囊材用量：一般药物粒子越小，其表面积越大，要制成囊壁厚度相同的微囊，所需囊材越多。在囊心物粒径相同的条件下，囊材用量越多，微囊的粒径越大。③制备方法：通常空气悬浮法制备的微囊粒径较大，相分离法制成的微囊粒径可小到 2μm。④制备温度和搅拌速率：制备温度不同，所得微囊的收率、粒径及分布均不同，通常温度越高，微囊粒径越小，但温度过高会影响成囊。搅拌速率越快，微囊粒径越小，但搅拌速率过快，可导致微囊碰撞合并而使粒径变大。⑤附加剂浓度：附加剂的用量影响微囊的粒径，如乳化剂的用量会影响乳滴的大小，进而影响制得的微囊的大小。

　　与微囊相似，影响微球粒径的因素：①药物浓度：药物浓度不同，微球的载药量可能不同，其粒径也会不同。②附加剂：如表面活性剂的种类及用量会影响乳滴的大小，从而影响微囊的大小。③制备方法：制备方法及制备工艺不同，可能使制得的微球的粒径存在差异。④制备时的搅拌速率：一般来说，搅拌速率越快，微球的粒径越小。

五、微囊和微球的质量评价

　　微囊、微球的质量评价主要包括形态、粒径及其分布，载药量和包封率，突释效应或渗漏率，释药速率，有害有机溶剂残留量，体内分布。

　　微囊、微球制剂应提供载药量和包封率的数据。载药量是指微囊、微球制剂中所含药物的重量百分率。若得到的是分散在液体介质中的微囊、微球制剂，应通过适当方法（如凝胶柱色谱法、离心法或透析法）进行分离测定后，计算包封率，包封率一般不得低于 80%。

　　药物在微囊、微球制剂中的情况一般有三种，即吸附、包入和嵌入。为掌握微囊、微球中药物的释放规律、释药时间，必须进行释药速率测定。在体外释放试验时，表面吸附的药物会快速释放，称为突释效应。开始 0.5 小时内的释放量应低于 40%。若微囊、微球制剂产品分散在液体介质中贮存，应检查渗漏率。

　　具有靶向性的微囊、微球制剂，应提供靶向性数据，进行体内分布试验。

　　此外，微囊、微球制剂还应符合有关制剂通则的规定。

六、举例

例1　复方醋酸甲羟孕酮微囊注射液

【微囊处方】醋酸甲羟孕酮（ME）450g，戊酸雌二醇（EV）150g，明胶适量，阿拉伯胶粉适量，5%醋酸溶液适量，36%甲醛溶液适量，20%氢氧化钠溶液适量。

【注射液处方】ME-EV（重量比3∶1）微囊，羧甲基纤维素钠0.5%，氯化钠0.9%，硫柳汞0.001%，注射用水适量，共制成60L（30000支）。

【制备】醋酸甲羟孕酮与戊酸雌二醇分别用气流粉碎法制成微粉。明胶、阿拉伯胶分别以注射用水溶胀，待其溶解后，用3号垂熔玻璃漏斗抽滤得澄明溶液。用此溶液与醋酸甲羟孕酮及戊酸雌二醇加液研磨，然后混匀，置夹层反应锅内，维持液温50~55℃，不断搅拌，滴加5%醋酸溶液至pH值4.0~4.1，在显微镜下观察成囊后，继续加入总体积1~3倍的40℃的注射用水，冷却至10℃以下，加入36%甲醛溶液继续搅拌，用20%氢氧化钠调至pH值8~9，固化完全后，离心，收集微囊，用注射用水洗微囊至无甲醛为止。将无甲醛微囊混悬于羧甲基纤维素钠等附加剂的溶液中，混匀，测定药物含量后，按2mL含醋酸甲羟孕酮15mg和戊酸雌二醇5mg稀释，分装于2mL安瓿中熔封，100℃灭菌15分钟，即得。

例2　醋酸亮丙瑞林注射微球

【处方】醋酸亮丙瑞林450mg，PLGA（75∶25）4g，明胶80mg，二氯甲烷5mL，0.25%聚乙烯醇溶液1250mL，甘露醇适量，注射用水适量。

【制备】将明胶和醋酸亮丙瑞林溶于0.5mL 60℃注射用水中作为内水相，PLGA溶于5mL二氯甲烷作为油相，两种溶液混合均质乳化制得W/O型一级乳。为增加内水相黏度，将一级乳冷却至15~18℃，然后在搅拌（6000r/min）下，加入1250mL含0.25%聚乙烯醇的冰水中，制得W/O/W复乳，随后温和搅拌3小时，除去有机溶剂，得半干的微球。将微球过74μm孔径细筛除去大微粒，经两次水洗、离心后，收集微球，重新混悬于甘露醇溶液中，经冷冻干燥，即得。

【注解】该产品具有长效作用，可缓释1个月，用于激素依赖性肿瘤的治疗。为便于工业化生产，所有操作均在无菌条件下进行，各种原材料在制备前用微孔滤膜过滤除菌。

第六节　纳米粒制备技术

一、概述

纳米粒（nanoparticles）系指药物或与载体辅料经纳米化技术分散形成的粒径在10~1000nm的含药粒子。主要包括药物纳米晶（nanocrystals）和载药纳米粒。仅由药物分子组成的纳米粒称为纳米晶或纳米药物。载药纳米粒可分为骨架实体型的纳米球（nanospheres）和膜壳药库型的纳米囊（nanocapsules）。药物可以溶解、包裹于其中或吸附在表面。以白蛋白等高分子材料作为药物载体形成的纳米粒称为聚合物纳米粒，以脂质材料作为药物载体形成的纳米粒称为脂质纳米粒。

药物纳米粒具有以下特点：①药物纳米晶可改善难溶性药物的口服吸收，提高生物利用度。②载药纳米粒可增强药物的靶向性。纳米粒极小的粒径使其可从肿瘤有隙漏的内皮组织血管中逸出，进入肿瘤内并在此浓集，发挥疗效。亲脂性材料制成的纳米粒，或对纳米粒表面进行修饰使其表面亲油，可使纳米粒达到淋巴系统靶向。纳米粒表面进行抗体或配体修饰，可增强其靶向性。③对纳米粒表面进行修饰使其表面亲水，可延长药物在体内的循环时间。④作为生物大分子药物的特殊载体，载药纳米粒可防止该类药物在消化道的失活，因其粒径极小，可被肠道黏膜吸收并进入肠壁，有利于药物的吸收、体内稳定性；可用于口服、注射、吸入等多种给药途径。⑤增加药物跨越生物膜屏障的能力。

二、药物纳米晶的制备方法

药物纳米晶的制备方法可分为自上而下（top-down）法和自下而上（bottom-up）法两类。自上而下法是将大的药物颗粒分散成纳米尺度的药物粒子，包括介质研磨法、高压均质法。自下而上法则是将药物从溶液中析出，形成纳米尺度的沉淀或结晶，包括沉淀法、乳化法等。为了获得稳定的纳米结晶，还需加入稳定剂，常用的稳定剂有表面活性剂、高分子聚合物等，如明胶、聚乙烯醇、聚山梨酯 80、泊洛沙姆 188 等。

1. 沉淀法 沉淀法是先将难溶性药物溶解到一种良溶剂中形成溶液（有机相），然后在搅拌下将此溶液加入可与第一种溶剂互溶的另一种不良溶剂中，使药物迅速达到过饱和状态，析出结晶。通过控制结晶条件，可制得纳米药物结晶。该方法操作简单，成本较低，但存在有机溶液残留的问题。

2. 介质研磨法 介质研磨法是将药物粉末分散在含有稳定剂的分散介质中，和研磨介质一起置于专用的研磨机中，依靠研磨杆的高速运动，使药物颗粒与研磨介质、器壁之间发生剧烈碰撞，从而将药物颗粒粉碎得到纳米结晶。研磨介质主要有玻璃珠、陶瓷珠、不锈钢珠和高交联度聚苯乙烯树脂。该法适用范围广，可用于水和有机溶剂中均不溶的药物；制备过程简单，易于大规模生产。但在研磨过程中会出现研磨介质的溶蚀、脱落，且需要时间较长。目前，应用该技术的上市产品有西罗莫司（Rapamune）片剂、阿瑞匹坦（Emend）胶囊剂、非诺贝特（TriCor）片剂、醋酸甲地孕酮（Megace ES）口服纳米混悬液等。

3. 高压均质法 高压均质法首先将微粉化药物制成粗混悬液，然后在高压均质机高压泵的作用下药物粒子高速流经匀化阀的狭缝，产生强大的高剪切作用力和空化作用，将药物粒子粉碎，经过多次高压均质后得到纳米药物粒子。该法可用于水和有机溶剂中均不溶的药物；技术简单、工艺重复性较好；可无菌生产，特别适于制备注射用无菌纳米制剂。但周期长、设备能耗高且易磨损；熔点低的药物，需采用冷冻干燥技术进行后处理，成本较高。应用高压均质技术上市的药物有非诺贝特（Triglide）。

4. 乳化法 乳化法系将药物溶解于有机溶剂（如二氯甲烷、乙酸乙酯等），然后滴入水相中乳化形成 O/W 型乳剂，再通过升温、减压或连续搅拌等方式挥发有机溶剂。该法不适于大规模生产。大规模生产可采用乳化–溶剂扩散法。

三、载药纳米粒的制备方法

（一）聚合物纳米粒的制备

聚合物纳米粒所用的载体材料种类与前述微囊、微球所用材料基本相同。包括天然高分子材料（明胶、白蛋白、纤维素衍生物、淀粉及其衍生物、海藻酸钠、壳聚糖及其衍生物等）和合成高分子材料（PLA、PLGA、聚氰基丙烯酸烷酯、聚己内酯、聚酸酐等）。聚合物纳米粒的制备方法分为单体聚合法和聚合物分散法。

1. 单体聚合法

（1）乳液聚合法　以水作连续相的传统的乳液聚合法是目前制备聚合物纳米粒的重要方法。将单体分散于含乳化剂水相的胶束内或乳滴中，单体遇阴离子引发剂（如 OH^-、CH_3O^-、CH_3COO^-）或其他引发剂或经高能辐射发生聚合反应，单体快速扩散使聚合物链进一步增长，形成纳米粒。此法应用广泛，但可能残留毒性低聚物或单体，与多肽和蛋白类药物交联可导致药物失活。

例如，聚氰基丙烯酸烷酯（polyalkylcyano acrylate，PACA）纳米粒的制备：将氰基丙烯酸烷酯单体在搅拌下滴入含药物、乳化剂与稳定剂的酸性水溶液（水相）中，搅拌乳化。调 pH 值至 2，继续搅拌，即得纳米粒。通常制得的聚合物分子量低，纳米粒软而易于粘连，故稳定剂的应用特别重要，常用的稳定剂有右旋糖酐 70 及泊洛沙姆 188。

也可使用无乳化剂的方法，反应体系由水、水溶性引发剂（如过硫酸钾）和单体组成。通过使用离子型引发剂或非离子型共聚单体使纳米粒稳定。如聚甲基丙烯酸甲酯纳米粒由 γ 辐射乳化聚合法或化学引发聚合法制备。

（2）亚微乳聚合法　与传统乳液聚合法不同，该法应用低分子化合物为助乳化剂，且需使用高剪切方法（超声等）。因亚微乳为不稳定体系，所以需高速剪切使其达到稳定状态，其界面张力大于零。如以十二烷基硫酸钠 / 十二烷基硫醇为乳化剂和助乳化剂制备聚甲基丙烯酸甲酯纳米粒。

（3）纳米乳聚合法　该法是一种有效制备聚合物纳米粒的新方法。将水溶性引发剂加到含有胶束的纳米乳水相中，聚合反应从自发形成的热力学稳定状态开始，与高浓度表面活性剂体系有关。如使用十二烷基硫酸钠 / 琥珀酸二异辛酯磺酸钠的混合表面活性剂体系，可制得粒径小于 40nm 的聚丙烯酸丁酯纳米粒。

（4）界面聚合法　该法用于制备纳米囊。药物与有机相混合（油相），在不断搅拌下与含有表面活性剂的水相混合，然后加入油溶性且与水易混溶的扩散溶剂，将单体引至乳滴表面，在油水界面自发乳化使聚合反应发生。然后超速离心分离纳米囊，再用适宜的方法除去其中的有机溶剂，干燥，即得载药纳米囊。这种纳米囊的制备方法较纳米球复杂。为成功制得纳米囊，应注意避免乳滴内部发生聚合反应。此外，适宜的相组成和共溶剂也是关键因素。

（5）自由基聚合法　近年开发的可控自由基聚合为聚合物纳米粒的制备开辟了一种新的途径，氮氧稳定自由基聚合、原子转移自由基聚合和可逆加成断裂链转移聚合已成功用于可控聚合。纳米粒的粒径取决于控制剂、单体、引发剂的性质和浓度，以及乳剂类型。控制剂的性质是其中的关键因素。

2. 聚合物分散法　纳米粒也可用天然或合成的大分子化合物（如聚合物、蛋白质、多糖等）作为载体材料制备获得。此法的主要优点是可以避免由于可能存在的毒性残存单体、低聚物、表面活性剂、引发剂等需要后续对纳米粒进行繁琐的纯化。

（1）乳化 – 溶剂蒸发法　该法是聚合物分散法中最早被用于制备纳米粒的方法，是借助于乳化剂的作用，制备水溶性或水不溶性药物的纳米粒。将聚合物溶解在二氯甲烷、三氯甲烷、醋酸乙酯等有机溶剂中，加入药物使其溶解或分散在聚合物溶液中（油相），再将混合液分散于含有表面活性剂 / 乳化剂（如明胶、聚乙烯醇、聚山梨酯 80、泊洛沙姆 188 等）的水相中，通过高压乳匀或超声处理乳化成乳剂（O/W 型乳剂或 W/O/W 型复乳）。然后蒸去溶剂，超速离心收集纳米粒，水洗除表面活性剂，冷冻干燥，即得载药聚合物纳米粒。纳米粒的粒径取决于溶剂蒸发前形成乳滴的粒径。乳化剂和溶剂的种类和用量、溶剂的蒸发速度、聚合物的分子量、乳化方法等对纳米粒的理化性质、药物包裹率及药物的释放有显著影响。

例如，曲安奈德聚乳酸纳米粒的制备：取曲安奈德 20mg 与 PLA 400mg 溶于 2mL 三氯甲烷中为油相，与 0.5% 明胶溶液 40mL 在 15℃ 以下超声乳化 45 分钟制得 O/W 型乳状液，升温至 40℃ 缓慢蒸发三氯甲烷，再超声蒸发 45 分钟除尽三氯甲烷，离心，水洗后将纳米粒混悬于水，冻干。所得纳米粒平均粒径为 476nm，收率 79.2%，载药量 4.5%。

（2）乳化 – 溶剂扩散法　该法是溶剂蒸发法的改良，有机相由水溶性溶剂（如丙酮、甲醇）和水不溶性有机溶剂（如二氯甲烷、三氯甲烷）的混合液组成。因为水溶性溶剂的自发扩散，使两相间产生内表面的湍流，从而导致细小粒子的形成。随着水溶性溶剂浓度的增加，粒径显著减小。

还可应用自动乳化法制备水溶性或水不溶性药物的纳米粒。例如，那法瑞林（nafarelin acetate，NA）PLGA 纳米球的制备：将 120mg PLGA、3mg NA 混悬于经 0.2μm 滤膜过滤的 1.5mL 水中，加混合溶剂（15mL 丙酮、0.5mL 二氯甲烷），倾入经抽气减压、中等速度搅拌的 50mL 2%PVA 水溶液中，形成 O/W 型乳状液，丙酮迅速扩散进入水相，使水相及有机相间的界面张力明显降低；同时，界面的扰动增大了界面积，使有机相乳滴粒径进一步减小，形成纳米乳滴；丙酮进一步扩散出而水扩散入乳滴，引起聚合物沉积，形成纳米球。经 3~4 小时，二氯甲烷从混合溶剂中挥发，纳米球在水中进一步固化。用 1.0μm 滤膜过滤后，滤液超速离心（156200r/min）1 小时，除去游离的药物并洗去 PVA，所得的纳米球再分散于水中，超速离心，即得 200~300nm 粒径的纳米球。

（3）加热变性法　利用白蛋白受热变性，可制备白蛋白纳米粒。将白蛋白和药物溶解或分散于水中（水相），与油相制得 W/O 型乳状液，将此乳状液快速滴加到 100℃ 以上的热油中，水分蒸发，同时白蛋白变性形成纳米球，离心分离，洗除纳米球表面附着的油，即得载药纳米球。

（4）盐析法　该法利用盐析作用，使水溶性有机溶剂从水相中分离形成两相，制备乳状液，再扩散除去有机溶剂，制得纳米粒。此法可认为是乳化 – 溶剂扩散法的改进，一般是将溶有聚合物和药物的丙酮溶液加到含有电解质（如氯化镁、氯化钙、醋酸镁）或非电解质（蔗糖）和稳定剂（如聚维酮、羟乙基纤维素）的水溶液中，制成 O/W 型乳剂，然后用足量的水稀释，使丙酮扩散到水相中以诱导形成纳米粒。此法的关键是起盐析作用的物质的选择。

（5）透析法　将聚合物溶于有机溶剂（二甲亚砜、二甲基甲酰胺、二甲基乙酰胺等）后，放入具有适宜截留分子量的透析袋内，然后置于聚合物的不良溶剂中进行透析，随着有机溶剂从透析袋中移除，聚合物溶解度降低，逐渐聚集，形成纳米粒悬液。该法简单，制得的纳米粒粒径小且分布窄。

（6）超临界流体技术

1）快速膨胀法：将聚合物溶于超临界流体（如二氧化碳）中，然后通过喷嘴快速喷出，超临界流体迅速膨胀气化，使聚合物沉淀，形成纳米粒。该法无有机溶剂残留；仅适于分子量小的聚合物纳米粒制备；大多数聚合物因不溶或略溶于超临界流体，不宜使用此法。主要用于制备 PLGA 等生物可降解聚合物的载药纳米粒。

2）抗溶剂法：将药物与聚合物溶于适当的有机溶剂中，在高压下充入足量的超临界流体作为抗溶剂，使聚合物和药物的溶解能力急剧降低，包裹药物的聚合物析出，除去有机溶剂，减压收集得载药纳米粒。

此外，还可对纳米粒表面进行修饰，以获得不同特殊性能。如 PEG 修饰的纳米粒不易被网状内皮系统识别，可延长纳米粒在体内循环时间；抗体修饰的纳米粒（也称为免疫纳米粒）可借助抗体与靶细胞表面的抗原相互作用，进入靶细胞，达到靶向作用；配体修饰的纳米粒可靶向相应的靶细胞（受体），从而改变纳米粒的体内分布。

（二）脂质纳米粒的制备

脂质纳米粒分为固体脂质纳米粒和纳米结构脂质载体两类。固体脂质纳米粒（solid lipid nanoparticles，SLN）系指以生理相容的高熔点脂质为骨架材料制成的纳米粒。SLN属于第一代脂质纳米粒，是20世纪90年代发展起来的一种新型药物纳米载体，具有物理稳定性高、保护敏感药物不被降解、控制释放和良好的生物相容性等优点，并且可以通过高压乳匀法进行放大生产。但是SLN也存在载药能力有限、药物渗漏等不足。为了克服传统SLN的不足，21世纪初，对SLN进行改进，开发了第二代脂质纳米粒——纳米结构脂质载体（nanostructured lipid carrier，NLC）。与SLN不同的是，NLC以一定比例的液态油或混合油脂代替了SLN中的固体脂质，解决了SLN载药量低、物理稳定性差等缺点，而且具有与SLN同样的控制药物释放作用。

NLC常用的固态脂质主要有饱和脂肪酸甘油酯（硬脂酸、月桂酸、肉豆蔻酸、棕榈酸、山嵛酸等形成的甘油单酯、双酯、三酯及其混合酯）、脂肪酸（硬脂酸、棕榈酸、月桂酸等）、类固醇类（胆固醇等）、蜡类（棕榈酸十六酯等）等。常用的液态脂质主要有辛酸/癸酸甘油酯、月桂酸己酯、棕榈酸异丙酯、2-辛基月桂醇、油酸、亚油酸、液体石蜡、各种天然植物油（如大豆油、玉米油、橄榄油、花生油等）。乳化剂常用的有磷脂类（如大豆磷脂、蛋黄磷脂、卵磷脂）、非离子表面活性剂类（如泊洛沙姆188）、胆酸盐类（如胆酸钠、牛磺胆酸钠、去氧牛磺胆酸钠）等，又以混合乳化剂的效果最佳。SLN与NLC的制备方法相同，以下介绍主要的方法。

1. 高压乳匀法（高压均质法）　该法是制备NLC的常用技术，分为热乳匀法和冷乳匀法，主要使用热乳匀法。先将固体脂质加热熔融，再加入药物和液体脂质混合，然后将熔融液分散于含有表面活性剂的水相中，最后通过高压乳匀机循环乳化，利用高压推动熔融混合液通过仅几个微米的狭缝，在突然减压膨胀和高速冲击碰撞的双重作用下，流体在短距离内加速到很高的速率，极高的剪切力和空穴力将流体液滴破碎成纳米粒。本法操作简单，易于控制，适于扩大生产。

2. 纳米乳法　纳米乳法系先将脂质加热熔融，加入药物、乳化剂、助乳化剂与温水，制成透明、热力学稳定的O/W型纳米乳，再将纳米乳倒入冰水中冷却，即形成NLC分散液。该法的关键是选用恰当的助乳化剂。

3. 溶剂扩散法　将药物和脂质材料在高温下溶于水易混溶有机溶剂中，再将该有机溶液缓缓滴加到含乳化剂的水相中，搅拌后，离心，即得NLC。为了提高载药效率，通常将脂质溶液分散在预先用待包裹药物饱和的水溶液中。

此外，还可采用超声分散法、乳化-溶剂蒸发法等方法制备NLC。

（三）磁性纳米粒的制备

磁性纳米粒是一种凭借外加磁场作用，将注入体内的磁性纳米粒富集在靶区内，达到提高靶区内药物浓度，降低毒副作用的效果。世界上首例应用磁性药物靶向治疗的临床试验是由德国的Lübbe等完成，他们将阿霉素磁性纳米粒（DMN），经静脉注入体内通过在肿瘤部位的皮外提供1个0.8T的恒定磁场，将DMN定位于靶部位。优点是由磁定位，并诱导其发热，同时释放抗癌药物，可使化疗和热疗同步。缺点是磁场聚焦难题尚未解决，其用于深部肿瘤治疗受到较大限制；所用超顺磁性氧化铁存在毒性问题。

磁性纳米粒的制备方法为：

第一步，应用共沉淀反应制备磁流体。取一定量 $FeCl_3$ 和 $FeCl_2$ 分别溶于适量水中，过滤后将两滤液混合，用水稀释至一定量，加入适量分散剂，置超声波清洗器中振荡并同时以 1500r/min 搅拌，在 40℃下以 5mL/min 滴速加入适量 6mol/L NaOH，反应结束后在 40℃保温 30 分钟。将所得混悬液置于磁铁上使磁性氧化铁粒子沉降，弃去上清液后加适量分散剂搅匀，再在超声波清洗器中处理 20 分钟，过孔径 1μm 筛，弃去沉淀，得黑色胶体即为磁流体。其反应如下：

$$Fe^{2+}+2Fe^{3+}+8OH^- \longrightarrow Fe_3O_4+4H_2O$$

第二步，制备含药磁性纳米粒。例如放线菌素 D 磁性纳米球，用 1g 葡萄糖和 1g 枸橼酸溶解在 100mL 蒸馏水中，加入 0.7g 磁流体微粒，超声 15 分钟，垂熔漏斗（孔径 9～15μm）滤去聚结的磁流体，加入 ^3H– 放线菌素 D 2mL 和 ^{14}C– 氰基丙烯酸异丁酯单体 1.5mL，超声 3 小时，用泵循环管道系统以 1mL/min 流速通过置于磁场中的管道，吸着磁性纳米粒，然后移去外面磁铁后，用含 0.7%NaCl 和 0.2% $CaCl_2 \cdot 2H_2O$ 的水溶液 100mL 洗去吸附在管道内的混合物，超声 15 分钟，使磁性纳米球粒均匀混悬，再用垂熔漏斗滤去聚结物，得粒径约 220nm 的放线菌素 D 聚氰基丙烯酸异丁酯磁性纳米球。

此外，还有以碳包铁粉末作为磁性材料制备的纳米粒。

四、纳米粒的质量评价

纳米粒的质量评价内容基本与微囊、微球一致，主要包括：①形态、粒径及其分布；②载药量与包封率；③有害有机溶剂残留量；④突释效应或渗漏率。缓释、控释的纳米粒应测定释放速率；具有靶向性的纳米粒应提供靶向性数据，如药物体内分布数据及体内分布动力学数据等。纳米粒还应符合有关制剂通则的规定。

此外，纳米粒常制成冻干品使用，冻干品的外观应为细腻疏松块状物，色泽均匀；加一定量水振摇，应立即均匀分散成几乎澄清均匀的胶体溶液。再分散性可以用分散有不同量纳米粒的介质的浊度变化表示，如若浊度与一定量介质中分散的纳米粒的量基本呈直线关系，表示能再分散，直线回归的相关系数愈接近 1，表示再分散性愈好。

五、举例

例1 紫杉醇白蛋白纳米粒

【处方】紫杉醇 30mg，人血清白蛋白（HSA）294mg，蒸馏水适量，三氯甲烷 0.55mL，乙醇 0.05mL。

【制备】将紫杉醇溶于三氯甲烷，加入乙醇混匀，作为油相；另将 HAS 溶于蒸馏水（预先用 1% 三氯甲烷饱和）中制成 1% 的 HAS 水溶液，作为水相；在低速剪切下，将油相滴入水相中制成初乳。再通过高压均质机循环均质制得纳米乳，随后旋转蒸发除去有机溶剂，再过 0.22μm 滤膜除菌（必要时还可进一步使用超滤技术除去小分子物质），最后冷冻干燥，得粉末状紫杉醇白蛋白纳米粒。

【注解】所得紫杉醇纳米粒粒径为 130nm。有机相中加入少量乙醇有利于形成小粒子。

例2 阿瑞吡坦（纳米晶）胶囊

【处方】阿瑞吡坦 37.05%，羟丙纤维素 –SL 7.41%，十二烷基硫酸钠 0.14%，蔗糖 37.05%，微晶纤维素 18.14%，十二烷基硫酸钠（微粉）0.21%。

【制备】将阿瑞吡坦和羟丙纤维素 –SL 分散在水中制成浆液，加热到 70℃，在此温度下进行预研磨，使平均粒径 D_{90} 小于150μm，冷却至约5℃，加入十二烷基硫酸钠水溶液，再进行介质研磨，形成由平均粒径约为138nm的颗粒组成的胶体分散体，加入蔗糖水溶液制备包衣分散体，过滤。将此包衣分散体喷到微晶纤维素球上进行流化床包衣制得含药微丸（增重450%），过筛，加入微粉化十二烷基硫酸钠混合，填充到硬胶囊中，即得。

第七节　聚合物偶联药物、抗体偶联药物制备技术

一、聚合物偶联药物

（一）概述

为了改善药物的溶解度和递送，可将药物分子通过化学方法结合到聚合物上，制得聚合物偶联药物（polymer-drug conjugates，PDC）。聚合物偶联药物一般被认为是一种新化学实体，其尺寸通常小于100nm，可归入纳米药物范畴。其中聚合物的类型可根据实际需要进行选择和设计，例如化学组成、分子量、大小、电荷等。相较于天然来源大分子，合成聚合物一般有较低的免疫原性；而如果用于非胃肠道给药，则常要求聚合物具有足够的水溶性。聚合物偶联药物一般由三部分构成。

1. 水溶性聚合物主链　常见的合成聚合物，如聚乙二醇、聚乙烯吡咯烷酮、聚乙烯醇、聚谷氨酸等，也可以使用天然聚合物，如葡聚糖、壳聚糖、透明质酸和蛋白质等。其中，聚乙二醇因其低免疫原性、低毒性、低多分散度及良好的水合能力和柔性，获得广泛应用。此外，末端功能化的聚乙二醇易于修饰和偶联药物。目前临床获批的产品使用的聚乙二醇分子量为5000~40000Da。

2. 连接组件　虽然药物可以直接与聚合物共价结合，但更常见的情况是通过连接子（linker）或间隔基团，以聚合物的空间效应影响药物疗效。此外，连接子还可以设计成环境响应型，如在特定pH、酶解或水解条件下断裂释放药物，从而提高药物的靶向性。

3. 药物　目前聚合物偶联药物主要用于抗肿瘤化疗领域，以改善药物递送和降低副作用。此外，蛋白类药物也适用聚合物偶联设计，如干扰素，主要解决蛋白半衰期短、稳定性低的问题。

（二）聚合物偶联药物的特点和应用

聚合物偶联药物的研发需要有适宜的设计目标，目前主要用于增加药物的溶解度、提高药物稳定性、延长药物的循环时间和/或增强药物靶向性等几个方面。

1. 增加溶解度　难溶性药物（如紫杉醇、喜树碱等）与水溶性聚合物结合可以提高溶解度。例如，OPAXIO®是将紫杉醇与聚（L-谷氨酸）连接的聚合物偶联药物，无需再使用增溶剂即可满足给药的溶解度要求。

2. 提高生物利用度和血浆半衰期　聚合物偶联药物增加了流体力学体积，可以延缓药物的肾脏排泄速率。因为肾脏清除速率与化合物分子量成反比。当分子量超过45000Da时，则很难通过肾脏排泄。例如，当紫杉醇（分子量850Da）和干扰素（分子量20000Da）与水溶性聚合物结合则增加了分子量，从而延长药物的循环时间，降低肾脏清除率。

3. 避免药物降解　聚合物的水合作用和空间位阻可以避免抗体和蛋白水解酶靠近药物，从而防止药物快速降解，这对易酶解的蛋白类药物颇具优势。然而，有报道称当聚乙二醇偶联药物进

入体内后会诱导相应抗体产生，增加药物的清除。

4. 降低聚集性、免疫原性和抗原性　聚合物对共轭化合物提供的亲水性涂层是实现这一性能的关键。水合聚合物链能掩盖蛋白中的疏水区域，增加溶解度并产生空间屏蔽效应，防止蛋白 - 蛋白相互作用甚至聚集。例如，Neulasta® 和 PegIntron® 的天然蛋白有很强的聚集倾向，进行 PEG 偶联化后明显减少聚集，从而降低免疫原性和抗原问题。此外，聚乙二醇化也能提高冻干过程蛋白的稳定性。

5. 促进靶向特定的器官、组织或细胞　将药物或蛋白与水溶性聚合物结合，不仅可以增加其半衰期，还能促进在某些组织的特异性积累。这主要通过靶向基团的修饰或基于增强渗透性和保留率（EPR）效应实现。

二、抗体偶联物

与聚合物偶联药物类似，抗体也可以连接到药物或其他功能试剂上（如放射性同位素）得到抗体偶联物（antibody-drug conjugates，ADC）或免疫偶联物。其工作原理是通过抗体特异性结合靶细胞表位的抗原，将高活性药物或试剂送达细胞内而起效，但目前大多数抗体偶联物的药物负载能力较低，其应用领域包括抗肿瘤治疗或诊断。

第十九章

药物制剂的稳定性

扫一扫，查阅本章数字资源，含PPT、视频等

学习要求

1. **掌握** 药物制剂稳定性的研究意义及研究范畴；影响药物制剂稳定性的主要因素及常用的稳定化方法。

2. **熟悉** 药物制剂稳定性试验方法；制剂中药物的化学降解途径。

3. **了解** 固体药物制剂的稳定性特点。

第一节 概 述

一、药物制剂稳定性研究的意义

药物制剂的最基本要求是安全、有效和稳定，而稳定是保证药物制剂安全和有效的前提。药物制剂的稳定性系指药物制剂从制备到使用期间保持其物理、化学、生物学和微生物学性质稳定的能力。

药物制剂在生产、贮存和使用过程中，会因各种因素导致药物分解、变质，使其疗效降低、副作用增加，甚至产生有毒物质危及患者的健康和生命安全。药物制剂的稳定性研究是基于对制剂及其生产工艺的系统研究和理解，通过设计试验获得制剂的质量特性在各种环境因素（如温度、湿度、光线照射等）的影响下随时间变化的规律，并据此为药品的处方、工艺、包装、贮藏条件和有效期的确定提供支持性信息。因此，通过对药物制剂的稳定性进行研究，探讨影响药物制剂稳定性的因素及使药物制剂稳定化的各种措施，确定药物制剂的有效期，既可保证制剂产品质量，又可减少因制剂不稳定而导致的经济损失。稳定性研究与药品质量研究和质量标准的建立紧密相关，也是药品质量控制研究的重要组成部分。为了科学合理地进行处方设计，提高制剂质量，保证用药的安全、有效，我国在《药品注册管理办法》中对新药的稳定性极为重视，规定新药申请必须呈报有关稳定性资料，且规定上市申请的审评对产品的稳定性和质量可控性应当重点关注。同时，各国药典及药品生产质量管理规范在药品的稳定性方面也都有严格的要求和详细的规定。因此为了提高制剂产品质量，保证其疗效与安全，获得更好的社会效益和经济效益，必须重视并研究药物制剂的稳定性。

二、药物制剂稳定性研究的范畴

药物制剂的稳定性变化一般包括化学、物理学和生物学三个方面。化学稳定性变化系指药物由于水解、氧化等化学降解反应，使药物含量（或效价）降低、色泽产生变化等，包括药物与药物之间，药物与溶媒、附加剂、杂质、容器、外界物质（空气、光线、水分等）之间，产生化学反应而导致制剂中的药物降解变质。

物理稳定性变化系指制剂的物理性能发生变化，如溶液剂出现浑浊、沉淀，乳剂的分层、破裂，混悬剂中药物颗粒结块或粗化，片剂崩解度、溶出速率改变等。一般物理方面的不稳定性仅是药物的物理性质发生改变而药物的化学结构不变。生物学稳定性变化系指制剂由于受微生物污染而导致的腐败、变质等。

药物制剂的各种稳定性变化可能单独发生，也可能同时发生。药物制剂若发生化学稳定性变化，通常不仅会影响制剂的外观，而且可引起药物有效成分的含量变化和临床疗效的降低，甚至会增加制剂的毒副作用，危害较为严重。因此本章重点讨论药物制剂的化学稳定性。

三、药物制剂稳定性的化学动力学基础

20 世纪 50 年代初期 Higuchi 等用化学动力学的原理评价药物制剂的稳定性。化学动力学系研究化学反应速度及反应机制的学科。制剂中的药物以一定的速度降解，降解速度与药物浓度、湿度、pH 和催化剂等因素有关，用化学动力学的方法可以测定药物降解的速度，预测药物的有效期，探讨影响降解速度的因素，从而针对性地采取有效措施，防止或延缓药物的降解。化学动力学在物理化学中已作了详细论述，现将与药物制剂稳定性有关的基本知识简要地加以介绍。

（一）反应速度与反应级数

用单位时间内反应物浓度或生成物浓度的变化来表示反应速度。药物的降解速度一般可表示为：

$$-\frac{dC}{dt}=kC^n \tag{19-1}$$

式中，$\frac{dC}{dt}$ 为反应速率；k 为反应速率常数，与反应物浓度无关，与反应物的性质、温度、溶剂以及浓度的单位有关，不同的化学反应有不同的反应速率常数；C 为反应物浓度；n 为反应级数，用于阐明反应物浓度对反应速率影响的大小，$n=0$ 为零级反应，$n=1$ 为一级反应，$n=2$ 为二级反应，以此类推。在药物制剂的各类降解反应中，对于大多数药物而言，尽管它们的反应过程或机制十分复杂，但多可按零级、一级、伪一级、二级反应来处理，其中以一级反应最为常见。一级反应的速率方程为：

$$-\frac{dC}{dt}=kC \tag{19-2}$$

积分式为：

$$\lg C=\lg C_0-\frac{kt}{2.303} \tag{19-3}$$

式中，C_0 为 $t=0$ 时刻的反应物浓度，单位为 mol/L；C 为 t 时刻的反应物浓度，单位为 mol/L；k 为一级反应速率常数，单位为 s^{-1}、min^{-1}、h^{-1} 或 d^{-1}。以 $\lg C$ 对 t 作图呈直线，直线的斜率为 $-\dfrac{k}{2.303}$，截距为 $\lg C_0$。一级反应速率与反应物浓度成正比。

零级反应速率与反应物浓度无关。属零级反应的例子较少，如某些光化反应中反应物对光的吸收。此外，混悬剂中药物的降解仅与溶液相中的药物量即药物的溶解度有关，而与混悬剂中的固体药量无关，药物降解后，固相中的药物就溶解补充到溶液相中，保持溶液中的药量不变，而药物的溶解度为常数。这类降解反应表观上可认为是零级反应，但与真正的零级反应有所不同，故常称为伪零级反应。

还有酯类在酸或碱的催化下的水解反应，反应速率应与两种反应物浓度的乘积成正比，理论上应遵循二级反应规律，但其中水的浓度远大于酯的浓度，此时水的浓度变化可以忽略，可认为浓度恒定不变，此反应就表现出一级反应的特征，故称为伪一级反应。

在药物制剂的各类降解反应中，尽管有些药物的降解反应机制十分复杂，但可根据具体情况抓住主要矛盾进行简化处理，得到满意结果，多数情况可简化为一级或伪一级反应处理。

（二）半衰期与有效期

通常将反应物消耗一半所需的时间称为半衰期（half life），记作 $t_{1/2}$。恒温时，由式 19-3 可知一级反应的 $t_{1/2}$ 为：

$$t_{1/2} = \frac{0.693}{k} \tag{19-4}$$

其与反应物浓度无关。

对于药物降解，常用降解 10% 所需的时间来衡量药物的降解速度，称为有效期，记作 $t_{0.9}$。同样一级反应的 $t_{0.9}$ 也与反应物浓度无关。

$$t_{0.9} = \frac{0.1054}{k} \tag{19-5}$$

零级、一级、二级反应的速率方程与半衰期及有效期的关系见表 19-1。

表 19-1 零级、一级、二级速率方程及其特征

反应级数	零级	一级	二级
微分式	$-\dfrac{dC}{dt} = k$	$-\dfrac{dC}{dt} = kC$	$-\dfrac{dC}{dt} = kC^2$
积分式	$C = -kt + C_0$	$\lg C = -\dfrac{kt}{2.303} + \lg C_0$	$\dfrac{1}{C} = kt + \dfrac{1}{C_0}$
k 的单位	$(mol/L) \cdot s^{-1}$	s^{-1}、min^{-1}、h^{-1}、d^{-1}	$(mol/L)^{-1} \cdot s^{-1}$
半衰期 $t_{1/2}$	$\dfrac{C_0}{2k}$	$\dfrac{0.693}{k}$	$\dfrac{1}{C_0 k}$
有效期 $t_{0.9}$	$\dfrac{C_0}{10k}$	$\dfrac{0.1054}{k}$	$\dfrac{1}{9C_0 k}$

第二节 制剂中药物的化学降解途径

不同化学结构的药物，有不同的降解反应。药物的化学降解反应主要包括水解、氧化、异构化、脱羧和聚合等，其中水解和氧化是药物降解的两个主要途径。

一、水解

水解（hydrolysis）系药物降解的主要途径之一。易发生水解反应的药物主要有酯类（包括内酯）、酰胺类（包括内酰胺）、苷类及缩胺类等，通常酯类又较酰胺类易水解。药物的水解可以受专属酸碱催化、广义酸碱催化和亲核试剂催化，药物的水解常可用一级或伪一级反应处理。

1. 酯类药物的水解 含有酯键药物的水溶液，在 H^+ 或 OH^- 或广义酸碱的催化下易发生水解反应。特别在碱性溶液中，由于酯分子中氧的电负性比碳大，故酰基被极化，亲核性试剂 OH^- 易于进攻酰基上的碳原子，使酰氧键断裂，生成醇和酸，酸进一步与 OH^- 反应，使反应进行完全。酯类药物（RCOOR′）的水解速度在结构上取决于基团 R 和 R′ 的电子效应和空间效应，当酯类药物中的酯键附近存在大体积基团时可凭借其空间阻碍作用保护酯键，增加药物的稳定性。一般酚酯比醇酯更易水解。

盐酸普鲁卡因的水解系这类药物的代表，碱性条件下水解生成对氨基苯甲酸和二乙胺基乙醇而失去麻醉作用；水解后的对氨基苯甲酸又可氧化，生成有色物质，同时在一定条件下又能脱羧，生成有毒的苯胺。

$$H_2N-\text{C}_6\text{H}_4-COOCH_2CH_2N(C_2H_5)_2 \cdot HCl + H_2O \longrightarrow$$

$$H_2N-\text{C}_6\text{H}_4-COOH + HOCH_2CH_2N(C_2H_5)_2 + HCl$$

此外，还有乙酰水杨酸、盐酸丁卡因、盐酸可卡因、普鲁苯辛、硫酸阿托品和氢溴酸后马托品等。酯类药物水解，往往使溶液的 pH 下降，有些酯类药物灭菌后 pH 下降，即提示药物存在水解的可能。

内酯在碱性条件下易水解开环，如硝酸毛果芸香碱、华法林钠等。

2. 酰胺类药物的水解 酰胺类药物一般较酯类不易水解，因酰胺键是平面结构，其氮上的取代基斥电子效应使羰基碳的电子云密度增高，正电荷降低，因而水解活性降低。但酰胺类药物在一定条件下也可水解生成相应的酸和氨基化合物。易发生水解反应的酰胺类药物有氯霉素、青霉素类、头孢菌素类、巴比妥类、利多卡因和对乙酰氨基酚等。

（1）氯霉素 氯霉素比青霉素类抗生素稳定，但分子中的二氯乙酰氨基的氯原子使酰胺键的羰基碳原子的正电性增强，有利于亲核进攻，水溶液仍很容易分解，主要是酰胺水解，生成氨基物和二氯乙酸。

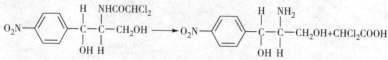

溶液 pH 值在 2～7 时，pH 对水解速度影响不大；pH 值 6 时最稳定；pH 值在 2 以下 8 以上均

能加速水解反应。氯霉素水溶液 120℃加热，氨基物可进一步发生降解生成对硝基苯甲醇。同时，氯霉素水溶液对光极敏感，在 pH 值 5.4 时，暴露于日光下，会产生黄色沉淀，故需避光保存。

目前常用的氯霉素制剂主要是氯霉素滴眼液，处方有多种。磷酸盐、枸橼酸盐、醋酸盐等缓冲液能促进其水解，故配制滴眼剂时，宜选用硼酸缓冲液。氯霉素的硼酸 – 硼砂缓冲液的 pH 值为 6.4，其有效期为 9 个月，调整缓冲剂用量，使 pH 值由原来的 6.4 降到 5.8，可使制剂稳定性提高。氯霉素溶液在 100℃、30 分钟条件下灭菌，药物水解 3% ~ 4%，若以同样时间 115℃热压灭菌，水解可达 15%，故不宜采用此灭菌条件。

（2）青霉素和头孢菌素类 药物分子中存在不稳定的 β– 内酰胺环，在酸或碱的催化下，β– 内酰胺环易裂环失效。内酰胺环的水解与环的大小有关，小环内酰胺比大环内酰胺易于水解。

氨苄西林在中性和酸性溶液中的水解产物为 α– 氨苄青霉酰胺酸。氨苄西林在水溶液中的最稳定 pH 值为 5.8，半衰期短，宜制成固体制剂（注射用无菌粉末）。头孢唑啉钠在酸或碱性条件下都易水解失效，水溶液 pH 值在 4 ~ 7 较稳定，pH 值 4.6 的缓冲溶液中 $t_{0.9}$ 约为 90 小时。

此外，β– 内酰胺的水解性与环的状态有关，单环 β– 内酰胺环较并环 β– 内酰胺环稳定，例如氨曲南是第一个可以直接生产制成水针剂的单环 β– 内酰胺抗生素。

（3）巴比妥类 也是酰胺类药物，在碱性溶液中容易水解。

3. 其他药物的水解 阿糖胞苷在酸性溶液中，脱氨水解为阿糖脲苷；在碱性溶液中，嘧啶环破裂，水解速度加速。本品在 pH 值 6.9 时最稳定，水溶液 $t_{0.9}$ 约为 11 个月，常制成注射粉针剂使用。

二、氧化

药物制剂暴露在空气中，常温下受空气中氧的氧化而发生降解反应，称为自动氧化反应。药物的自动氧化一般是自由基链式反应，可分为四个阶段：自由基形成阶段、链反应形成阶段、链反应扩展阶段和链反应终止阶段。药物氧化后不仅效价降低，而且可能会伴随颜色的改变或沉淀的析出，甚至有毒物质的生成。药物的氧化过程比水解过程更复杂，药物发生氧化反应与化学结构有关，如酚类、烯醇类、芳胺类、吡唑酮类、噻嗪类药物较易氧化。

1. 酚类药物 这类药物分子中具有酚羟基，如肾上腺素、左旋多巴、吗啡、去水吗啡和水杨酸钠等。

2. 烯醇类 维生素 C 是这类药物的代表，分子中含有烯醇基，极易氧化，氧化过程较为复杂。在有氧条件下，先氧化成去氢抗坏血酸，然后水解为 2,3– 二酮古罗糖酸，再进一步氧化为草酸与 L– 丁糖酸。在无氧条件下，发生脱水作用和水解作用生成呋喃甲醛和二氧化碳，由于 H^+ 的催化作用，在酸性介质中脱水作用比碱性介质快。金属离子（特别是铜离子）对维生素 C 的氧化有明显的催化作用，2×10^{-4} mol 的铜离子就能使氧化反应速度增大一万倍，即使铜离子浓度低至 10^{-9} mol 仍可催化其氧化。因此维生素 C 制剂中需加入抗氧剂如焦亚硫酸钠、金属离子络合剂 EDTA 等使制剂稳定。

3. 其他类药物 芳胺类如磺胺嘧啶钠，吡唑酮类如氨基比林、安乃近，噻嗪类如盐酸氯丙嗪、盐酸异丙嗪等，烯烃类药物如维生素 A 等都易氧化，其中有些药物氧化过程极为复杂，常生成有色物质。易氧化药物要特别注意光、氧、金属离子对它们的影响，以保证产品质量。

三、异构化

异构化分为光学异构（optical isomerization）和几何异构（geometric isomerization）两种。通

常异构化会使药物的生理活性降低甚至丧失。

1. 光学异构化　光学异构化可分为外消旋化作用（racemiaztion）和差向异构化作用（epimerization）。

外消旋化主要指分子的旋光性发生变化。某些具有光学活性的药物在某些因素的影响下，转变为它们的对映体，最后得到左旋体和右旋体各一半的混合物。大多数药物的左旋体生理活性大于右旋体，如左旋肾上腺素有生理活性，水溶液在 pH 值 4 左右产生外消旋化作用，外消旋后只有 50% 的活性。同时肾上腺素还是易氧化的药物，故应考虑到含量、色泽等各方面，选择溶液适宜的 pH 值。莨菪碱的左旋体外消旋化后生成阿托品，其药效降为莨菪碱的一半，但因左旋莨菪碱难以制备，故临床上常用硫酸阿托品。

差向异构化指具有多个不对称碳原子的基团发生异构化的现象，如四环素在酸性条件下，4 位上碳原子出现差向异构生成 4- 差向四环素，生理活性比四环素低且毒性增加；毛果芸香碱在碱性条件下，α- 碳原子也存在差向异构化作用，生成异毛果芸香碱；麦角新碱也能差向异构化，生成活性较低的麦角袂春宁（ergometrinine）。

2. 几何异构化　有些有机药物，反式异构体与顺式异构体的生理活性有差异。如维生素 A 的生理活性以全反式（all-trans）最高，若发生几何异构化，转化为 2,6- 顺式异构体，则生理活性降低。

四、聚合与脱羧

1. 聚合（polymerization）　即两个或多个分子结合形成复杂分子的过程，如氨苄西林的浓水溶液在贮存中发生聚合反应，一个分子的 β- 内酰胺环裂开，与另一个分子反应生成二聚物，继续反应可生成高聚物。这类聚合物能诱发氨苄西林产生过敏反应。塞替派在水溶液中易聚合失效，若以聚乙二醇 400 为溶剂制成注射剂，可避免聚合失效，使药物保持稳定。

2. 脱羧（decarboxylation）　脱羧指一些含羧基的化合物，在光、热、酸、碱等条件下，失去羧基而放出 CO_2 的反应。如对氨基水杨酸钠在光、热、水分存在的条件下易脱羧生成有毒的间氨基酚，后者还可继续氧化变色。普鲁卡因的水解产物对氨基苯甲酸也可慢慢脱羧生成苯胺，苯胺在光线影响下氧化生成有色物质，这就是盐酸普鲁卡因注射液变黄的原因。

第三节　影响药物制剂稳定性的因素及稳定化方法

影响药物制剂稳定性的因素包括处方因素和外界因素。处方因素主要指 pH、溶剂、离子强度、表面活性剂、赋形剂与附加剂等；外界因素主要包括制剂工艺、水分、空气（氧）、温度、光线、金属离子与包装材料等。这些因素对药物制剂的处方设计、剂型选择、生产工艺和贮存条件确定、包装设计等都非常重要。

一、处方因素对药物制剂稳定性的影响及解决方法

（一）pH 的影响

1. 专属酸碱催化（specific acid-base catalysis）或特殊酸碱催化　酯类、酰胺类和苷类等药物常受 H^+ 或 OH^- 催化水解，这种催化作用称为专属酸碱催化或特殊酸碱催化，其水解速度主要由 pH 决定。pH 对速率常数 k 的影响可表示为：

$$k = k_0 + k_{H^+}[H^+] + k_{OH^-}[OH^-] \tag{19-6}$$

式中，k_0 为参与反应的水分子的催化速率常数；k_{H^+} 和 k_{OH^-} 分别为 H^+ 和 OH^- 的催化速率常数。在 pH 值很低时，主要是酸催化，则式 19-6 可表示为：

$$\lg k = \lg k_{H^+} - pH \tag{19-7}$$

以 $\lg k$ 对 pH 作图得一直线，斜率为 -1。k_w 为水的离子积，即 $k_w = [H^+][OH^-]$，在 pH 值较高时，主要是碱催化，则式 19-6 可表示为：

$$\lg k = \lg k_{H^+} + \lg k_w + pH \tag{19-8}$$

以 $\lg k$ 对 pH 作图得一直线，斜率为 1。根据上述动力学方程可以得到反应速率常数的对数与 pH 关系的图形（见图 19-1），称为 pH- 速度图。pH- 速度图最低点所对应的横坐标，即为最稳定 pH 值，以 pH_m 表示。

pH- 速度图有各种形状：① V 形图，如图 19-1。药物水解的典型 V 形图是不多见的。硫酸阿托品、青霉素 G 在一定 pH 值范围内的 pH- 速度图与 V 形相似。硫酸阿托品水溶液最稳定 pH 值为 3.7，因其 k_{OH^-} 比 k_{H^+} 大，故 pH_m 出现在酸性的一侧。pH 值 6.54 的 0.5% 硫酸阿托品水溶液 120℃ 30 分钟分解 3.4%，而在 pH 值 7.3 磷酸缓冲液 120℃ 同样时间分解达 51.8%。青霉素 G 的 pH_m 为 6.5，因其 k_{H^+} 与 k_{OH^-} 相差不多。② S 形图，某些药物的 pH- 速度图呈 S 型，如乙酰水杨酸水解 pH- 速度图。盐酸普鲁卡因 pH 速度图中有一部分呈 S 形（见图 19-2）。这是因为 pH 值不同，普鲁卡因以不同形式（即质子型和游离碱性）存在。③ 钟形图，含有两个解离基团的药物水解 pH- 速度图呈钟形，如硫酸新霉素溶液 pH- 速度图，另外酶促反应的 pH 速度曲线也呈钟形。

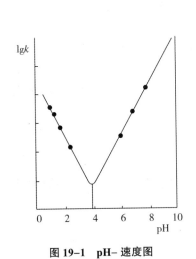

图 19-1　pH- 速度图

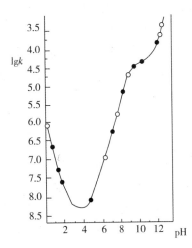

图 19-2　37℃普鲁卡因 pH- 速度图

确定最稳定的 pH 是溶液型制剂处方设计首先要解决的问题。pH_m 可以通过式 19-9 计算：

$$pH_m = \frac{1}{2}pK_w - \frac{1}{2}\lg\frac{k_{OH^-}}{k_{H^+}} \tag{19-9}$$

一般药物最稳定的 pH 是通过试验求得，方法为：保持处方中其他成分不变，配制一系列不同 pH 的溶液，在较高温度下（恒温，如 60℃）下进行加速试验，求出各种 pH 溶液的速率常数（k），然后以 $\lg k$ 对 pH 值作图，就可求出最稳定的 pH 值。在较高恒温下所得到的 pH_m 一般可适用于室温，不致产生很大误差。

药物的氧化作用通常也受 H⁺ 和 OH⁻ 的催化，从 Nernst 方程可以得出化合物的标准氧化电位值受 pH 的影响，因此一些药物的氧化反应必将受处方中酸碱度的影响。

pH 调节要同时考虑稳定性、溶解度和药效三个方面，如大部分生物碱在偏酸性溶液中较稳定，故注射剂常调节在偏酸范围，但将它们制成滴眼剂时，就应调节在偏中性范围，以减少刺激性，提高疗效。一些药物最稳定的 pH 值见表 19-2。

表 19-2　一些药物的最稳定 pH 值

药物	pH_m	药物	pH_m
盐酸丁卡因	3.8	苯氧乙基青霉素	6.0
盐酸可卡因	3.5 ~ 4.0	毛果芸香碱	5.1
溴本辛	3.4	氯氮	2.0 ~ 3.5
溴化钠胺太林	3.3	氯洁霉素	4.0
三磷酸腺苷	9.0	地西泮	5.0
羟苯甲酯	4.0	氢氯噻嗪	2.5
羟苯乙酯	4.0 ~ 5.0	维生素 B_1	2.0
羟苯丙酯	4.0 ~ 5.0	吗啡	4.0
乙酰水杨酸	2.5	维生素 C	6.0 ~ 6.5
头孢噻吩钠	3.0 ~ 8.0	对乙酰氨基酚	5.0 ~ 7.0

2. 广义酸碱催化（general acid–base catalysis）或一般酸碱催化　按照 Bronsted–Lowry 酸碱理论，给出质子的物质叫广义的酸，接受质子的物质叫广义的碱。某些药物可被广义的酸碱催化水解，这种催化作用称为广义酸碱催化或一般酸碱催化。常用的缓冲剂如醋酸盐、磷酸盐、枸橼酸盐和硼酸盐均为广义酸碱，如 HPO_4^{2-} 对青霉素 G 钾盐、苯氧乙基青霉素的催化作用。

在实际应用中，为了减少缓冲液对药物的催化作用，处方设计中应尽可能选择没有催化作用的缓冲系统。

（二）溶剂的影响

对于易水解的药物常采用非水溶剂，如乙醇、丙二醇和甘油等可使其稳定性提高。方程19-10 可以说明非水溶剂对易水解药物的稳定化作用。

$$\lg k = \lg k_\infty - \frac{k' Z_A Z_B}{\varepsilon} \tag{19-10}$$

式中，k 为速率常数；ε 为介电常数；k_∞ 为溶剂 ε 趋向 ∞ 时的速率常数；k' 对于给定系统，在固定温度下为一常数；$Z_A Z_B$ 为离子或药物所带的电荷的乘积。式 19-10 表示溶剂介电常数对药物稳定性的影响，适用于离子与带电荷药物之间的反应，以 $\lg k$ 对 $1/\varepsilon$ 作图得一直线。若药物离子与攻击离子的电荷相同，如 OH- 催化水解苯巴妥阴离子，$\lg k$ 对 $1/\varepsilon$ 所得直线的斜率为负值，即采用介电常数低的溶剂将降低药物分解的速度。故苯巴妥钠注射液采用介电常数低的溶剂如丙二醇（60%）以提高注射液的稳定性，在 25℃时的 $t_{0.9}$ 可达 1 年左右；反之，若药物离子与进攻离子的电荷相反，如专属碱对带正电荷的药物的催化，如仍采用介电常数低的溶剂，则不能达到使药物制剂稳定的目的。

（三）离子强度的影响

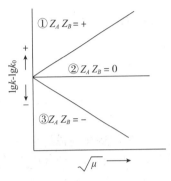

图 19-3　离子强度对反应速度的影响

在制剂处方中往往会加入电解质，如 pH 调节剂、等渗调节剂、抗氧剂和缓冲剂等。电解质的加入可使体系的离子强度增大，会对降解速度产生影响，这种影响可用式 19-11 说明。

$$\lg k = \lg k_0 + 1.02 Z_A Z_B \sqrt{\mu} \qquad (19\text{-}11)$$

式中，k 为降解速率常数；k_0 为溶液无限稀释（$\mu=0$）时的速率常数；μ 为离子强度；$Z_A Z_B$ 为溶液中药物所带的电荷的乘积。以 $\lg k$ 对 $\sqrt{\mu}$ 作图可得一直线（见图 19-3），其斜率为 $1.02 Z_A Z_B$，外推到 $\mu=0$ 可求得 k_0。对于相同离子间的反应，如果药物离子带负电，受 OH^- 催化时，加入盐增大溶液离子强度，反应速度增加；受 H^+ 催化时，加入盐增大溶液离子强度，则反应速度降低。

（四）表面活性剂的影响

某些容易水解的药物，加入表面活性剂可使其稳定性提高，如苯佐卡因易受碱催化水解，加入一定量的十二烷基硫酸钠，30℃时的 $t_{1/2}$ 从 64 分钟增加到 115 分钟。这是因为表面活性剂在溶液中形成胶束，苯佐卡因增溶在胶束中，在药物周围形成一层带负电荷的"屏障"，阻碍 OH^- 进入胶束，从而减少其对酯键的攻击，增加了苯佐卡因的稳定性。但某些情况下，表面活性剂会使药物分解速度加快，如聚山梨酯 80 使维生素 D_3 稳定性下降。故须通过试验，正确选用表面活性剂。

（五）处方中基质或赋形剂的影响

处方中的辅料也会对药物制剂的稳定性产生影响，如片剂常用的润滑剂硬脂酸镁可与乙酰水杨酸反应，生成乙酰水杨酸镁，提高了系统的 pH，使乙酰水杨酸溶解度增加，降解速度加快。因此生产阿司匹林片时不应采用硬脂酸镁为润滑剂，而应使用影响较小的滑石粉或硬脂酸。软膏剂、栓剂的基质也会影响药物制剂的稳定性，如聚乙二醇能促进氢化可的松、乙酰水杨酸的分解。此外，赋形剂中的水分、微量金属离子有时也会对药物的稳定性产生间接的影响。

二、外界因素对药物制剂稳定性的影响及解决方法

外界因素对生产工艺的制订及包装的设计十分重要。外界因素包括温度、光线、空气（氧）、金属离子、湿度、水分和包装材料等。其中温度对各种降解途径（如水解、氧化等）均有较大影响，而光线、空气（氧）、金属离子对于易氧化药物影响较大，湿度、水分主要影响固体药物的稳定性，包装材料是各种产品都必须要考虑的问题。

（一）温度的影响

温度升高，绝大多数化学反应速度加快。根据 Van't Hoff 近似规则，温度每升高10℃，反应速度增加 2～4 倍。不同化学反应增加的倍数可能不同，故该规则只是一个粗略的估计。Arrhenius 根据大量的试验数据，提出了著名的 Arrhenius 指数定律，定量地描述了温度与反应速

率常数之间的关系，是预测药物稳定性的主要理论依据。

$$k = Ae^{-E/RT}$$ (19-12)

式中，A 为频率因子，E 为活化能，R 为气体常数，T 为绝对温度。式 19-12 的对数式为：

$$\lg k = \frac{-E}{2.303RT} + \lg A$$ (19-13)

$$\lg \frac{k_2}{k_1} = \frac{-E}{2.303RT}\left(\frac{1}{T_2} - \frac{1}{T_1}\right)$$ (19-14)

药物制剂在制备过程中，往往需要加热溶解、加热灭菌等操作，此时应考虑温度对药物稳定性的影响，制订合理的生产工艺。在保证产品灭菌要求的前提下，可降低灭菌温度、缩短灭菌时间，以提高药物的稳定性。对热特别敏感的药物，如某些抗生素、生物制品等，要根据药物性质设计合适的剂型（如固体制剂），在生产中采取特殊的工艺，如冷冻干燥、无菌操作等，同时要低温储存，以保证产品质量。

（二）光线的影响

在制剂生产与产品储存的过程中，还必须考虑光线的影响。光是一种辐射能，波长越短，能量越大。光能激发氧化反应，加速药物分解。药物受光线辐射作用使分子活化而发生分解的现象称为光降解（photodegradation），易被光降解的物质称为光敏感物质。药物对光是否敏感，主要与其分子的化学结构有关。酚类药物及分子结构中含不饱和双键的药物在光照影响下较易发生降解反应。光化反应机制较复杂，降解反应速度与化合物的浓度有关，如硝苯吡啶在低浓度（6×10^{-5}mol/L）时，光解反应为表观一级反应；在浓度高于 4×10^{-4}mol/L 时，为零级反应，降解反应速度为常数，与初始浓度无关。

对光敏感的药物有氯丙嗪、异丙嗪、核黄素、氢化可的松、泼尼松、叶酸、维生素 A、维生素 B、辅酶 Q_{10}、硝苯吡啶等。

光敏感的药物制剂，在制备过程中要避光操作，还可以通过改进处方工艺来提高药物对光的稳定性，比如在包衣材料中加入遮光剂。此外，选择包装也甚为重要，如抗组胺药物用透明玻璃容器包装进行加速试验，8 周含量下降 36%，而用棕色瓶包装含量几无变化。因此，对光敏感的药物制剂宜采用避光材料包装，如用棕色玻璃包装或容器内衬垫黑纸，避光贮存。

（三）空气中氧的影响

空气中的氧系诱导药物氧化的主要因素。空气中的氧进入制剂的主要途径：①由溶剂带入，氧在水中有一定的溶解度，在平衡时，0℃为 10.19mL/L，25℃为 5.75mL/L，50℃为 3.85mL/L，在 100℃的水中几乎没有氧；②在容器空间，氧气有一定量的残存。

各种药物制剂几乎都有与氧接触的机会，因此除去氧气是防止药物氧化的根本措施。一般在溶液和容器空间通入惰性气体（CO_2 或 N_2），置换其中的氧气，如在水中通入 CO_2 至饱和时，残存氧气仅为 0.05mL/L；通 N_2 至饱和时，氧气含量约为 0.36mL/L。对于固体药物，也可采取真空包装等。

为了防止药物的自动氧化，需在制剂中加入抗氧剂（antioxidants）。抗氧剂有两种，一种抗氧剂本身是强还原剂（如亚硫酸盐类），极易被氧化，从而防止药物被氧化，在此过程中抗氧剂本身被逐渐消耗；另一种抗氧剂是链反应的阻断剂，能与游离基结合，使链反应中断，在此过程中抗氧剂本身不被消耗。此外还有一些物质能显著增强抗氧剂的效果，通常称为协同剂（synergists），如枸橼酸、酒石酸和磷酸等。

抗氧剂可分为水溶性和油溶性两大类，可根据溶剂类型选用。此外还可根据药液的酸碱性进行选择，如焦亚硫酸钠和亚硫酸氢钠常用于弱酸性药液，亚硫酸钠常用于偏碱性药液，硫代硫酸钠在偏酸性药液中可析出硫的细粒，故只能用于碱性药液中。使用抗氧剂时，还应该注意药物是否与其发生反应。

（四）金属离子的影响

制剂中微量金属离子主要来自原辅料、溶剂、容器以及操作过程中使用的器具等。铜、铁、钴、镍、铅等微量金属离子对自动氧化反应中自由基的形成、链反应的形成及扩展均有显著的催化作用，如 0.0002mol/L 的铜离子能使维生素 C 的氧化速度增大 10^4 倍。其机制是缩短氧化作用的诱导期，增加游离基生成的速度。

要避免金属离子的影响，应选用纯度较高的原辅料，在操作过程中避免与金属器械的接触，同时还可加入螯合剂，如依地酸二钠（EDTA-2Na，常用量为 0.005%~0.05%）或枸橼酸、酒石酸、磷酸和二巯乙基甘氨酸等。

（五）湿度和水分的影响

空气湿度及物料含水量对固体药物制剂稳定性的影响最为显著。水是化学反应的媒介，固体药物吸附水分后，在表面形成一层液膜，降解反应通常就在液膜中进行。微量的水就能加速乙酰水杨酸、青霉素 G 钠盐、氨苄西林钠、硫酸亚铁等药物的降解。药物是否容易吸湿，取决于其临界相对湿度（critical relative humidity，CRH）的大小，药物的临界相对湿度越低，越易吸湿，对空气湿度越敏感。

湿度和水分对固体制剂稳定性影响的试验研究，一般在样品中加微量的水，得到含水量不同的样品，或将样品放置在不同无机盐的饱和溶液的器皿中，然后对样品进行恒温加热处理或强光照射，用化学动力学方法计算各样品降解反应的速率常数，以分析水分或环境湿度对药物稳定性的影响。

为避免湿度和水分对药物制剂稳定性的影响，常采用的方法有：对易水解的药物，如头孢类抗生素，在处方设计中应避免使用吸湿性辅料，如糖粉等；在制备过程中尽量不使用水，必要时还要对环境的相对湿度进行控制；在包装设计时应选用铝塑包装等密封性好的包装材料。

（六）包装材料的影响

药物在储藏过程中，易受光、热、水蒸气及空气（氧）等因素的影响。包装设计可以在一定程度上排除这些因素的干扰，但也要考虑包装材料与药物制剂的相互作用。常用的包装材料有玻璃、塑料、橡胶及一些金属等。

玻璃的理化性质稳定，不易与药物发生相互作用，气体透过性差。棕色玻璃能阻挡波长小于470nm 的光线透过，故对光敏感的药物可用棕色玻璃瓶包装，但有时某些玻璃材料会释放碱性物质或脱落不溶性玻璃碎片，从而影响制剂的稳定性。

塑料是聚氯乙烯、聚丙乙烯、聚乙烯、聚酯和聚碳酸酯等一类高分子聚合物的总称。塑料具良好的柔韧性、弹性和抗撕裂性，抗冲击能力强，用作包装材料既便于选型，又不易破碎，且体轻易携。但塑料存在以下问题：①透气性，制剂中的气体可以与大气中的气体进行交换，例如导致装于聚乙烯瓶中的四环素混悬剂变色变味、乳剂脱水氧化甚至破裂变质，还可使硝酸甘油挥发逸失；②透湿性，如聚氯乙烯膜的厚度为 0.03mm 时，在 40℃、90% 相对湿度条件下透湿速度为 100g/（m² · g）；③吸附性，塑料中的物质可以迁移进入溶液，而溶液中的物质（如药物、防腐剂等）也可被塑料吸附，如尼龙就能吸附多种抑菌剂。

鉴于包装材料与药物制剂稳定性的密切关系，在产品试制过程中应进行"装样试验"，对各种不同包装材料进行认真研究与选择。

三、药物制剂稳定化的其他方法

（一）改进药物剂型或生产工艺

1. 制成固体制剂 在水溶液中不稳定的药物，可考虑将其制成固体制剂，如供口服的可制成片剂、胶囊剂、颗粒剂等；供注射的则可制成注射用无菌粉末。

2. 制成微囊、微球或包合物 采用微囊、微球制备技术和环糊精包合技术，可防止药物受外界环境因素的影响而导致的降解，如维生素 A 制成微囊，稳定性有很大提高；维生素 C、硫酸亚铁制成微囊或包合物后，可有效防止药物氧化。

3. 采用粉末直接压片或包衣工艺 一些对湿热不稳定的药物，可以采用粉末直接压片或干法制粒。此外，包衣也是提高片剂、丸剂等固体剂型稳定性的常用方法，如氯丙嗪、异丙嗪、对氨基水杨酸钠等，制成包衣片后提高了药物的稳定性。

（二）制成难溶性盐

一般药物混悬液的降解取决于其在溶液中的浓度，而不是药物的总浓度。因此将易水解的药物制成难溶性盐或难溶性酯类衍生物，可增加其稳定性。水溶性越低，稳定性越好，如青霉素 G 钾盐，制成溶解度小的普鲁卡因青霉素 G（水中溶解度 1∶250）后稳定性显著提高，与 N'，N-双苄乙二胺生成苄星青霉素 G（长效西林）后溶解度进一步减小（1∶6000），稳定性也相应提高。

（三）制成前体药物

利用化学修饰的方法制备成前体药物，使药物的水解反应速度降低。如氨苄西林在中性溶液中较稳定（pH 值 6.0 ~ 7.5），在酸性环境中不稳定，制备成前体药物酞氨苄西林后，可使氨苄西林在胃酸中的稳定性提高。

第四节 原料药及药物制剂稳定性试验方法

《中国药典》2020 年版对稳定性试验的指导原则分为原料药和药物制剂两部分。稳定性试验的目的是考察原料药或药物制剂在温度、湿度和光线的影响下随时间变化的规律，为药品的处方、工艺、包装、贮藏条件和有效期 / 复检期的确定提供科学依据。

药物制剂稳定性供试品应是放大试验的产品，其处方和生产工艺应与大生产一致，所用包装应与拟上市产品一致。每批放大试验至少是中试规模，片剂至少应为 10000 片，胶囊剂至少应为 10000 粒。大体积包装的制剂如静脉输液等，每批放大规模的数量至少应为各项试验所需总量的 10 倍。特殊品种、特殊剂型所需数量，根据情况另定。在稳定性试验中，应重视降解产物的检查。

一、药物制剂稳定性重点考察项目

所有剂型除必须考察性状、含量、有关物质等指标外，还应根据剂型及品种特点制定考察项目，对于缓控释制剂，肠溶制剂等应考察释放度，微粒制剂应考察粒径或包封率或泄漏率等。表19-3列出了主要剂型制剂稳定性考察的主要项目。

表 19-3　主要剂型制剂稳定性重点考察项目参考表

剂型	稳定性重点考察项目
片剂	性状、含量、崩解时限或溶出度或释放度
胶囊剂	性状、含量、崩解时限或溶出度或释放度、水分，软胶囊要检查内容物有无沉淀
注射剂	性状、含量、pH值、可见异物、不溶性微粒、应考察无菌
栓剂	性状、含量、融变时限、
软膏剂	性状、均匀性、含量、粒度
乳膏剂	性状、均匀性、含量、粒度、分层现象
糊剂	性状、均匀性、含量、粒度
凝胶剂	性状、均匀性、含量、粒度、乳胶剂应检查分层现象
眼用制剂	如为溶液，应考察性状、可见异物、含量、pH值；如为混悬型，还应考察粒度、再分散性；洗眼剂还应考察无菌；眼丸剂应考察粒度与无菌
丸剂	性状、含量、溶散时限
糖浆剂	性状、含量、澄清度、相对密度、pH值
口服溶液剂	性状、含量、澄清度
口服乳剂	性状、含量、分层现象
口服混悬剂	性状、含量、沉降体积比、再分散性
散剂	性状、含量、粒度、外观均匀度
气雾剂（非定量）	不同放置位置（正、倒、水平）揿射速率、揿出总量、泄漏率
气雾剂（定量）	不同放置位置（正、倒、水平）递送剂量均一性、泄漏率
喷雾剂	不同放置位置（正、倒、水平）每喷主药含量、递送剂量均一性（混悬型和乳液型定量鼻用喷雾剂）
吸入气雾剂	不同放置位置（正、倒、水平）微细粒子剂量、递送剂量均一性、泄漏率
吸入喷雾剂	不同放置方位（正、倒、水平）微细粒子剂量、递送剂量均一性、pH值、应考察无菌
吸入粉雾剂	微细粒子剂量、递送剂量均一性、水分
吸入液体制剂	微细粒子剂量、递送速率及递送总量、pH值、含量、应考察无菌
颗粒剂	性状、含量、粒度、溶化性或溶出度或释放度
贴剂（透皮贴剂）	性状、含量、释放度、黏附力
冲洗剂、洗剂灌肠剂	性状、含量、分层现象（乳状型）、分散性（混悬型），冲洗剂应考察无菌
搽剂、涂剂涂膜剂	性状、含量、分层现象（乳状型）、分散性（混悬型），涂膜剂还应考察成膜性

续表

剂型	稳定性重点考察项目
耳用制剂	性状、含量，耳用散剂、喷雾剂与半固体制剂分别按相关剂型要求检查
鼻用制剂	性状、pH 值、含量、鼻用散剂、喷雾剂与半固体制剂分别按相关剂型要求检查

注：有关物质（含降解产物及其他变化所生成的产物）应说明其生成产物的数目及量的变化，如有可能应说明有关物质中何者为原料中的中间体，何者为降解产物，稳定性试验重点考察降解产物。

二、药物制剂稳定性试验方法

药物制剂的稳定性研究，首先应查阅原料药稳定性有关资料，特别是温度、湿度和光线对原料药物稳定性的影响，并在药物制剂的处方筛选与工艺设计过程中，根据主药与辅料的性质，进行必要的影响因素试验，同时在考察包装条件的基础上进行加速试验和长期试验。

（一）影响因素试验

药物制剂进行此项试验的目的是考察制剂处方的合理性与生产工艺及包装条件。供试品用 1 批进行；如果试验结果不明确，则应加试 2 个批次样品。生物制品直接使用 3 个批次。将供试品如片剂、胶囊剂、注射剂（注射用无菌粉末如为西林瓶装，不能打开瓶盖，以保持严封的完整性），除去外包装，置适宜的开口容器中，进行高温试验、高湿试验与强光照射试验，试验条件、方法、取样时间与原料药相同。

1. 高温试验 供试品开口置适宜的恒温设备中，设置温度一般高于加速试验温度 10℃以上。考察时间通常可设定为 0 天、5 天、10 天、30 天取样，按稳定性重点考察项目进行检测。若供试品质量有明显变化，则适当降低温度进行试验。

2. 高湿试验 供试品开口置恒湿密闭容器中，在 25℃于相对湿度 90%±5% 条件下放置 10 天，于第 5 天、第 10 天取样，按稳定性重点考察项目要求检测，同时准确称量试验前后供试品的重量，以考察供试品的吸湿潮解性能。若吸湿增重 5% 以上，则在相对湿度 75%±5% 条件下，同法进行试验；若吸湿增重 5% 以下，其他考察项目符合要求，则不再进行此项试验。恒湿条件可在密闭容器，如干燥器下部放置饱和盐溶液，根据不同相对湿度的要求，可以选择 NaCl 饱和溶液（相对湿度 75%±1%，15.5~60℃），KNO_3 饱和溶液（相对湿度 92.5%，25℃）。

3. 强光照射试验 供试品开口置于光照箱或其他适宜的光照装置内，可选择输出相似于 D65/ID65 发射标准的光源，或同时暴露于冷白荧光灯和近紫外灯下，在照度为 4500lx±500lx 的条件下，且光源总照度应不低于 $1.2×10^6$ lx·h、近紫外灯能量不低于 200W·h/m² ，于适宜时间取样，按稳定性重点考察项目要求进行检测，特别要注意供试品的外观变化。

（二）加速试验

加速试验是在加速条件下进行，其目的是通过加速药物制剂的化学或物理变化，探讨药物制剂的稳定性，为处方设计、工艺改进、质量研究、包装改进、运输、贮存提供必要的资料。

1. 常规试验法 供试品在温度 40℃±2℃、相对湿度 75%±5% 的条件下放置 6 个月。在至少包括初始和末次等的 3 个时间（如 0、3、6 月）取样，按照稳定性重点考察项目检测。如在 25℃±2℃、相对湿度 60%±5% 条件下进行长期试验，当加速试验 6 个月中任何时间点的质量发生了显著变化，则应进行中间条件试验。中间条件为 30℃±2℃、相对湿度 65%±5%，建议考察时间为 12 个月，应包括所有的稳定性重点考察项目，检测至少包括初始和末次等的 4 个时间点（如 0、6、9、12 月）。溶液剂、混悬剂、乳剂、注射剂等含有水性介质的制剂可不要求相对湿度。

对温度特别敏感的药物制剂，预计只能在冰箱 (5℃±3℃) 内保存使用，此类制剂的加速试验，可在温度 25℃±2℃、相对湿度 60%±5% 的条件下进行，时间为 6 个月。

对拟冷冻贮藏的制剂，应对一批样品在 5℃±3℃ 或 25℃±2℃ 条件下放置适当的时间进行试验，以了解短期偏离标签贮藏条件（如运输或搬运时）对制剂的影响。

乳剂、混悬剂、软膏剂、乳膏剂、糊剂、凝胶剂、眼膏剂、栓剂、气雾剂、泡腾片剂及泡腾颗粒宜直接采用温度 30℃±2℃、相对湿度 65%±5% 的条件进行试验，其他要求与上述相同。

对于包装在半透明容器中的制剂，如低密度聚乙烯制备的输液袋、塑料安瓿、眼用制剂容器等，则应在温度 40℃±2℃、相对湿度 25%±5% 的条件下（可用 $CH_3COOK \cdot 1.5H_2O$ 饱和溶液）进行试验。

2. 台阶型变温法　台阶型变温法的理论依据仍是 Arrhenius 指数定律，结合恒温与变温方法，按台阶升温规律升温，工作量较经典恒温法明显减少，且数据处理简单，精确度高。

试验设计时需选择变温的起始和终止温度，以及升温的温度间隔。在起始温度下恒温加速一段时间，为一个恒温台阶。然后升高一个间隔的温度，再恒温一段时间，为另一个恒温台阶。可以设计多个恒温台阶而进行加速试验，在每个台阶的开始及终止时分别取样分析。

此外，还有活化能估算法、温度系数法、经典恒温法等。活化能估算法是以一般反应的活化能 41.8 ~ 83.6kJ/mol 为上下限，根据药物在某些温度下的反应速率常数 k，估算药物在室温下降解 10% 所对应的最长和最短时间来确定制剂的有效期的方法。温度系数法是根据 Van't Hoff 方程，温度每上升 10℃，化学反应速度增加 2 ~ 4 倍，经试验测定温度系数 r 值来估算药物有效期的方法。

（三）长期试验

长期试验是在接近药品的实际贮存条件下进行，其目的是为确定药品的有效期提供依据。试验方法为：取供试品 3 批，市售包装，在温度 25℃±2℃、相对湿度 60%±5% 的条件下或在温度 30℃±2℃、相对湿度 65%±5% 的条件下放置 12 个月，每 3 个月取样一次，分别于 0、3、6、9、12 个月，按稳定性重点考察项目进行检测。12 个月以后，仍需继续考察的，分别于 18 个月，24 个月，36 个月取样进行检测。将结果与 0 月比较以确定药品的有效期。

对温度特别敏感的药品，长期试验可在温度 6℃±2℃ 的条件下放置 12 个月，按上述时间要求进行检测，12 个月以后，仍需按规定继续考察，制订在低温贮存条件下的有效期。

对于包装在半透性容器中的药物制剂，则应在温度 25℃±2℃、相对湿度 40%±5%，或 30℃±2℃、相对湿度 35%±5% 的条件进行试验。

三、有效期的统计分析

在药物制剂稳定性的试验研究中往往引入统计分析的方法进行试验设计及数据处理，使得有效期的确定更加准确合理。

有效期确定的统计分析一般根据实测数据以 lgk 对 $1/T$ 进行线性回归，得回归方程，按回归方程求出 $lgk_{25℃}$，然后计算 $lgk_{25℃}$ 的 95% 单侧可信限的置信区间 $lgk_{25℃} \pm Z$，其中：

$$Z = t_{N-2} \cdot S \cdot \frac{1}{N} + \sqrt{\frac{(X_0 - \overline{X})^2}{\sum (X_i - \overline{X})^2}} \qquad (19\text{-}15)$$

$$S = \sqrt{\frac{Q}{N - 2}} \qquad (19\text{-}16)$$

式中，$Q = L_{yy} - bL_{xy}$；b 为直线斜率；L_{yy} 为 y 的离差平方和，即 $L_{yy} = \sum y^2 - (\sum y)^2/N$；$L_{xy}$ 为 xy 离差乘积之和，即 $L_{xy} = \sum xy - (\sum x)(\sum y)/N$；$t_{N-2}$ 为概率 0.05，自由度为 $N-2$ 的 t 单侧分布值；N 为数据组；X_0 为给定的自变量；$\overline{X}$ 为自变量 X 的平均值。

第五节 固体制剂的稳定性

一、概述

与液体制剂相比，固体制剂在稳定性研究中有以下特点：①固体药物一般分解较慢，需要较长时间和精确的分析方法；②固体状态的药物分子相对固定，不像溶液那样可以自由移动和完全混合，因此具有系统的不均匀性，分析结果很难重现；③药物的氧化作用往往局限于固体表面，并将内部分子保护起来，以致表里变化不一；④固体制剂是多相系统，常包括气相（空气和水蒸气）、液相（吸附的水分）和固相，当进行试验时，这些相的组成和状态常发生变化，特别是水分的存在对稳定性影响很大。这些特点表明固体制剂稳定性研究是一项十分复杂的工作。

二、固体制剂稳定性试验的影响因素

（一）药物晶型

结晶内部结构不同的类别称晶型。物质在析出结晶时受各种因素的影响，造成分子间键合方式和相对排列发生变化，形成不同的晶型结构。不同晶型的药物，其理化性质，如溶解度、熔点、密度、蒸气压、光学和电学性质不同，稳定性亦不同。一些药物，如利福平、氨苄西林钠和维生素 B_1 等的稳定性与晶型有很大关系。利福平的状态有无定形（熔点 172～180℃，分解）、晶型 A（熔点 183～190℃，分解）和晶型 B（熔点 240℃，分解）。无定型在 70℃加速试验 15 天，含量下降 10% 以上，室温贮存半年含量明显下降；而晶型 A 和晶型 B 在同样条件下，含量下降 1.5%～4%，室温贮藏 3 年，含量仍在 90% 以上。

另外，在制剂工艺中，如粉碎、加热、冷却和湿法制粒等操作都可能使晶型发生变化。因此在处方设计时，要对晶型进行必要研究，明确药物有几种晶型，何种晶型稳定，何种晶型有效。研究晶型的方法有热分析法、X 射线衍射法、红外光谱、核磁共振谱、热显微镜和溶出速率法等。

（二）固体药物之间的相互作用

固体制剂中组分间的相互作用可能导致药物的分解，如传统的复方乙酰水杨酸片剂（APC）中，因非那西丁的毒副作用较大而改用对乙酰氨基酚。但现已发现乙酰水杨酸与对乙酰氨基酚之间有乙酰转移反应，也可能是对乙酰氨基酚直接水解。含有非那西丁或对乙酰氨基酚的 APC 片剂在 37℃进行加速试验，游离水杨酸增加的情况见图 19-4。

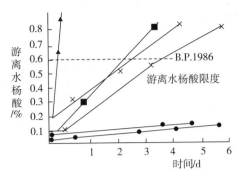

图 19-4　复方乙酰水杨酸片 37℃加速试验

（三）固体药物分解中的平衡现象

　　虽然固体药物分解动力学与液体制剂不同，然而温度对于反应速度的影响，一般仍可用 Arrhenius 方程来描述。但在固体分解中若出现平衡现象，则不宜使用 Arrhenius 公式，而要用 Van't Hoff 方程来处理。如在杆菌肽（bacitracin）的热分解试验中发现，40℃贮存 18 个月残余效价为 64%，之后不会再继续下降，即达到平衡。此外，在维生素 A 胶丸和维生素 E 片剂的研究中也存在这种平衡现象。

三、固体制剂稳定性试验的特殊要求和特殊方法

（一）固体制剂稳定性试验的特殊要求

　　本章第四节所述的稳定性试验方法一般也适用于固体制剂。但根据固体药物制剂稳定性的特点，还有一些特殊要求：①由于水分对固体制剂稳定性影响较大，故每个样品必须测定水分，加速试验过程中也要测定；②样品必须置于密封容器内，但为了考察包装材料的影响，可以用开口容器与密闭容器同时进行，以便比较；③固体剂型要使样品含量尽量均匀，以避免测定结果的分散性；④药物颗粒的大小，对结果也有影响，故样品要用一定规格的筛子过筛，并测定其粒度；⑤比表面积是微粉的重要性质，必要时可用比表面积测试法（BET 测试法）测定；⑥试验温度不宜过高，以 60℃以下为宜。

　　此外还需注意辅料对固体制剂稳定性的影响。试验方法一般为药物与赋形剂按 1∶5 配料，药物与润滑剂按 20∶1 配料。常用赋形剂和润滑剂有淀粉、糊精、蔗糖、磷酸氢钙、硫酸钙、硬脂酸镁和硬脂酸等。配好料后，其中一半用小瓶密封，另一半吸入或加入 5% 水，也用小瓶密封。然后在 5℃、25℃、50℃、60℃温度和 4500lx 光照下进行加速试验，定期取样测定含量或进行薄层分析，同时观察外观、色泽等变化，以判断赋形剂是否影响药物的稳定性。

（二）固体制剂稳定性试验方法

　　1. 热分析法　常用差示热分析法（differential thermal analysis，DTA）和差示扫描量热法（differential scanning calorimetry，DSC）。DTA 法系在程序温度控制条下，测量供试品与参比物之间温差随温度变化的一种技术；DSC 与 DTA 的原理基本相似，系在程序温度控制条下，测量输

入到参比物和测量物的能量随温度变化的一种分析方法。它比 DTA 反应灵敏、重现性好、分辨率高而较准确。

2. 漫反射光谱法 药物之间发生化学反应后，有时会变色。当光线照射在样品表面时，部分光线被样品吸收，部分光线向各个方向反射（漫反射），通过测定反射率，可以判断药物与辅料或药物与药物有无相互反应和化学吸附。本法常用于片剂赋形剂的筛选。

第二十章
药物制剂的配伍变化

学习要求

1. 掌握 药物制剂配伍变化的含义；制剂体外配伍变化主要类型；制剂体内配伍变化主要类型。
2. 熟悉 药物制剂体外配伍变化的研究与处理方法。
3. 了解 药物制剂体内配伍变化的研究和处理方法。

第一节 概 述

在制剂生产或临床用药过程中，将两种或两种以上的药物、辅料或不同制剂混合使用称为药物制剂的配伍。药物制剂配伍应用后在理化性质或生理效应方面产生的变化称为药物制剂配伍变化。其中不利于生产、应用和治疗的药物制剂配伍变化称为药物制剂配伍禁忌。

药物制剂合理配伍可达到的目的：①使药物之间产生协同作用，增强疗效。如奈玛特韦属于 3CL 蛋白酶抑制剂，可有效针对转录酶靶点抗新冠病毒，但易被肝药酶 CYP3A 快速代谢而失效，而利托那韦具有显著的抑制肝药酶 CYP3A 活性的能力，可在体内保护奈玛特韦。故将奈玛特韦片和利托那韦片联用，可显著增强抗新冠病毒临床疗效。②减少毒副作用、减少或延缓耐药性的发生。如阿莫西林与克拉维酸钾配伍联用，可保护阿莫西林免遭产 β 内酰胺酶细菌的水解。③保证临床用药时制剂的稳定性和有效性。如葡萄糖注射液的 pH 值为 3.2 ~ 5.5，青霉素 G 粉针在 pH 值 4.5 的溶液中 4 小时损失 10% 效价，而在 pH 值 3.6 的溶液中 4 小时损失 40% 效价，为确保配液到患者滴注过程中的青霉素 G 的效价，因此青霉素 G 不能和葡萄糖注射液配伍使用。

药物制剂合理配伍可达到上述预期目的，反之则可能会出现制剂制备和贮存等相关问题，影响产品质量乃至药效，给治疗带来不利影响，甚至使患者中毒。药物制剂配伍后可能发生一种配伍变化，也可能同时发生几种配伍变化；有些在体外没有发生配伍变化，但进入体内却发生相互作用。因此，药物制剂配伍是否合理，关键要看其对机体产生的影响情况。

第二节 药物制剂体外配伍变化

一、物理配伍变化

物理配伍变化系指药物制剂在制备、贮存过程中，发生分散状态或物理性质的改变，可能造成药物制剂不符合质量标准或医疗要求。物理配伍变化主要表现在溶解度、吸湿性和粒径等方面。

（一）溶解度的改变

许多药物制剂配伍时因溶剂性质的改变导致药物溶解度降低，出现沉淀现象。例如12.5%的氯霉素注射液（含潜溶剂丙二醇）用0.9%的氯化钠注射液稀释至浓度为0.25%以下时，就会出现氯霉素沉淀。难溶性药物的醇溶性制剂在与水性制剂配伍时会析出沉淀。例如，15%硫喷妥钠水性注射液与非水溶剂制成的西地兰注射液混合时可析出沉淀；安定注射液含40%丙二醇、10%乙醇，当与5%葡萄糖或0.9%氯化钠注射液配伍时容易析出沉淀。含黏液质、蛋白质多的水溶液若加入过量的醇会产生沉淀。在某些饱和溶液中加入其他物质时可能发生分层或沉淀，如20%甘露醇注射液为过饱和溶液，加入氯化钾、氯化钠溶液时，易析出甘露醇结晶。

药物共晶是药物活性成分与合适的共晶试剂通过分子间作用力（如氢键）而形成的一种新晶型。共晶可以在不破坏药物共价结构的同时改变药物的理化性质，包括提高溶解度和溶出速度。如将阿德福韦酯与糖精制成共晶后，可显著提高阿德福韦酯的溶解度和溶出速度。目前，共晶试剂多是药用辅料、维生素、氨基酸等，当共晶试剂的分子结构和极性与药物活性成分相似时，比较容易形成共晶。

此外还需要考虑混合顺序对溶解度改变的影响，如氨茶碱1g与烟酸300mg配合，需先将氨茶碱用输液稀释至1000mL，再慢慢加入烟酸可得澄明溶液，若先将两种溶液混合则会析出沉淀。而当使用吐温80作为增溶剂增溶冰片等难溶性药物时，需要先将增溶剂和药物在高浓度下混合，再加入注射用水稀释，否则无法得到澄明液体。

（二）潮解、液化和结块

有些药物制剂吸湿性很强，如含糖颗粒剂、干酵母片、中药干浸膏制剂等，这些药物制剂间配伍或与其他药物配伍时，在制备、应用或贮存中常发生潮解与液化现象，给制剂生产带来困难并影响产品质量，但某些情况下可利用液化现象以满足制剂所需。发生潮解、液化的原因：①固态的酸性与碱性药物反应生成水。如制备泡腾固体制剂时常用碳酸氢钠与有机酸（如枸橼酸），两者混合时在较高湿度下会很快发生中和反应生成水，使混合物润湿。②含结晶水多的盐与其他药物发生反应生成含结晶水少的盐而放出结晶水。如醋酸铅与明矾混合则放出结晶水。③混合物的临界相对湿度下降而吸湿。一些水溶性药物在室温下其临界相对湿度较低时会出现吸潮润湿甚至液化。④形成低共熔混合物。根据剂型及治疗需要，制备中可利用处方中的低共熔混合物的液化现象，如牙科常用的消炎止痛滴牙剂，就是利用苯酚与樟脑或苯酚、麝香草酚与薄荷脑混合共研产生的共熔液化现象而制成的液体滴牙剂。

散剂、颗粒剂由于药物之间配伍或所用辅料不适宜，造成吸湿性增强而在贮存过程中结块。结块现象易使药物分解失效。

（三）分散状态或粒径变化

粒径或分散状态的改变可直接影响制剂的质量。如乳剂、混悬剂中分散相可因与其他制剂配伍，引起分散相聚结、凝聚或分层，导致使用不便或分剂量不准，甚至影响药物在体内的吸收；某些含胶体溶液的药物制剂可因电解质或其他脱水剂的加入使胶体分散状态破坏而产生沉淀。如两性霉素B只能加到5%葡萄糖注射液中静滴，若加入含大量电解质的输液中，会被盐析，使胶体粒子凝聚而产生沉淀。某些保护胶体会因加入浓度较高的亲水物质如糖浆、乙醇或强电解质而使保护胶失去作用；吸附性较强的药用辅料如活性炭、白陶土、碳酸钙等，与小剂量生物碱配伍时，会吸附生物碱而使其在机体中释放不完全。此外，不同药物制剂配伍可能产生的螯合物等超分子物质也可能造成分散状态变化。如在中性或碱性条件下，四环素会与含钙盐的输液形成螯合物而产生沉淀。

二、化学配伍变化

化学配伍变化系指药物制剂配伍时，发生了氧化、还原、水解、分解、复分解、缩合和聚合等化学反应，使制剂内所含药物可能出现不同程度的降解，影响药物制剂的外观、质量和疗效，甚至产生毒副作用。化学配伍变化一般表现为变色、混浊、沉淀、产气、含量或效价下降等。

（一）变色

药物制剂配伍发生氧化、还原、聚合和分解等反应时，可能产生有色化合物或发生颜色上的变化。如烟酰胺与维生素 C 即使干燥粉末混合也会产生橙红色；多巴胺注射液与碳酸氢钠注射液配伍后会逐渐变成粉红色至紫色；四环素与输液中 Fe^{3+} 形成红色、Al^{3+} 形成黄色、Mg^{2+} 形成绿色螯合物。硫酸亚铁糖浆中硫酸亚铁易被氧化，而矫味剂蔗糖在酸性溶液中，部分可以转化为具有还原性的果糖和葡萄糖，防止硫酸亚铁的氧化变色。这些变色现象通常在光照、高温、高湿环境中发生得更快。

（二）混浊和沉淀

液体制剂配伍应用时，若配伍不当可能发生混浊或沉淀。

1. 因 pH 改变而产生沉淀 由难溶性碱或难溶性酸制成的可溶性盐，其水溶液常因 pH 的改变而析出沉淀。如苯妥英钠、硫喷妥钠注射液会因吸收空气中的二氧化碳而使溶液的 pH 下降，析出沉淀。又如多种生物碱及一些含氮的有机药物如苯海拉明、丁卡因、某些抗生素等，它们的可溶性盐溶液遇碱性药物制剂后，会析出难溶性碱而产生沉淀。如硫酸长春新碱注射液与碳酸氢钠、磺胺嘧啶钠等碱性注射液混合时，由于 pH 的升高使生物碱游离而析出沉淀，影响药效。氧氟沙星在酸性条件下（pH 5.0 ~ 6.5）溶解，与辅料成分混合加热溶解（温度范围保持在 60 ~ 80℃）是保证形成透明氧氟沙星眼膏膏体的关键。

2. 发生水解反应而产生沉淀 如苯巴比妥钠溶液因水解产生无药效的苯乙基乙酰脲有色沉淀，若用 PEG 与水的混合溶剂，溶解度增大而且稳定可制成注射液；硫酸锌在中性或弱碱性溶液中易水解生成氢氧化锌沉淀，因此硫酸锌滴眼液中，常加入少量硼酸使溶液呈弱酸性，以防止硫酸锌的水解。

3. 生物碱盐溶液的沉淀 大多数生物碱的盐溶液，当与含鞣酸、碘、碘化钾、溴化钾或酸性较强的苷类药物制剂等相遇，能产生沉淀。如黄芩苷和黄连素在溶液中能产生难溶性沉淀，影响两种药物的体内吸收。

4. 因复分解而产生沉淀 无机药物之间常发生复分解而产生沉淀，如硫酸镁溶液遇可溶性钙盐、碳酸氢钠或某些碱性较强的药物溶液时，均会产生沉淀。如硝酸银遇含氯化物的水溶液时即产生沉淀，故在配制 0.5% 硝酸银滴眼液时，要用硝酸钾或硝酸钠调节渗透压而不能用氯化钠。又如氯化钠注射剂原料若含有微量的钙盐，当与 2.5% 枸橼酸注射液配合时，会产生枸橼酸钙的悬浮微粒而出现混浊，影响临床应用。

（三）产气

药物制剂配伍时出现的产气现象，一般系由化学反应引起，如铵盐与强碱性药物配伍，可分解产生氨气；碳酸盐、碳酸氢盐与酸类药物配伍发生中和反应产生二氧化碳。某些制剂就是利用这一性质，以实现用药目的，如含漱用的复方硼酸钠泡腾片在用药时，利用其产生的二氧化碳，以实现药物的迅速崩解和分散，提高药物疗效。

（四）因发生分解反应而使药物含量或效价下降

许多药物在固体制剂或加有稳定剂的液体制剂中，其稳定性好；当与某些药物制剂配伍后，因原来的条件（如 pH、离子强度、溶剂等）发生变化而变得不稳定。如维生素 B_{12} 与维生素 C 混合制成溶液时，B_{12} 分解，其含量显著降低，药效下降；叶酸与维生素 C 或磺胺嘧啶钠的混合溶液中，叶酸易分解失效。红霉素乳糖酸盐与葡萄糖氯化钠注射液配液混合（pH 值为 4.5）6 小时效价下降约 12%，因红霉素在酸性条件下（pH 值 5 以下）不稳定，若与药物配伍后 pH 值下降至 4.0 左右，则 6 小时效价下降在 50% 以上（25℃）。

由于药物制剂组成复杂，药物制剂配伍变化可能同时混杂物理配伍变化和化学配伍变化。在实际应用中，不仅需要关注配伍变化的原因，也需要考虑配伍变化的反应速度。有些药物制剂配伍后虽有变化，但反应速度很慢，故可在短时间内使用。如磺胺嘧啶钠注射液与葡萄糖输液混合在 2 小时后出现沉淀。注射剂在配伍使用过程中，若在数小时内无沉淀发生或分解量不超过规定范围，并在规定时间内输完，一般不会影响疗效。如输入量较大时，应分次输入，或临用前新配。

第三节　药物制剂体内配伍变化

药物制剂体内配伍变化主要是生物药剂学和药代动力学的研究范畴，是指不同药物制剂配伍使用后，体内药效受到配伍应用的药物、内源性物质、附加剂、食物等影响而发生吸收、分布、代谢和排泄变化的现象，但不包括药效学相互作用。药物制剂体内配伍变化可以影响药物疗效、作用强度、持续时间，导致副作用、毒性的改变，并可能会对临床和检验、体液药物浓度测定等造成干扰。不仅限于用药过程中，也包括用药后一定时间内所发生的相互影响。

一、吸收过程中的药物相互作用

1. 吸收部位药物之间的物理化学反应　联合应用的药物制剂口服进入胃肠道后，由于药物制剂相互之间或与机体内源性物质、食物的相互作用，可能形成配合物、螯合物或复合物而影响吸收。如四环素类抗生素在胃肠道中与二价或三价金属离子形成络合物，这些络合物在中性或弱碱性环境中溶解度更低，因而影响四环素类药物的吸收。蒙脱石散剂可清除多种病原及毒素，加强消化道及其黏膜屏障。但是，胃肠道并不能够吸收蒙脱石散，蒙脱石散会在胃肠道表面形成保护膜，令抗菌药物的作用无法发挥。抗菌药物和蒙脱石散同服，将有可能会被吸附，并随粪便排出体外。因此，蒙脱石散与抗菌药物（如左氧氟沙星）联用时，中间至少间隔 1 小时。

2. 胃肠道 pH 变化　某些药物口服后能改变胃肠道的 pH，进而影响合用药物在 pH 肠道的溶解性、离子化程度等，最终影响药物吸收。如碳酸氢钠可显著降低四环素的吸收，因为四环素在

pH 值 5 左右溶解度最大，当与碳酸氢钠配伍时胃液 pH 升高，使四环素溶解度下降，溶解速度变慢，从而影响四环素的吸收。又如在使用制酸剂奥美拉唑后，胃液 pH 升高后可能导致其他肠溶制剂在胃内释放，造成吸收和刺激性等问题。

3. 胃排空速率与肠蠕动　胃排空速率会影响药物的吸收速度和程度，因此能促进或抑制胃排空速率的药物能影响另一药物的吸收。如甲氧氯普胺与普鲁本辛影响对乙酰氨基酚的吸收，普鲁本辛（注射）与对乙酰氨基酚（口服）合用与单独服用对乙酰氨基酚比较，前者较后者的对乙酰氨基酚血药浓度峰值低且达峰时间后延，而甲氧氯普胺（注射）与对乙酰氨基酚合用对胃肠吸收对乙酰氨基酚的影响则相反。这是由于服用刺激性泻药使胃肠蠕动加快，而服用抗胆碱药物使胃肠蠕动减慢，胃肠蠕动变化影响了与其合用的另一种药物的吸收。阿托品延缓利多卡因的吸收也是因为其对胃肠蠕动的影响。

4. 其他　如新霉素、对氨基水杨酸及秋水仙碱因对小肠黏膜有毒性作用而影响某些药物的吸收；抗生素可抑制肠道细菌，而减少维生素 K 的合成，从而增加口服抗凝药的抗凝血作用。

二、分布过程中的药物相互作用

影响分布的相互作用中最常见的是置换作用。通常两种药物会在蛋白质某一结合位置上发生竞争现象。亲和力强的药物将亲和力弱的药物置换出来，使被置换的药物游离型浓度增加。因药效与游离型药物有关，故药物与蛋白质结合率的改变直接影响药物的疗效与副作用，如硫喷妥钠与磺胺药同用时，硫喷妥钠游离药物浓度增高产生麻醉延长的效果；又如保泰松与华法林同用时，华法林的游离药物浓度增加，容易产生出血等副作用。

三、代谢过程中的药物相互作用

药物的体内代谢主要是在肝脏被肝微粒体中的药物代谢酶族（药酶）所代谢。此外，血液、肾脏及其他部位也存在某些药酶。药酶的作用多具有一定的专属性。代谢过程的药物相互作用可分为酶促作用和酶抑作用。

1. 酶促作用　某一药物可使另一种药物的代谢酶活性增强，致使后者消除加快、药效降低。如巴比妥类药物可诱发肝药酶对口服抗凝剂（如双香豆素类）的代谢作用；乙醇有酶促作用，风湿止痛药酒可使安乃近等药物代谢加快，半衰期缩短，药效下降。

2. 酶抑作用　有些药物能抑制另一种药物代谢酶的活性，使代谢作用减慢，致使这些药物的药理作用增强或毒性增加。如双香豆素抑制甲苯磺丁脲在肝脏内羟基化反应酶的作用，导致羟化反应不能顺利进行，使甲苯磺丁脲在体内滞留时间延长。

此外，少数药物的体内代谢具有双相活性，如导眠能、羟基保太松等对巴比妥代谢酶的作用，开始给药时具有酶抑作用，连续给药后则呈现酶促作用。

四、排泄过程中的药物相互作用

肾小管主动分泌的药物之间可相互竞争，即一种药物可抑制另一种药物自肾小管的分泌，使后者的消除减慢，血药浓度相应增高、作用增强。如青霉素与丙磺舒都通过肾小管分泌机制排泄，丙磺舒能与青霉素在肾小管近端竞争分泌进入尿液中，从而使通过肾小管近端分泌进入尿中的青霉素的量大大减少，血中青霉素浓度增高而维持较长的作用时间。

有些药物服用后会改变尿液的 pH，生物碱类药物可能由于尿液 pH 值的降低增加排泄，降低药效。可使尿液碱化的药物有乙酰唑胺、乳酸钠、碳酸氢钠、枸橼酸钠、氯噻嗪类利尿药等；

可使尿液酸化的药物有氯化铵、氯化钙、盐酸精氨酸、维生素 C 等。

有些药物能加快另一种药物的排泄，有些则会降低另一种药物的排泄，或使另一种药物从尿中析出面形成蛋白尿、血尿。另外，有些药物配伍时会发生相互反应而影响排泄。如头孢氨苄会减少二甲双胍的排泄，加强后者的降糖作用。

第四节　药物制剂配伍变化的研究与处理方法

药物制剂的配伍变化情况往往很复杂，判断两种药物是否会产生配伍变化，一方面应根据药物的理化性质、药理作用及其配方、临床用药对象、剂量、用药意图等，并结合易产生配伍变化的原因进行分析；另一方面可通过试验观察作出合理的判断。

一、配伍变化的试验方法

（一）药物制剂体外配伍变化试验方法

1. 可见的配伍变化试验方法　这一类配伍变化的试验方法较多，常用的方法是将两种药液混合，在一定时间内用肉眼观察有无混浊、沉淀、结晶、变色和产气等现象。试验中要注意混合比例、观察时间、浓度与 pH 等，条件不同会出现不同结果。对于有沉淀或混浊产生的配伍，为进一步分析原因，可向该混合液中加入酸或碱调节使其恢复至原 pH，观察沉淀是否消失，或将沉淀滤出，用适当方法鉴别沉淀为何种物质，判断是否有新物质生成等。

2. 测定变化点的 pH　pH 的改变是药物制剂发生配伍变化的主要原因之一，在实际应用中可用注射液变化点的 pH 作为预测配伍变化的依据。方法为：取 10mL 注射液，先测定其 pH，再分别滴加 0.1mol/L 的盐酸（主药是有机酸时）或 0.1mol/L 氯氧化钠溶液（主药是有机碱时），直至出现混浊或变色为止，再测定 pH 并记录所用酸或碱的量以及 pH 的移动范围。若酸或碱的量达到 10mL 以上还未出现任何变化，则认为酸或碱不引起该药液变化。如果 pH 移动范围大，说明该药液不易因 pH 产生配伍变化；如果 pH 移动范围小，则说明该药液容易因 pH 产生配伍变化。该方法简单实用，但终点判定主观性强、误差大。

3. 配伍后药物含量或效价变化试验　药物在输液过程中的不稳定现象比较常见，因为临床输液的时间比较长，且药物加入输液后的 pH 和溶剂体系可能发生改变，同时还可能含有对药物降解具催化作用的离子。若在规定时间内（如 6 小时或 24 小时）药物效价或含量降低不超过 10% 且不产生有害物质，则认为药物是稳定的，可配伍使用。

试验方法：将注射液按实际使用量和浓度，加入输液中（常用量 100～500mL），或再加第二种、第三种注射液，混合均匀后，控制在临床使用温度，立即测定其中不稳定药物的含量或效价，并记录该混合液的 pH 与外观等。此后每隔一定时间取出适量混合液进行含量或效价测定，并记录结果，以了解药物在一定条件下的稳定性情况，并测得含量或效价下降 10% 需要的时间。试验时应注意选择灵敏度高、不受混合液中其他成分干扰的定量方法，如 HPLC、GC 等。也可用化学动力学方法，求出反应速度常数，分析各种因素（pH、温度、离子强度等）与药物配伍变化的关系。

（二）药物制剂体内配伍变化试验方法

药物制剂体内配伍变化常需进行药动学或药效学试验，研究药物配伍后是否产生药动学参数的变化或药理效应的变化。如西咪替丁与普鲁卡因胺合用，普鲁卡因胺的生物半衰期由 2.9 小时延长至 3.8 小时，血药浓度也相应增高，经药动学研究发现这是由于西咪替丁减少了普鲁卡因胺的肾清除率的缘故。

二、配伍变化的处理原则和方法

（一）药物制剂配伍变化的处理原则

1. 体外配伍变化处理原则 由于液体制剂配伍后产生变化的可能要远高于固体制剂，对于挥发油、酚类、醛类和醚类等易氧化的药物或酯类、酰胺类和皂苷类等易水解的药物，宜制成固体制剂以增加其稳定性，并应注意控制水分含量，控制温度，避免湿、热等处理过程。可采用包合、包衣等技术隔绝制剂内不同药物可能发生的配伍变化，如复合维生素片采用粉末包衣技术防止不同维生素配伍降解。不同制剂中使用的辅料、包材等需要进行充分的药物相容性研究以确保不会产生配伍禁忌。

2. 体内配伍变化处理原则 通常体内配伍变化都是发生在临床用药期间。药师审查处方发现疑问时，应首先与处方医师联系，了解用药意图，明确给药对象及条件，如患者的年龄、性别、用药途径、病情及严重程度等。对患有合并症的患者。审方时应注意配伍禁忌，并结合药物的理化性质和药理效应分析可能产生的不良影响和作用，对处方成分、剂量和用法等各个方面进行全面审查，必要时还须与处方医师联系，查阅相关文献共同确定制订不同制剂配伍方案，使制剂能更好地发挥疗效，保证用药安全。

（二）药物制剂配伍变化的处理方法

在上述原则的基础上，处理体外药物制剂配伍变化可采用改变调配次序或环境、改变溶剂或添加助溶剂、调整溶液 pH、改换药物或改换剂型等药剂学方法。体内配伍变化则需充分考虑患者的年龄、性别、用药途径、病情及严重程度等综合因素以改变药物或调整用药方案。本部分主要介绍体外配伍变化处理方法。

1. 改变调配次序或环境 对于某些药物溶液，调配次序不仅影响生产工序的繁简，还会影响成品的质量。如将 0.5% 苯甲醇与 0.5% 三氯叔丁醇在水中配伍时，由于三氯叔丁醇在冷水中溶解速度很慢，若先将其与苯甲醇混合则极易溶解。又如将碳酸镁、枸橼酸与碳酸氢钠制备合剂时，需先将枸橼酸与碳酸镁混合溶解后再将碳酸氢钠溶入；若先将碳酸氢钠与枸橼酸混合则会发生复分解反应，制剂成分将发生变化。一些易水解、需临时调配的制剂，如金霉素滴眼液等，应贮存于 5℃ 以下以减少外界因素对药效的影响，延缓效价的下降。另外，乳剂在放置过程中会发生絮凝现象，如振摇后能复原，应告知病人放心使用。这与因储存条件不当而导致的药物药效的降低甚至变质有本质的区别。

2. 改变溶剂或添加附加剂 改变溶剂系指改变溶剂容量或改变成混合溶剂，常用于防止或延缓溶液剂析出沉淀或分层。药物因超过溶解度而析出沉淀时，可通过增加溶剂量或添加增溶剂、助溶剂等克服沉淀现象，亦可使用潜溶剂，即能提高难溶性药物溶解度的混合溶剂。如甲硝唑在水中的溶解度仅为 10%，若改为水 - 乙醇的混合溶剂，则溶解度可提高 5 倍。

3. 调整溶液的 pH pH 会影响很多微溶性药物溶液的稳定性。阴离子型药物，如芳香有机酸盐、巴比妥酸盐、磺胺盐、阴离子型表面活性剂、酸性含汞的防腐剂和青霉素盐等，在 pH 降低到一定程度时，会析出溶解度较小的游离酸。同样，阳离子型药物，如生物碱及其类似物、碱性抗生素、碱性维生素、碱性局部麻醉剂和碱性安定剂等，当 pH 升高到一定程度时会析出溶解度较小的游离碱。大多数多价可溶性金属盐（如硫酸锌等）在溶液中亦能因 pH 的升高而生成难溶性氢氧化物或碱性物。pH 的改变也会使一些药物的氧化、水解或降解等作用加速或延缓。因此调节药物至适宜的 pH 非常重要。

4. 改换药物或改换剂型　在征得医师同意的条件下可适当改换药物，但所改换的药物的效应力求与原药物相似，用法也尽量与原药一致。例如将 0.5% 硫酸锌与 2% 硼砂配伍制备滴眼液会析出碱式硼酸锌或氢氧化锌，可改用硼酸代替硼砂。

有些处方制备成注射剂时易产生沉淀，可考虑改成其他剂型。

总之，制剂生产、贮存和使用过程中可能产生各类体外及体内配伍变化，导致药物的疗效降低，毒副作用增加。为此，应严格制定最佳处方和制备工艺，尽可能降低不合理配伍变化发生的可能性。一旦发生药物制剂的配伍变化或配伍禁忌，应认真分析其原因，从制剂处方、剂型、工艺和储存条件等环节进行分析，寻找解决方法。目前已有许多药物制剂可能产生有益配伍变化和配伍禁忌的数据库和相关查询软件，可供使用者随时查对与参考。

第二十一章

药品包装

扫一扫，查阅本章数字资源，含PPT、视频等

学习要求

1. **掌握** 药品包装的定义、分类和作用；药品包装材料的定义和种类；玻璃、塑料、橡胶、金属和复合包装材料药包材的特点、类型和应用。

2. **熟悉** 药品包装材料的生产和应用要求；药包材的质量要求和选择原则；药包材与药物的相容性。

3. **了解** 药品包装材料监督管理的相关规定；药品包装设计原则、药品说明书、标签的管理规定。

第一节 概 述

一、药品包装的定义

药品包装（packaging of medicines）是指为药品运输、贮存、管理和使用过程中提供保护、分类和说明，选用适宜的材料或容器，采用适宜的包装技术对药品或药物制剂进行分、封、装、贴签等加工过程的总称。无菌生产工艺中产品的无菌灌装，以及最终灭菌产品的灌装等不视为包装。

药品包装有两方面含义：从静态角度指包装药品所用的包装材料及辅助物；从动态角度指药品的包装操作，包括包装方法和包装技术。

二、药品包装的分类

药品包装主要有几种分类方法。

1. 按包装材料分类 可分为塑料、玻璃、金属、橡胶、纸张、陶瓷、复合材料等。

2. 按包装容器的形态分类 可分为瓶类包装、袋类包装、管类包装、泡罩包装、窄条包装、罐类包装、盒式包装等。

3. 按药品包装作用分类 可分为内包装与外包装。内包装也叫初包装，系指直接与药品接触的包装（如安瓿、注射剂瓶、泡罩包装铝箔等）。内包装应能保证药品在生产、运输、贮藏及使用过程中的质量，并便于医疗使用。外包装系指内包装以外的包装，如小盒、说明书、中包装、纸箱及其他辅助材料，主要起保护内包装和标识作用。外包装应根据药品的特性选用不易破损、防潮、防冻、防虫鼠的包装。

4. 按分剂量方式分类　可分为单剂量包装和多剂量包装。单剂量包装是指最小零售包装内，以不超过药品单次服用的剂量为单元，彼此间通过包装材料（胶囊壳除外）进行密封，不接触的包装形式，如安瓿装口服液、泡罩装片剂、小袋装颗粒剂等。多剂量包装是指最小零售包装内，以超过药品单次服用的剂量为单元，彼此间无包装材料（胶囊壳除外）进行密封，有接触的包装形式，如瓶装浓缩丸、瓶装合剂等。单剂量包装在保证产品稳定性和降低使用过程误操作方面有优势，而多剂量包装的成本更低。

5. 按包装技术分类　可分为防潮包装、防水包装、防霉包装、防盗包装、防伪包装、儿童安全包装、真空包装、无菌包装、泡罩包装、施药包装等。

三、药品包装的作用

药品包装是药品生产的延续，是对药品施加的最后一道工序。药品从原料、中间体、成品、制剂、包装到使用，一般要经过生产和流通两大环节。在整个转化过程中，药品包装发挥重要的桥梁作用并承担特殊功能。

1. 保护药品　药品包装无论是造型、结构设计，还是材料选择，都应把保护药品质量作为首要考虑因素，其保护功能涉及两方面。

（1）阻隔作用　通过阻隔环境空气、光、水分、热、虫害、微生物等与药物直接接触，显著提高药品的稳定性、延缓药品变质。如密封包装可降低药物氧化变质及挥发性成分损失；不透明包装、二次包装可避免药物的光降解。

（2）机械保护　药品包装（尤其是外包装）可抗震缓冲，保护药品免受挤压、冲击或振动等外力的破坏。如在瓶口多余空间填装消毒棉花，口服液瓶之间隔离用的瓦楞纸或塑料壳等。

2. 信息标识　说明书和标签是药品包装的重要组成部分，提供具体药品的基本信息、贮运保管要求，为医生、药师、患者提供科学准确的用药依据。麻醉药品、精神药品、医疗用毒性药品、放射性药品、外用药品和非处方药品等国家规定有专用标识的，其说明书和标签必须印有规定的标识。剧毒、易燃、易爆等药品包装上还须有特殊而鲜明的安全标志，以防不当处理和使用。此外，药品包装上还有商标、防伪标志等。

3. 方便使用　药品包装应适应临床应用要求，以保证用药安全。主要是指适应各剂型的使用要求及使用方法（如气雾剂、滴鼻剂的包装），适应药物的用药剂量、用药疗程（如眼用制剂的单剂量包装，计划生育用药的计日、计数包装等），便于患者按剂量准确使用（如糖浆剂的包装）；适应特殊人群的使用，如儿童患者的防开启安全包装、老年患者的提醒按时服药包装等。通过设计防篡改包装，可以预防人为引发的药品安全问题。

四、药品包装材料的生产和应用要求

药品包装材料在生产和应用中应符合下列要求。

1. 药品包装材料的原料经过物理、化学性能和生物安全评估，应具有一定的机械强度，且化学性质稳定、对人体无生物学意义上的危害。药品包装材料的生产条件应与所包装制剂的生产条件相适应；生产环境和工艺流程应按照所要求的空气洁净度级别进行合理布局；对于即用型药品包装材料，其各生产工序的洁净度要求应与所包装药品的要求一致。根据不同的生产工艺及用途，药品包装材料的微生物限度或无菌应符合要求。

2. 药品生产企业生产的药品及医疗机构配制的制剂应使用国家批准的、符合生产质量规范的药品包装材料，并应与所包装药品的给药途径和制剂类型相适应。药品应使用有质量保证的药品

包装材料，以保证在药物的有效期内质量稳定。不得使用不能确保药品质量和国家公布淘汰的药品包装材料，不得使用可能存在安全隐患的药品包装材料。

第二节　药品包装材料

一、药品包装材料的定义和种类

药品包装材料（packaging materials of medicines）是用于制造药品包装容器和构成药品包装的材料的总称，简称药包材。药品包装首先要考虑的就是选择药品的包装材料。2016 年开始，我国已取消药包材的单独审批，改为在审批药品制剂注册申请时一并审评审批，由各省级药品监督管理部门负责对本行政区域内的原料药、药用辅料、药包材生产企业的日常监督管理。由此，我国已开始全面实行药品与原料药、药用辅料和药包材关联审评的审批制度。

按照原料材质，药包材常用的有玻璃、塑料、橡胶、金属、陶瓷和其他类（如纸、药棉）等，也可以由两种或两种以上材料复合或组合而成。

二、玻璃药包材

玻璃是由石英砂、长石（或氢氧化铝）、硼砂、纯碱等物料经高温熔融、冷却而得到的非晶态透明固体，是化学性能最稳定的材料之一。药用玻璃亦即玻璃药包材，以二氧化硅为主成分，可添加一些微量成分以改善玻璃性能。例如氧化铝可提高玻璃的硬度、耐用性和透明度，硼化物能降低热膨胀性和提高耐热冲击性。此外，通过添加特定金属化合物可获得不透明或不同颜色的玻璃，并赋予一定的使用属性。例如琥珀色玻璃广泛用于包装易被光降解的药品，但如药品中所含成分易与铁反应时则不宜采用；蓝色玻璃可使白色产品看起来更白，但不能滤除紫外线，光敏性药物不宜采用。

（一）玻璃药包材的特点

玻璃药包材化学稳定性高，耐腐蚀性好，吸附性低，与药物相容性较好；不透气，不透湿，保护性能优良；具有良好的耐热性，便于消毒；表面光滑易于清洗，无毒无异味，安全卫生；易于成型，品种规格多样，透明性好，美观；价廉易得，可回收再生。

玻璃药包材的主要缺点是易破碎，运输条件高，使用场景受限；不耐温度骤变；熔制玻璃时能耗较高，使用前处理工作量较大；长期盛装样品或清洗、灭菌等操作会使其内壁透明度降低，还会有成分溶出，直接影响药物的稳定性；相对密度大、质重，不便携带。

（二）玻璃药包材的类型

1. 按化学成分和性能分类　药用玻璃国家药包材标准（YBB 标准）根据线热膨胀系数和三氧化二硼含量的不同，结合玻璃性能要求将药用玻璃分为高硼硅玻璃、中硼硅玻璃、低硼硅玻璃和钠钙玻璃四类。由于高硼硅玻璃线热膨胀系数小，耐热冲击性能高，故制作冻干粉针瓶比较理想。中硼硅玻璃也称为国际中性玻璃（5.0 中性玻璃），在药包材中用途广泛，如注射液包装。低硼硅玻璃是我国特有的药用玻璃产品。由于这种玻璃和国际中性玻璃相比，含硼量较低，线热膨胀系数较大，耐水性略低，故制作安瓿质量不够理想。但我国具有成熟的工艺和丰富的经验，生产成本较低，故生产安瓿以外的药用玻璃产品还是能满足各项技术要求，可以缓解我国国际中性玻璃产能不足的问题。与硼硅玻璃相比，钠钙玻璃容易熔制和加工、价廉，多用于制造对耐热性、化学稳定性要求不高的玻璃制品。按照 2020 年版《中华人民共和国药典》（以下简称《中国药典》）的规定，各类玻璃的成分及性能要求见表 21-1。

表 21-1　药用玻璃成分及性能要求

化学组成及性能	玻璃类型			
	高硼硅玻璃	中硼硅玻璃	低硼硅玻璃	钠钙玻璃
B_2O_3（%）	≥ 12	≥ 8	≥ 5	< 5
SiO_2^*（%）	约 81	约 75	约 71	约 70
$Na_2O+K_2O^*$（%）	约 4	4～8	约 11.5	12～16
$MgO+CaO+BaO+(SrO)^*$（%）	/	约 5	约 5.5	约 12
$Al_2O_3^*$（%）	2～3	2～7	3～6	0～3.5
平均线热膨胀系数[†]：$\times 10^{-6}K^{-1}$（20～300℃）	3.2～3.4	3.5～6.1	6.2～7.5	7.6～9.0
121℃玻璃颗粒耐水性	1 级	1 级	1 级	2 级
98℃颗粒耐水性[§]	HGB 1 级	HGB 1 级	HGB 1 级或 HGB 2 级	HGB 2 级或 HGB 3 级
内表面耐水性	HC 1 级	HC 1 级	HC 1 级或 HCB 级	HC 2 级或 HC 3 级
耐酸性能（重量法）	1 级	1 级	1 级	1～2 级
耐酸性能（原子吸收法）	100 μg/dm²	100 μg/dm²	/	/
耐碱性能	2 级	2 级	2 级	2 级

注：* 各种玻璃的化学组成并不恒定，是在一定范围内波动，因此同类型玻璃化学组成允许有变化，不同的玻璃厂家生产的玻璃化学组成也稍有不同。[†] 参照《平均线热膨胀系数测定法》。[§] 参照《玻璃颗粒在 98℃耐水性测定法和分级》。

2. 按耐水性能分类　虽然玻璃具有相当的惰性，但并非完全惰性材料。玻璃的基本结构是二氧化硅四面体，当硼氧化物进入该结构并被牢牢固定，其他氧化物就不能再进入，而是松散地结合并能自由迁移。因此，一些成分会从玻璃中浸出并进入内容物中。玻璃中的盐迁移并积聚在表面的物理现象叫起霜（blooming）。为了减少浸出，可将玻璃浸泡在热水或稀酸中以去除大部分表面浸出的盐。此外，因玻璃成分的水解、浸出和剥落，还可能导致分层现象，这与玻璃的质量、内容物的性质、玻璃的加工和灭菌过程都有关系。药用玻璃材料按耐水性的不同分为Ⅰ类玻璃和Ⅲ类玻璃。Ⅰ类玻璃即为硼硅类玻璃，具有高的耐水性，可用于严格的灭菌程序，生产成本最高，适用于大多数药品。Ⅲ类玻璃即为钠钙类玻璃，具有中等耐水性，适用于非注射制剂。Ⅲ类玻璃制成容器的内表面经过中性化处理后，可达到高的内表面耐水性，称为Ⅱ类玻璃容器，适用于大多数酸性和中性水性制剂，不适用于碱性溶液，因为在较高 pH 下，玻璃中的氧化物更容易浸出。

3. 按成型方法分类　药用玻璃容器根据成型工艺的不同可分为模制瓶和管制瓶。前者需借助模具，后者为拉制而成。模制瓶的主要品种有大容量注射液包装用的输液瓶、小容量注射剂包装用的模制注射剂瓶和口服制剂包装用的药瓶；管制瓶的主要品种有小容量注射剂包装用的安瓿、管制注射剂瓶、预灌封注射器玻璃针管、笔式注射器玻璃套筒（或称卡氏瓶），口服制剂包装用的管制口服液体瓶、药瓶等。模制玻璃容器瓶的特点是价格低廉、强度高；管制玻璃容器的特点是质量轻、器壁薄而均匀、外观透明度好，但价格较高且易破碎。

（三）玻璃药包材的应用

《中国药典》2020 年版的《药用玻璃材料和容器指导原则》规定："药用玻璃容器应清洁透明，以利于检查药液的可见异物、杂质及变质情况，一般药物应选用无色玻璃，当药物有避光要求时，可选择棕色透明玻璃，不宜选择其他颜色的玻璃；应具有较好的热稳定性，保证高温灭菌或冷冻干燥中不破裂；应有足够的机械强度，能耐受热压灭菌时产生的较高压力差，并避免在生产、运输和贮存过程中所造成的破损；应具有良好的临床使用性，如安瓿折断力应符合标准规定；应有一定的化学稳定性，不与药品发生影响药品质量的物质交换，如不发生玻璃脱片、不引起药液的 pH 值变化等。药品生产企业应根据药物的物理、化学性质及相容性试验研究结果选择适合的药用玻璃容器。对生物制品、偏酸或偏碱及对 pH 敏感的注射剂，应选择 121℃颗粒耐水性为 1 级及内表面耐水性为 HC 1 级的药用玻璃容器或其他适宜的包装材料。"

三、塑料药包材

塑料是可塑性高分子材料的简称，是以高分子量的合成树脂为主要组分，加入适当添加剂，如增塑剂、稳定剂、阻燃剂、润滑剂、着色剂等，经加工成型的塑性材料，或固化交联形成的刚性材料。与玻璃相比，塑料具有质轻、耐腐蚀、力学性能高、便于封口和成本低等特点，因而近年来被广泛用来包装药品。

（一）塑料药包材的特点

塑料药包材机械性能好，具有一定的强度、弹性，抗冲击、抗弯曲、耐摩擦、不易破碎；化学稳定性较好，对一般的酸、碱、盐及外部环境等各种化学介质均有良好的耐受性；对气体、水分等有良好的阻隔性；质轻，其密度约为金属的 1/5、玻璃的 1/2；易加工成型和密封；光学性能优良，可透明也可不透明，印刷和装饰性能良好；价格便宜，运输成本低。

塑料药包材的主要缺点：化学惰性不及玻璃，大部分塑料包材容易透气、透湿和透光，处方组成中如含有挥发性药品，可能会通过容器壁而损失；耐热性和耐寒性和玻璃相比较差，高温易变形，低温易变脆；强度和硬度不如金属材料高；易老化，有些塑料中的成分可能渗入内装物；可吸收或吸附处方中的成分；缺少适当的灭菌方法；添加的塑料助剂较多，需注意安全性和刺激性；不易再生，容易造成环境污染。

（二）塑料药包材的类型

塑料一般根据受热变化分为热塑性塑料和热固性塑料两大类。热塑性塑料本身多为长链线型或支链聚合物，加热时可以塑制成型，冷却后固化保持其形状。这种过程能反复进行，即可反复塑制。药品包装上常用的聚乙烯、聚丙烯、聚氯乙烯、聚苯乙烯、聚酯等均属于热塑性塑料。热固性塑料以热固性树脂为主要成分，在制造或成型过程的前期为液态，后期固化形成具有三维交联体型结构的高分子，不熔、不溶、不能反复塑制。酚醛塑料、脲醛塑料、环氧树脂等均为热固性塑料。

近年来，除传统的聚酯、聚乙烯、聚丙烯等包装材料用于医药包装外，各种新材料如铝塑、纸塑等复合材料也广泛应用于药品包装，有效地提高了药品包装质量和药品档次，显示出塑料药包材广泛的发展前景。

1. 聚酯（PET） 是含有酯键的聚合物树脂的总称，塑料药包材中通常指聚对苯二甲酸乙二醇酯。其具有优良的力学性能，韧性在常用的热塑性塑料中是最大的；耐化学性能较好，但不耐浓酸和浓碱；耐热性及耐寒性均较好；有较好的气体阻隔性；透明度高、光泽性好，且对紫外线有较好的遮蔽性；无味、无毒，安全性好。其缺点是在热水中煮沸易降解，不能经受高温蒸汽消毒，且易带静电，热封性差。

2. 聚乙烯（PE） 是乙烯通过加成反应得到的，外观呈乳白色的蜡状固体，是应用最广泛、用量最大的塑料之一。具有柔韧性好、耐低温、化学稳定性较好等特性，能耐大多数酸碱的侵蚀，常温下不溶于任何溶剂；阻湿性、热封性好；无毒、无味、价廉。

3. 聚丙烯（PP） 是丙烯的高分子聚合物，是目前塑料中最轻的一种。其耐化学性好；具有较好的刚性和抗弯曲性；防潮能力和阻气性优于PE；耐热性好，能耐沸水煮；无味、无毒。

4. 聚氯乙烯（PVC） 是由氯乙烯单体聚合而成。可分为软质和硬质两类，软质PVC多用来制作薄膜、袋等；硬质的可塑制成各种瓶、杯、盘、盒等包装容器。目前大量的PVC片材被用作片剂、胶囊剂的铝塑泡罩包装的泡罩材料。其透明性好，强度高，印刷性优良。PVC耐热性较差，受热易变形，常需加入稳定剂和增塑剂。

5. 聚偏二氯乙烯（PVDC） 其透明性、印刷性、热封性能及耐化学性能好；最突出的特点是具备极低的透水、透氧性，是性能极佳的高阻隔性材料。由于价格较贵，常与PE、PP等制成复合膜，以改善包装的防潮、隔氧及密封性能。

6. 聚萘二甲酸乙二醇酯（PEN） 力学性能优良；耐紫外线照射；透明性、阻隔性好；价格较高，常与PET共混降低成本；是目前唯一能取代玻璃容器并可用工业方法蒸煮消毒的刚性包装材料。

7. 聚偏氯乙烯（PVDC） 其透明性、印刷性和热封性优异，对气体阻隔性、防潮性极好。价格比较贵，常与PE、PP等制成复合薄膜用作冲剂和散剂等制剂的包装袋。

8. 真空镀铝膜 是在高真空状态下将铝蒸发到各种基膜上的一种软包装薄膜产品，镀铝层非常薄。在中药粉剂、颗粒剂、散剂的外包装中广泛使用的有PET、流延聚丙烯（CPP）、PE等真空镀铝膜。真空镀铝软薄膜除了具有塑料基膜的特性外，还具有良好的装饰性和阻隔性，尤其是各种塑料基材镀铝后，其透光率、透氧率和水蒸气透过率均显著降低。

（三）塑料药包材的应用

聚合物的合成过程需要各种化学品，如单体、溶剂、催化剂和引发剂等，存在一定的残留风险。在随后的药品包装成品加工环节，还会添加一些化学助剂以控制或增强聚合物或产品的性能。这些化学助剂包括增塑剂、填充剂、增韧剂、稳定剂、抗氧化剂、遮光剂、着色剂、紫外线吸收剂、润滑剂、防粘连剂及脱模剂等。是否添加化学助剂取决于药包材性能的需要。塑料包装中残留的未反应单体、添加剂和助剂等可能会从塑料中浸出并进入包装的产品中。因此，塑料药包材对材料的浸出量有严格的限制。例如，由于聚氯乙烯包装材料和容器中可能有添加邻苯二甲酸酯类等多种增塑剂及材料本身的风险，给药品质量带来安全隐患，在提交聚氯乙烯包装材料和容器的注册申请时，需参照GB/T 21928-2008等相关技术要求进行增塑剂的检测，且不得使用邻苯二甲酸酯类增塑剂。根据中华人民共和国工业和信息化部发布的工产业〔2010〕第122号文件的规定，输液用聚氯乙烯软袋为淘汰产品，腹膜透析液、冲洗液暂时可用聚氯乙烯袋，但必须进行提取、迁移等相容性的研究。由于聚氯乙烯材料和容器存在药用安全和环境保护方面的风险隐患，该类材料目前只用于口服固体制剂用的硬片生产，如聚氯乙烯硬片、聚氯乙烯／聚乙烯复合硬片、聚氯乙烯／偏二氯乙烯复合硬片等。液体制剂（包括滴眼剂）含聚氯乙烯的产品（除腹膜透析、冲洗液外）不得使用，已批准的产品再注册时不予批准。

四、橡胶药包材

橡胶具有高弹性、低透气和透水性、耐灭菌、良好的相容性等特性，因此橡胶制品在医药领域的应用广泛，如用于药品和生物制品的塞子、瓶盖内衬、气雾剂垫片及滴管部件等。其中橡胶瓶塞是医药产品包装常用的密封件，在输液、冻干剂、血液试管、输液泵、预装注射针筒、胰岛素注射器等各类剂型中均有应用，可防止药品在贮存、运输和使用过程中受到污染和渗漏。

（一）橡胶药包材的类型

橡胶分为两大类：天然橡胶和合成橡胶。天然橡胶是指从橡胶树上采集的天然胶乳，经凝固、干燥等工序制成的弹性固状物。橡胶中通常加入一些添加剂以改善其性能。天然橡胶易老化变脆，不能耐受多次高压灭菌，胶塞可能存在成分浸出或药物吸附现象，且有一定的透水透气性。根据国家食品药品监督管理总局（现国家药品监督管理局，下同）要求，从 2005 年 1 月 1 日起停止使用普通天然胶塞作为药品（包括医院制剂）的包装（口服固体制剂除外）。合成橡胶包括丁基橡胶、卤化丁基橡胶、硅橡胶、环氧氯丙烷橡胶等。合成橡胶含有的添加剂少，浸出和吸附较少。丁基橡胶塞因其化学、物理和生物特性优良而广泛应用于药品包装行业。为避免橡胶包装影响制剂质量，橡胶在使用前需用稀酸、稀碱液进行煮或洗以除去微粒，有的还需用其他被吸收物饱和。

1. 天然橡胶　是第一代用于药用瓶塞的橡胶。它具有优异的物理性能和耐落屑性能，但其透气性和耐化学性无法满足现代医药工业要求。天然橡胶含较多硫化剂、防老化剂，易产生浸出物，吸收率也不理想。因此，天然胶塞已基本被淘汰出药包材行列。

2. 丁基橡胶　是异丁烯和少量异戊二烯的共聚物。气体渗透性低，耐老化、耐热、耐低温、耐化学、耐臭氧、耐水及蒸汽、耐油等性能优异，回弹性好，是较理想的药用胶塞材质。

3. 卤化丁基橡胶　与丁基橡胶类似，卤化消除了普通丁基橡胶易污染的弊病，性能得到优化，是当前药用瓶塞最理想的材料。目前全球 90% 以上的瓶塞生产企业多采用药用级可剥离型丁基橡胶或卤化丁基橡胶作为生产和制造各类药用胶塞的原料。

（二）橡胶药包材的应用

与其他聚合物一样，橡胶也不是完全惰性材料。它们对气体和水分有一定的渗透性，与包装物之间也可能存在成分的吸附和浸出。这将导致药液产生沉淀、微粒超标、pH 改变、变色等情况。理想的瓶塞应具备以下性能：对气体和水蒸气低的透过性；低的吸水率；能耐针刺且不落屑；有足够的弹性，刺穿后再封性好；良好的耐老化性和色泽稳定性；耐蒸汽、氧乙烯和辐射消毒等。

五、金属药包材

金属包装材料是将金属压延成薄片用于商品包装的一种材料。

（一）金属药包材的特点

金属药包材具有优良的机械强度，可薄壁化，不易破损，适合危险品包装，便于携带、运输和装卸；阻气性、防潮性、遮光性等综合性能优于其他包装材料；耐高温、耐温湿度变化、耐虫害；易于加工、成型性好，自动化生产工艺成熟；外表有特殊光泽，适应性好，美观；易再生利用，污染小。

金属药包材的主要缺点是化学稳定性差，易被腐蚀；含有的铅、锌等重金属可影响药品质量并有潜在健康危害；容器较重；生产成本较高等。

（二）金属药包材的类型

金属药包材常用的主要有钢制和铝制包装材料。

1. 镀锡薄钢板（马口铁） 是将低碳薄钢板放在熔融的锡液中热浸或电镀，将其表面镀上锡的保护层。低碳薄钢板（含碳量 ≤ 0.25%）具有良好的塑性和延展性，保护性能优良，但耐蚀性差。镀锡后能形成钝化膜增强抗腐蚀能力。涂酚醛树脂可装酸性制品，涂环氧树脂可装碱性制品。

2. 铝箔 是一种具有优良特性的重要包装材料，作为包装用铝箔厚度均在 0.2mm 以下。铝箔可单独使用或与纸、玻璃纸、塑料薄膜等复合使用。质轻、延展性好、易于加工；表面镀锡或涂漆可增加防腐性；阻隔性好；有金属光泽，美观；导热性好，便于灭菌；铝箔无毒，不易滋生细菌；耐热耐寒性好。缺点是易被腐蚀，不可热封，材质较软。

（三）金属药包材的应用

金属作为药包材使用主要有铝箔、金属软管、喷雾罐等形式。其中金属软管是一种优良的包装容器，其基材为铝。它开启方便，可分批取用内容物，易于控制给药剂量，具有良好的重复密闭性能，并对药品有充分的保护作用，未被挤出的内装物被污染机会比其他包装方式小得多。具有稠度的糊剂、凝胶、乳膏或软膏，可以方便地装入软管里。金属软管比塑料软管的阻隔性好，但取出部分内容物后金属软管变瘪，外观不如塑料软管；另外，金属软管还需加入树脂内壁涂层来增加化学稳定性。

六、复合包装材料药包材

为了改进包装材料的性能、提升现代包装的品质，常将几种材料复合在一起，使其兼具不同材料的优良性能。复合包装材料是指把纸张、塑料薄膜或金属箔等两种或两种以上材料复合在一起适应用途要求的包装材料。例如复合膜指将塑料与纸、金属或其他塑料通过黏合剂组合而形成的膜，其厚度一般不大于 0.25mm。复合袋是将复合膜通过热合的方法制成的袋，按制袋形式可分为三边封袋、中封袋、风琴袋、自立袋、拉链袋等。

（一）复合包装材料药包材的类型

1. 类型及性质 按照国家标准药品包装用复合膜通则，药品包装用复合膜按材料组合分类及阻隔性能，如表 21-2 所示。

表 21-2 复合膜种类及阻隔性能

种类	材质	典型示例	水蒸气透过量 [g/(m²·24h)]	氧气透过量 [cm³/(m²·24h·0.1MPa)]
I	纸、塑料	纸或 PT/ 黏合层 /PE 或 EVA、CPP	≤ 15	≤ 4000
II	塑料	BOPET 或 BOPP、BOPA/ 黏合层 /PE 或 EVA、CPP	≤ 5.5	≤ 1500
III	塑料、镀铝膜	BOPET 或 BOPP/ 黏合层 / 镀铝 CPP；BOPET 或 BOPP/ 黏合层 / 镀铝 BOPET/ 黏合层 /PE 或 EVA、CPP、EMA、EAA、离子型聚合物	≤ 2.0	≤ 10
IV	纸、铝箔、塑料	纸或 PT/ 黏合层 / 铝箔 / 黏合层 /PE 或 EVA、CPP、EMA、EAA、离子型聚合物涂层 / 铝箔 / 黏合层 /PE 或 CPP、EVA、EMA、EAA、离子型聚合物	≤ 1.5	≤ 3.0
V	塑料（非单层）、铝箔	BOPET 或 BOPP、BOPA/ 黏合层 / 铝箔 / 黏合层 /PE 或 CPP、EVA、EMA、EAA、离子型聚合物	≤ 0.5	≤ 0.5

注： PE，玻璃纸；BOPP，双向拉伸聚丙烯；BOPET，双向拉伸聚酯；BOPA，双向拉伸尼龙；PE，聚乙烯；CPP，流延聚丙烯；EVA，乙烯与醋酸乙烯酯共聚物；EAA，乙烯与丙烯酸共聚物；EMA，乙烯与甲基丙烯酸共聚物。

2. 组合原则 内层要求安全无毒、不与包装物发生作用，具有良好的热封性或黏合性。外层要求光学性能好、有优良的印刷装潢性，较强的耐热性、耐摩擦、具有较好的强度和刚性。如果要求较高的阻隔性，还可加上高阻隔的中间层或增加层数。中间阻隔层要求能很好地阻止内外气体或液体等的渗透，避光性好（透明包装除外）。

如果两种复合材料的相容性好，则可以直接复合；如复合材料之间相容性较差，则需要使用适当的黏合剂。塑料与铝箔无相容性，因此必须使用黏合剂。黏合剂的品种常因复合材料的用途不同而不同。

（二）复合包装材料药包材的应用

1. 药品泡罩包装技术 药品泡罩包装技术是指将药品封合在用透明塑料薄片形成的泡罩与底板（用纸板、塑料薄膜或薄片、铝箔或它们的复合材料制成）之间的一种包装方法。药品的泡罩包装又称水泡眼包装（press through packaging，PTP），是药品单剂量包装的主要形式之一，适用于片剂、胶囊、栓剂、丸剂等固体制剂药品的机械化包装。药品的泡罩包装主要由具有热塑性的塑料薄片和衬底组成，罩壳和底板两者采取热合等方式组合。我国现行通用的成泡基材绝大多数为药用 PVC 硬片，衬底基本都是铝箔。

泡罩包装重量轻，运输携带方便；适于单剂量包装，保护性好，适用于形状复杂、怕压易碎的药品；具有触动标识和防触动性质，开启后不可重封闭，可防盗，防掺伪，保护儿童安全；外形独特美观、取药方便；适于工业化大生产。故这种包装形式在医药领域得到广泛的应用。

2. 条形包装 条形包装也称窄条包装，是单剂量包装的另一种形式。其与泡罩包装相似，是由再生纤维素、纸、塑料、铝箔或任何它们的复合物制成的一层或两层膜片，药品插入与加热平板或滚筒上的凹槽相对应的泡眼，两个内层可通过加热或压力封合，药品之间存在齿痕，形成的一种单位包装形式。取用药品时，可沿着齿痕撕开条形包装即可。其具有良好的易撕性，方便消费者取用产品；良好的气体、水汽阻隔性，保证内容物具有较长的保质期；良好的降解性，有利于环保；适用于泡腾剂、胶囊等药品的包装。窄条包装的生产效率通常比泡罩包装低，所占据的容积也更大。其成本与玻璃容器相当，这主要取决于所用材料、生产速率及产品的尺寸。

第三节 药包材的质量要求

药品包装是构成药品的重要组成部分，是实现药品价值和使用价值的手段，与人们的生活密切相关。包装系统一方面为药品提供保护，以满足其预期的安全有效性用途；另一方面还应与药品具有良好的相容性，即不能引入可引发安全性风险的浸出物，或引入浸出物的水平符合安全性要求。作为药品包装，在设计和选择中应始终突出以人为本，优先并充分考虑患者的需求，紧密结合临床用药需要，根据患者用药特点，以药物的性质为基础，选择适宜的包装材料及包装技术，合理设计。药品包装直接影响药品安全和有效，其成本由患者间接负担，因此应强调药品包装的安全、卫生、舒适、方便、可靠等因素，以及环境保护与节约资源等方面的需要。

一、药包材的质量要求

1. 机械性能 包装材料应能有效地保护产品，因此应具有一定的强度、韧性和弹性等，以适应压力、冲击、振动等静力和动力因素的影响。

2. 阻隔性能 根据对产品包装的不同要求，包装材料应能有效阻隔水分、水蒸气、气体、光线、芳香气、异味、热量等因素对药品质量的影响。

3. 安全性能 包装材料本身的毒性要小，以免污染产品和影响人体健康；包装材料应无腐蚀性，并具有防虫、防蛀、防鼠、抑制微生物等性能，以确保产品安全。

4. 加工性能 包装材料应易于加工，易于制成各种包装容器；应易于包装作业的机械化、自动化，以适应大规模工业生产；应适合印刷，便于印刷包装标志。

5. 经济性能 包装材料应来源广泛、取材方便、成本低廉，使用后的包装材料和包装容器应易于处理，不污染环境。

2015年8月，国家食品药品监督管理总局发布了130项药包材国家标准，包括80个产品标准、47个方法标准、2个通则和1个指导原则。《中国药典》2020年版四部收载了目前应用比较广泛、较成熟的16个药包材检测方法（通则4001~4016），涉及玻璃容器性能、阻隔性能、物理机械性能、生物安全性能等测试，并收载了《药包材通用要求指导原则（9621）》和《药用玻璃材料和容器指导原则（9622）》。

二、药包材的选择

选择药包材时，应遵循以下基本原则。

1. 与药物相容性原则 在药品生产、运输及临床使用过程中，药包材应不与被包装的药品产生反应，不吸附、吸着药品，药包材成分不能进入药品，必须使药品在规定的货架寿命期内保持药品的性能，如安全性、均一性、药效、质量或纯度。

2. 无污染性与协调性原则 药包材应洁净，符合不同剂型应达到的卫生学要求，并且对在贮藏或使用时可能损坏或污染药品的因素有预见性。其次，药包材应与其包装所承担的功能相协调，并且能抵抗外界气候、抗微生物、抗物理化学等作用的影响，确保药品在有效期内的质量稳定。

3. 美学性原则 药品的包装是否符合美学要求，在一定程度上会影响一个药品的命运。从药包材的选用来看，主要考虑药包材的颜色、透明度、挺度、种类等。如采用透明材料包装，不仅使人一目了然，同时也便于了解制剂的外观质量。

4. 对等性原则 在选择药品包装时，除了必须考虑保证药品的质量外，还应考虑药品的品性或相应的价值。对于贵重药品或附加值高的药品，应选用价格性能比较高的药包材；对于价格适中或较低的常用药品，除考虑美观外，还要多考虑经济性，所用的药包材应与其价格对等。

第四节　包装设计与药品说明书、标签管理规定

一、包装设计

药品包装作为药品的"外套"，直接关系到药品的质量安全。因此，设计药品包装时，应从安全、便利、美观等方面充分考虑，选择适宜的包装材料和形式。

药品包装的安全性体现在多个方面，"对内"要求包装材料与药品成分相容性良好，能确保成分物理化学性质稳定，"对外"要求包装能为产品提供充分的机械和生物保护，同时避免包装对患者的潜在安全威胁（如预防儿童轻易地获取药品、吞咽包装等）。包装的便利性要求包装设计有利于改善患者在自主用药、携带使用、准确分剂量、严格遵循给药方案、贮藏和重复使用等多方面的体验。美观性与药品的商品属性直接相关，如通过形状、图案、配色、结构、材料、工艺上的出色表现，药品包装能够凸显品牌特征，并为患者提供愉悦的感官体验和一定的心理慰藉。

智能包装（intelligent packaging，smart packaging）是指能够执行智能功能（如检测、传感、记录、追踪、通信和应用科学逻辑）的包装系统，可以促进相关行业的快速判断或决策，延长药品保质期，增强其安全性能，提高药品质量，为消费者提供准确的药品信息，并警告可能出现个别问题的智能系统。智能包装是一种新兴的包装形式，利用功能性材料、功能性结构及包装通信功能来提高药品的质量与安全。如利用智能材料判断产品包装是否被开启或被盗用，利用敏感性、指示性材料自动显示过期药品，从而有效鉴别药品使用的安全性能。又如利用智能化技术设计急救药品的无障碍包装，以便更好地满足老年人的生理需求和精神需求。通过信息化智能包装不仅便于生产、流通、使用和监管各环节对药品信息的查询、统计和追溯，还能防止药品包装被窃或药品被二次贩卖。

二、说明书的制订

《中华人民共和国药品管理法》规定："药品包装应当按照规定印有或者贴有标签并附有说明书。标签或者说明书应当注明药品的通用名称、成分、规格、上市许可持有人及其地址、生产企业及其地址、批准文号、产品批号、生产日期、有效期、适应症或者功能主治、用法、用量、禁忌、不良反应和注意事项。标签、说明书中的文字应当清晰，生产日期、有效期等事项应当显著标注，容易辨识。麻醉药品、精神药品、医疗用毒性药品、放射性药品、外用药品和非处方药的标签、说明书应当印有规定的标志。"

《药品说明书和标签管理规定》规范了药品说明书的书写和印刷。《中药、天然药物处方药说明书格式》《中药、天然药物处方药说明书内容书写要求》《中药、天然药物处方药说明书撰写指

导原则》则特别针对中药制剂及天然药物的说明书格式及内容作出规定。

药品说明书应当包含药品安全性、有效性的重要科学数据、结论和信息，用以指导安全、合理使用药品。药品说明书对疾病名称、药学专业名词、药品名称、临床检验名称和结果的表述，应当采用国家统一颁布或规范的专用词汇；度量衡单位应当符合国家标准的规定。

药品说明书应当列出全部活性成分或者组方中的全部中药药味。注射剂和非处方药还应当列出所用的全部辅料名称。药品处方中含有可能引起严重不良反应的成分或者辅料，应当予以说明。药品生产企业应当主动跟踪药品上市后的安全性、有效性情况，需要对药品说明书进行修改的，应当及时提出申请。根据药品不良反应监测、药品再评价结果等信息，国家药品监督管理局也可以要求药品生产企业修改药品说明书。药品说明书获准修改后，药品生产企业应当将修改的内容立即通知相关药品经营企业、使用单位及其他部门，并按要求及时使用修改后的说明书和标签。药品说明书核准日期和修改日期应当在说明书中醒目标示。

药品说明书应当充分包含药品不良反应信息，详细注明药品不良反应。药品生产企业未根据药品上市后的安全性、有效性情况及时修改说明书或未将药品不良反应在说明书中充分说明的，由此引起的不良后果由该生产企业承担。

中药制剂的说明书和标签的制定应遵守《药品说明书和标签管理规定》的统一规定，但目前中药制剂说明书在一定程度上还存在着如下问题：主要成分排序不正确，用法用量不详细，功能主治表达不规范，不良反应、药物相互作用、禁忌、药理毒理、药代动力学、药物相互作用、临床研究及贮藏等项目缺失，注意事项和特殊人群用药等项目内容不完善等。这些问题有待进一步研究解决。

三、标签的管理规定

药品标签是药品信息的重要来源之一，不仅是广大医护人员和患者治疗用药的依据，也是药品生产、经营部门向公众介绍药品特性、指导合理用药和普及医药知识的主要媒介。

（一）标签的分类与内容

1. 药品标签的分类　药品标签系指药品包装上印有或者贴有的内容，分为内标签和外标签。药品内标签系指直接接触药品的包装的标签，外标签系指内标签以外的其他包装的标签。

2. 药品内、外标签标示的内容

（1）药品内标签　应当包含药品通用名称、适应证或者功能主治、规格、用法用量、生产日期、产品批号、有效期、生产企业等内容。包装尺寸过小无法全部标明上述内容时，应至少标注药品通用名称、规格、产品批号、有效期等内容。

（2）药品外标签　应当注明药品通用名称、成分、性状、适应证或者功能主治、规格、用法用量、不良反应、禁忌、注意事项、贮藏、生产日期、产品批号、有效期、批准文号、生产企业等内容。适应证或者功能主治、用法用量、不良反应、禁忌、注意事项不能全部注明的，应当标出主要内容并注明"详见说明书"字样。

（3）用于运输、贮藏的包装标签　至少应当注明药品通用名称、规格、贮藏、生产日期、产品批号、有效期、批准文号、生产企业，也可以根据需要注明包装数量、运输注意事项或者其他标记等必要内容。

3. 原料药标签的内容　应当注明药品名称、贮藏、生产日期、产品批号、有效期、执行标准、批准文号、生产企业，同时还需注明包装数量及运输注意事项等必要内容。

（二）标签的书写和印制要求

1. 药品名称

（1）药品标签中标注的药品名称必须符合国家药品监督管理局公布的药品通用名称和商品名称的命名原则，并与药品批准证明文件的相应内容一致。禁止使用未经批准的药品名称。

（2）药品通用名称应当显著、突出，其字体、字号和颜色必须一致，并符合以下要求：①对于横版标签，必须在上 1/3 范围内显著位置标出；对于竖版标签，必须在右 1/3 范围内显著位置标出；②不得选用草书、篆书等不易识别的字体，不得使用斜体、中空、阴影等形式对字体进行修饰；③字体颜色应当使用黑色或者白色，与相应的浅色或者深色背景形成强烈反差；④除因包装尺寸的限制而无法同行书写的，不得分行书写。

（3）药品商品名称不得与通用名称同行书写，其字体和颜色不得比通用名称更突出和显著，其字体以单字面积计不得大于通用名称所用字体的 1/2。

2. 注册商标　药品标签使用注册商标的，应当印刷在药品标签的边角，含文字的，其字体以单字面积计不得大于通用名称所用字体的 1/4。禁止使用未经注册的商标。

3. 专用标识　麻醉药品、精神药品、医疗用毒性药品、放射性药品、外用药品和非处方药品等国家规定有专用标识的，在药品标签上必须印有规定的标识。

4. 贮藏　对贮藏有特殊要求的药品，应当在标签的醒目位置注明。

5. 同一药品生产企业的同一药品的标签规定

（1）同一药品生产企业生产的同一药品，药品规格和包装规格均相同的，其标签的内容格式及颜色必须一致；药品规格或者包装规格不同的，其标签应当明显区别或规格项明显标注。

（2）同一药品生产企业生产的同一药品，分别按处方药与非处方药管理的，两者的包装颜色应当明显区别。对贮藏有特殊要求的药品，应当在标签的醒目位置注明。

6. 进口药品　进口药品的包装标签还应标明"进口药品注册证号"或"医药产品注册证号"、生产企业名称等。进口分包装药品的包装标签应标明原生产国或地区企业名称、生产日期批号、有效期及国内分包装企业名称等。

7. 经批准异地生产的药品　经批准异地生产的药品，其包装、标签还应标明集团名称、生产企业、生产地点。经批准委托加工的药品，其包装、标签还应标明委托双方企业名称、加工地点。

8. 凡在中国境内销售和使用的药品　凡在中国境内销售和使用的药品，包装标签所用文字必须以中文为主，并使用国家语言文字工作委员会公布的现行规范文字。民族药可增加其民族文字。企业根据需要，在其药品包装上可使用条形码和外文对照。获我国专利的产品，亦可标注专利标记和专利号，并标明专利许可的种类。

9. 有效期的表述形式　一般表达可用有效期至某年某月，或只用数字表示，如"有效期至2001 年 10 月"，或表达为"有效期至 2001.10""有效期至 2001/10""有效期至 2001–10"等形式。年份要用四位数字表示，1 至 9 月份数字前须加 0 以两位数表示月份。预防用生物制品有效期的标注按照国家药品监督管理局批准的注册标准执行，治疗用生物制品有效期的标注自分装日期计算，其他药品有效期的标注自生产日期计算。

第二十二章
药物制剂设计

扫一扫，查阅本章数字资源，含PPT、视频等

学习要求

1. 掌握　药物制剂设计的主要内容及意义；药物制剂设计的基本原则。
2. 熟悉　药物制剂处方前研究的重要意义、涵盖内容和研究方法。
3. 了解　药物制剂处方工艺的优化设计法；常用的药物信息检索网站。

第一节　概　述

药物制剂设计系指在新制剂的研究与开发过程中，根据药物本身的理化性质及临床用药的特点对制剂进行设计，以确定合适的给药途径、药物剂型、处方组成和制备工艺，并在此基础上通过筛选处方组成、优化工艺条件，确定产品包装，最终获得适合工业生产和临床应用的最佳制剂产品。药物制剂设计和生产是把原料药制成供临床和患者使用的药品。其重要作用主要在于确定药物的给药途径，实现给药剂量的规格化，改变药物在体内的释放机理，降低药物的毒副作用，是保障药物安全性、有效性、稳定性、可控性及顺应性的重要环节。

美国FDA在2006年提出"质量源于设计"（quality by design，QbD）的理念，这一理念首先出现在人用药品注册技术规定国际协调会议（International Conference on Harmonization of Technical Requirements for Registration of Pharmaceuticals for Human Use，ICH）发布的Q8中，其定义为"在可靠的科学和质量风险管理基础之上的，预先定义好目标并强调对产品与工艺的理解及工艺控制的一个系统的研发方法"。ICH Q8指出，质量不是通过检验注入产品中，而是通过设计赋予的。目前该理念已被国内外制药行业所广泛接受。

药物制剂设计包括的主要内容有处方前研究工作、剂型选择、处方和工艺的优化设计、包装设计等。

（1）处方前研究工作　在制剂产品设计前，应首先查阅相关专利、文献、工具书和药品数据库，全面了解药物的理化性质、生物学、药理学、药动学等信息，必要时应进行试验获取基本参数，为剂型选择及处方设计等研究提供参考依据。

（2）剂型选择　除药物本身外，给药方式、给药剂型和给药剂量同样会显著影响药物在体内的治疗效果。通过处方前研究获得必要的药物理化参数、生物学信息，同时基于疾病特征和临床治疗需要确定合理的给药途径，并综合各方面因素，选择合适的剂型。

（3）处方和工艺的优化设计　根据所确定剂型的特点，选择适合该剂型的辅料或添加剂，保

证制剂的顺利成型及药物的稳定性，根据药典规定通过各种测定方法考察制剂学各项指标，采用试验设计优化法对处方和工艺进行优化，以便实现制剂的规模化加工生产。处方和工艺设计是新制剂研究和开发的重要阶段，其设计水平直接关系到制剂的安全性、有效性、可控性、稳定性、适用性及经济技术的合理性。

（4）药品包装材料与包装设计 药品的包装设计系指对药品的包装作用、包装材料、包装容器、包装设计原则、包装成品评价等进行系统的研究和充分的论证，使药品包装真正起到保护药品、方便使用和促进销售等作用。包装材料应具有化学惰性，能够长期稳定储存、耐受环境变化、满足运输要求。

药物制剂设计应遵循减毒增效的原则，在提高或不影响药物的药理活性前提下，减少药物的刺激性、毒副作用或其他不良反应，药物制剂设计的基本原则主要包括：

1. 安全性（safety） 药品作为特殊的商品，安全性是药物制剂设计首先要考虑的重要因素。药物的安全性除了与药物的化学结构相关，也与药物制剂设计密切相关。通过适宜的剂型、合理的处方和科学的制备工艺可降低药物的刺激性或毒副作用。如对于治疗指数低的药物，可设计成缓释、控释制剂，以减小血药浓度的峰谷波动，维持较稳定的血药浓度水平，降低毒副作用。靶向制剂利用载体材料将药物导向病灶部位，使药物浓集于作用位点，能增强疗效，减少全身毒副作用。

2. 有效性（effectiveness） 在保证药物安全性的同时，有效性是药物制剂设计的重要前提。若制剂设计不当，即使药理活性很高的药物，也有可能在体内无效。药物的有效性与给药途径、剂型及给药剂量等因素密切相关。如治疗心绞痛的药物硝酸甘油各制剂的起效快慢次序依次为硝酸甘油口腔速崩片＞舌下片＞普通片＞贴剂，故对心绞痛进行长期预防时可选择硝酸甘油贴剂；急救时，宜选择起效迅速的口腔速崩片。

理想的药物制剂设计不仅仅是为了保持药物的疗效，更应增强药物治疗的有效性。增强药物治疗的有效性可从药物本身特点或治疗目的出发，采用药物制剂设计的手段克服其弱点，充分发挥其作用。如难溶性药物制备口服制剂时，可采用增溶技术、助溶技术、固体分散技术、环糊精包合技术、纳米乳化技术、微粉化技术等多种方法增加其溶解度和溶出速度，以促进药物吸收，提高药物治疗的有效性。

3. 稳定性（stability） 稳定性是保证药物制剂安全性和有效性的基础。制剂设计中不仅要考虑处方配伍及工艺过程中的稳定性，还要考虑制剂在贮存及使用期间的稳定性。制剂产品稳定性下降会导致一系列理化性质改变，如粒子聚沉、絮凝分层、药物晶型转变、含量降低和有关物质增加等。在处方工艺筛选阶段，应着重考察辅料种类配比、制备单元参数调整对制剂稳定性的影响；在贮存和使用阶段应着重考察外界条件对制剂稳定性的影响。

4. 可控性（controllability） 药品质量是决定其有效性和安全性的重要保证，因此制剂设计必须做到质量可控，这也是药物制剂的基本要求之一。可控性主要体现在制剂质量的可预知性与重现性。可预知性即按已建立的工艺指标制备的产品应完全符合质量标准的要求；重现性即不同批次、不同批量生产的制剂产品均应达到质量标准的要求，不应有大的变异，以保证质量的稳定性和均一性。

5. 顺应性（compliance） 顺应性系指患者或医护人员对所用药品的接受程度。从给药途径而言，口服是应用最广泛、最易被接受的给药方式，而注射则需要专业技术人员操作、注射时的疼痛感使需要长期应用的患者难以接受；透皮给药使用过程友好，对于低剂量需要连续应用的药物可大幅降低给药频次；直肠用药对于婴幼儿是一种较好的给药选择。

顺应性的范畴还包括制剂的外观、大小、形状、色泽、气味、口感、使用方法等多个方面。

较小的体积、较少的数量、明快的色彩、良好的口味、方便而快捷的使用方法会受到更多患者的青睐。

此外，药物制剂设计时还应考虑降低成本、优化制备工艺等方面。

第二节 给药途径与剂型的要求

设计剂型和开发新制剂的目的是满足临床治疗和预防疾病的需要，针对疾病的种类和特点，应选择合理的给药途径及相应的剂型和制剂。不同给药方式、患者生理状态及病理特征，会导致给药后药物的体内转运过程出现差异。设计适宜剂型和制剂对临床治疗的有效性和安全性具有重要意义。不同给药途径对制剂的要求也不同。

一、口服给药剂型及要求

口服给药是最常见、最符合正常生理活动规律的给药方式，也是最易为患者所接受的常用给药途径之一，适合于各种类型的疾病和人群，尤其适合于需长期治疗的慢性疾病患者，因此口服给药剂型是新制剂开发的首选剂型。适合于口服给药的常用剂型有片剂、胶囊剂、颗粒剂、散剂、丸剂等固体剂型以及溶液剂、混悬剂和乳剂等液体制剂。在各类剂型中，片剂的临床使用量排首位，其次是胶囊剂。片剂和胶囊剂携带、贮运和服用均较为方便，稳定性好，生产成本也较低。但大规格的片剂和胶囊剂不宜吞服或吞服时有不适感，较液体制剂吸收、起效慢。液体制剂和颗粒剂更适合于老人、儿童以及吞咽困难的人群用药，溶液型制剂不存在崩解、分散、溶出过程，因此有利于药物尽快发挥作用，但液体制剂、颗粒剂的服用体积一般较大，对色、香、味以及制剂稳定性要求高，储存运输均不便，包装及生产成本也较高。

口服剂型设计时一般要求：①药物在胃肠道内吸收良好；②避免药物对胃肠道的刺激作用；③根据药物的理化性质确定药物在胃肠道中的释放部位，如常释片、肠溶片等；④液体制剂应具有芳香的气味、可口的味道、适宜的体积及给药剂量；片剂应具有合适的大小及形状，规格较大时应选择异形片；⑤老人、儿童等吞咽困难的特殊用药人群，应首选液体剂型或易于吞咽的小体积固体制剂，如口含片、口崩片和咀嚼片等；⑥针对胃肠道特定的 pH 和酶，设计具有胃肠道定位作用的口服制剂，如根据结肠特殊的 pH 和酶，设计结肠靶向制剂等。

二、注射给药剂型及要求

注射给药的特点一般是起效快，静脉注射不存在吸收过程，可迅速通过体循环将药物运送至全身各处，发挥药理作用，肌肉注射药物通过毛细血管迅速吸收后进入体循环，因此尤其适用于急救或快速给药的情况。同时，皮下、皮内、椎管也可作为注射部位实现预定功能。但注射给药需专业人员操作，且药物潜在炎症反应及注射疼痛会降低病人的顺应性，需要医护人员和患者之间的配合。此外血管内给药后，药物瞬间到达体内，血药浓度高，极易造成毒副反应，对治疗窗较窄及半衰期短的药物在临床上可以采用静脉滴注的方式给药，使药物在体内维持零级释放，血药水平始终保持在稳态的治疗浓度范围内。

注射给药的剂型种类繁多，包括溶液型、混悬型、乳剂型、固体粉末型以及输液剂、注射用浓溶液等。水溶性药物可选择溶液型注射剂，其加工过程简便，成熟度高。难溶性药物一般选择混悬型或乳剂型注射液，但该类注射剂对药物选择性强、单元操作复杂、生产成本高、包材选择严格，同时运输和储存条件也相对苛刻。设计注射剂剂型时一般要求：①根据药物的性质与临床要求可选用溶液型、混悬型、乳剂型等，并要求无菌、无热原，刺激性小等质量要求；②需长期注射给药时，可采用缓释注射剂；③对于在溶液中不稳定的药物，可考虑制成冻干制剂或无菌粉末，临用前溶解。④包装材料与制剂应有较好的相容性，同时需关注终端灭菌方法和灭菌条件对制剂稳定性的影响。

近年来，基于微粒给药系统设计的新型静脉注射剂已有多种产品上市，如丙泊酚乳注射液、阿霉素脂质体和紫杉醇白蛋白纳米粒等，这些制剂进入血液循环系统后，可长效循环或被网状内皮系统的巨噬细胞所吞噬，从而使药物浓集于肝、脾等器官，实现被动靶向作用。除此之外，针对低剂量、长期连续使用的药物可制备成载药微球，通过皮下或肌肉注射使用，如醋酸亮丙瑞林微球、曲普瑞林微球、利培酮微球、艾塞那肽微球等。该类制剂可长期滞留于皮肤或肌肉内，通过高分子材料溶蚀缓慢释放药物，实现一次注射，长期起效。

三、皮肤给药剂型及要求

皮肤给药方便、安全、温和，特别适合于皮肤及肌肉、关节等局部疾病的治疗；作为全身给药途径时，可针对慢性疾病发挥缓释及长效作用。皮肤给药的剂型可选择贴剂、涂膜剂、油膏剂、乳膏剂、凝胶剂等剂型，也可选择搽剂、洗剂、酊剂等液体制剂以及气雾剂、喷雾剂等剂型。不同剂型适合于不同用药部位及用药目的。如光滑皮肤给药可选择多种剂型，而多皱褶皮肤，不宜选择贴剂、硬膏剂；关节等运动部位可选择拉伸性好的巴布剂；大面积皮肤则宜选择涂布性好、透气性好、油污性和封闭性较小的搽剂、凝胶剂、气雾剂或喷雾剂；经皮肤给药进行全身治疗一般选择透皮贴剂。皮肤给药剂型的疗效受多种因素的影响，角质层厚度、皮肤水合作用、局部溃疡创面等生理因素及药物溶解性、分子量、油水分配系数等理化特性会显著影响药物的经皮渗透效率和药物吸收。一般而言，皮肤贴剂应具有较好的黏附特性并易于剥离且无残留；半固体制剂应具有一定的涂展性；液体制剂应具有一定的黏度便于延长滞留时间。为提高药物透皮扩散效率，处方中可筛选并加入透皮吸收促进剂。微针是新近出现的一种新型经皮给药系统，是由数十至数百空心或实心微针组成的 $1 \sim 2cm^2$ 的透皮贴片。该系统结合了皮下注射与透皮贴片双重释药的特点，给药时通过刺穿皮肤表层，使药物进入体内，使用方便，且无疼痛，对于全身治疗的低剂量药物如胰岛素、干扰素、疫苗等具有明显优势。

四、黏膜及腔道给药剂型及要求

眼、鼻腔、口腔、耳道、阴道及直肠等黏膜部位或腔道的病变常采用局部给药，其中眼、耳道部位给药主要用于局部治疗；口腔、鼻腔、直肠和阴道既可用于局部治疗也可用于全身治疗。根据黏膜及腔道生理特点，用于眼、鼻、耳等部位给药的剂型主要是体积小、剂量小、刺激性小的液体制剂或半固体制剂，如各种凝胶剂、乳膏剂、滴眼剂、眼膏剂、滴鼻剂和滴耳剂；用于直肠、阴道以及口腔内给药的剂型则以栓剂、片剂、胶囊剂以及溶液剂为主。给药部位的黏膜结构、局部 pH 值、代谢酶等生理特征会影响药物的吸收，同时药物的分子量、脂溶性、微环境的解离状态等也会影响跨膜转运效果。与口服给药相比，黏膜及腔道吸收面积有限，对于难溶性药物需设计适宜的给药剂量，确保药物的释放吸收，液体剂型应考虑加入增稠剂调节体系黏度，固体制剂应具有一定的黏附性并可产生连续释放效果，而喷雾剂和气雾剂应注意给药时的刺激性和病人顺应性。

第三节　药物制剂处方前研究工作

处方前研究（preformulation study）是新制剂开发前的首要工作，通过获取药物相关信息，为后续制剂设计提供依据，主要包括：①通过试验研究或文献资料获取药物的相关理化参数，如药物的物理性状、熔点、沸点、溶解度、溶出速度、多晶型、pK_a、分配系数等；②测定药物的生物学性质，如考察药物跨膜转运能力、测定药动学参数和组织分布情况、评价药物安全性等；③测定药物与各种有关辅料间的相互作用。这些工作将为药物制剂的开发提供重要参考依据。

一、文献检索

文献检索是处方前工作首先要进行的一项重要工作。目前常用的检索工具有 Internet 检索和光盘检索。要使文献检索收到迅速、准确、完整的效果，必须熟悉检索工具，掌握检索方法。目前，常用的计算机检索系统具有存贮量大、检索速度快、效率高、使用方便等特点。

1. Internet 检索　在已进入信息时代的当今社会，在线网络检索已成为获取信息的最主要途径之一。网络检索工具主要有搜索引擎和 Internet 数据库检索。除一般主体指南和综合搜索引擎外，常用的检索数据库包括以下几个部分。

药物信息检索数据库：PharmWeb（http://www.pharmweb.net）、Rxlist（https://www.rxlist.com）、DrugBank（https://go.drugbank.com）、EMC（https://www.medicines.org.uk/emc）、NMPA（https://www.nmpa.gov.cn）、FDA（https://www.fda.gov）、PMDA（https://www.pmda.go.jp）、Clinicaltrials（https://clinicaltrials.gov）等。

文献检索数据库：中国知网（https://www.cnki.net）、万方数据（https://www.wanfangdata.com.cn）、维普网（http://www.cqvip.com）、PubMed（https://pubmed.ncbi.nlm.nih.gov）、Springer Link（https://link.springer.com）、Elsevier Science（https://www.sciencedirect.com）、RSC（https://pubs.rsc.org）、Informa Healthcare（https://www.informapharmascience.com）、ACS Publications（https://pubs.acs.org）、HighWire Press（https://www.highwirepress.com）等。

专利检索数据库：世界专利（https://www.wipo.int）、中国专利（https://www.cnipa.gov.cn/）、美国专利（https://www.uspto.gov/patents）、欧盟专利（https://www.epo.org）、日本专利（https://www.jpo.go.jp）等。

2. 光盘检索　光盘数据检索又称 CD-ROM 数据库的检索。其费用低廉，安全性能高，且在整个检索过程中不涉及远程通信网络问题，可为用户提供良好的检索条件和环境。

常用药学中文光盘数据库有《中国生物学文献数据库》（CBA）、《中国药学文摘光盘数据库》（CPICK）、《中国中医药文献数据库》《中国化学文摘数据库》《中国药品专利数据库》等；药学外文光盘数据库有《美国化学文摘光盘数据库》（Chemical Abstracts，CA）、《国际药学文摘光盘数据库》（International Pharmaceutical Abstracts，IPA）、《荷兰医学文摘数据库》（Excerpta Medica Database，Embase）、《MEDLINE 数据库》等。

近年来随着网络速度、网络信息更新速度的加快，光盘数据库正在逐渐被网络数据库所取代。

二、药物的理化性质

药物的理化性质研究主要包括 pK_a、溶解度、熔点、多晶型、油水分配系数、表面特性以及吸湿性等的测定。

（一）溶解度和 pK_a

溶解是药物吸收的前提条件，为产生良好的药效，药物都必须具有一定的溶解度。大多数药物属于有机弱酸或有机弱碱类，在不同 pH 介质中，溶解度差异明显，溶解后以解离型或非解离型形式存在，因此对药物的吸收可能会有很大影响。一般解离型药物极性较大，不易通过类脂生物膜被吸收，非解离型药物可有效地通过类脂生物膜被吸收。

由于药物的溶解度和 pK_a 在很大程度上影响着许多研究工作，因此在进行处方前研究中必须首先测定溶解度和 pK_a。

1972 年 Kaplan 提出在 pH 值 1~7 范围内（37℃），药物在水中的溶解度小于 1%（10mg/mL）时，都可能出现吸收问题；溶出速率（intrinsic dissolution rate）大于 1mg/（cm^2·min），吸收不会受限，小于 0.1mg/（cm^2·min），吸收受溶出速率限制。由于溶出时呈漏槽状态，溶出速率与溶解度成正比关系。此溶出速率相差十倍，即表明溶解度最低限度为 1mg/mL，溶解度小于此限度则需采用可溶性盐的形式。

溶解度的近似测定可按《中国药典》2020 年版四部凡例方法进行。更为准确地测定溶解度的方法是：取过量药物加入定量溶剂中，在恒定温度（通常为 25℃或 37℃）下振摇，观察药物在溶液中的溶解情况，直至达到饱和，测定药物溶液浓度即可。一般为了确定药物的溶解性质，根据剂型及制剂的要求，常需要在多种溶剂系统中测定药物溶解度。常用的溶剂有水、0.9%NaCl溶液、稀盐酸溶液（0.1mol/L HCl）、稀碱溶液（0.1mol/L NaOH）、pH4.5 醋酸盐缓冲溶液、pH6.8磷酸盐缓冲溶液等。

药物的解离状态、pK_a 和 pH 的关系可用 Handerson–Hasselbach 公式来说明：

对弱酸性药物

$$pH = pK_a + \lg \frac{[A^-]}{[HA]} \qquad (22-1)$$

对弱碱性药物

$$pH = pK_a + \lg \frac{[B]}{[BH^+]} \qquad (22-2)$$

式中，[HA]、[A$^-$] 分别为未解离和解离弱酸性药物的浓度；[B]、[BH$^+$] 分别为未解离和解离弱碱性药物的浓度。

据式 22-1 和 22-2 可由不同 pH 值时所对应的药物溶解度测定 pK_a 值；若已知 [HA] 或 [B] 和 pK_a，则可预测任意 pH 条件下药物的溶解度（非解离型和解离型溶解度之和），预测盐的溶解度和 pH 值的关系。药物的吸收取决于药物在吸收部位的 pH 环境下呈分子型存在的相对量，并与这些分子型药物的脂溶性大小有关。因此改变药物的 pK_a 值和油水分配系数是改变药物吸收的一种途径。

测定药物 pK_a 值的方法有滴定法、电导法、电位法、溶解度法等。

（二）油 / 水分配系数

药物产生药效的前提是要求药物分子通过生物膜。生物膜相当于类脂屏障，这种屏障作用与被转运药物分子的亲脂性有关。评价药物分子亲脂性大小的重要物理参数是油 / 水分配系数。油 /水分配系数（oil/water partition coefficient，P）代表药物分配在油相和水相中（如辛醇 / 水、三氯甲烷/水）并达平衡时的药物在两相中的浓度比，通常以 P 或 $\log P$ 表示。如果药物在两相中都是以单体存在，则分配系数为药物在两相中的溶解度之比，只要测定两相中药物的溶解度即可求得分配系数。一般来讲，药物的油/水分配系数越大其脂溶性越强，跨膜转运较容易，反之则水溶性越强，跨膜转运较困难。

测定油/水分配系数常用的有机溶剂为正辛醇。因为正辛醇的极性和溶解性能较其他惰性溶剂好，药物分配进入正辛醇较分配进入其他惰性溶剂容易，而且正辛醇溶解度参数与类脂膜溶解度参数相似。为了预测不同生理微环境下药物的跨膜转运能力，通常还需要测定不同正辛醇/缓冲液体系的油/水分配系数，如正辛醇/pH 1.2 盐酸液、正辛醇/pH 4.5 醋酸盐缓冲液、正辛醇/pH 6.8 磷酸盐缓冲液。必须注意 P 值因测定方法和溶剂不同而不同，P 值较大仅表明药物脂溶性较好，而药物跨膜转运效果可能受到药物局部浓度、膜转运体、蛋白复合率、酶抑制或酶诱导等多种因素影响。

（三）多晶型

多晶型（polymorphism）指一种物质能够形成两种以上的晶体结构，是药物的重要物理性质之一，药物常存在多晶型现象。多晶型的药物虽然化学成分相同，但晶型结构不同，晶格能大小不同，导致其某些物理性质，如密度、熔点、溶解度、溶出速度、硬度、稳定性也不同，同质异晶体不仅物理性质不同，生物利用度和生物活性也有明显的差异。一般多晶型物质以稳定型、亚稳定型、不稳定型、无定型形式存在，其中只有一种晶型是稳定的，其他的晶型为亚稳型或不稳定型，最终都会转变成稳定型，这种转变可能需要几分钟到几年的时间。亚稳型是药物存在的一种高能状态，通常熔点低，溶解度和溶解速度较高。因此，药物的晶型往往会影响其吸收速度和临床药效。对于难溶性药物，不同晶型的溶解度及溶解速度的差异，易导致其口服制剂在胃肠道吸收速度和吸收程度的差异，如利托那韦晶型转变可引起生物利用度显著下降。但不是所有药物的多晶型都会产生吸收、生物利用度或稳定性的显著差异。实际上药物的多晶型是一种较普遍的物理现象，许多药物不同晶型之间的晶格能、溶解度、溶解速度、熔点、稳定型等差异不大。有些药物不同晶型的性质虽然差异较大，但在适宜的体内或体外条件下可以发生有利的晶型转变。

研究药物多晶型的方法有溶出速度法、X 射线衍射法、红外分析法、热分析法等。

在药物制剂的生产中，许多因素可促使晶型间发生转变，如湿、热、光照等外界环境，以及制粒、干燥、压片、灭菌等工艺工程。因此，处方前研究要研究药物是否存在多晶型、有多少种晶型、稳定性如何、各种晶型的溶解度如何等等。

（四）吸湿性

药物能从周围环境空气中吸收水分的性质称为吸湿性（hygroscopicity）。一般药物的吸湿程度取决于周围空气的相对湿度（relative humidity，RH），空气的相对湿度越大，暴露于空气中的药物越易吸湿。绝大多数吸湿性药物在 RH30%~45%（室温）时，与空气相平衡的水分含量很低，在此条件下贮存的物质较稳定。因此，药物最好置于 RH50% 以下条件贮存。此外，采用合适的包衣工艺（糖衣、薄膜衣或肠溶衣）及选择合理的包材也可一定程度上降低水分对固体制剂的影响，稳定性较好的药物可采用聚乙烯瓶、聚丙烯瓶或铝塑泡罩包装，稳定性不好的药物可采用双铝包装。

药物及固体制剂的吸湿性试验一般置于自动恒温恒湿设备中进行，也可以将适宜的饱和无机盐溶液放置在一定稳定的密闭容器中形成湿度环境。如在 25℃，饱和氯化钠所形成的相对湿度为 75%，饱和硝酸钾溶液所形成的相对湿度为 92.5%。

（五）粉体学性质

药物的粉体学性质主要包括粒子形态、大小、粒度分布、粉体密度、附着性、流动性、润湿性和吸湿性等。这些性质会对药物制剂的处方设计、制备工艺和制剂质量产生很大的影响，如粒子大小会影响药物的溶解度，难溶性药物通常会进行微粉化或纳米粉碎处理，而粒子间的内聚力、摩擦力、黏结力和静电力会影响粉体的流动性和粉体与容器、设备的附着性，对混合、输送、压片、包衣及灌装过程影响显著，此外含量、均匀度、稳定性、颜色、味道、溶出速度和吸收速度等无不受药物粉体学性质的影响。用于固体制剂的辅料如填充剂、崩解剂、润滑剂等的粉体性质也可改变或改善主药的粉体性质，有助于制剂成型及提高制剂的质量。粉体的性质及测定方法详见第四章第二节。

（六）药物的化学稳定性

处方设计前工作的一个重要内容是对药物的稳定性及其影响因素进行研究。光、热、湿、氧、pH 及辅料等都可能会影响药物的稳定性。根据其不稳定的原因，可通过合适的剂型设计、选择合适的辅料、合理控制生产条件等尽量避免药物分解破坏。固体制剂应关注粉碎、混合、制粒、压片、包衣等制备单元操作中水分、温度和氧气对药物的影响，对湿敏感药物可选择乙醇等非水溶剂或干法制备工艺进行加工；液体制剂应关注溶解、搅拌、剪切、均质、灭菌等单元操作中可能存在的水解、氧化、光照和高温降解过程，可通过加入抗氧剂、控制温度、充氮或避光等操作保证药物的稳定性。任何一个药物制剂均应标出有效期，确保在其所要求的贮藏条件下，药物含量或效价能保持在质量标准要求的限度以上。通过对药物本身稳定性的研究，可对处方组成、制备工艺、辅料选用和包装设计起指导作用。

稳定性常用的测定方法有 HPLC 法、TLC 法、热分析法、漫反射光谱法等。

三、药物的生物学性质

药物的生物学性质包括对生物膜的通透性，在生理环境下的稳定性，药物的吸收、分布、代谢、消除等特性，药物的毒副作用及治疗窗等。充分了解药物的生物学特性有助于增强对成药性的全面判断，如基于药物极性和油水分配系数预测跨膜转运能力，基于胃肠道微环境稳定性预测口服给药可行性，基于体内分布行为预测药物的脏器毒性，基于血药浓度波动预测药效的持续性等。药物的生物学性质对制剂设计有重要指导作用。药物的生物学性质和药物制剂的剂型因素可影响药物的吸收，从而影响药效，同一药物，同一剂量，同一给药方式，不同剂型，作用性质可能完全不同。在新剂型、新制剂的设计过程中，都必须进行生物利用度和体内药物动力学的研究，以保证用药的安全性和有效性。如对于口服吸收差或在胃肠道不稳定的药物，可考虑选择注射剂等其他剂型。对于 BCS Ⅱ类药物口服制剂，溶出速率是体内吸收的限速步骤，通过改变药物剂型可提高药物释放，有效改善药效，如阿瑞匹坦纳米晶比阿瑞匹坦胶囊表现出更快的吸收速率和更高的血药峰值；而胃肠道不稳定、有刺激性的药物，可考虑制成肠溶片或肠溶胶囊，如奥美拉唑肠溶片可避免胃液对药物的降解，阿司匹林肠溶片可减少药物的胃肠道刺激性。对于 BCS Ⅳ类药物，溶解性和渗透性均较差，因此静脉注射剂是较理想的选择。部分药物和脏器组织具有特殊的亲和性，溶液型注射剂在给药后往往可能伴随严重的毒副作用，如盐酸阿霉素注射液可引起心肌炎、心律失常等一系列毒性反应，而通过脂质体的包裹可有效降低药物的副作用并延长体循环时间。前列地尔在体内的半衰期仅数分钟，极易降解失活，将其制备成载药乳剂后，药物半衰期显著延长，可有效维持其活性。缓释、控释制剂对药物的半衰期、治疗指数、吸收部位等均有一定要求，详见第十四章第一节。

四、药物与辅料的相容性研究

药物与辅料的相容性研究是处方前研究工作中的一项重要内容，系指考察药物与辅料间相互作用，常见辅料包括：固体制剂不同种类的填充剂、黏合剂、崩解剂、润滑剂、包衣材料；液体制剂的溶剂、助溶剂、表面活性剂、金属螯合剂、抗氧剂；半固体制剂和栓剂的基质材料等。这些辅料与药物的相互作用将影响制剂的外在和内在质量，若药物与辅料不相容则会引起一系列物理化学变化。在固体制剂中，辅料通过范德华力、静电力等与药物产生吸附作用，可降低药物的分散性能，影响药物溶出及药效，一些药物还能与辅料形成低共熔混合物，在粉碎、干燥、压片等单元加工期间产生结团、混合不均、黏冲等现象影响制剂加工；絮凝剂可通过改变界面双电层的电荷排布引起混悬剂产生粒子沉降和结饼；而反离子乳化剂更可使乳剂分层并进一步导致油水分离。除此以外，辅料还显著影响制剂中药物的化学稳定性，如还原糖和氨基药物可产生美拉德反应，酸性药物能与磷酸氢钙、碳酸镁等碱性辅料反应并在 Cu^{2+}、Mg^{2+} 离子参与下进一步加剧，肠溶材料含有的游离羧酸会降解拉唑类药物，使有关物质限度超标，同时辅料中存在的酸性杂质、过氧化物、重金属、糠醛和硝酸盐等也会和特定药物发生化学反应，降低药物的稳定性，应予以重点关注。

目前不同国家对于辅料相容性的考察方法没有统一的标准，相关的试验操作在 ICH Q8 和 FDA 案例中均有不同表述。我国在《化学药物制剂研究基本技术指导原则》中指出，对于固体制剂，用量较大的辅料可按主药与辅料 1：5 混合，用量较小的可按主药与辅料 20：1 混合，并参照《中国药典》2020 年版中《原料药物与制剂稳定性试验指导原则》的影响因素试验方法进行，同时采用原料药和辅料做平行对照试验。对于口服液体制剂，主要考察药物与乙醇、甘油、糖浆、缓冲液等溶剂系统及各类添加剂和缓冲液的配伍变化。对注射剂的配伍，一般是将药物置于含有附加剂的溶液中进行研究，通常是在含重金属（同时含有或不含螯合剂）或抗氧剂（在含氧或氮的环境中）的条件下研究，目的是了解药物和辅料在氧化、光照和接触重金属这些条件下的稳定性。药物与辅料的相容性分析手段可采用 HPLC 法检测药物含量及有关物质的变化、DSC 或 TGA 的热分析曲线及熔点变化预测药物与辅料之间物理化学的相互作用，通过 XRD 法检测药物晶型特征，根据获得结果判断二者间相互作用。

第四节 药物制剂处方与工艺的优化设计

通过处方前研究工作掌握了药物的理化性质、生物学性质和确定了可应用的辅料后，进一步的工作是根据制剂要求设计处方和工艺。处方设计包括对辅料种类及其用量的选择；工艺设计包括对工艺类型及工艺过程中具体的制备条件，如温度、压力、搅拌速度、混合时间等的选择。多数情况下需要对备选辅料、辅料用量、工业类型及条件等进行优化设计，并进行试验以确定最佳处方及制备工艺。实际工作中一般首先通过适当的预试验选择一定的辅料和制备工艺后，再采用优化技术对制剂处方和工艺进行优化设计。

优化过程包括：①选择可靠的优化设计方案以适应线性或非线性模型拟合；②建立效应与因素之间的数学模型，并通过统计学检验确保模型的可信度；③优选最佳方案。

一、优化指标的确定

优化指标是制剂应达到的基本性能，即优化设计中的应变量。如片剂的基本性能要求有崩解时限、溶出度、脆碎度、片重差异、含量均匀性、外观等；注射剂的基本性能要求有溶解性、稳定性、刺激性等。要求优化方案达到的指标越多，设计方案中所考虑的辅料及工艺因素就越多，设计方案就越复杂，试验次数也会随之增加。因此一般只选择重要的指标，而忽略一般指标或将其留待优化后考虑，以简化设计。例如对某难溶性药物片剂处方的优化设计，主要以溶出度为优化指标，有针对性地选择辅料及工艺，而对脆碎度、片重差异等在获得优化结果后再进行考虑。

此外，视剂型特点也可选择影响制剂质量的多个指标进行优化设计。如在微球制剂的制备中，多以包封率为优化指标，而微球的包封率和设计释放时间的累积释放量之间往往呈反比趋势，即包封率越高，设计释放时间内的累计释放量越小。因此单一的指标不能优选出兼顾多者的最佳工艺，可同时采用包封率、累积释放量和突释为优化指标，将各指标归一化处理后进行综合评价。

二、常用优化法

1. 单纯形优化法　单纯形优化法（simplex method）系一种动态调优的方法。基本原理是：若有 N 个需要优化设计的因素，单纯形则由 N+1 维空间多面体所构成，空间多面体的各顶点就是试验点。比较各试验点的结果，去掉最坏的试验点，取其对称点作为新的试验点，该点称为"反射点"。新试验点与剩下的几个试验点又构成新的单纯形，新单纯形向最佳目标点更靠近。如此不断地向最优方向调整，最后找到最佳目标点。

2. 拉氏优化法　拉氏优化法（lagrangian）系一种数学技术。对于有限制的优化问题，其函数关系必须在服从对自变量的约束条件下进行优化。此法是把约束不等式转化为等式，以下列数学例子说明其优化方法。

寻找 $Y=X_1^2+X_2^2$ 的 X_1、X_2 值，使 Y 值最小，同时符合：

$$X_1+X_2 \geqslant 4 \tag{22-3}$$

首先必须引入松弛变量 Q（必须是非负数）将式 22-3 转化成等式

$$X_1+X_2-q^2=4 \tag{22-4}$$

然后可建立拉氏函数式 F，F 等于目标函数式 $Y=X_1^2+X_2^2$ 加上拉氏系数 λ 和约束式 22-4 的乘积，即：

$$F=X_1^2+X_2^2+\lambda\ (X_1+X_2-q^2-4) \tag{22-5}$$

对式 22-5 取一阶偏导数，并设置为零，可求得 $X_1=2$，$X_2=2$，$Q=0$，$\lambda=-4$，则 $Y=8$。

拉氏优化法的特点：①直接确定最佳值，无须搜索不可行的试验点；②只产生可行的可控变量值；③能有效地处理等式和不等式表示的限制条件；④可处理线形和非线形关系。

3. 效应面优化法　效应面优化法（response surface methodology）系指通过一定的试验设计考察自变量，即影响因素对效应的作用并对其进行优化的方法。效应与考察因素之间的关系可用函数 $Y=F\ (X_1, X_2, \cdots, X_K)+\varepsilon$ 表示（ε 为偶然误差），该函数所代表的空间曲面就称为效应面（response surface）。效应面优化法的基本原理就是通过描绘效应对考察因素的效应面，从效应面上选择较佳的效应区，从而回推出自变量取值范围，即最佳试验条件的优化法，将数学与统计学相结合，并利用计算机技术进行数据处理。

4. 试验设计

（1）析因设计 析因设计（factorial design）又称析因试验，系一种多因素的交叉分组试验。它不仅可以检验每个因素各水平间的差异，更主要的是可以检验各因素之间有无交互作用。如果两个或多个因素之间有交互作用，表示这些因素不是各自独立发挥作用，而是互相影响，即一个因素的水平改变时，另一个或几个因素的效应也相应有所改变。反之，如果无交互作用，表示各因素具有独立性，即一个因素的水平改变时不影响其他因素的效应。在析因设计中，研究各因素的所有组合下的试验结果（效应），由此判断哪个因素对结果的影响最大，以及哪些因素之间有交互作用。

（2）星点设计 星点设计（central composite design，CCD）系多因素五水平的试验设计，是在二水平析因设计的基础上加上星点和中心点构成的。CCD设计表由三部分组成：① 2^K 或 $2^K \times 1/2$ 析因设计。②星点。由于二水平的析因设计只能用做线性考察，需再加上第二部分星点，才适合于非线性拟合。星点（star point）在坐标轴上的位置可表示为坐标（ $\pm\alpha, 0, \cdots\cdots, 0$ ），（ $0, \pm\alpha, \cdots\cdots, 0$ ），$\cdots\cdots$，（ $0, 0, \cdots\cdots, \pm\alpha$ ），又称轴点（axial point）。③一定数量的中心点重复试验。星点设计的操作方法参见相关文献。

（3）正交设计 正交设计（orthogonal design）系一种用正交表安排多因素多水平的试验，并用普通的统计分析方法分析试验结果，推断各因素的最佳水平（最优方案）的科学方法。用正交表安排多因素多水平的试验，因素间搭配均匀，不仅能把每个因素的作用分清，找出最优水平组合，而且还可考虑到因素的联合作用，并可大大减少试验次数。

（4）均匀设计法 均匀设计法（uniform design）系一种多因素试验设计方法，它具有比正交试验设计法试验次数更少的优点。进行均匀设计必须采用均匀设计表和均匀设计使用表。每个均匀设计表都配有一个使用表，指出不同因素数应选择哪几列以保证试验点分布均匀。例如2因素11水平的试验应选用 U_{11}（11^{10}）表，表中共有十列，根据 U_{11}（11^{10}）的使用表，应取1、7两列安排试验。若有4因素应取1、2、5、7列进行试验。其试验结果采用多元回归分析、逐步回归分析法得多元回归方程。通过求出多元回归方程的极值即可求得多因素的优化条件。

主要参考书目

［1］冯年平.中药药剂学［M］.北京：科学出版社，2017.

［2］方亮.药剂学［M］.8 版.北京：人民卫生出版社，2016.

［3］杨明.中药药剂学［M］.4 版.北京：中国中医药出版社，2016.

［4］李范珠，李永吉.中药药剂学［M］.2 版.北京：人民卫生出版社，2016.

［5］龙晓英，田燕.药剂学（案例版）［M］.2 版.北京：科学出版社，2016.

［6］孟胜男，胡容峰.药剂学（爱慕课）［M］.北京：中国医药科技出版社，2016.

［7］刘建平.生物药剂学与药物动力学［M］.5 版.北京：人民卫生出版社.2016.

［8］David Jones.Pharmaceutics–Dosage Form and Design［M］.London：Pharmaceutical Press，2015.

［9］周建平，唐星.工业药剂学［M］.北京：人民卫生出版社，2014.

［10］柯学.药物制剂工程［M］.北京：人民卫生出版社，2014.

［11］崔福德.药剂学［M］.7 版.北京：人民卫生出版社，2014.

［12］杨丽.药剂学［M］.北京：人民卫生出版社，2014.

［13］傅超美，刘文.中药药剂学［M］.北京：中国医药科技出版社，2014.

［14］李晓辉，杜冠华.新药研究与评价概论［M］.北京：人民卫生出版社，2013.

［15］平其能，屠锡德，张钧寿，等.药剂学［M］.4 版.北京：人民卫生出版社，2013.

［16］李范珠.药剂学［M］.北京：中国中医药出版社，2011.

［17］田燕，于莲.药剂学［M］.北京：清华大学出版社，2011.

［18］刘落宪.中药制药工程原理与设备［M］.2 版.北京：中国中医药出版社，2010.

［19］龙晓英，房志仲.药剂学［M］.北京：科学出版社，2009.

［20］何仲贵.药物制剂注解［M］.北京：人民卫生出版社，2009.

［21］梁秉文，黄胜炎，叶祖光等.新型药物制剂处方与工艺［M］.北京：化学工业出版社，
2008.

［22］李范珠.药物制粒技术［M］.北京：化学工业出版社.2007.

［23］邓树海.现代药物制剂技术［M］.北京：化学工业出版社，2007.

［24］陆彬.药剂学［M］.北京：中国医药科技出版社，2007.

［25］李汉蕴.药物制剂包衣原理工艺及设备［M］.北京：中国医药科技出版社，2006.

［26］刘红霞，梁军，马文辉.药物制剂工程及车间工艺设计［M］.北京：化学工业出版社.2006.

［27］郑俊民.经皮给药新剂型［M］.北京：人民卫生出版社，2006.

［28］陆彬.药物新剂型与新技术［M］.2 版.北京：人民卫生出版社，2005.

［29］雍德卿.新编医院制剂技术［M］.2 版.北京：人民卫生出版社，2004.

［30］R.C.罗，P.J.舍斯基，P.J.韦勒．药用辅料手册［M］.4版.北京：化学工业出版社，2004.

［31］侯惠民．药用辅料应用技术［M］.2版.北京：中国医药科技出版社，2002.

［32］屠锡德，张钧寿，朱家璧．药剂学［M］.3版.北京：人民卫生出版社，2002.

［33］郑俊民．片剂包衣的工艺和原理［M］.北京：中国医药科技出版社，2001.

［34］袁其朋．赵会英．现代药物制剂技术［M］.北京：化学工业出版社，2005.

［35］夏焕章，熊宗贵．生物技术制药［M］.北京：高等教育出版社，2016.

［36］Kayser O, Warzecha H. Pharmaceutical biotechnology: drug discovery and clinical applications［M］. New Jersey：Wiley–Blackwell，2012.

［37］Crommelin DJA, Sindelar RD, Meibohm B. Pharmaceutical biotechnology: fundamentals and applications［M］. Boca Raton：CRC Press，2013.

［38］Rathore AS. Process validation in manufacturing of biopharmaceuticals［M］. Boca Raton：CRC Press，2012.

［39］Nema S, Ludwig JD. Pharmaceutical dosage forms – parenteral medications［M］. New York：Informa Healthcare，2010.

［40］Wright JC, Burgess DJ.Long acting injections and implants［M］. New York：Springer，2012.

［41］HO RJY, Gibaldi M. Biotechnology and biopharmaceuticals: transforming proteins and genes into drugs［M］.New Jersey：Wiley–Blackwell，2013.

［42］Hovgaard L, Frokjaer S, van de Weert M. Pharmaceutical formulation development of peptides and proteins［M］. Boca Raton：CRC Press，2012.

［43］Jameel F, Hershenson S, Khan MA, Martin–Moe S. Quality by design for biopharmaceutical drug product development［M］. New York：Springer，2015.

［44］Nimesh S. Gene therapy: Potential applications of nanotechnology［M］. Cambridge, CB, UK or Philadelphia, PA, USA: Woodhead Publishing Limited，2013.

［45］方亮．药剂学［M］.8版.北京：人民卫生出版社，2016.

［46］吴正红，周建平．工业药剂学［M］.北京：化学工业出版社，2021.

［47］Florence AT, Attwood D. Physicochemical principles of pharmacy［M］. 6th ed. London: Pharmaceutical Press, 2011.

［48］Aulton ME, Talyor MG. Aulton's pharmaceutics–the design and manufacturing of medicines［M］. 4th ed. Elsevier Health Sciences, 2013.

［49］Frokjaer S, Hovgaard L, Ebrary I . Pharmaceutical formulation development of peptides and proteins［M］. 2nd ed. CRC Press Inc, 2012.

［50］Yang M, Frokjaer S. Novel formulation approaches for peptides and proteins injectables in delivery technologies for biopharmaceuticals: peptides, proteins, nucleic acids and vaccines［M］. John Wilely & Sons, Ltd, 2009.

［51］王明伟．细胞治疗［M］.北京：科学出版社，2021.

全国中医药行业高等教育"十四五"规划教材

全国高等中医药院校规划教材（第十一版）

教材目录

注：凡标☆号者为"核心示范教材"。

（一）中医学类专业

序号	书 名	主编		主编所在单位	
1	中国医学史	郭宏伟	徐江雁	黑龙江中医药大学	河南中医药大学
2	医古文	王育林	李亚军	北京中医药大学	陕西中医药大学
3	大学语文	黄作阵		北京中医药大学	
4	中医基础理论☆	郑洪新	杨 柱	辽宁中医药大学	贵州中医药大学
5	中医诊断学☆	李灿东	方朝义	福建中医药大学	河北中医药大学
6	中药学☆	钟赣生	杨柏灿	北京中医药大学	上海中医药大学
7	方剂学☆	李 冀	左铮云	黑龙江中医药大学	江西中医药大学
8	内经选读☆	翟双庆	黎敬波	北京中医药大学	广州中医药大学
9	伤寒论选读☆	王庆国	周春祥	北京中医药大学	南京中医药大学
10	金匮要略☆	范永升	姜德友	浙江中医药大学	黑龙江中医药大学
11	温病学☆	谷晓红	马 健	北京中医药大学	南京中医药大学
12	中医内科学☆	吴勉华	石 岩	南京中医药大学	辽宁中医药大学
13	中医外科学☆	陈红风		上海中医药大学	
14	中医妇科学☆	冯晓玲	张婷婷	黑龙江中医药大学	上海中医药大学
15	中医儿科学☆	赵 霞	李新民	南京中医药大学	天津中医药大学
16	中医骨伤科学☆	黄桂成	王拥军	南京中医药大学	上海中医药大学
17	中医眼科学	彭清华		湖南中医药大学	
18	中医耳鼻咽喉科学	刘 蓬		广州中医药大学	
19	中医急诊学☆	刘清泉	方邦江	首都医科大学	上海中医药大学
20	中医各家学说☆	尚 力	戴 铭	上海中医药大学	广西中医药大学
21	针灸学☆	梁繁荣	王 华	成都中医药大学	湖北中医药大学
22	推拿学☆	房 敏	王金贵	上海中医药大学	天津中医药大学
23	中医养生学	马烈光	章德林	成都中医药大学	江西中医药大学
24	中医药膳学	谢梦洲	朱天民	湖南中医药大学	成都中医药大学
25	中医食疗学	施洪飞	方 泓	南京中医药大学	上海中医药大学
26	中医气功学	章文春	魏玉龙	江西中医药大学	北京中医药大学
27	细胞生物学	赵宗江	高碧珍	北京中医药大学	福建中医药大学

序号	书 名	主 编		主编所在单位	
28	人体解剖学	邵水金		上海中医药大学	
29	组织学与胚胎学	周忠光	汪 涛	黑龙江中医药大学	天津中医药大学
30	生物化学	唐炳华		北京中医药大学	
31	生理学	赵铁建	朱大诚	广西中医药大学	江西中医药大学
32	病理学	刘春英	高维娟	辽宁中医药大学	河北中医药大学
33	免疫学基础与病原生物学	袁嘉丽	刘永琦	云南中医药大学	甘肃中医药大学
34	预防医学	史周华		山东中医药大学	
35	药理学	张硕峰	方晓艳	北京中医药大学	河南中医药大学
36	诊断学	詹华奎		成都中医药大学	
37	医学影像学	侯 键	许茂盛	成都中医药大学	浙江中医药大学
38	内科学	潘 涛	戴爱国	南京中医药大学	湖南中医药大学
39	外科学	谢建兴		广州中医药大学	
40	中西医文献检索	林丹红	孙 玲	福建中医药大学	湖北中医药大学
41	中医疫病学	张伯礼	吕文亮	天津中医药大学	湖北中医药大学
42	中医文化学	张其成	臧守虎	北京中医药大学	山东中医药大学
43	中医文献学	陈仁寿	宋咏梅	南京中医药大学	山东中医药大学
44	医学伦理学	崔瑞兰	赵 丽	山东中医药大学	北京中医药大学
45	医学生物学	詹秀琴	许 勇	南京中医药大学	成都中医药大学
46	中医全科医学概论	郭 栋	严小军	山东中医药大学	江西中医药大学
47	卫生统计学	魏高文	徐 刚	湖南中医药大学	江西中医药大学
48	中医老年病学	王 飞	张学智	成都中医药大学	北京大学医学部
49	医学遗传学	赵丕文	卫爱武	北京中医药大学	河南中医药大学
50	针刀医学	郭长青		北京中医药大学	
51	腧穴解剖学	邵水金		上海中医药大学	
52	神经解剖学	孙红梅	申国明	北京中医药大学	安徽中医药大学
53	医学免疫学	高永翔	刘永琦	成都中医药大学	甘肃中医药大学
54	神经定位诊断学	王东岩		黑龙江中医药大学	
55	中医运气学	苏 颖		长春中医药大学	
56	实验动物学	苗明三	王春田	河南中医药大学	辽宁中医药大学
57	中医医案学	姜德友	方祝元	黑龙江中医药大学	南京中医药大学
58	分子生物学	唐炳华	郑晓珂	北京中医药大学	河南中医药大学

（二）针灸推拿学专业

序号	书 名	主 编		主编所在单位	
59	局部解剖学	姜国华	李义凯	黑龙江中医药大学	南方医科大学
60	经络腧穴学☆	沈雪勇	刘存志	上海中医药大学	北京中医药大学
61	刺法灸法学☆	王富春	岳增辉	长春中医药大学	湖南中医药大学
62	针灸治疗学☆	高树中	冀来喜	山东中医药大学	山西中医药大学
63	各家针灸学说	高希言	王 威	河南中医药大学	辽宁中医药大学
64	针灸医籍选读	常小荣	张建斌	湖南中医药大学	南京中医药大学
65	实验针灸学	郭 义		天津中医药大学	

序号	书名	主编		主编所在单位	
66	推拿手法学☆	周运峰		河南中医药大学	
67	推拿功法学☆	吕立江		浙江中医药大学	
68	推拿治疗学☆	井夫杰	杨永刚	山东中医药大学	长春中医药大学
69	小儿推拿学	刘明军	邰先桃	长春中医药大学	云南中医药大学

（三）中西医临床医学专业

序号	书名	主编		主编所在单位	
70	中外医学史	王振国	徐建云	山东中医药大学	南京中医药大学
71	中西医结合内科学	陈志强	杨文明	河北中医药大学	安徽中医药大学
72	中西医结合外科学	何清湖		湖南中医药大学	
73	中西医结合妇产科学	杜惠兰		河北中医药大学	
74	中西医结合儿科学	王雪峰	郑健	辽宁中医药大学	福建中医药大学
75	中西医结合骨伤科学	詹红生	刘军	上海中医药大学	广州中医药大学
76	中西医结合眼科学	段俊国	毕宏生	成都中医药大学	山东中医药大学
77	中西医结合耳鼻咽喉科学	张勤修	陈文勇	成都中医药大学	广州中医药大学
78	中西医结合口腔科学	谭劲		湖南中医药大学	
79	中药学	周祯祥	吴庆光	湖北中医药大学	广州中医药大学
80	中医基础理论	战丽彬	章文春	辽宁中医药大学	江西中医药大学
81	针灸推拿学	梁繁荣	刘明军	成都中医药大学	长春中医药大学
82	方剂学	李冀	季旭明	黑龙江中医药大学	浙江中医药大学
83	医学心理学	李光英	张斌	长春中医药大学	湖南中医药大学
84	中西医结合皮肤性病学	李斌	陈达灿	上海中医药大学	广州中医药大学
85	诊断学	詹华奎	刘潜	成都中医药大学	江西中医药大学
86	系统解剖学	武煜明	李新华	云南中医药大学	湖南中医药大学
87	生物化学	施红	贾连群	福建中医药大学	辽宁中医药大学
88	中西医结合急救医学	方邦江	刘清泉	上海中医药大学	首都医科大学
89	中西医结合肛肠病学	何永恒		湖南中医药大学	
90	生理学	朱大诚	徐颖	江西中医药大学	上海中医药大学
91	病理学	刘春英	姜希娟	辽宁中医药大学	天津中医药大学
92	中西医结合肿瘤学	程海波	贾立群	南京中医药大学	北京中医药大学
93	中西医结合传染病学	李素云	孙克伟	河南中医药大学	湖南中医药大学

（四）中药学类专业

序号	书名	主编		主编所在单位	
94	中医学基础	陈晶	程海波	黑龙江中医药大学	南京中医药大学
95	高等数学	李秀昌	邵建华	长春中医药大学	上海中医药大学
96	中医药统计学	何雁		江西中医药大学	
97	物理学	章新友	侯俊玲	江西中医药大学	北京中医药大学
98	无机化学	杨怀霞	吴培云	河南中医药大学	安徽中医药大学
99	有机化学	林辉		广州中医药大学	
100	分析化学（上）（化学分析）	张凌		江西中医药大学	

序号	书　名	主　编		主编所在单位	
101	分析化学（下）（仪器分析）	王淑美		广东药科大学	
102	物理化学	刘　雄	王颖莉	甘肃中医药大学	山西中医药大学
103	临床中药学☆	周祯祥	唐德才	湖北中医药大学	南京中医药大学
104	方剂学	贾　波	许二平	成都中医药大学	河南中医药大学
105	中药药剂学☆	杨　明		江西中医药大学	
106	中药鉴定学☆	康廷国	闫永红	辽宁中医药大学	北京中医药大学
107	中药药理学☆	彭　成		成都中医药大学	
108	中药拉丁语	李　峰	马　琳	山东中医药大学	天津中医药大学
109	药用植物学☆	刘春生	谷　巍	北京中医药大学	南京中医药大学
110	中药炮制学☆	钟凌云		江西中医药大学	
111	中药分析学☆	梁生旺	张　彤	广东药科大学	上海中医药大学
112	中药化学☆	匡海学	冯卫生	黑龙江中医药大学	河南中医药大学
113	中药制药工程原理与设备	周长征		山东中医药大学	
114	药事管理学☆	刘红宁		江西中医药大学	
115	本草典籍选读	彭代银	陈仁寿	安徽中医药大学	南京中医药大学
116	中药制药分离工程	朱卫丰		江西中医药大学	
117	中药制药设备与车间设计	李　正		天津中医药大学	
118	药用植物栽培学	张永清		山东中医药大学	
119	中药资源学	马云桐		成都中医药大学	
120	中药产品与开发	孟宪生		辽宁中医药大学	
121	中药加工与炮制学	王秋红		广东药科大学	
122	人体形态学	武煜明	游言文	云南中医药大学	河南中医药大学
123	生理学基础	于远望		陕西中医药大学	
124	病理学基础	王　谦		北京中医药大学	
125	解剖生理学	李新华	于远望	湖南中医药大学	陕西中医药大学
126	微生物学与免疫学	袁嘉丽	刘永琦	云南中医药大学	甘肃中医药大学
127	线性代数	李秀昌		长春中医药大学	
128	中药新药研发学	张永萍	王利胜	贵州中医药大学	广州中医药大学
129	中药安全与合理应用导论	张　冰		北京中医药大学	
130	中药商品学	闫永红	蒋桂华	北京中医药大学	成都中医药大学

（五）药学类专业

序号	书　名	主　编		主编所在单位	
131	药用高分子材料学	刘　文		贵州医科大学	
132	中成药学	张金莲	陈　军	江西中医药大学	南京中医药大学
133	制药工艺学	王　沛	赵　鹏	长春中医药大学	陕西中医药大学
134	生物药剂学与药物动力学	龚慕辛	贺福元	首都医科大学	湖南中医药大学
135	生药学	王喜军	陈随清	黑龙江中医药大学	河南中医药大学
136	药学文献检索	章新友	黄必胜	江西中医药大学	湖北中医药大学
137	天然药物化学	邱　峰	廖尚高	天津中医药大学	贵州医科大学
138	药物合成反应	李念光	方　方	南京中医药大学	安徽中医药大学

序号	书 名	主 编		主编所在单位	
139	分子生药学	刘春生	袁 媛	北京中医药大学	中国中医科学院
140	药用辅料学	王世宇	关志宇	成都中医药大学	江西中医药大学
141	物理药剂学	吴 清		北京中医药大学	
142	药剂学	李范珠	冯年平	浙江中医药大学	上海中医药大学
143	药物分析	俞 捷	姚卫峰	云南中医药大学	南京中医药大学

（六）护理学专业

序号	书 名	主 编		主编所在单位	
144	中医护理学基础	徐桂华	胡 慧	南京中医药大学	湖北中医药大学
145	护理学导论	穆 欣	马小琴	黑龙江中医药大学	浙江中医药大学
146	护理学基础	杨巧菊		河南中医药大学	
147	护理专业英语	刘红霞	刘 娅	北京中医药大学	湖北中医药大学
148	护理美学	余雨枫		成都中医药大学	
149	健康评估	阚丽君	张玉芳	黑龙江中医药大学	山东中医药大学
150	护理心理学	郝玉芳		北京中医药大学	
151	护理伦理学	崔瑞兰		山东中医药大学	
152	内科护理学	陈 燕	孙志岭	湖南中医药大学	南京中医药大学
153	外科护理学	陆静波	蔡恩丽	上海中医药大学	云南中医药大学
154	妇产科护理学	冯 进	王丽芹	湖南中医药大学	黑龙江中医药大学
155	儿科护理学	肖洪玲	陈偶英	安徽中医药大学	湖南中医药大学
156	五官科护理学	喻京生		湖南中医药大学	
157	老年护理学	王 燕	高 静	天津中医药大学	成都中医药大学
158	急救护理学	吕 静	卢根娣	长春中医药大学	上海中医药大学
159	康复护理学	陈锦秀	汤继芹	福建中医药大学	山东中医药大学
160	社区护理学	沈翠珍	王诗源	浙江中医药大学	山东中医药大学
161	中医临床护理学	裘秀月	刘建军	浙江中医药大学	江西中医药大学
162	护理管理学	全小明	柏亚妹	广州中医药大学	南京中医药大学
163	医学营养学	聂 宏	李艳玲	黑龙江中医药大学	天津中医药大学
164	安宁疗护	邸淑珍	陆静波	河北中医药大学	上海中医药大学
165	护理健康教育	王 芳		成都中医药大学	
166	护理教育学	聂 宏	杨巧菊	黑龙江中医药大学	河南中医药大学

（七）公共课

序号	书 名	主 编		主编所在单位	
167	中医学概论	储全根	胡志希	安徽中医药大学	湖南中医药大学
168	传统体育	吴志坤	邵玉萍	上海中医药大学	湖北中医药大学
169	科研思路与方法	刘 涛	商洪才	南京中医药大学	北京中医药大学
170	大学生职业发展规划	石作荣	李 玮	山东中医药大学	北京中医药大学
171	大学计算机基础教程	叶 青		江西中医药大学	
172	大学生就业指导	曹世奎	张光霁	长春中医药大学	浙江中医药大学

序号	书　名	主　编		主编所在单位	
173	医患沟通技能	王自润	殷　越	大同大学	黑龙江中医药大学
174	基础医学概论	刘黎青	朱大诚	山东中医药大学	江西中医药大学
175	国学经典导读	胡　真	王明强	湖北中医药大学	南京中医药大学
176	临床医学概论	潘　涛	付　滨	南京中医药大学	天津中医药大学
177	Visual Basic 程序设计教程	闫朝升	曹　慧	黑龙江中医药大学	山东中医药大学
178	SPSS 统计分析教程	刘仁权		北京中医药大学	
179	医学图形图像处理	章新友	孟昭鹏	江西中医药大学	天津中医药大学
180	医药数据库系统原理与应用	杜建强	胡孔法	江西中医药大学	南京中医药大学
181	医药数据管理与可视化分析	马星光		北京中医药大学	
182	中医药统计学与软件应用	史周华	何　雁	山东中医药大学	江西中医药大学

（八）中医骨伤科学专业

序号	书　名	主　编		主编所在单位	
183	中医骨伤科学基础	李　楠	李　刚	福建中医药大学	山东中医药大学
184	骨伤解剖学	侯德才	姜国华	辽宁中医药大学	黑龙江中医药大学
185	骨伤影像学	栾金红	郭会利	黑龙江中医药大学	河南中医药大学洛阳平乐正骨学院
186	中医正骨学	冷向阳	马　勇	长春中医药大学	南京中医药大学
187	中医筋伤学	周红海	于　栋	广西中医药大学	北京中医药大学
188	中医骨病学	徐展望	郑福增	山东中医药大学	河南中医药大学
189	创伤急救学	毕荣修	李无阴	山东中医药大学	河南中医药大学洛阳平乐正骨学院
190	骨伤手术学	童培建	曾意荣	浙江中医药大学	广州中医药大学

（九）中医养生学专业

序号	书　名	主　编		主编所在单位	
191	中医养生文献学	蒋力生	王　平	江西中医药大学	湖北中医药大学
192	中医治未病学概论	陈涤平		南京中医药大学	
193	中医饮食养生学	方　泓		上海中医药大学	
194	中医养生方法技术学	顾一煌	王金贵	南京中医药大学	天津中医药大学
195	中医养生学导论	马烈光	樊　旭	成都中医药大学	辽宁中医药大学
196	中医运动养生学	章文春	邹建卫	江西中医药大学	成都中医药大学

（十）管理学类专业

序号	书　名	主　编		主编所在单位	
197	卫生法学	田　侃	冯秀云	南京中医药大学	山东中医药大学
198	社会医学	王素珍	杨　义	江西中医药大学	成都中医药大学
199	管理学基础	徐爱军		南京中医药大学	
200	卫生经济学	陈永成	欧阳静	江西中医药大学	陕西中医药大学
201	医院管理学	王志伟	翟理祥	北京中医药大学	广东药科大学
202	医药人力资源管理	曹世奎		长春中医药大学	
203	公共关系学	关晓光		黑龙江中医药大学	

序号	书 名	主 编		主编所在单位	
204	卫生管理学	乔学斌	王长青	南京中医药大学	南京医科大学
205	管理心理学	刘鲁蓉	曾 智	成都中医药大学	南京中医药大学
206	医药商品学	徐 晶		辽宁中医药大学	

（十一）康复医学类专业

序号	书 名	主 编		主编所在单位	
207	中医康复学	王瑞辉	冯晓东	陕西中医药大学	河南中医药大学
208	康复评定学	张 泓	陶 静	湖南中医药大学	福建中医药大学
209	临床康复学	朱路文	公维军	黑龙江中医药大学	首都医科大学
210	康复医学导论	唐 强	严兴科	黑龙江中医药大学	甘肃中医药大学
211	言语治疗学	汤继芹		山东中医药大学	
212	康复医学	张 宏	苏友新	上海中医药大学	福建中医药大学
213	运动医学	潘华山	王 艳	广东潮州卫生健康职业学院	黑龙江中医药大学
214	作业治疗学	胡 军	艾 坤	上海中医药大学	湖南中医药大学
215	物理治疗学	金荣疆	王 磊	成都中医药大学	南京中医药大学